그레인 브레인

GRAIN BRAIN

Copyright © 2013, 2018 by David Perlmutter, MD
All rights reserved.
Korean translation copyright © 2023 by Sigongsa Co., Ltd.
This edition published by arrangement with Little, Brown and Company, New York, USA.
through EYA(Eric Yang Agency).

이 책의 한국어판 저작권은 EYA(Eric Yang Agency)를 통해 Little, Brown and Company USA와
독점 계약한 ㈜시공사에 있습니다.
저작권법에 의해 한국 내에서 보호를 받는 저작물이므로 무단 전재와 무단 복제를 금합니다.

데이비드
펄머러

김성훈 옮김

그레인 — Grain

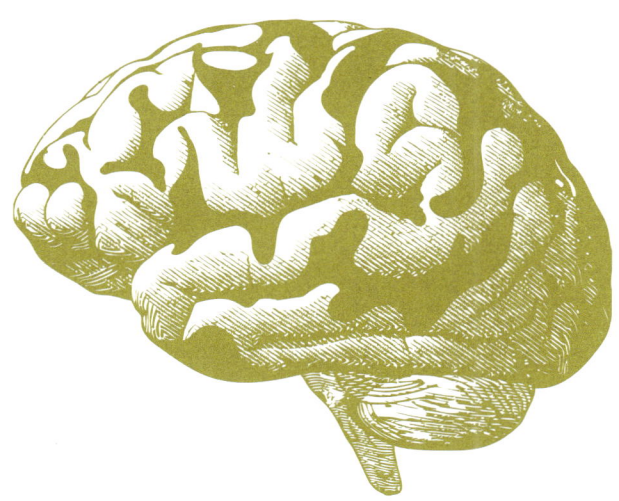

브레인 — Brain

탄수화물은
어떻게 우리의 뇌를
파괴하는가

시공사

본문에 등장하는 의학 용어는 대한의사협회 의학용어집(제6판)의 원칙을 따르되, 해당 사전에 등재되지 않은 단어는 국립국어원 표준국어대사전, 서울대학교병원 의학백과사전을 참고했습니다.

당신의 뇌는 (…)

무게가 1.35킬로그램 정도에 16만 킬로미터의 혈관이 들어 있고,

우리 은하에 별보다 더 많이 연결되어 있으며,

우리 몸에서 지방이 가장 많은 기관이다.

그 뇌가 지금 이 순간 당신도 모르는 사이에

고통을 받고 있을지 모른다.

차례

프롤로그 곡물에 반기를 들다 • 9

1부
통곡물의 진실

1장 – 뇌 질환의 시작: 당신이 염증에 대해 모르는 것 • 50

2장 – 끈적한 단백질: 뱃살만 문제가 아니다! 뇌 염증에서 글루텐의 역할 • 84

3장 – 탄수화물 중독과 지방 혐오: 뇌의 진정한 동지와 적에 관한 놀라운 진실 • 125

4장 – 이롭지 않은 결합: 뇌와 당분이 만났을 때 • 182

5장 – 신경발생과 마스터 스위치 조절: 물려받은 운명을 바꾸는 법 • 219

6장 – 두뇌 유출: 마음의 평화를 훔치는 글루텐 • 255

2부
그레인 브레인 치료하기

7장 - 최적의 뇌 기능을 위한 식습관: 단식, 지방, 필수 보충제 • 302

8장 - 유전의학: 더 나은 뇌를 만드는 유전자 운동 • 330

9장 - 뇌에게 꿀잠을: 호르몬 왕국을 통치하는 렙틴 • 347

3부
그레인 브레인과 작별하기

10장 - 새로운 삶의 방식: 4주 프로그램 • 371

11장 - 건강한 뇌를 위한 식습관: 식단과 레시피 • 413

에필로그 우리는 최면에 빠져 있다 • 479

감사의 말 • 487
참고 문헌 • 490

Brain

곡물에 반기를 들다

> 혼란을 바로잡는 것보다 질서를 유지하는 것이 지혜의 궁극적인 원리다. 병이 난 뒤에 병을 치료하는 것은 갈증이 난 뒤에 우물을 파는 것과 같고, 전쟁이 일어난 뒤에 무기를 만드는 것과 같다.
> _《황제내경》(가장 오래된 중국 의학서로 유네스코 세계 기록 유산. 기원전 2세기경)

2013년에 출간된 이 책의 초판에서 나는 식생활에 대한 당시의 통념에 의문을 제기했다. 탄수화물의 섭취를 줄이고, 글루텐의 섭취를 끊고, 고품질 식이지방의 섭취를 늘리는 것에 초점을 맞추었다. 이런 주장은 당시의 건강한 식생활과 정면으로 충돌하는 것이었다. 그리고 나는 단순히 당분과 탄수화물의 섭취를 현저히 제한하고 식이지방 섭취를 늘리는 데서 그치지 않고 케토시스ketosis를 촉진하고 간헐적 단식의 힘을 적극적으로 활용해야 한다고 주장했다. 이런 주장은 건강한 식생활의 선택과 생활습관 전반에 걸쳐 관련이 있는 것이었기 때문에 주류 사회에서도 이에 대한 논의가 이어졌다. 나는 내가 혁명을 시작했다고 생각한다. 그리고 이 혁명은 계속되어야 한다. 특히나 사랑하는 나의 아버지를 알츠하이머병으로 잃은 지금의 나에게는 이 혁명이 더더욱 간절하다.

사실 이 혁명의 방아쇠를 당긴 사람은 내가 아니다. 그때만 해도 나는 글로벌 마케팅 계획이 없었다. 이 운동을 이끌고 나간 주체는 이런 변화를 자신의 식습관에 적용해서 긍정적인 결과를 경험한 독자들이었다. 독자들은 긍정적인 경험을 동기 삼아 식생활뿐만 아니라 다른 습관에서도 좋은 변화를 끌어내기 시작했다. 이런 작은 변화들이 합쳐지며 거대한 변화의 물결을 만들어냈다. 주먹만 한 눈덩이가 산처럼 거대해진 것이다. 개념을 퍼뜨리는 데는 구식이지만 입소문만큼 강력한 방법이 없다. 나는 이번 개정판을 통해 초판을 읽은 독자, 그리고 나와 내 개념을 처음으로 접하는 독자 모두에게 다가서고픈 바람이 있다. 여러분을 환영한다. 나는 양쪽 독자 모두를 위해 이 책을 썼고, 부디 이 책을 통해 여러분이 자신의 건강을 그 어느 때보다도 효과적으로 다스릴 수 있는 힘을 얻기 바란다.

나는 통념과 반대되는 의견을 제시한다고 비난을 좀 받았지만(내 조언은 밀 산업과 설탕 산업에 도움이 되지 않는다) 《그레인 브레인》에서 제시한 권장사항을 따른 사람들이 얻은 결과를 보면 이것이 근본적으로 대단히 건강한 원리임을 명확하게 알 수 있다. 불안증, 주의력결핍 과잉행동장애 attention deficit hyperactivity disorder, ADHD, 브레인포그 brain fog(머리에 안개가 낀 것처럼 멍하고 집중력, 기억력 등이 저하되는 상태-옮긴이)에서 염증성 질환, 기분장애,

우울증, 신경퇴행성 질환, 당뇨병, 비만에 이르기까지 다양한 만성 질환으로 평생 고생해온 독자들이 마침내 건강 운명을 더 좋은 쪽으로 개선할 수 있었다. 내 웹사이트 'DrPerlmutter.com'이나 유튜브 채널 'DavidPerlmutterMD'를 방문하면 이런 변화 사례들을 접할 수 있다. 그리고 이 책 곳곳에 실어놓은 '그레인 브레인 이야기'를 통해 더 많은 증언을 만나볼 수 있을 것이다.

《그레인 브레인》은 출간 부수가 1백만 권을 넘어가고 30개국의 언어로 번역되면서 이제는 범지구적인 현상으로 자리 잡았다. 이런 현실이 여전히 나는 놀라울 따름이다. 그리고 내가 임상에서 몸소 만나보지 못한 수많은 사람의 건강 개선에 기여할 기회를 얻었다는 점에 끝없는 감사와 겸손을 느낀다. 이 책의 성공 덕분에 나는 전 세계를 다니며 의료종사자, 과학자, 일반 대중을 만날 기회를 얻었다. 2017년에는 내가 가장 기쁘게 생각하는 경험을 했다. 당시 나는 세계은행World Bank에서 뇌 건강에 대한 나의 소견을 발표했는데, 그 내용이 전 세계 150개 지역으로 방송됐다. 나는 다른 공공행사나 사립행사에도 셀 수 없이 많이 참여했고, 의대에서도 강의를 했다. 또 인쇄 매체와 텔레비전을 비롯한 미디어에서도 '그레인 브레인'이 제시하는 지침을 확장하고 지원하는 일을 이어왔다.

하지만 이 개정판을 통해 나는 반드시 한 발 더 앞으로 나가야 한다. 오늘날 미국의 의료 관행을 보면 돈이 되는 치료법을 통해 증상만 관리하는 데 근시안적으로 초점이 맞춰져 있다.[1] 그 과정에서 질병의 원인은 무시되고 만다. 질병의 예방은 대체의학 같은 데나 맡겨야 할 부분으로 폄하된다. 질병의 치료를 위해 고안된 보건의료계획은 쉬지 않고 바뀌고 있는데 우리가 뽑은 지도자들은 거기에 자금을 지원하면 어떤 장점이 있는지 토론하는 가슴 아픈 역설을 보여준다. 그런 토론은 아픈 것만 다루지 건강은 거의 다루지 않기 때문이다. 하지만 어느 정치 진영이든 미국인이 약을 더 쉽게, 더 많이 복용할 수 있게 해야 한다는 데에는 모두 한마음, 한뜻인 것 같다.

간단한 변화만으로도, 효과적인 치료법이 없는 알츠하이머병 같은 질병을 예방할 수 있다는 사실을 널리 퍼뜨리는 것은 의미 있는 수준을 넘어 반드시 이루어져야 할 일이라 여겨진다. 너무도 많은 의사가 처방전만 남발하고 있는 지금, 잠시 한 발 뒤로 물러나서 현재의 과학을 검토하고, 우리가 돌보는 환자들이 건강의 유지를 위한 올바른 선택을 내리도록 도와야 할 때가 됐다.

2013년 이후로 영양학과 뇌과학 분야에서 아주 많은 일이 있었고, 존경을 받는 학술기관에서 발표한 연구자료를 통해 내가 《그레인 브레인》 초판에서 처음 주장한 원리들, 그리고 이 개정판에서 다룰 내용들이 완전히 입증되었다. 심지어 미국 정부도 저지방, 저콜레스테롤 식단을 옹호하던 입장에서 한 발 물러나 이런 연구결과를 반영할 수 있도록 내가 주장하는 방향에 더 가깝게 식생활 지침을 수정했다. 세상이 변하고 있다!

2013년에는 일종의 미신이 나쁜 소문처럼 의료계에 떠돌고 있었다. 당시 세상은 여전히 모든 식이지방을 비만 등의 질병 위험 요인이라 여기고, 글루텐 민감성 gluten sensitivity(글루텐에 알레르기나 자가면역반응 없이 반응을 나타내는 경우-옮긴이)은 셀리악병 celiac disease하고만 관련이 있는 것으로 여기고 있었고, 단순한 생활 습관의 변화만으로도 새로운 뇌세포의 성장과 증식을 자극할 수 있다고 감히 주장하는 과학자가 없었다. 그로부터 5년이 지나 우리는 알츠하이머병 같은 뇌의 퇴행성 질환에 기여하는 것이 무엇인지 보여주는 증거를 더 많이 확보하게 됐다.

《그레인 브레인》 초판에서 나는 글루텐 함유 음식을 피해야 할 가장 큰 이유는 글루텐이 인체에서 염증을 악화시키는 역할을 하기 때문이라고 상정했다. 이번 개정판에서는 이 주장의 토대를 마련했던 원래의 연구들을 다시 한 번 살펴보고, 더 나아가 글루텐으로 인한 염증과 관련된 메커니즘을 명확하게 정의하는 새로운 연구들도 검토하려고 한다. 사실 2015년에 <뉴트리언츠Nutrients>에 발표된 한 연구에서는 글루텐에서 발견되는 단백질인 글리아딘gliadin이 모든 사람의 장 투과성gut permeability 증가와 관련되어 있음이 밝혀졌다.[2] 연구는 글루텐이 장의 내벽에 이런 변화를 일으키는 메커니즘을 밝혀낸 하버드대학교 알레시오 파사노Alessio Fasano 박사의 혁신적 발견에 바탕을 둔 것이었다. 여기서 한 가지 알아두어야 할 것은 장을 비롯한 몸 전체의 광범위한 염증을 의미하는 전신 염증systemic inflammation이 뇌를 손상시킨다는 점이다. 장과 뇌 사이의 이런 상관관계가 바로 《그레인 브레인》의 핵심 기둥이다.

내가 다시 다루려고 하는 주요 주제는 뇌세포와 신경조직의 성장과 발달을 의미하는 신경발생neurogenesis과 염증 사이의 균형을 어떻게 바라볼 것인가, 하는 부분이다.

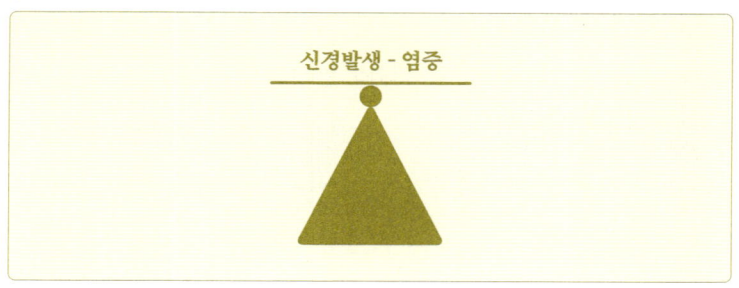

　나의 목표는 특정 습관을 통해 염증을 줄이면서 그와 동시에 신경발생을 강화해서 뇌세포를 파괴하지 않고 오히려 새로운 뇌세포의 성장을 촉진하는 방법을 보여주는 것이다.

　《그레인 브레인》에서 내세우는 가장 논쟁적인 개념은 글루텐에 대한 민감성의 결과로 사람에게 대단히 부정적인 반응이 나타나고, 심지어 신경학적 증상이 생길 수도 있다는 것이다. 하지만 요즘에도 여전히 온라인에서는 셀리악병이나 밀에 대한 진성 알레르기가 없는 사람이라면 글루텐프리 식단을 고집할 이유가 없다고 주장하는 공격적인 댓글이 계속 등장하고 있다. 이렇게 주장하는 사람들은 셀리악병이라는 자가면역질환이나 밀에 알레르기가 있는 극소수의 사람을 제외하면 그 누구도 글루텐 민감성이 없다고 말한다. 대체 누가 이런 과학적으로 말도 안 되는 얘기를 떠드는 것인지 모르겠다. 이런 근거 없는 주장이 수많은 사람에게 피해를 주고 있다. 현재는 소위 비셀리악 글루텐 민감성nonceliac gluten sensitivity의 실체가 보편적으로 인정을 받고 있다. 실제로 2017년에 일류 학술지인 <미국 의학협회지 Journal of the American Medical Association>에 발표된 논문에서 하버드대학교의 연구자들은 비셀리악 글루텐

비셀리악 글루텐 민감성에서 발현되는 장 증상과 장외 증상

장 증상	장외 증상
복부 통증	빈혈
더부룩함	불안
변비	관절통
설사	관절염
부글거림	실조증ataxia(불안정한 걸음)
젖당불내성	우울증
	발진(습진 등)
	피로감
	두통
	자극과민성
	근육통
	말초신경병증

민감성이 흔한 문제이며 소화관 문제(장 증상)뿐만 아니라 뇌를 비롯한 소화관 이외의 조직에서도 문제(장외 증상)를 일으킬 수 있음을 분명하게 보여주었다. 이를 위의 표에서 확인할 수 있다.[3]

　설탕이나 탄수화물의 과도한 섭취가 미치는 해악에 대해서는 전반적으로 의견이 하나로 모이고 있지만 아직도 변하지 않는 커다란 문제가 우리를 가로막고 있다. 알츠하이머병을 비롯한 치매의 발병률이 전 세계적으로 계속 급상승 곡선을 그리고 있다는 점이다. 2016년에 <신경학Neurology>에서 미칼 슈나이더 브에리Michal Schnaider Beeri와 조슈아 소넨Joshua Sonnen은 이렇게 말했다. "알츠하이머병 치료법을 찾아내려는 과학적 노력에도 불구하고 시장에 나와 있는 치료제는 5가지에 불과하며, 그나마도 제한된 환자에게 제한적인 효과만 나타나고 있으며 질병의 경과에는 변화를 끌어내지 못하고 있다."[4]

이 질병을 끝장내고 말겠다는 내 사명을 살아생전에 마무리할 수는 없을 것이다. 지난 40여 년 동안 나는 뇌 건강 연구에 직업적으로 열정을 느껴왔고, 아버지가 알츠하이머병을 진단받아 돌아가신 후로는 개인적으로도 열정을 느꼈다. 알츠하이머병은 가장 흔한 형태의 치매이고 연구에 수십 억 달러의 예산이 들어갔지만 완치는 고사하고 제대로 된 치료법조차 나와 있지 않다. 이제 미국에서는 만 65세 이상의 사람들이 10명당 1명꼴로 알츠하이머병에 걸리고 있다. 그리고 여성이 남성보다 2배나 많이 걸리고 있는데도 이 부분은 그다지 주목을 받지 못하고 있다. 우리는 심장질환, 뇌졸중, 에이즈, 특정 암 등 다른 분야에서는 놀라운 진보를 이루었다. 하지만 이 점을 생각해보자. 2000~2014년 사이에 이런 질병으로 사망하는 사람의 수는 극적으로 감소했지만, 같은 기간에 알츠하이머병과 관련된 사망은 무려 89퍼센트나 증가했다.[5]

이 위기에 따르는 경제적 부담만 얘기하려고 해도 고통스러워진다. 미국에서만 치매 관리에 연간 2,150만 달러를 지출하고 있다. 이는 그 어떤 질병보다도 많은 지출이다. 치매 사례 대다수가 삶의 이른 시기에 간단한 생활습관의 변화만 있었어도 예방 가능

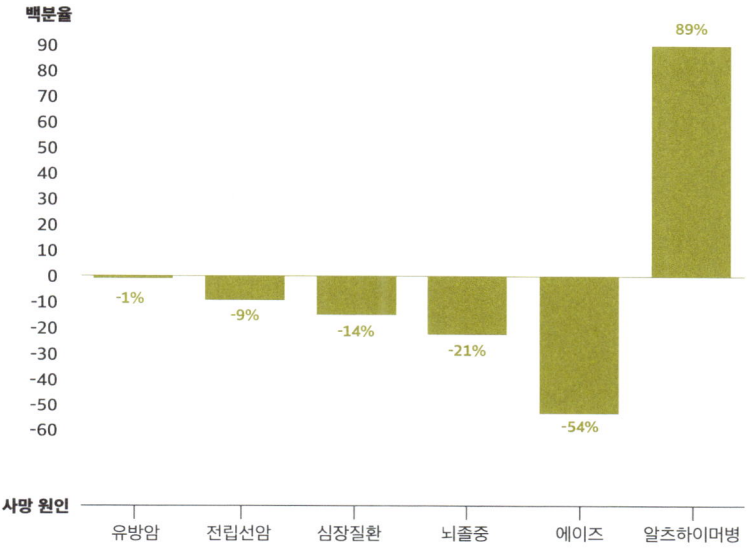

2000~2014년 사이에 전 연령에서 나타난 사망 원인의 백분율 변화

했다고 생각하면 화가 나 미칠 지경이다. 그리고 치매 환자를 사랑하는 사람과 돌보는 사람들이 겪어야 할 감정적인 비용은 따질 수도 없다. 2018년 들어 전 세계 치매 관리 비용은 1조 달러로 정점을 찍었다. 그런데 놀랍게도 2030년이면 이 수치가 2배로 늘어날 것으로 예상된다.[6] 그렇다면 지금 당장 치매 관리에 전 세계적으로 지출되는 돈이 애플이나 구글 같은 기업의 시장가치를 뛰어넘을 정도로 엄청나다는 의미다. 경제라는 맥락에서 보면 치매 관리는 전 세계에서 열여덟 번째로 규모가 큰 경제다. 치매는 3초마다 새로운 환자를 만들어내고 있지만 대체로 예방이 가능한 질병이다.

　　서구 국가와 비교했을 때 역사적으로 치매 발생률이 낮았던 곳에서도 그 수치가 올라가고 있다. 현재의 추세로 보면 동유럽은 2050년에 가서는 치매 사례가 26퍼센트 정도 증가할 것이고, 아프리카에서는 유병률prevalence(대상 집단 중에서 특정 질병을 갖고 있는 사람의 비율-옮긴이)이 291퍼센트나 치솟게 될 것이다. 중앙아메리카에서의 증가율은 348퍼센트로 예측된다. 이는 치매 발생이 유전적 문제가 아님을 보여준다. 알츠하이머병의 위험을 높이는 유전자가 존재하기는 하지만 순수하게 유전적 문제로 인한 사례는 환경과 행동의 영향으로 인한 사례에 비하면 초라할 정도로 적다. 전 세계적으로 치매 환자의 대다수는 상위중간소득 집단과 고소득 집단에 속해 있고, 2050년이면 1억 3,100만 명의 치매 환자 중 무려 73퍼센트가 소득 척도에서 최상위층에 해당할 것이다. 다음의 표에서 확인해보자.[7]

세계은행 소득 집단	치매에 걸린 사람의 수		
	2015	2030	2050
저소득 집단	1.2	2.0	4.4
하위중간소득 집단	9.8	16.4	31.5
상위중간소득 집단	16.3	28.4	54.0
고소득 집단	19.5	28.0	42.2
전 세계	46.8	74.8	132.1

　　　생활습관의 선택이 알츠하이머병 발병 위험에 심오한 영향을 미친다는 개념은 새로운 것도 아니고, 《그레인 브레인》에서 최초로 주장한 것도 분명 아니다. <미국 의학협회지> 같은 인정받

는 학술지에서는 우리가 내리는 선택이 뇌의 운명에 영향을 미친다는 연구결과를 여러 해에 걸쳐 보여주었다. 2009년에 연구자들은 치매가 없는 2천 명에 가까운 노인 집단을 1992년부터 2006년까지 추적하여 분석해보았다.[8] 연구자들이 던진 질문은 간단했다. 이 사람들은 어떤 것을 먹고, 얼마나 활발하게 활동을 했는가? 그리고 흥미진진한 결과가 나왔다. 가장 활발하게 활동하면서 지중해식 식단을 주로 먹었던 사람의 경우에 알츠하이머병의 발병 위험이 현저히 낮게 나온 것이다. 이후로 수많은 연구가 똑같은 결론을 보여주었다. 그리하여 메이오 클리닉 Mayo Clinic 에서는 2018년에 소속 신경과 전문의가 병원 웹사이트에 올린 글을 빌려 지중해식 식단이 뇌를 보호하고 치매 발생의 위험을 줄여준다고 발표했다.[9] 초판에서 그랬던 것처럼 개정판에서도 어떻게 이것이 가능한지에 대해 심도 있게 살펴볼 것이다. 하지만 그때보다 더 최신의 이해로 무장하고 그 정당성을 입증해 보일 것이다. 그리고 우리는 이 연구와 다른 연구들로부터 알츠하이머병의 위험에 대해서는 신체활동, 원기회복 수면 restorative sleep, 영양 보충 등 다양한 요소가 역할을 한다는 것도 알게 됐다.

조사해보아야 할 부분이 너무 많으니 어서 시작하자. 먼저 단순한 삶을 살았던 수천 년 전으로 돌아가보겠다. 초판에서도 이 그림을 그려보았지만 워낙 강력한 그림이기 때문에 다시 검토해볼 필요가 있다.

뇌 건강은 당신으로부터 시작된다

우리가 선조들에게 성인이 죽는 이유를 물어볼 수 있다면, 아마도 '노환'이라는 대답을 들을 것이다. 또는 끔찍한 병균에 감염되어 결핵이나 콜레라, 이질로 일찍 세상을 뜬 사람들의 이야기를 들을지 모른다. 하지만 '당뇨병, 암, 심장질환, 치매' 같은 병명은 듣지 못할 것이다. 그리고 많은 사람이 불안증이나 우울증, ADHD, 만성통증 그리고 섬유근통fibromyalgia에서 다발경화증multiple sclerosis에 이르기까지 온갖 자가면역질환으로 고생했다는 얘기도 듣지 못할 것이다. 이것들은 현대의학의 온갖 혜택에도 불구하고 현대의 생활습관이 낳은 질병들이다.

20세기 중반 이후로 우리는 사망 진단서에 직접적인 사인으로 노환보다 단일 질환을 더 많이 적어 넣어야 했다. 오늘날 이러한 단일 질환들은 시간이 지나면서 만성화되고 악화되어 많은 합병증을 일으키고, 다른 여러 증상으로 발전하는 경향이 있다. 대개 80~90대 노인들이 한 가지 특정한 질병으로 사망하지 않는 이유도 이 때문이다.

계속해서 황폐해지는 낡은 집처럼 재료는 낡고 녹슬고, 배관과 전기 시스템은 불안정해지고, 벽도 보이지 않는 작은 균열로 틈이 벌어지기 시작한다. 집은 자연히 낡게 마련이고, 그런 집을 유지하려면 그때그때 필요한 부분을 보수하면서 관리해야 한다. 하지만 집을 완전히 뜯어서 새로 짓지 않는 한 절대 그 집이 새 집처럼 되지는 않는다. 여기저기 손을 볼 때마다 시간은 더 벌 수 있지만 결국에 가서는 모든 것을 완전히 리모델링하거나 새로 지어야 할 지경까지 간다. 삶의 모든 것들이 그러하듯, 사람의 몸도 낡아 간다. 몸을 쇠약하게 만드는 질병이 생겨나 느린 속도로 천천히, 고통스럽게 진행되다가 결국에는 몸이 망가진다.

뇌 질환이 특히 그렇다. 가장 무서운 알츠하이머병을 포함해서 말이다. 알츠하이머병은 신문의 머리기사에 자주 등장하는 현대의학의 악령이다. 사람들이 나이를 먹어가면서 건강에 대해 가장 걱정하는 것이 있다면, 생각이나 추론, 기억을 할 수 없게 만드는 알츠하이머병이나 다양한 유형의 치매의 희생양이 되는 것이다. 이 병에 걸리면 생각하고 기억하는 능력마저 모두 잃어버리기 때문이다. 연구를 보면 이런 불안이 사람들 사이에 얼마나 깊게 깔려 있는지 알 수 있다. 전 세계적으로 진행된 수많은 여론조사를 보면 사람들은 죽음이나 암보다 치매를 더 두려워한다. 그리고 이런 두려움은 비단 나이 든 사람들만 느끼는 건 아니다. 가능성에 대한 두려움보다 뒤로 밀리고, 이런 두려움은 노인에게만 해당하는 것이 아니다. 젊은 세대도 가족이나 지인 중에서 치매로 정신기능이 쇠퇴하는 모습을 보는 순간부터 자신의 뇌 건강을 염려하기 시작한다. 내 친구이자 동료인 데일 브레드슨 Dale Bredesen의 말을 빌리면, "암에서 살아남은 사람은 있지만, 알츠하이머병에서 살아남은 사람은 없다."

알츠하이머병을 포함한 일군의 퇴행성 뇌 질환에 관한 속설들은 항간에 끊임없이 떠돈다. **유전자 탓이다, 나이가 들면 피할 수 없다, 80이 넘으면 걸린다 등등.**

하지만 실은 그렇지 않다.

프롤로그

나는 뇌의 운명이 유전자에 달려 있지 않다고 말하기 위해 이 책을 썼다. 당신이 만성두통이나 우울증, 간질 또는 극도의 변덕스러움 같은 또 다른 유형의 뇌 질환으로 고통받고 있다면, 범인은 아마 당신의 DNA가 아닐 것이다.

범인은 바로 당신이 먹는 음식이다.

그렇다. 뇌 기능 장애는 매일 먹는 빵에서 시작된다는 사실을 앞으로 내가 증명할 것이다. 이 내용이 터무니없이 들린다는 것을 알기 때문에 나는 이를 되풀이해서 말할 것이다. 현대의 곡물은 소리 없이 우리의 뇌를 망가뜨리고 있다. '현대'라는 표현에서 알 수 있듯이, 여기서 곡물이란 비만 반대론자들에게 이미 악마 취급을 당하는 정제된 흰 밀가루, 파스타, 쌀뿐만 아니라 대다수의 사람이 건강한 곡물로 여기는 현미, 통밀, 통곡, 잡곡 등 모든 곡류를 의미한다. 기본적으로 나는 우리가 가장 좋아하는 주식을 테러리스트 집단이라고 부르는데, 이는 주식이 가장 소중한 기관인 뇌를 괴롭히기 때문이다. 나는 과일과 다른 탄수화물, 특히 설탕을 잔뜩 뿌린 음식들이 뇌에 물리적 피해를 입힐 뿐 아니라 신체 내부의 노화 과정을 가속화하는 등 건강에 지대한 악영향을 끼친다는 점을 입증할 것이다. 이것은 공상과학 소설이 아닌, 많은 증거가 뒷받침하는 사실이다.

내가 《그레인 브레인》의 개정판을 새로 내는 목적은 진화하는 현대과학과 생리학적 관점을 바탕으로 타당한 정보를 제공하기 위해서다. 초판과 마찬가지로 이번 개정판에서도 보통 사람들이 굳게 믿는 통념을 깨뜨리는 동시에 공동의 기득권에 도전한다.

또한 뇌 질환의 근본 원인을 새롭게 이해하는 방법을 제시하며, 대체로 생활습관을 교정함으로써 뇌 질환을 예방할 수 있다는 희망의 메시지를 전한다. 지금은 이해가 안 되는 부분이 있을지 몰라도, 이 책에서 아주 분명히 설명할 것이다. 이 책은 흔히 접하는 다이어트 책이나 예방 차원의 건강 지침서가 아니다.

《그레인 브레인》은 의학계의 판도를 바꿀 것이다. 하루를 마무리하면서 우리가 스스로에게 바라는 것은 매한가지다. 바로 만성질환으로부터 자유로운 삶이다. 그리고 이것은 우리가 선택한 생활습관에 따라 찾아오는 결과다. 브레드슨의 말을 다시 인용해보자. "생활습관이 질병을 예방하고 역전시킬 수 있는 크나큰 힘을 갖고 있다는 것은 소중한 선물이고, 우리는 이제 막 그 선물상자를 열기 시작했다." 예전에 누군가 나에게 인지 기능 저하나 알츠하이머병의 증상을 역전시키는 것이 가능하냐고 물어봤다면 나는 절대 불가능하다고 대답했을 것이다. 하지만 지금은 생활방식만 바꾼다면 당연히 가능하다고 말한다.

우리는 매일 만성질환, 특히 생활습관을 교정해 대부분 피할 수 있는 질병의 새로운 예방법이나 치료법에 대해 듣는다. 세상을 등지고 사는 사람이 아니라면 가냘프고 날씬한 체형을 유지하는 방법을 선전해대는 온갖 정보에도 불구하고 비만 인구가 점점 증가하고 있다는 사실을 잘 알 것이다. 2형 당뇨병의 발병률이 급등하고 있다는 사실을 모르는 사람도 많지 않을 것이다. 심장질환이 사망 원인 1위이며 그 뒤를 암이 바짝 뒤쫓고 있다는 점도 마찬가지다.

'채소를 먹으라, 이를 닦으라, 가끔씩 땀을 흘리라, 충분한 휴식을 취하라, 금연하라, 더 많이 웃으라'처럼 매우 상식적이고 우리 모두가 늘 실천해야 한다고 알고 있는 확실한 건강 지침들이 있다. 그러나 우리는 왠지 뇌 건강과 지능을 보호하는 일은 우리의 소관이 아니라고 생각하는 경향이 있다. 한창나이에 뇌 질환이 발생하고 노년에 망령이 드는 건 운명이며, 운 좋게도 좋은 유전자를 타고났거나 획기적인 치료법을 만난다면 이런 운명에서 벗어날 것이라고 생각한다. 분명히 우리는 은퇴한 후에 머리 쓰는 활동을 계속하고, 십자말풀이를 완성하며, 독서를 꾸준하게 하고, 박물관에 다녀야 할 것이다. 하지만 하루 담배 두 갑과 폐암, 혹은 감자튀김의 다량 섭취와 비만의 직접적인 연관성과는 달리, 뇌 기능 장애와 구체적인 생활습관이 명백하고 직접적으로 연관된다고 여기지는 않는 것 같다. 앞서 언급했듯이, 우리는 뇌 질환을 '생활습관병'이라 불리는 다른 질병들과는 다르게 분류하는 습관이 있다.

나는 뇌와 관련한 수많은 질환과 생활습관의 연관성을 밝혀 이러한 인식을 바꾸고자 한다. 뇌의 질환은 다양해서 어린 아기일 때 발생할 수 있는 병이 있는가 하면, 인생 말기에 진단되는 병도 있다. 지난 세기에는 고지방, 저탄수화물 식단이 곡류와 해로운 탄수화물을 기본으로 한 저지방, 고탄수화물 식단으로 변화했다. 나는 이러한 식단 변화 때문에 현대의 고통스러운 여러 뇌 질환(만성두통, 불면증, 불안증, 우울증, 간질, 운동장애, 조현병, ADHD 그리고 심각한 인지 기능 저하가 진행되고, 회복과 치료, 치유가 불가능한 뇌 질환을 예고하는 노인성 건망증senior moment 등)이 발생한다고 믿는다. 나는 **지금 이 순간에도** 우리가 알지 못하는 사이 곡류가 우리의 뇌에 막대한 영향을 미친다는 사실을 밝힐 것이다.

뇌가 우리의 섭취한 음식에 민감하다는 생각은 최근 권위 있는 의학 논문들 사이에서 조용히 전파되고 있다. 부디 이 정보가 이른바 '영양이 풍부한' 음식을 판매하는 기업들이 날로 속고 있는 일반 소비자에게 알려지길 바란다. 또한 이러한 정보 덕분에 나와 같은 의사와 과학자 들은 우리가 '건강에 좋다'라고 여기는 음식에 의문을 품게 되었다. 카놀라유, 옥수수유, 면실유, 땅콩기름, 대두유, 홍화씨유, 해바라기유 같은 가공된 고도불포화산 식물성 기름과 탄수화물이 심혈관계 질환과 비만, 치매의 발병률을 급등시키는 주범일까? 고포화지방과 고콜레스테롤 식단이 실제로 심장과 뇌에 좋을까? 정말로 음식으로 우리의 DNA를 바꿀 수 있을까? 밀과 보리, 호밀에서 발견되는 단백질인 글루텐에 민감하게 반응하는 소수의 사람이 존재한다는 사실은 이제 상당히 알려진 사실이다. 그러나 **모든 사람**의 뇌가 글루텐에 부정적으로 반응하는 게 사실상 가능할까?

이런 질문들은 글루텐의 유죄를 입증하는 연구결과가 하나둘 발표되기 몇 년 전부터 나를 괴롭혔다. 그때 내 환자들의 증세는 점점 악화되고 있었다. 나는 쇠퇴하는 뇌 기능에 대한 해답을 찾으려는 환자들을 밤낮없이 돌보는 신경과 전문의로서 이 문제를 끝까지 파고들 수밖에 없다. 아마도 이것은 내가 신경과 전문의일 뿐 아니라 미국 영양학회 American College of Nutrition 회원이기 때문일 것이다. 미국에서 두 자격증을 모두 가진 의사는 내가 유일하다. 나는 지금 미국 영양협회의 이사회에서 일하고 있다. 또한 나는 미국 통합의학과 전인적의학위원회American Board of Integrative and Holistic Medicine 회원이자 창립 회원이다. 이 때문에 나는 음식과 뇌 기능의 연관성에 관해 독특한 관점을 가지게 되었다. 새로운 과학이 확실히 자리 잡기 전에 교육을 받았던 의사들을 포함해 대부분의 사람은 이런 내용을 잘 받아들이지 못한다. 이제 우리가 관심을 가져야 할 때다. 나와 같은 사람이 현미경과 임상시험실 밖으로 나와 솔직하게 경고를 할 때다. 통계 자료는 경이롭고 충격적인 수준이다.

당뇨병과 뇌 질환은 치료비가 비싸고 치명적인 질환들 중 하나다. 이 병들은 대체로 예방이 가능하고 독특하게 얽혀 있다. 당뇨병을 앓을 경우 알츠하이머병에 걸릴 위험성은 2배로 높아진다. 실제로 이 책에서 명백하게 입증하는 사실이 하나 있다면, 뇌와 관련한 수많은 질환이 공통분모를 가진다는 점이다. 당뇨병과 치매는 전혀 관계가 없는 것처럼 보이지만, 앞으로 나는 모든 잠재적인 뇌 기능 장애가 뇌에서 기인하지 않는다고 여겨지는 증상과 매우 밀접하게 연관된다는 점을 밝힐 것이다. 또한 폭력적인 성향과 파킨슨병의 관계처럼, 수많은 고통의 근본 원인으로 지목되는 다종다양한 뇌 질환들 사이의 놀라운 연관성을 끄집어낼 것이다. 심지어 좀 더 최근의 연구들은 설탕이 들어간 음식을 너무 많이 섭취해서 심각한 인지 기능 저하로 이어질 때 그 과정에서 꼭 당뇨병이 동반되는 것은 아님을 보여주고 있다. 바꿔 말하면, 당뇨병과 상관없이 혈당 수치가 높아질수록 인지 기능 저하도 더 빨라진다는 의미다!

가공된 음식과 정제된 탄수화물이 비만과 이른바 음식 알레르기에 한몫을 한다는 점은 정설이 되었지만, 곡류와 그 외 성분들과 뇌 건강과 DNA(더 넓은 관점에서) 간의 관련성을 설명한 사람은 아직 아무도 없다. 이는 매우 단순하다. 유전자는 음식을 처리하는 방식과 더불어, 더욱 중요한 문제인 먹은 음식에 반응하는 방식을 결정한다. 현대인의 뇌 건강이 쇠퇴하는 데 크고 광범위한 파장을 준 사건 중 하나가 인류 식단에 밀 곡물이 도입된 일이라는 점을 의심하기는 힘들다. 선사시대의 선조들이 극소량의 밀 곡물을 섭취한 건 사실이지만, 우리가 현재 밀이라고 부르는 것은 선조들이 아주 이따금 섭취했던 야생 밀 품종인 아인콘einkorn과는 비슷한 점이 거의 없다. 미국인은 밀과 다른 곡물을 매년 평균 90킬로그램 정도 섭취하는데, 현대의 이종 교배와 유전자 변형 기술로 인해 우리가 소비하는 밀은 수렵·채집인이 우연히 발견했을지도 모를 밀과 유전적, 구조적 또는 화학적으로 유사점이 거의 없다.[10] 그리고 바로 여기에 문제가 있다. 유전적으로 맞이할 준비가 되지 않은 성분들 때문에 우리의 몸은 점점 더 혹사를 당한다.

확실히 말해두지만, 《그레인 브레인》은 셀리악병(글루텐과 관련되어 있지만 소수의 사람에게만 영향을 미치는 드문 자가면역성 질환)에 관한 책이 아니다. ① 당신이 어떤 증상이나 질환을 진단받지 않아서 또는 ② 글루텐에 민감하지 않아서 이 책이 필요 없다고 생각하고 있다면, 계속 읽어보기를 간청한다. 《그레인 브레인》은 우리 모두가 읽어야 할 책이다. 나는 글루텐을 '침묵의 세균'이라고 부르는데, 우리가 모르는 사이 우리 모두에게 지속적인 손상을 가할 수 있기 때문이다.

　　이제 칼로리와 지방, 단백질, 미량 영양소보다 음식이 강력한 후성유전학적 조절자epigenetic modulator라는 점이 밝혀졌다. 다시 말해, 음식이 DNA를 더 좋게 혹은 더 나쁘게 변화시킬 수 있다는 의미다. 사실 음식은 열량과 단백질, 지방의 공급원에 그치지 않고 많은 유전자의 발현을 실제로 조절한다. 우리는 이런 관점에서 밀 섭취가 해로운 결과를 초래한다는 점을 이제 막 이해하기 시작했다.

　　우리는 보통 의학적인 문제가 발생하면 의사에게 의지해 가장 최근에 나온 최고의 약으로 재빨리 고칠 수 있다고 믿는다. 이런 편리한 시나리오는 약품 조달업자의 역할을 담당하는 의사들이 질병 중심으로 접근하도록 부추긴다. 그러나 이 접근법은 비극적인 결함 2가지를 갖고 있다. 첫째, 건강이 아니라 질병에 초점이 맞춰진다. 둘째, 이런 접근법을 통한 치료는 종종 위험한 결과를 초래한다. 일례로, 권위 있는 <내과학 기록Archives of Internal Medicine>에 발표된 최근 보고서에 따르면, 콜레스테롤을 낮추기 위해서 스타틴을 복용했던 폐경기 여성이 약을 복용한 적 없는 여성에 비해 당뇨병이 발병할 위험이 48퍼센트 가까이 증가했다.[11] 이런 사실은 당뇨병에 걸리면 알츠하이머병의 발병 위험이 2배로 높아진다는 점에서 한층 심각하게 느껴진다. 좀 더 최근인 2015년에 발표된 연구에서 핀란드의 연구자들은 만 45~73세 사이의 스타틴 복용 남성 8,500여 명에서 2형 당뇨병의 위험이 46퍼센트 높아진다고 계산했다.[12] 당뇨병 위험 증가는 인슐린 감수성과 인슐린 분비의 저하 때문이라고 생각할 수 있다. 이 점에 대해 잠시 생각해보자. 심혈관계에 문제가 발생할 위험을 줄이기 위해 시중에 널리 판매되고 있는 이 스타틴 약물은 당뇨병의 위험을 높일 수 있는데, 이 당뇨병은 다시 심장마비나 전반적인 심장질환의 위험과 강력하게 연결되어 있다. 스타틴이 인슐린 감수성 및 인슐린 분비에 영향을 미치는 정확한 메커니즘은 아직 분명하지 않다. 다만 스타틴이 식생활에 상관없이 인슐린 감수성과 분비에 영향을 미치는 분자 경로를 통해 당뇨병의 진행을 가속화할 가능성이 있다.

요즘에는 대중 사이에서 생활습관의 선택이 질병의 위험뿐 아니라 건강에도 영향을 미친다는 인식이 점점 높아지고 있다. 우리는 '심장에 유익한' 식단을 선택해야 한다거나 대장암의 위험을 줄이기 위해 식이섬유의 섭취를 늘려야 한다는 이야기를 종종 듣는다. 우리는 언론을 통해 매일 '암을 극복하는 방법'에 대한 이야기를 듣는다. 그런데 어째서 뇌를 건강하게 유지하고 뇌 질환을 피할 수 있는 방법을 알리는 정보는 극히 적은 걸까? 뇌가 마음이라는 영적인 개념과 연결되는 탓에 뇌를 통제하는 우리의 능력을 과소평가하기 때문일까? 아니면 생활습관의 선택이 뇌 건강에 지대한 영향을 준다는 생각을 하지 못하도록 제약 회사가 돈을 투자하는 것일까? 이쯤에서 적절한 경고를 할까 한다. 나는 제약 산업에 대해 우호적으로 말하지 않을 것이다. 나는 약의 도움을 받기보다 약 때문에 피해를 입은 사람들의 이야기를 너무 많이 알고 있다. 이 책을 읽다 보면 그러한 이야기들을 만나게 될 것이다.

《그레인 브레인》은 뇌를 건강하고, 활력 넘치고, 기민한 상태로 유지하는 동시에 미래에 찾아올지 모를 파괴적인 뇌 질환의 발생 위험을 크게 낮추기 위해 오늘 당장 선택할 수 있는 생활습관의 변화에 대한 책이다. 나는 40년이 넘는 세월을 뇌 질환 연구에 바쳐왔으며, 나의 일과는 파괴적인 질병으로 고통받는 사람들의 뇌 기능을 향상시키기 위한 통합 프로그램을 만드는 일에 집중된다. 나는 질병으로 삶이 엉망이 된 가족들의 이야기를 매일 듣는데, 이런 이야기를 들으면 나도 가슴이 미어진다. 내 아버지도 오랜 세월 알츠하이머병과 싸우다 결국 2015년에 돌아가셨다. 아버지는 권위 있는 레이히 클리닉Lahey Clinic에서 수련한 뛰어난 신경외과의사였다. 2015년은 내가 임상을 접고 교육, 언론, 전 세계 순회 강의를 통해 나의 메시지를 전파하기 시작한 해이기도 하다.

　내가 당신에게 선보일 정보는 깜짝 놀랄 만할 뿐 아니라 부인할 수 없을 정도로 결정적이다. 이 정보를 알게 된 순간 당신은 곧바로 식습관을 바꿀 것이다. 그리고 자신을 완전히 새로운 시각으로 보게 될 것이다. 지금 당장 당신은 이런 질문을 할지도 모른다. 이미 손상을 입은 건 아닐까? 그렇게 오랫동안 먹어왔던 케이크 때문에 뇌가 불행한 결말을 맞지 않을까? 두려워하지 마라. 나는 《그레인 브레인》을 통해 당신이 앞으로 스스로 자신의 뇌를 통제하고 준비할 수 있게 만들 것이다. 이 책을 읽으면 오늘 이후로 무엇을 해야 할지 알 수 있다.

　수십 년간의 임상 연구와 실험실 연구(내 연구를 포함해서) 그리고 내가 지난 40여 년간 진료하며 경험했던 놀라운 결과들을 바탕으로, 뇌 건강을 위한 모든 지식과 이 지식을 활용할 수 있는 방법을 알려주고자 한다. 또한 인지 건강을 개선해서 더욱 활력이 넘치는 삶을 살 수 있게 해줄 포괄적인 행동 계획도 제공하겠다. 이로 인한 혜택은 뇌 건강에서 멈추지 않는다. 약속하건대 이 프로그램으로 아래의 증상들도 도움을 받을 수 있다(새로 등장한 과학에 맞추어 원래의 목록에 일부 항목을 몇 개 더 추가했다).

- ADHD
- 알레르기와 식품 민감증
- 불안증과 만성 스트레스
- 자가면역질환
- 만성변비나 설사
- 만성피로
- 만성두통과 편두통
- 우울증
- 당뇨병
- 간질
- 집중력 저하 문제
- 잦은 감기와 감염
- 고혈압과 이상지질혈증(고지혈증)
- 관절염을 비롯한 염증성 질병
- 불면증
- 셀리악병, 글루텐 민감성, 과민대장증후군, 궤양성 대장염, 크론병을 비롯한 소화관 문제
- 기억력 문제와 경도인지장애 mild cognitive imoairment (알츠하이

머병의 전조증상일 때가 많다.)
- 기분장애
- 과체중과 비만
- 투렛증후군
- 이외 다수

이 문제들로 고통을 받지 않는다고 해도 《그레인 브레인》은 행복감을 유지하고, 기민한 정신을 보호하도록 도울 수 있다. 이 책은 임신을 계획하거나 임신 중인 여성을 포함해 나이 든 사람과 젊은 사람 모두에게 도움이 된다. 연구에 따르면, 글루텐에 민감한 여성이 낳은 아이는 나이가 들어 조현병과 다른 정신질환에 걸릴 위험이 높다고 한다.[13] 출산을 앞둔 모든 예비 엄마들이 반드시 알아야 하는 연구결과다.

나는 건강에서 극적인 반전이 일어나는 경우를 목격해왔다. 주체할 수 없이 몸을 떨던 23세의 남성이 단순히 몇 가지 음식을 바꾼 후에 증세가 사라지고, 간질 환자가 곡물 식단을 더 좋은 지방과 단백질로 대체한 바로 그날부터 발작이 멈춘 연구 사례도 수없이 만나왔다. 그리고 여러 가지 병으로 고통받던 30대 여성의 건강이 놀랍도록 호전된 경우도 있었다. 나에게 진찰을 받으러 오기 전에 그녀는 머리가 깨질 듯한 편두통과 우울증, 가슴 아픈 불임을 경험했을 뿐 아니라, 근육이 기묘하게 뒤틀려 정상적인 생활이 거의 불가능한 근긴장이상증dystonia이라는 희귀 질환을 앓고 있었다. 하지만 간단히 음식을 몇 가지 바꾼 후에 그녀는 몸과 뇌의 건강을 완전히 회복했고, 임신도 했다. 이런 이야기들은 불필요하게 삶을 소모시키는 질병과 함께 살아가고 있는 많은 사람의 이야기를 대변한다.

나는 병을 치료할 방법을 찾기 위해 신경학적 검사나 촬영 등 할 수 있는 것은 무엇이든 했던 환자들을 보며 살아왔다. 그들 중 대부분은 약이나 수술, 대화요법 없이 몇 가지 간단한 처방으로 치유되었고 건강을 회복할 방법을 찾았다. 《그레인 브레인》에서 당신은 그 모든 방법을 만나게 될 것이다.

이 책의 구성을 간략히 소개하면 다음과 같다.

먼저, 일상의 습관이 뇌의 기능과 장기적인 건강에 미치는 영향을 알 수 있는 종합적인 설문으로 시작한다.

1부 '통곡물의 진실'에서는 뇌의 친구들과 뇌 기능 장애 및 기능 이상을 유도하고 질병에 취약하게 만드는 뇌의 적들을 살펴본다. 뇌가 밀과 과당(과일에서 발견되는 천연 설탕), 특정 지방처럼 흔히 먹는 식재료를 만났을 때 무슨 일이 벌어지는지 설명하는 동시에, 극단적인 저탄수화물, 고지방 식단이 이상적이라는 사실을 입증한다(순수 탄수화물 일일 섭취량이 20그램에서 25그램이 이상적이라고 본다. 이 양은 섬유질 과일 1인분에 해당한다). 그리고 그 효과를 극대화하고 더 빨리 얻고 싶은 사람을 위해 엄격한 케토제닉 식단을 처방한다. 터무니없는 소리로 들릴 수도 있겠지만 나는 매일 먹는 빵을 버터와 달걀로 바꾸기를 권장한다. 당신은 곧 더 많은 포화지방과 콜레스테롤을 섭취하고, 슈퍼마켓에서 어느 코너로 향할지 다시 생각하게 될 것이다. 이미 고콜레스테롤 진단을 받고 스타틴을 처방받은 사람이라면 불현듯 불편한 진실을 깨닫게 될 것이다. 나는 당신의 몸에서 실제로 벌어지는 일을 설명하고, 약에 의존하지 않고 맛있는 음식을 먹으며 쉽게 극복할 수 있는 방법을 소개할 것이다.

또한 좀 더 세부적으로 들어가서, 과학적으로 입증된 주목할 만한 자료를 바탕으로 염증이라는 주제를 새롭게 해석한다. 염증은 치명적으로 작용할 수 있는 생화학적 반응이다. 머리부터 발끝까지 모든 퇴행성 질환뿐만 아니라 뇌 질환의 근본적인 원인이 되는 이 염증을 통제하기 위해서는 식단의 변화가 필요하다는 사실을 살펴본다. 당신이 선택한 음식이 유전자 표현을 변화시키며 염증을 억제하는 방식을 설명한다. 항산화제를 먹는 건 무의미하다. 그보다는 선천적인 항산화 경로와 해독 경로를 활성화하는 성분을 먹어야 한다.

그리고 1부에서는 유전적 운명을 바꾸고 DNA의 '마스터 스위치'를 실제로 통제하는 방법에 관한 최근 연구들을 소개한다. 이 연구들은 너무나 매혹적이어서 운동을 싫어하고 패스트푸드를 좋아하는 사람들이 빠져들 것이다. 지난 수년간의 연구들만 살펴봐도 소파에 드러누워 텔레비전만 보기 바빴던 사람들을 벌떡 일으켜 세워 5킬로미터 마라톤에 참가하게 만들기에 부족함이 없다. 1부 후반부에서는 ADHD, 우울증, 두통 등 가장 치명적인 심리, 행동 장애를 좀 더 심도 있게 살펴본다. 약 없이 치료될 수 있는 경우가 매우 많은 이유를 설명할 것이다.

2부 '그레인 브레인 치료하기'에서는 영양과 보충제, 운동,

수면의 3대 영역을 포함해 뇌를 건강하게 하는 습관을 과학적으로 입증한다. 2부에서 배운 내용이 3부 '그레인 브레인과 작별하기'에서 소개할 4주 프로그램을 실천하는 데 도움이 될 것이다.

3부에서는 주간 목표, 식단 작성, 요리법을 소개한다. 이번 개정판에는 새로운 요리를 많이 추가했다. 내 웹사이트 'DrPerlmutter.com'에 방문하면 새로운 정보를 얻을 수 있다. 웹사이트에서는 최근 연구 내용을 살펴보고 '임파워링 뉴롤로지스트 The Empowering Neurologist' 영상과 분야에서 세계적으로 유명한 과학자들, 사상가들과의 인터뷰를 시청할 수 있고, 이 책에 나오는 정보를 각자의 취향에 맞추어 선별하는 데 도움이 될 자료도 구할 수 있다. 글루텐이 함유된 제품 목록이나 흔히 먹는 음식의 탄수화물 성분 같은 자료도 다운로드할 수 있다. 출력해서 부엌이나 냉장고에 붙여두고 필요할 때마다 참고하기 바란다. 내 웹사이트는 이 책의 주제와 관련해서 더 깊은 통찰을 얻고, 다른 경험자들과 이야기를 공유하고, 또 배우고 싶은 사람들이 찾아오는 공간으로 자리 잡았다. 그리고 내가 운영하는 뉴스레터나 페이스북, 트위터, 인스타그램, 유튜브 채널 등의 소셜미디어 계정을 구독할 수도 있다.

그렇다면 '그레인 브레인'이란 정확히 무엇일까? 이미 당신은 어느 정도 짐작하고 있을 것이다. 예전의 뉴스 방송을 생각하면 쉽게 이해할 수 있다. 1980년대 중반의 광고를 눈여겨본 사람이라면 "이것은 마약에 취한 뇌입니다"라는 인상적인 카피와 프라이팬에 놓인 달걀프라이 사진을 보여주는 대규모 마약 반대 캠페인 anti-narcotics campaign 광고를 기억할 것이다. 이 효과적인 이미지는 마약이 뇌에 미치는 영향이 뜨거운 프라이팬 위에서 달걀이 지글지글 익는 것과 같다고 암시했다. 이 광고는 뇌에 미치는 곡류의 영향에 관한 나의 주장을 거의 그대로 보여준다.

정제된 밀, 탄수화물, 설탕을 먹을 때 뇌에 일어나는 일도 같은 이미지로 요약할 수 있다. 나는 앞으로 이를 입증하고자 한다. 이제 이 모든 내용을 진지하게 받아들여 질병에서 더욱 자유롭고 밝은 미래를 맞이할지는 당신에게 달렸다. 이 경고에 귀를 기울이지 않는다면 많은 것을 잃을 것이고, 귀를 기울이면 많은 것을 얻을 것이다.

나의 위험 인자는?

　　우리는 뇌 질환을 유전적 소인이 있거나 운이 나쁘면 특별한 이유 없이 언제든 걸릴 수 있는 병이라고 생각하는 경향이 있다. 유전적 요인과 생활습관 요인이 결합해 시간이 흐르면서 진행되는 심장질환과 달리, 뇌 질환을 우연히 찾아오는 질병처럼 생각한다. 어떤 사람은 용케 뇌 질환을 피하지만, 어떤 사람은 그 피해를 고스란히 입는다고 말이다. 하지만 이 생각은 잘못되었다. 뇌의 기능 이상은 사실 심장의 기능 이상과 다르지 않다. 뇌 질환 역시 우리의 행동과 습관에서 기인해 시간이 흐르면서 생겨난다. 이를 긍정적으로 말하면, 심장질환을 올바른 식생활과 운동으로 예방할 수 있듯이 신경계 장애와 인지 기능의 저하도 우리가 의식적으로 예방할 수 있다는 뜻이다. 실제로 우울증에서 치매에 이르기까지 뇌와 관련된 질병 중 상당수가 우리의 영양학적, 행동학적 선택과 긴밀히 연결되어 있음이 과학적으로 밝혀지고 있다. 한두 번 정도의 두통은 말할 것도 없고, 아무런 정신장애 없이 평생을 보내는 사람은 100명 중 1명 정도에 불과하다.

　　뇌 질환이 부실한 영양 섭취에서 비롯될 때가 많다는 과감한 주장을 포함해 다른 많은 저돌적인 주장을 뒷받침할 과학을 파헤치기에 앞서, 지금 당신에게 소리 없이 해를 끼치고 있을지 모를 습관을 알려줄 간단한 설문으로 시작해보자. 이 설문의 목적은 편두통, 발작, 기분장애, 운동장애, 성 기능 이상, ADHD, 더 나아가 미래에 심각한 정신기능 감퇴 등으로 발현될 수 있는 현재의 신경학적 문제에 대한 당신의 위험 인자를 측정해보려는 것이다. 이 질문에 최대한 솔직하게 답해주기 바란다. 뇌 질환과의 상관관계에 대해서는 생각하지 말고 솔직하게 답하자. 뒤에 이어지는 장에서 이 질문들의 이유와 당신의 위험 인자가 무엇인지를 깨닫게 될 것이다. 만약 질문에서 '그렇다'와 '그렇지 않다'의 중간에 해당하거나 '가끔 그렇다'라고 답하고 싶다면 '그렇다'라고 선택해야 한다.

　　이 설문지에서 만점은 '그렇다'가 0개인 경우다. 만약 '그렇다'가 1개라면, 당신의 뇌와 전체 신경계는 '그렇다'가 0개인 경우보다 질병이나 장애가 생길 위험이 더 크다. '그렇다'의 개수가 많을수록 위험이 커진다. '그렇다'가 10개 이상인 경우에는 예방은 가

질문	그렇다	그렇지 않다
빵을 먹는다(종류 상관없음).		
과일주스를 마신다(종류 상관없음).		
하루에 과일을 1인분 이상 먹는다.		
설탕보다는 아가베 시럽이나 인공감미료를 선택한다.		
평소 걸을 때 숨이 찬다.		
콜레스테롤 수치가 150 미만이다.		
인슐린 저항성이나 당뇨병이 있다.		
과체중이다.		
파스타, 크래커, 페이스트리를 먹는다.		
우유를 마신다.		
규칙적으로 운동하지 않는다.		
신경학적 질병의 가족력이 있다.		
비타민 D 보충제를 먹지 않는다.		
저지방 식단으로 먹는다.		
콜레스테롤 저하제인 스타틴을 복용한다.		
콜레스테롤이 많은 음식을 피한다.		
탄산음료를 마신다(다이어트 음료든 일반 음료든).		
와인을 마시지 않는다.		
맥주를 마신다.		
시리얼을 먹는다(종류 상관없음).		

능하지만 일단 진단이 내려지면 완치를 장담할 수 없는 심각한 신경질환에 걸릴 위험군에 속한다.

유용한 검사

"저는 얼마나 위험한가요?" 나는 하루에도 이 질문을 수없이 듣는다. 좋은 소식을 말하자면, 이제 우리에게는 의학적인 측정을 통해 알츠하이머병에서 비만(현재 뇌 질환의 위험 인자로 확립되어 있다)에 이르기까지 특정 질병이 생길 위험도를 판단할 수단이 생겼다. 그리고 후속 측정을 통해 그 경과를 살필 수도 있다. 다음에 소개하는 검사들은 많은 비용이 들지 않는다.

최신의 권장 검사를 온전히 반영하기 위해 이 부분은 아예 새로 작성했다. 나는 이제 글루텐 민감성 검사를 처방하지 않는다. 글루텐 민감성이 있다고 무조건 가정하고 피해야 한다. 이것이 초판과 개정판의 중요한 차이점이다. 이 검사들에 대해서는 검사 결과를 개선할 방법과 함께 뒤에서 더 자세히 살펴볼 것이다. 그럼에도 검사 목록을 소개하는 이유는 많은 사람이 자신의 뇌 질환 위험 인자를 알려면 무슨 검사를 받아야 하는지 당장 알고 싶어 하기 때문이다. 그래도 당장 이 목록을 들고 의사를 찾아가서 검사를 받겠다고 서두를 필요는 없다.

1 **공복혈당** fasting blood glucose **검사**
당뇨병전단계와 당뇨병을 확인하기 위해 흔히 사용되는 진단 도구다. 이 검사는 적어도 8시간 이상 금식한 후에 혈액 속에 들어 있는 당(포도당)의 양을 측정한다. 70~100mg/dL 구간을 정상으로 본다. 수치가 이보다 높게 나오면 인슐린 저항성이나 당뇨병의 징조가 보이는 것이고, 뇌 질환의 발병 위험도 함께 커진다. 이상적인 공복혈당의 수치는 95mg/dL 미만이다.

2 **당화혈색소**hemoglobin A1C **검사**

혈당 검사와 달리 당화혈색소 검사는 90일 동안의 '평균' 혈당을 검사하여 전체적으로 혈당이 잘 조절되고 있는지 확인할 수 있다. 이 검사는 혈당(당화혈색소)으로 인해 뇌 단백질에 가해진 손상을 파악할 수 있기 때문에 뇌위축brain atrophy 예측에 도움이 되는 뛰어난 변수 중 하나다. 이상적인 당화혈색소 수치는 4.8퍼센트에서 5.4퍼센트 사이다. 이 수치의 개선을 확인하는 데는 시간이 오래 걸린다는 점을 명심하자. 그래서 이 수치는 보통 3~4개월에 한 번씩 측정한다. 뒤에서 당뇨병 진단이 있든 없든 만성적인 고혈당이 현재는 인지 기능 저하의 주요 위험 인자로 작용하고 있음을 살펴보겠다. 그리고 이 수치가 낮아지는 것은 주류 언론의 주장과 달리 결코 약물의 효과가 아님을 확인하게 될 것이다. 한 가지 간단한 행동만으로도 당화혈색소를 조절할 수 있다. 바로 과도한 체중을 감량하는 것이다. 이 책의 프로그램을 따르면 감량이 가능하다.

3 **공복인슐린**fasting insulin **검사**

당뇨병이 발병해 혈당 수치가 올라가기 오래전부터 공복인슐린 수치가 먼저 오르게 된다. 이는 과다 섭취한 탄수화물을 처리하기 위해 췌장이 무리하게 일하고 있음을 말해준다. 당뇨병의 발병 위험을 사전에 알려주는 대단히 효과적인 경보 시스템이기 때문에 뇌 질환 예방에도 큰 의미가 있다. 이 수치는 8μIU/mL보다 낮아야 하고, 이상적으로는 3μIU/mL이 좋다.

④ 호모시스테인homocysteine 검사

몸에서 생산하는 이 아미노산 수치가 높다는 것은 죽상경화증atherosclerosis, 심장질환, 뇌졸중, 치매를 비롯해서 여러 질병과 관련이 있다. 이 수치는 특정 비타민 B로 쉽게 낮출 수 있는 경우가 많다. <뉴잉글랜드 저널 오브 메디신New England Journal of Medicine>에서는 호모시스테인 수치가 14μmol/L만 돼도(내 환자 중에는 처음 찾아와 검사했을 때 이 값을 넘는 사람이 많다) 알츠하이머병의 위험이 2배로 높아진다고 보고했다(혈중 농도가 10μmol/L 이상이면 호모시스테인 수치가 높은 것으로 본다). 과거에는 호모시스테인의 높은 혈장 수치와 알츠하이머병 위험 증가의 상관관계에 대해 논란이 있었지만 2015년과 2016년에 잘 설계된 연구를 통해 새로 메타분석한 바에 따르면, 혈장 총 호모시스테인plasma total homocysteine과 알츠하이머병 위험 사이의 인과관계가 입증되어 추가 연구가 필요한 상황이다.[14] 이 연구를 통해 알츠하이머병 환자들 사이에서 나타나는 패턴이 드러났다. 이 환자들은 호모시스테인 수치는 높고, 엽산folic acid과 비타민 B12의 수치가 낮았다. 2015년 연구에서는 이렇게 말하고 있다. "높은 호모시스테인 수치와 낮은 엽산 수치가 알츠하이머병의 위험 인자일지도 모른다." 2017년 중국에서 노년층을 대상으로 진행한 연구에서도 동일한 결과를 얻었다. 엽산염folate과 비타민 B12의 혈중 농도가 낮고 호모시스테인의 수치가 높은 것이 경도인지장애 및 알츠하이머병과 연관성이 있는 것으로 나왔다. 알츠하이머병에서 연관성이 더 강하게 나왔다.[15] (엽산염은 음식에 자연적으로 들어 있는 형태의 비타민 B9인 반면, 엽산은 보충제에 사용되는 형태의 비타민 B9이다.) 호모시스테인 수치는 개선하기 쉬운 편으로(7장 참조), 8μmol/L 이하로 나와야 한다. 수치가 높으면 말단소체(끝분절telomere)가 짧아지는 속도가 3배 빨라지는 것으로 나왔다. 말단소체는 염색체 끝을 덮어 유전자를 보호하는 영역이다. 말단소체의 길이는 당신이 얼마나 빨리 노화하고 있는지 말해주는 생물학적 지표다.

⑤ **C 반응 단백질**C-reactive protein, CRP **검사**

C 반응 단백질은 염증의 표지로, 검사 수치는 3.0mg/L 미만으로 나와야 한다. CRP를 개선하는 데는 몇 개월이 걸리지만 이 책의 프로그램을 따르면 불과 1개월 만에 긍정적인 변화가 찾아올 수도 있다.

⑥ **비타민 D 검사(선택적)**

비타민 D는 대단히 중요한 뇌 호르몬이다(비타민이 아니다). 2014년에 미국 질병예방 특별위원회U.S. Preventive Services Task Force에서 새로 발표한 권장사항에서는 전문가들도 비타민 D 수치의 의미에 대해 의견이 엇갈리고 있기 때문에 사람들이 자신의 수치를 알아도 도움이 되지 않는다며 비타민 D 검사를 하지 말 것을 조언했다. 이 검사는 받지 않아도 상관없지만 그래도 나는 비타민 D의 충분한 섭취를 보장할 수 있게 비타민 D 보충제 복용을 권장한다. 내 가이드라인(7장 참조)을 따르면 비타민 D를 과용하기란 불가능하다. 비타민 D는 뇌 건강에 기여하는 많은 신체기능에서 핵심적인 요소다. 비타민 D 없이는 살 수 없다!

오늘 당장 받지 않아도 이 검사들이 무엇을 의미하는지 알고 있으면, 《그레인 브레인》의 원리를 이해하는 데 도움이 될 것이다. 책 전반에서 이 검사들을 언급하면서 그 의미를 설명하겠다.

1

Brain — *Grain*

통곡물의
진실

맛있는 파스타 한 그릇이나 달콤한 토스트 한 접시에 뇌가 고통을 받는다는 말이 믿기지 않는다면 지금부터 마음의 준비를 단단히 하자. 당신은 정제 설탕이나 가공한 탄수화물을 과다 섭취하면 건강에 좋지 않다는 얘기는 이미 들었을 것이다. 그렇다면 통곡물이나 천연 설탕과 같이 소위 건강에 좋다는 탄수화물은 어떨까? 당신을 통곡물의 진실로 안내하겠다. 1부에서는 최신 과학을 바탕으로 탄수화물이 뇌를 폭격할 때 무슨 일이 일어나는지 살펴볼 것이다. 탄수화물에는 글루텐처럼 신경을 자극하는 염증성 성분이 가득 들어 있다. 뇌손상은 이유를 알 수 없는 두통이나 불안감 같은 소소한 골칫거리에서 우울증이나 치매 같은 해로운 장애로 진행될 수 있다.

인슐린 저항성과 당뇨병과 같은 흔한 대사 문제가 신경학적 기능 이상에서 어떤 역할을 하는지, 그리고 우리가 탄수화물을 사랑하고 지방과 콜레스테롤을 혐오하는 것이 비만과 알츠하이머병의 확산과 어떤 연관이 있는지도 살펴볼 것이다.

1부를 모두 읽고 나면 식이지방에 대해 새롭게 이해하고 탄수화물에 대해 제대로 알게 될 것이다. 그리고 새로운 뇌세포의 성장을 촉진하고, 유전적 운명을 통제하고, 정신적 능력을 보호하기 위해 당신이 할 수 있는 일이 있다는 사실도 알게 될 것이다.

1장

뇌 질환의 시작
: 당신이 염증에 대해 모르는 것

> 몸의 가장 중요한 기능은 뇌를 가지고 다니는 것이다.
> _ 토머스 에디슨Thomas Edison(1847~1931)

    수만 년 전 구석기 시대로 거슬러 올라가 동굴에 살면서 사바나를 어슬렁거리던 초기 인류와 만났다고 상상해보자. 그리고 잠시 언어 장벽이 사라져 그들과 손쉽게 대화를 나눌 수 있다고 가정해보자. 당신은 그들에게 미래의 모습을 이야기할 기회를 얻었다. 따뜻한 모닥불 앞 흙바닥에 다리를 꼬고 앉아 비행기, 기차, 자동차, 고층 건물, 컴퓨터, 텔레비전, 스마트폰 그리고 초고속 정보 전달 수단인 인터넷 등 첨단 기술 세계의 경이로움에 대해 침을 튀기며 이야기하기 시작한다. 인류는 이미 달에 다녀왔고, 지금은 화성을 목표로 우주 여행을 계획하고 있다고 말이다. 그러다 대화의 주제가 21세기 사람들의 생활 방식으로 넘어간다. 당신은 온갖 질병을 치료하고 그에 맞서기 위해 다양한 약이 개발되었다며 현대 의학에 대해 열심히 설명하기 시작한다. 생명을 위협하는 심각한 위험은 줄어들었고, 호랑이나 굶주림, 역병에 대해 걱정해야 할 일도 많지 않다. 그리고 당신은 식료품 가게나 슈퍼마켓에서 장을 보는 일에 대해 설명한다. 구석기 시대 사람들에게는 완전히 낯선 개념이다. 치즈버거, 감자튀김, 탄산음료, 피자, 베이글, 식빵, 시나몬 롤, 팬케이크, 와플, 스콘, 파스타, 케이크, 감자칩, 크래커, 시리얼, 아이스크림, 사탕 등 음식의 종류가 다양하고 풍족하다고 말한다. 1년 내내 온갖 과일을 먹을 수 있고, 물과 주스는 갖고 다니기 편하게 병에 담겨 있으며, 버튼 하나만 누르거나 짧은 거리를 운전해 가면 어떤 음식이든 쉽게 손에 넣을 수 있고, 냉장 기술, 냉동 기술, 대량 운송 수단이 삶의 방식을 완전히 바꾸었다고 말이다. 스타벅스, 도미노피자, 서브웨이, 맥도날드, 코카콜라, 버드와이저 등 브랜드 이름은 되도록 언급하지 않으려고 하지만 모두 일상에 깊숙이 자리 잡았기 때문에 다른 말로 대체하기가 쉽지 않다.

구석기시대 사람들은 경외감에 차 있을 뿐, 이런 미래의 모습이 도무지 머릿속에 그려지지 않는다. 패스트푸드점이나 빵이 담긴 바구니 등 당신이 설명하는 모습 대부분은 그들에게는 상상조차 할 수 없는 것들이다. '정크푸드' 같은 용어를 그들이 이해할 수 있는 단어로 표현하는 것조차 불가능하다. 당신이 농업과 목축 그리고 더 나아가 식품 제조와 가공 등 수천 년 동안 인류가 달성한 기념비적 사건들에 대한 이야기는 미처 꺼내지도 못했는데, 구석기인들이 현대인들이 당면한 골칫거리는 무엇이냐고 물어본다. 최근 언론의 집중 조명을 받고 있는 유행병인 비만이 제일 먼저 떠오른다. 비만은 날씬하고 탄탄한 몸을 가진 그들이 쉽게 이해할 수 있는 문제가 아니었다. 심장질환, 당뇨병, 우울증, 자가면역질환, 암, 치매 등 현대사회를 괴롭히는 만성질환에 대한 설명도 이해가 되지 않기는 매한가지다. 완전히 생소한 이야기라 질문을 퍼붓는다. "자가면역질환이 무엇이죠?" "당뇨병은 왜 생기는 거예요?" "치매가 뭐예요?" 이쯤 되면 당신의 대답은 완전히 외계인의 말이 되어버린다. 당신은 미래의 사람들이 겪는 가장 큰 사망 원인에 대해 설명하면서 각각의 질병을 정의하려고 최선을 다해보지만 되돌아오는 것은 혼란과 불신의 눈길밖에 없다. 당신은 그들의 마음속에 미래를 이국적이고 아름다운 그림으로 그려놓았지만, 감염으로 죽거나 먹이사슬의 상위 포식자에게 잡아먹혀서 죽는 것보다 더 무섭게 들리는 사망 원인 이야기로 그 그림을 갈기갈기 찢어버렸다. 고통스럽게 천천히 죽음으로 이어지는 만성질환을 안고 살아야 한다는 생각이 구석기 시대 사람들에게는 너무나 끔찍하게 들린다. 서서히 악화되는 퇴행성 질환은 수명이 훨씬 길어지면서 어쩔 수 없이 생긴 부작용이라고 설득해보지만 선사시대 선조들은 그 말을 믿지 않는다. 그리고 머지않아 당신도 더 이상 자신의 말을 믿지 않게 된다. 이 그림은 어딘가 잘못되어 있는 것 같다.

　　우리는 농업이 발명되기 이전에 살았던 그 사람들과 종이 같기 때문에 유전적으로나 생리학적으로 동일하다. 그리고 우리는 수천 세대를 거치며 자연이 빚어낸 최적화된 설계의 산물이다.

우리는 더 이상 스스로를 수렵·채집인이라 생각하지 않지만 생물학적 관점에서 보면 우리의 몸은 분명 그런 식으로 작동하고 있다. 이제 당신이 시간 여행을 통해 다시 현재로 돌아오는 동안 선조들과 있었던 일에 대해 곰곰이 생각에 잠기게 되었다고 해보자. 순수하게 기술적인 관점에서만 보면 우리가 이룬 업적은 정말 감탄스럽기 그지없다. 하지만 수백만 명의 현대인들이 쓸데없이 겪어야 하는 고통을 생각해보면 꼭 그렇지만도 않다. 오늘날 전 세계적으로 예방 가능한 비전염성 질병으로 죽는 사람이 그 외의 다른 모든 질병으로 죽는 사람보다 더 많다는 사실에 주눅이 들지도 모르겠다. 이것은 참으로 받아들이기 어려운 현실이다.

우리가 선조들보다 더 오래 사는 것은 사실이지만, 질병 없이 인생을 즐기고, 특히 질병의 위험이 높아지는 인생의 후반기에 건강하게 수명을 늘리며 지금보다 훨씬 나은 삶을 살 수 있었을지도 모른다. 우리가 앞 세대보다 더 오래 사는 것은 사실이지만 평균수명이 늘어난 것은 대부분 유아사망률과 아동 건강이 개선된 덕분이다. 바꿔 말하면, 어린 시절의 사고와 질병에서 살아남는 경우가 늘어났다는 말이다. 안타깝게도 우리는 나이가 들었을 때 찾아오는 질병을 예방하고 맞서 싸우는 데는 별로 나아지지 않았다. 그리고 여러 가지 질병에 대해 더욱 효과적인 치료법이 나와 있다고 주장할 수는 있겠지만, 그렇다고 수백만 명의 사람이 피할 수도 있었던 질병으로 고통받고 있다는 사실이 지워지는 것은 아니다. 오늘날 미국의 평균기대수명이 늘어났다고 박수를 칠 때도 삶의 질에 관한 문제를 잊어서는 안 된다.

수십 년 전, 내가 의대에 다닐 때는 질병을 진단하는 법, 그리고 그 병에 대한 대증요법이나 치료법을 배우는 것을 중심으로 의학 교육이 이루어졌다. 나는 어떻게 하면 증상을 이해해서 그 증상과 맞아떨어지는 해결책에 도달할 수 있는지를 배웠다. 하지만 이후로 많은 것이 변했다. 쉽게 증상을 치료하거나 완치할 수 있는 질병을 접하는 경우가 줄어들기도 했지만, 공통분모를 통해 현대의 여러 가지 만성질환을 더욱 잘 이해할 수 있게 되었기 때문이다. 그 공통분모란 다름 아닌 염증이다. 그래서 현재 의사들은 세균이나 바이러스처럼 원인이 잘 알려진 감염성 질병을 밝히고 그 증상에 대처하는 것이 문제가 아니라, 분명한 해답이 나와 있지 않은 수많은 질병과 직면해야 하는 상황에 놓여 있다. 나는 처방전 한 장으로 암을 근절하고, 설명할 수 없는 통증을 가라앉히고, 당뇨병 증상을 즉각적으로 역전시키고, 알츠하이머병이 집어삼킨 뇌를 회복시킬 수 없다. 분명 증상을 완화하고 몸의 반응을 관리하려는 시도는 할 수 있을 것이다. 하지만 질병을 근본부터 치료하는 것과 그저 증상만 관리하는 것 사이에는 커다란 간극이 존재한다. 지금은 내 아이 중 1명도 의사를 하고 있어서 그간 의학 교육과 수련이 어떻게 변화했는지 실감하고 있다. 젊은 의사들은 진단하고 치료하는 방법만 배우는 것이 아니라 오늘날의 유행병에 대처하는 데 도움이 될 사고방식으로 무장하고 있다. 이런 유행병 중 상당수는 미친 듯이 날뛰는 염증 경로가 근본적인 이유다.

염증과 뇌의 상관관계에 대해 살펴보기에 앞서, 내가 우리 시대의 기념비적인 발견 중 하나라 여기는 것에 대해 생각해보자.

바로 뇌 질환이 식생활에서 비롯되는 경우가 많다는 것이다. 뇌 질환의 발생과 진행에는 몇 가지 요소가 기여하고 있지만, 신경학적 장애 중 상당수가 탄수화물의 섭취는 지나치게 많고 건강에 좋은 지방의 섭취는 너무 부족해서 생긴다. 이 진실을 이해하려면 모든 신경학적 장애 중에서도 가장 두려운 알츠하이머병에 대해 생각해보고, 식생활만으로 촉발되는 당뇨병 유형을 맥락에 두고 이 병을 검토해보는 것이 가장 좋은 방법이다. 부실한 식생활이 비만과 당뇨병으로 이어질 수 있다는 것은 모두 알고 있다. 그렇다면 뇌 질환은 어떨까?

알츠하이머병: 새로운 유형의 당뇨병?

당신이 수렵·채집인들과 함께했던 순간으로 다시 돌아가 보자. 그들의 뇌는 당신의 뇌와 별반 다르지 않다. 양쪽 모두 지방과 당분이 풍부한 음식을 찾아 나서도록 진화했다. 결국 이것은 생존 메커니즘이다. 그런데 당신은 풍요로운 시대에 살고 있기 때문에 사냥이 별다른 노력도 없이 금방 끝나버린다는 것이 문제다. 그리고 당신은 가공한 지방과 당분을 만날 가능성이 높다. 반면, 동굴에 살던 선조들은 먹을 것을 찾는 데 오랜 시간을 보내며 동물에서 나오는 지방이나 제철 식물과 열매에서 나오는 천연 당분을 간신히 만날 것이다(그리고 이 식물과 열매들은 당신이 머릿속에 떠올리는 과일에 비하면 당도가 훨씬 떨어진다). 따라서 뇌의 작동 방식은 비슷한데 구할 수 있는 영양원은 완전히 다르다. 다음의 그래프에 우리의 식생활과 선조들의 식생활에서 보이는 중요한 차이점이 나와 있다.

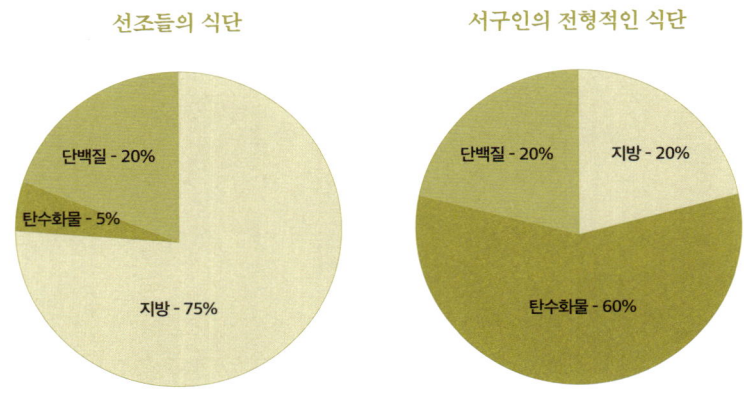

건강하게 나이를 먹는 것, 신경학적 장애나 질병으로 고통받는 것이 이런 식습관 차이와 대체 무슨 상관이란 말인가?

강력한 상관관계가 있다.

알츠하이머병을 당뇨병의 세 번째 유형으로 묘사하는 연구들이 등장한 것은 2005년부터지만,[1] 부실한 식생활, 특히 고탄수화물식단과 알츠하이머병의 상관관계는 어떻게 이런 일이 일어날 수 있는지를 보여주는 새로운 연구를 통해 최근에야 초점이 더 명확하게 맞춰졌다.[2] 이 연구들은 우리를 두렵게 하면서 동시에 문제를 해결할 수 있는 힘도 부여한다. 먹는 음식만 바꿔도 알츠하이머병을 예방할 수 있다고 생각하면 눈이 휘둥그렇게 떠진다. 이것은 알츠하이머병의 예방뿐만 아니라 다른 모든 뇌 장애에 대해서도 큰 함축적 의미를 갖는다. 앞으로 다룰 내용에서 이런 부분들을 만나게 될 것이다. 먼저 당뇨병과 뇌가 가진 공통점에 대해서 간단하게 알아보고 가자. '3형 당뇨병'이라는 이름을 들으면 처음에는 조금 혼란스러울 수 있지만 모든 유형의 당뇨병은 한 가지 공통점을 갖고 있다. 세포 대사에서 중요한 물질 중 하나인 인슐린과의 관계가 좋지 않다는 것이다.

진화적으로 우리 몸은 음식에서 뽑아낸 연료를 세포가 사용할 에너지로 전환하는 기막힌 방법을 설계해냈다. 대부분의 세포에서 주요 에너지원으로 사용하는 포도당은 우리 종이 등장한 이후로 줄곧 결핍된 상태였다. 그래서 우리 몸은 포도당을 저장하고, 다른 물질을 포도당으로 전환하는 방법을 고안하게 됐다. 필요하면 포도당신생성 gluconeogenesis이라는 과정을 통해 지방이나 단백질로부터 포도당을 생산할 수 있다. 하지만 이것은 녹말이나 당분을 포도당으로 직접 전환할 때보다 더 많은 에너지가 필요하다.

우리 세포가 포도당을 받아들여 활용하는 과정은 대단히 정교하다. 세포는 혈관을 타고 옆을 지나가는 포도당을 그냥 주워서 사용하는 것이 아니다. 이 중요한 당 분자는 췌장에서 생산되는 호르몬인 인슐린의 허락을 받아야 세포 안으로 들어갈 수 있다. 인슐린의 임무는 포도당을 혈류에서 근육, 지방, 간세포로 나르는 것이다. 일단 포도당을 세포 안으로 들여가면 연료로 사용할 수 있다. 정상적이고 건강한 세포는 인슐린에 대단히 민감하게 반응한다. 하지만 포도당을 쉬지 않고 섭취하여 세포가 고농도의 인슐린에 계속 노출되는 경우(정제 설탕이 가득 들어 있는 가공식품을 과다 섭취하면 인슐린 수치가 정상 범위를 뛰어넘어 급증한다)에 세포들은 표면의 인슐린에 반응하는 수용체의 수를 줄여서 여기에 적응한다. 바꿔 말하면, 세포들이 마치 인슐린 폭주에 반기를 들듯이 인슐린에 둔감해져 반응성을 낮춘다는 말이다. 이것이 인슐린 저항성을 만들어내면 세포가 인슐린을 무시해버리기 때문에 혈액으로부터 포도당을 끌어들이지 못한다. 그러면 이에 대한 반응으로 췌장은 더 많은 인슐린을 분비한다. 그래서 당분을 세포로 들여가려면 더 높은 수치의 인슐린이 필요해진다. 이것이 꼬리에 꼬리를 무는 악순환을 일으켜 결국에는 2형 당뇨병이 생기는 것이다. 정의에 따르면, 당뇨병이 있는 사람들은 몸이 당분을 에너지로 저장할 수 있는 세포로 옮기지 못하기 때문에 고혈당이 된다. 그리고 혈액 속에 남아 있는 당분이 수많은 해악을 끼쳐 시력장애, 감염, 신경 손상, 심장질환, 알츠하이머병, 심지어 사망으로 이어질 수 있다. 이런 일련의 사건이 벌어지는 동안 몸속에는 염증이 걷잡을 수 없이 발생한다.

    인슐린은 혈당이 제대로 관리되지 않았을 때 펼쳐지는 일련의 사건에서 공범으로 볼 수 있다. 안타깝게도 인슐린은 포도당을 세포로 호위하는 일만 담당하는 것이 아니다. 인슐린은 단백동화 호르몬이기도 하다. 성장을 자극하고, 지방의 형성과 유지를 촉진하고, 염증도 부추긴다는 의미다. 인슐린 수치가 높으면, 인슐린이 군림하는 바람에 다른 호르몬들이 부정적인 영향을 받아서 증가하거나 감소할 수 있다. 이것이 다시 몸을 건강하지 못한 더 큰 혼란으로 내몰아 정상적인 대사를 회복할 수 없게 한다.[3]

    당뇨병 발병 여부의 문제에는 분명 유전이 관여하고 있고,

유전은 몸의 세포들이 더 이상 고혈당을 견딜 수 없게 되었을 때 어느 시점에서 몸의 당뇨병 스위치를 켤지 결정할 수도 있다. 참고로 말하자면 1형 당뇨병은 자가면역질환으로 여겨지는 별개의 질병으로, 모든 당뇨병 사례 중 5퍼센트에 불과하다. 1형 당뇨병이 있는 사람은 면역계가 인슐린을 생산하는 췌장의 세포들을 공격해서 파괴하기 때문에 인슐린이 거의, 혹은 전혀 만들어지지 않는다. 따라서 혈당의 균형을 유지하려면 이 중요한 호르몬을 매일 주사해주어야 한다. 보통 몸이 오랜 시간 과도한 포도당에 혹사당하고 어른이 되어서야 진단이 나오는 2형 당뇨병과 달리, 1형 당뇨병은 일반적으로 아동기와 청소년기에 진단이 나온다. 그리고 식생활과 생활습관의 개선을 통해 되돌릴 수 있는 2형 당뇨병과 달리, 1형 당뇨병은 약물치료와 식단 조절을 통해 어느 정도 관리는 할 수 있지만 아직 완치법이 나와 있지 않다. 유전자가 1형 당뇨병의 발병 위험에 강력한 영향을 미치기는 해도 여기서도 역시 환경이 일정 역할을 담당할 수 있음을 명심해야 한다. 1형 당뇨병이 유전적, 환경적 영향을 모두 받아 생길 수 있다는 것은 오래전부터 알려져왔지만 지난 수십 년 동안 발병률이 증가한 것을 보며 일부 연구자는 1형 당뇨병의 발병에서 환경적 요인이 예상했던 것보다 더 중요하게 작용할 수 있다는 결론을 내리고 있다.

> **슬픈 진실**
>
> 20세 미만의 젊은이 중 19만 3천 명 이상이 1형이든 2형이든 당뇨병을 앓고 있다.[4] 2형 당뇨병은 '성인발병당뇨병

adult-onset diabetes'으로 알려져 있었지만 지금은 젊은 사람들도 2형 당뇨병을 진단 받는 사람이 너무 많아서 이제는 이 용어를 폐기해야 한다. 그리고 새로운 과학 연구를 보면, 질병의 경과가 성인보다 아동에서 더 빠른 것으로 나타나며, 치료 역시 젊은 세대에서 어려움이 더 많다. 당뇨병은 미국에서 사망 원인 7위다. 한편, 알츠하이머병은 6위다.[5]

이제 우리는 '3형 당뇨병'의 뿌리에는 뇌 속 뉴런들이 인슐린에 반응하지 못하게 되는 현상이 자리 잡고 있다는 사실을 이해했다. 인슐린은 기억과 학습을 비롯한 기본 과제를 수행하는 데 필수적이다. 우리는 또한 인슐린 저항성이 알츠하이머병에 걸린 뇌에서 나타나는 악명 높은 플라크plaque의 형성을 촉발할지도 모른다고 생각하고 있다. 플라크는 이상한 단백질이 쌓인 것으로, 사실상 뇌를 장악해서 정상적인 뇌세포들의 자리를 차지해버린다. 연구자들 중에는 인슐린 결핍이 알츠하이머병의 인지 기능 저하에서 핵심적인 역할을 한다고 생각하는 사람도 있다. 뇌세포가 인슐린에 저항성이 있어서 인슐린을 받지 못하는 것이다! 연구자들 사이에서 '3형 당뇨병'에 대한 이야기가 거론되기 시작한 것도 인슐린 저항성과 뇌 질환이 연관되어 있다는 사실 때문이다. 비만인 사람은 뇌 기능 장애가 생길 위험이 더 크고, 당뇨병이 있는 사람은 알츠하이머병에 걸릴 가능성이 적어도 2배 높다는 사실도 시사하는 바가 크다. 당뇨병전단계나 대사증후군metabolic syndrome(심혈관 질환 및 2형 당뇨병의 발병과 관련이 있는 일군의 생화학적 이상)

이 있는 사람은 치매전단계pre-dementia나 경도인지장애가 생길 위험이 높다. 경도인지장애는 본격적인 알츠하이머병으로 진행되는 경우가 많다.

당뇨병이 직접적으로 알츠하이머병을 일으킨다는 의미가 아니라 두 질병이 같은 기원을 갖고 있다는 의미다. 양쪽 모두 몸으로 하여금 기능 이상, 더 나아가서는 질병으로 이어지는 생물학적 경로를 따르도록 강요하는 음식을 과다 섭취해서 생기는 경우가 많다. 당뇨병이 있는 사람과 치매가 있는 사람은 겉모습과 하는 행동이 달라 보이지만 생각보다 공통점이 많다. 내가 대단히 흥미롭게 생각하고, 앞에서 언급하기도 했던 부분이다. 새로운 연구를 통해 밝혀진 바에 따르면, 당뇨병을 앓고 있든 있지 않든 고혈당이 있는 사람은 정상 혈당 수치인 사람보다 인지 기능 저하 속도가 더 빠르다는 것이다. 5천 명이 넘는 사람을 10년 이상 추적한 2018년의 한 충격적인 종단 연구longitudinal study를 보면 이 부분이 특히 잘 드러나 있다.[6] 당뇨병이 있는 경우든 없는 경우든 인지 기능 저하의 속도가 혈당 수치에 달려 있었다. 당뇨병이 없는 사람이라도 혈당이 높을수록 인지 기능 저하 속도가 빨라진 것이다.

지난 20년 동안 우리는 2형 당뇨병의 사례와 비만으로 여겨지는 사람의 숫자가 나란히 함께 상승하는 모습을 목격했다. 하지만 지금은 치매 환자들 사이에서도 한 가지 패턴이 보이기 시작했다. 알츠하이머병의 발병률이 2형 당뇨병과 발맞추어 증가하고 있는 것이다. 나는 이것이 우연이 아니라고 생각한다. 하늘 높은 줄 모르고 증가하는 의료비와 노년층 부양의 부담을 짊어지고 있는 우리 모두가 직면해야 할 현실이다. 새로운 추정치에 따르면, 2050년에는 알츠하이머병의 발병률이 3배 이상 증가해서 1,600만 명의 미국인이 알츠하이머병에 걸릴 것으로 예측된다.[7] 이는 우리의 보건의료체계를 뒤흔들고, 비만의 유행마저 별것 아닌 일로 만들 수 있는 수치다. 2017년에는 전 세계적으로 치매 환자가 5천만 명으로 추산되었다. 이 숫자는 20년마다 거의 2배로 증가해서 2030년에는 7,500만 명, 2050년에는 1억 3,100만 5천 명에 이를 것이다. 오늘도 미국에서는 66초마다 누군가가 알츠하이머병으로 치매에 걸리고 있다(전 세계적으로는 3초마다 누군가가 치매에 걸리고 있음을 기억하자).[8] 미국에서는 전체 당뇨병 발병 사례 중 90~95퍼센트를 2형 당뇨병이 차지하고 있는데, 2형 당뇨병의 유병률이 지난 40년 동안 3배로 증가했고, 수백만 명의 사람이 오랜 기간 동안 2형 당뇨병을 진단받지 못하고 치료 없이 방치되고 있다. 어느 기준으로 보나 이것은 분명 유행병에 해당한다. 미국 정부가 당뇨병의 예후를 개선해서 재앙을 막아주기를 바라며 초조한 시선으로 연구자들에게 기대를 걸고 있는 것도 당연한 일이다. 미국 질병통제예방센터 Centers for Disease Control and Prevention, CDC에 따르면 당뇨병 환자가 3천만 명이 넘는다. 미국 전체 인구의 거의 10퍼센트에 해당하는 수치다. 다른 보고서에서는 적용 기준에 따라 성인 중 당뇨병 환자의 비율이 12~14퍼센트까지 나온다고 계산했다.[9] 그리고 만 18세 이상의 성인 중 720만 명 정도가 당뇨병이 있는데도 진단을 받지 않은 상태다(전체 당뇨병 환자의 23.8퍼센트에 해당).

소리 없이 죽어가는 뇌

알츠하이머병 환자의 가족들에게 자주 듣는 말 중 하나가 어쩌다 이렇게 된 것이냐는 질문이다. "우리 어머니(혹은 아버지, 형, 언니, 남편, 아내)가 무엇을 잘못한 건가요?" 알츠하이머병 진단이 나오는 순간은 가족들의 마음이 무너지는 순간이기 때문에 이런 질문에 대답하기가 무척 조심스럽다. 나도 아버지가 알츠하이머병으로 하루하루 서서히 약해지는 모습을 지켜보았던 경험이 있기 때문에 환자의 가족이 느끼는 복잡한 감정을 이해할 수 있다. 절망감과 무기력감이 뒤섞이기도 하고, 분노와 후회가 뒤섞이기도 한다. 하지만 우리가 알고 있는 바를 바탕으로 밝혀진 진실을 나 자신을 비롯해서 사람들에게 꼭 말해야 하는 상황이 온다면, 나는 그 사랑하는 가족이 다음에 열거된 것을 한 가지 이상 했을 것이라 말하고 싶다.

- 당뇨병이 없는 상태에서도 만성적으로 혈당이 높은 상태로 살았다.
- 평생 탄수화물, 특히 정제된 설탕, 밀가루, 곡물을 너무 많이 먹었다.
- 콜레스테롤을 최소화하는 저지방 식단을 선택했다.
- 특히 중년기부터 만성적인 고혈압을 안고 살았다.
- 만성적으로 높은 수준의 광범위한 '침묵의' 염증을 안고 살았다.

글루텐 민감성이 인류를 위협하는 크고, 과소평가된 위협 중 하나라고 말하면 사람들은 거의 똑같은 반응을 보인다. "농담이시죠? 모든 사람이 글루텐에 민감한 건 아니잖아요. 물론 셀리악병이 있는 사람에게는 문제가 되겠지만 그런 사람은 소수잖아요." 그리고 최신의 과학 연구들이 모두 글루텐을 치매뿐만 아니라 간질, 두통, 우울증, 조현병, ADHD, 심지어 성욕 감퇴에 이르기까지 온갖 증상을 촉발하는 골칫거리로 지목하고 있다고 말하면 한결같은 반응이 튀어나온다. "대체 무슨 말씀인지 이해가 안 되네요." 사람들이 글루텐에 대해 알고 있는 내용들은 모두 장의 건강에 초점을 맞추고 있을 뿐 신경학적 건강에 대한 이야기는 없기 때문에 이런 말이 나오는 것이다.

글루텐에 대해서는 다음 장에서 자세히 살펴볼 것이다. 글루텐은 셀리악병에 걸린 사람들만의 문제가 아니다. 우리 중 무려 40퍼센트 정도가 글루텐을 제대로 처리하지 못하고, 나머지 60퍼센트도 해로운 영향을 받을 수 있다. 우리가 스스로에게 해야 할 질문은 이것이다. 뇌의 관점에서 보았을 때 우리 모두가 글루텐에 민감하다면 어떨까? 안타깝게도 글루텐은 밀빵과 시리얼에만 들어 있지 않고 아이스크림에서 핸드크림까지 전혀 생각지 못한 제품에도 들어 있다. 글루텐 민감성과 신경학적 기능장애의 상관관계를 확인한 연구가 점점 많아지고 있다. 이것은 글루텐을 소화하는 데 문제가 없고 글루텐 민감성 검사에서 음성이 나오는 사람에게도 해당되는 이야기다. 나는 매일 이런 상황을 목격한다. 어떻게 해야 하는지 물어보려고 나를 찾아오는 사람 중에는 스스로 할 수 있는 것은 무엇이든 다 해보고, 수십 명의 의사를 찾아다니며 도움을 구하고 난 후에 찾아온 사람이 많다. 그 이유가 두통이든 편두통이든, 아니면 투렛증후군, 발작, 불면증, 불안, ADHD, 우울증, 아니면 이름을 붙일 수 없는 이상한 신경학적 증상이든, 내가 제일 먼저 하는 일은 식단에서 글루텐을 완전히 제거하는 처방을 내리는 것이다. 그리고 그 결과는 항상 나를 놀라게 한다.

> **그레인 브레인 이야기**
>
> 2016년 초에 제 몸무게는 110킬로그램이었습니다. 이미 설탕 섭취량은 줄이기 시작한 상황이었지만 건강한 식단을 짤 수 있게 도움이 필요했어요. 사위가 《그레인 브레인》 이야기를 하더군요. 그래서 그 자리에서 바로 주문했어요. 곧바로 식생활을 고치기 시작했습니다. 체중이 금방 줄었고 기분도 훨씬 좋아졌습니다. 기억력이 좋아지는 것도 느꼈죠! 나는 척추와 뼈마디 곳곳에 심각한 골관절염을 앓고 있었습니다. 반드시 체중을 감량하고 올바른 식사법에 대해 배워야 할 상황이었죠. 이제 새롭게 자리 잡은 식습관을 절대 바꾸지 않을 겁니다. _ 린다 P.

얼마 전부터 연구자들은 뇌 질환을 비롯한 모든 퇴행성 질환의 밑바탕에 염증이 자리 잡고 있음을 알게 됐다. 하지만 이들은 아직까지도 그 염증을 부추기는 존재가 무엇인지에 대해서는 별다른 언급이 없다. 이것이 사람들로 하여금 엉뚱한 반응을 보이도록 만든 첫 번째 실수다. 연구자들은 글루텐 그리고 그와 관련한 고탄수화물 식단이 뇌까지 도달하는 염증 경로를 자극하는 중요한 요소 중 하나라는 것을 발견했다. 하지만 이 발견에서 가장 충격적인 부분은 뇌가 부정적인 영향을 받고 있는데도 우리가 대부분 그 사실을 알지 못한다는 점이다. 소화장애와 음식 알레르기는 복부 가스, 더부룩함, 통증, 변비나 설사 같은 증상이 비교적 신속하게 나타나기 때문에 훨씬 쉽게 알아차릴 수 있다. 하지만 뇌는 변화를 알아차리기가 쉽지 않다. 그래서 우리가 느끼지 못하는 사이에 분자 수준에서 지속적인 공격이 일어날 수도 있다. 두통을 치료하고 있거나 명확한 신경학적 문제를 관리하고 있는 경우가 아니고는 뇌에서 일어나고 있는 일을 늦기 전에 알아차리기가 쉽지 않다. 뇌 질환의 경우 일단 치매 같은 진단이 내려지고 나면 되돌리기가 어렵다.

너무 걱정하지 말자. 신경학적 문제가 생기는 성향을 선천적으로 가진 사람이라도 자신의 유전적 운명을 통제할 수 있는 방법을 이 책에서 보여줄 것이다. 하지만 그러기 위해서는 많은 사람이 맹신하고 있는 몇 가지 미신으로부터 자유로워져야 한다. 그중 주요한 미신 2가지는 다음과 같다. ① 저지방, 고탄수화물 식단이 건강에 이롭다. ② 식이성 콜레스테롤이 건강에 나쁘다.

이 이야기는 그저 글루텐을 없애는 것에서 끝나지 않는다. 글루텐은 퍼즐의 한 조각에 불과하다. 앞으로 다룰 내용에서 당신은 어째서 콜레스테롤이 뇌 기능을 건강하게 유지하는 정말 핵심적인 요소 중 하나인지 이해하게 될 것이다. 콜레스테롤 수치가 높으면 뇌 질환의 위험이 줄어들고 수명이 늘어난다는 것이 연구를 통해 거듭 밝혀지고 있다.[10] 이와 같은 맥락에서 높은 수준의 식이지방(트랜스지방이 아니라 질 좋은 지방)이 건강과 뇌 기능에서 핵심적이라는 것이 증명되었다.

어떻게 생각하는가? 당신이 이 말에 의문을 품는 것도 무리가 아니다. 지금까지 들어온 이야기와는 완전히 딴판이기 때문이다. 미국에서 진행된 높이 평가받는 연구 중 하나인 프레이밍햄 심장연구Framingham Heart Study는 최근 치매를 비롯한 여러 가지 질병의 특정 위험 요인을 이해하는 데 도움이 될 데이터를 추가했다. 이 연구는 1948년에 만 30~62세 사이의 남녀 5,209명과 함께 시작됐다. 이 사람들은 매사추세츠주 프레이밍햄이라는 도시에서 모집했고, 심장마비나 뇌졸중을 앓거나 심혈관질환의 증상이 있는 사람은 없었다.[11] 그 후로 이 연구에 모집단에서 태어난 여러 세대의 사람들이 추가됐다. 그 덕에 과학자들은 이 집단을 주의 깊게 관찰해서 나이, 성별, 심리사회적 문제, 신체적 특성, 유전적 패턴 등 수많은 요인과 관련된 생리학적 조건에 대해 단서를 수집할 수 있었다. 2000년대 중반에 보스턴대학교의 연구자들은 총 콜레스테롤과 인지 수행능력의 상관관계를 조사하기 시작했고, 모집단에 속해 있던 789명의 남성과 1,105명의 여성을 관찰했다. 이들은 모두 연구를 시작할 때 치매나 뇌졸중이 없었고, 16년에서 18년까지 추적이 이루어졌다. 인지 능력 검사는 4~6년마다 실시되었고, 기억, 학습, 개념 형성, 집중, 주의, 추상적 추론, 체계적 작업 수행능력 등을 평가했다. 이것들은 모두 알츠하이머병 환자에서 문제가 생기는 특성들이다.

2005년에 발표된 이 연구의 결과에 따르면, "총 콜레스테롤과 언어 유창성verbal fluency, 주의/집중, 추상적 추론 및 다양한 인지 영역을 측정하는 복합점수 사이에서 의미 있는 양의 선형관계가 나타났다."[12] 여기에 더해서, "총 콜레스테롤 수치가 정상 범위(200 미만)에 있는 참가자들은 수치가 높은 쪽 경계(200~239)에 걸쳐 있는 참가자나 높은(240 이상) 참가자에 비해 수행능력이 떨어졌다." 이 연구는 다음과 같은 결론을 내리고 있다. "자연발생 총 콜레스테롤 수치가 낮은 것은 추상적 추론, 주의/집중, 언어 유창성, 집행 기능executive functioning이 요구되는 인지 능력 측정 점수의 저하와 관련이 있었다." 바꿔 말하면, 콜레스테롤 수치가 제일 높은 사람이 낮은 사람보다 인지 능력 검사에서 더 높은 점수를 받았다는 것이다. 분명 콜레스테롤에는 뇌를 보호하는 요인이 존재한다. 이것이 어떻게 가능한지에 대해서는 3장에서 알아보겠다.

전 세계 다양한 연구실에서 종래의 상식을 완전히 뒤집는 연구결과들을 계속해서 내고 있다. 2012년 캔버라의 호주국립대학교Australian National University 연구자들이 그와 관련된 최초의 연구 중 하나를 미국신경학회American Academy of Neurology의 학회지인 <신경학>에 발표했다. 이 연구는 정상 범위 안에서 혈당 수치가 높은 사람들은 뇌위축 위험이 훨씬 크다는 것을 입증해 보였다. 그리고 2016년에 발표된 후속 연구와 앞에서 언급했던 2018년 리뷰 연구에서는 이런 연구결과를 재차 확인해주었다.[13] 이것은 3형 당뇨병 이야기와 직접 연결되어 있다. 우리는 오래전부터 뇌 장애와 치매가 뇌위축과 관련이 있다는 것은 알고 있었다. 하지만 정상 범위에 해당하는 고혈당으로도 그런 뇌위축이 일어날 수 있다면, 이것은 혈당을 상승시키는 음식, 즉 탄수화물을 즐겨 먹는 사람에게는 대단히 큰 의미가 있다. 자신의 혈당 수치는 정상이라 괜찮다고 말하는 사람이 참 많다. 하지만 정상이 대체 무엇일까? 피검사는 이미 정해진 기준에 따라 당신의 수치가 '정상'이라 말하지만 새로운 과학은 우리에게 정상의 기준을 다시 고려해보아야 한다고 말하고 있다. 혈당 수치는 '정상'일지 몰라도 췌장을 들여다볼 수 있다면, 혈당을 안정적으로 유지하는 데 필요한 인슐린을 만들어내기 위해 췌장이 얼마나 고군분투하고 있는지 알고 경악하게 될지도 모른다. 이런 이유 때문에 아침식사를 하기 전에 제일 먼저 하는 공복인슐린 검사가 대단히 중요하다. 이 시각에 혈액 속의 인슐린 수치가 올라가 있는 것은 적색경보다. 대사적으로 무언가 올바르지 않다는 신호이기 때문이다. 당뇨병이 생기기 직전이라 벌써 장래의 뇌 기능을 갉아먹고 있을 수도 있다.

호주의 연구는 혈당이 소위 정상 범위 안에 들어가는 만 60~64세 249명이 참여했다. 참가자들은 연구를 시작할 때 뇌 영상을 촬영하고, 평균 4년 후에 다시 촬영했다. 그 결과, 정상 범위 내에서 고혈당인 사람들은 기억 및 인지 능력과 관련이 있는 뇌 영역의 부피가 줄어들어 있었다. 연구자들은 나이, 고혈압, 흡연, 알코올 섭취 등의 다른 요인들을 감안해서 보정도 해보았지만 여전히 뇌위축의 6~10퍼센트 정도는 정상 범위 내의 고혈당으로 설명할 수 있다는 결과가 나왔다. 2016년의 후속 연구에서는 조금 더 많은 287명이 참가했는데 같은 결과가 나왔다. 즉, 고혈당은 뇌위축으로 이어졌다. 이런 연구들은 당뇨병이 없는 사람에서도 혈당 수치가 뇌 건강에 영향을 미친다는 사실을 다시 한 번 암시하고 있다.[14]

혈당과 인슐린의 불균형은 유행병처럼 퍼져 있다. 미국인 2명 중 1명은 비만으로 인한 당뇨병을 앓고 있다. '비만으로 인한 당뇨병'이란 경증의 인슐린 저항성에서 당뇨병전단계, 당뇨병에 이르기까지 다양한 대사 불균형을 표현하기 위해 요즘에 사용하는 용어다. 가장 받아들이기 힘든 현실은 이들 중 다수가 자신이 과체중이나 비만으로 시작되는 이런 위험한 상황에 처해 있음을 알지도 못한다는 것이다. 상태를 이어가다가 결국 너무 늦어버렸을 때 이런 궁지에 몰려 있음을 알게 된다. 이런 안타까운 운명에 이르지 않도록 중간에 개입하는 것이 바로 나의 사명이다. 문제가 터지고 나서야 부랴부랴 해결에 나설 것이 아니라 그 전에 예방을 해야 한다. 그러기 위해서는 몇 가지 생활습관에 변화가 필요하다.

저탄수화물 식단을 지속해야 한다는 것만으로도 끔찍하다고 생각할 수 있겠지만(좋아하는 음식들을 모두 외면해야 한다는 생각에 당신은 이미 손톱을 물어뜯기 시작했을 것이다) 벌써 포기하지는 말자. 최대한 쉽게 실천할 수 있게 하겠다고 약속한다. 빵 바구니는 치울 테지만 버터, 육류, 치즈, 달걀 등 건강에 나쁠지 모른다는 잘못된 생각으로 피해왔던 다른 훌륭한 음식으로 그 자리를 채울 것이다. 그리고 거기에 건강에 좋은 채소도 함께 곁들이겠다. 무엇보다 가장 좋은 소식은 탄수화물에 의존하던 대사를 지방과 단백질에 의존하는 대사로 바꾸자마자 목표 달성이 더 쉬워진다는 것이다. 체중도 별다른 노력을 들이지 않고 영구적으로 감량할 수 있고, 하루 종일 활력이 넘치고, 잠도 더 잘 자고, 더 창조적이고 생산적으로 일하고, 기억력도 비상해지고, 두뇌도 빨리 돌아가고, 성생활도 더 즐겁게 누릴 수 있을 것이다. 물론 이 모든 것이 뇌를 안전하게 보호하면서 보너스로 함께 얻는 혜택들이다.

염증이 뇌를 공격한다

이 장에서 제대로 된 설명 없이 몇 번 언급했던 염증이라는 개념으로 되돌아가 보자. '염증'이란 용어가 대략 무슨 의미인지는 모두들 알고 있다. 부엌에서 요리를 하다가 손을 데었을 때 피부가 빨갛게 부어오르는 경우든, 관절염 때문에 만성통증이 생기는 경우든, 대부분의 사람은 몸에 일종의 스트레스가 가해지면 우리 몸은 자연스럽게 부기와 통증을 만들어 반응한다는 것을 이해하고 있다. 부기와 통증은 염증 과정의 전형적인 특징이다. 하지만 염증이 항상 부정적인 반응인 것만은 아니다. 염증은 우리 몸이 잠재적으로 해롭다고 믿는 것으로부터 자신을 보호하려 애쓰고 있다는 신호로써 역할을 하기도 한다. 부상으로부터 회복 속도를 끌어올리기 위한 목적이든, 움직임을 제한해서 삐끗한 발목의 치유를 돕기 위한 목적이든, 염증은 우리 생존에 필수적이다.

하지만 염증이 통제를 벗어나면 문제가 생긴다. 와인을 하루에 1잔씩 마시는 것은 몸에 좋지만 매일 여러 잔을 마시면 건강에 심각한 위협이 될 수 있듯이 염증도 마찬가지다. 염증의 목적은 단기적인 집중 치료다. 염증 스위치가 오랜 시간 켜져 있어서는 안

되고, 영원히 켜져 있어서는 절대 안 된다. 하지만 이런 일이 수백만 명의 사람에게 일어나고 있다. 몸이 지속적으로 자극에 노출되어 있으면 염증 반응이 계속 켜져 있게 된다. 그리고 이 염증이 혈류를 타고 몸 구석구석으로 퍼져나간다. 그래서 우리는 C 반응 단백질 같은 염증 표지를 확인하는 혈액검사를 이용해서 이렇게 광범위하게 퍼진 염증을 감지할 수 있게 됐다.

염증이 궤도를 벗어나면 세포에 직접 독으로 작용하는 다양한 화학물질이 만들어진다. 이것이 세포 기능의 저하로 이어지고, 결국은 세포의 파괴로 이어진다. 서구 문화권에는 걷잡을 수 없는 염증이 만연해 있다. 이런 염증이 관상동맥질환, 암, 당뇨병, 알츠하이머병 그리고 우리가 상상할 수 있는 거의 모든 만성질환과 관련된 질병률과 사망률의 근본 원인임이 과학 연구를 통해 밝혀지고 있다. 나는 내 친구이자 동료이며 영양학 연구자 겸 의사 겸 하버드대학교 의과대학 교수인 데이비드 루드위그David Ludwig의 생생한 표현을 정말 좋아한다. "팔 안쪽을 사포로 문지른다고 생각해보십시오. 머지않아 그 부위가 붉게 부어오르고, 만지기만 해도 아플 것입니다. 그것이 급성염증의 전형적인 특징이죠. 이번에는 이런 염증 과정이 부실한 식생활, 스트레스, 수면 부족, 기타 원인으로 몸속에서 여러 해에 걸쳐 진행되면서 모든 필수 장기에 영향을 미친다고 생각해보십시오. 만성염증은 즉각적으로 아프지는 않지만 심장질환, 당뇨병, 알츠하이머병, 심지어는 암을 비롯해서 우리 시대의 가장 큰 사망 원인의 밑바닥에 소리 없이 자리 잡고 있습니다."

억제하지 않고 방치한 염증이 관절염 같은 문제의 밑바탕에 깔려 있음을 이해하기는 그리 어렵지 않다. 이부프로펜ibuprofen이나 아스피린aspirin 등 증상을 완화하는 데 흔히 사용되는 약물들이 시중에 염증을 억제하는 '소염제'란 이름으로 팔리고 있으니까 말이다. 천식의 경우에는 알레르기 반응을 유발하는 자극물에 노출되었을 때 나타나는 염증 반응과 싸우기 위해 항히스타민제를 사용한다. 요즘에는 심장마비의 주요 원인인 관상동맥질환이 사실 고콜레스테롤보다는 염증과 더 관련이 있을지도 모른다는 사실을 이해하기 시작한 의사들이 점점 많아지고 있다. 아스피린이 피를 묽게 하는 속성과 더불어 심장마비뿐만 아니라 뇌줄중의 위험을 줄이는 데도 유용한 이유를 이것으로 설명할 수 있다.

염증과 뇌 질환의 상관관계는 과학 문헌에는 잘 기술되어 있지만 어쩐지 받아들이기가 쉽지 않다. 그래서 대중은 대부분 잘 모른다. 어쩌면 '뇌의 염증'이 파킨슨병에서 다발경화증, 간질, 자폐증, 알츠하이머병, 우울증에 이르기까지 온갖 질병에 관여하고 있음을 사람들이 받아들이지 못하는 이유는 다른 신체부위와 달리 뇌에는 통각수용기가 없어서 뇌의 염증을 느낄 수 없기 때문인지도 모르겠다.

뇌의 건강과 기능을 강화하고 보존하는 문제에 대해 이야기하는데 염증을 줄이는 문제에 초점을 맞추고 있으니 엉뚱하게 들릴 수도 있다. 우리는 관절염이나 천식 같은 질병과 관련해서는 염증이 익숙하지만 지난 10년 동안 광범위하게 이루어진 연구는 다양한 신경퇴행성 질환과 관련해서도 그 원인으로 염증을 분명하게 지목하고 있다. 지난 1990년대에 나왔던 연구들도 이부프로펜이나 나프록센naproxen 같은 비스테로이드성 소염제를 2년 이상 복용한 사람은 알츠하이머병이나 파킨슨병 발생 위험이 40퍼센트 이상 줄어든다는 것을 보여주었다.[15] 그와 동시에 다른 연구들은 이런저런 퇴행성 뇌 질환을 앓는 사람의 뇌에서 세포의 염증성 매개물질인 사이토카인cytokine이 극적으로 증가하는 것을 분명하게 보여주었다.[16] 요즘에는 새로운 의학영상 촬영 기술 덕분에 마침내 알츠하이머병 환자의 뇌에서 염증성 사이토카인의 생산에 활발하게 관여하고 있는 세포의 모습을 볼 수 있게 됐다. 심지어 앞으로 나타날 전신 염증과 뇌위축의 상관관계도 측정할 수 있다.

2017년에는 명망 있는 기관(존스홉킨스대학교 의과대학, 베일러대학교 의과대학, 메이오 클리닉 등)의 과학자들이 결성한 컨소시엄에서 <신경학> 학술지에 중년기의 높은 혈중 염증 표지 수치가 노년기의 뇌 부피 축소와 관련이 있다는 논문을 발표했다.[17] 이 연구자들은 1,600명 이상의 50대 남녀를 대상으로 염증의 기초선 수준baseline level을 측정했다. 그리고 24년 후에 이 과학자들은 참가자들의 뇌가 얼마나 잘 작동하고 있는지 뿐만 아니라 MRI 촬영 기술의 도움을 받아 기억 및 알츠하이머병과 관련이 있는 특정 뇌 영역의 부피도 측정해보았다. 그리하여 중년기의 높은 염증 수준이 뇌 전반의 현저한 수축과 연관되어 있어서 전체적으로 무려 5퍼센트의 수축이 일어나고, 특히 알츠하이머병 관련 뇌 영역과 해마hippocampus의 위축이 현저하다는 것을 발견했다. 더 나아가 24년 후에 염증 표지 수준이 더 높은 사람은 기억할 수 있는 단어의 숫자가 대폭감소했다. (단어 기억하기 검사는 다음과 같이 진행된다. 참가자에게 단어 10개를 읽어주고 몇 분이 지난 후에 그 단어들을 최대한 많이 기억해보라고 요청한다. 이것은 본질적으로 단기기억에 대한 측정이다.) 이 연구는 대단히 중요한 함축적 의미를 갖는다. 우리가 젊은 시절에 선택한 삶의 방식이 나이가 들었을 때 뇌의 운명을 결정하는 데 큰 역할을 한다는 의미이기 때문이다. 결과가 가장 좋지 않았던 참가자는 연구를 시작할 때 가장 젊은 사람이었다는 사실도 명심할 필요가 있다.

따라서 이제 우리는 염증에 대해 완전히 새로운 관점에서 생각할 수밖에 없게 됐다. 염증은 그저 무릎을 시큰거리게 만드는 원인에 불과한 존재가 아니라 뇌 퇴행 과정 자체와도 관련이 있다. 우리는 또한 오늘날의 또 다른 유행병의 핵심부에도 염증이 자리 잡고 있을지 모른다는 것을 알게 됐다. 바로 우울증이다.[18] 제대로 읽은 것이 맞다. 우울증이다. 우울증은 전 세계적으로 장애를 유발하는 1등 원인이다. 이 병이 꼭 뇌의 화학적 불균형 때문에 일어나는 것은 아닌지도 모른다. 우울증은 몸 전체의 다른 불균형에 뿌리를 둔 염증성 질환인 것이다. (글루텐이 없는 식단을 실천에 옮기면서 우울증이 개선되는 사람들을 보면, 그들의 몸에 염증이 줄어들었다는 사실이 우울증과 관련이 있는지도 모르겠다.) 이 책의 초판에서는 우울증이라는 주제에 지면을 별로 할당하지 않았다. 하지만 지금까지 나온 증거들을 보며 이번 개정판에서는 우울증에 대해 더 많은 내용을 포함시킬 수밖에 없었다. 식생활 개선만으로 우울증을 치료하고 완치까지 기대할 수 있다고 생각하면 그 자체로 힘이 난다.

  뇌의 염증은 자유기free radical 생산을 증가시키는 화학 경로를 활성화하는 후속 효과를 낳고, 결국에는 이것이 뇌에 손상을 입히게 된다. 만성염증의 핵심에는 산화스트레스oxidative stress라는 개념이 자리 잡고 있다. 산화스트레스는 생물이 녹스는 과정으로, 이런 점진적인 부식 작용은 모든 조직에서 일어난다. 이것은 정상적인 생명 활동이며, 자연의 모든 영역에서 일어난다. 즉, 우리 몸이 음식에 들어 있는 칼로리(에너지)와 공기 중의 산소를 사용 가능한 에너지로 전환할 때도 일어난다. 하지만 걷잡을 수 없이 만연하기 시작하거나, 몸이 건강하게 그 과정을 통제할 수 없는 경우에는 치명적으로 작용할 수 있다. '산화'라는 단어는 산소를 암시하지만, 우리가 호흡하는 산소와는 종류가 다르다. 우리가 호흡하는 산소는 산소 원자 2개가 짝을 이룬 분자인데(O_2), 여기서의 산소는 그냥 O다.

  한 걸음 더 들어가서 산화 과정에 대해 살펴보자. 요즘 사람들은 대부분 자유기에 대해서 한 번쯤 들어봤을 것이다. '프리라디칼' 혹은 '자유라디칼'이라고도 부른다. 자유기는 전자 하나를 잃은 분자다. 일반적으로 전자는 쌍으로 발견되지만 스트레스, 오염, 화학물질, 음식물의 독성 촉발 요인, 자외선 혹은 평범한 신체활동 같은 힘 때문에 분자에서 전자 하나가 자유롭게 떨어져 나올 수 있다. 이때 전자를 잃은 분자는 염치없이 다른 분자에서 전자를 훔쳐오려 한다. 이런 무질서가 산화 과정 그 자체다. 서로가 서로의 전자를 훔치면서 생기는 일련의 사건들이 더 많은 자유기를 만들어 염증을 유발하는 것이다. 산화된 조직과 세포는 정상적으로 기능하지 않기 때문에 이런 과정으로 인해 온갖 건강 문제에 취약해질 수 있다. 산화 수치가 높고, 그에 따라 염증 수치도 높게 나오는 사람들이 감염 저항력 저하에서 관절통, 소화장애, 불안, 두통, 우울증, 알레르기에 이르기까지 온갖 건강 문제와 증상에 시달리게 되는 것이다.

이쯤에서 당신도 짐작하고 있겠지만, 산화를 줄이면 염증도 가라앉는다. 그리고 이것이 다시 산화를 제한하는 데 도움이 된다. 그렇기 때문에 항산화제antioxidant가 중요하다. 비타민 A·C·E 같은 영양분은 전자를 자유기에게 넘겨주어 이런 연쇄반응을 차단하고 더 이상의 손상이 일어나지 않게 예방한다. 역사적으로 보면 식물, 산딸기류, 견과류 같이 항산화제가 풍부한 음식들은 우리 식단의 일부였지만, 오늘날의 식품산업계는 가공 과정에서 최적의 건강과 에너지 대사에 절대적으로 필요한 이런 영양분들을 제거해버린다.

이 책의 후반부에서는 자유기를 자연적이고 직접적으로 감소시킬 뿐만 아니라, 염증으로 생성된 과다한 자유기를 줄여 뇌를 보호하는 생물학적 경로를 활성화하는 방법을 알려줄 것이다. 강황 같은 천연 성분을 이용해서 염증을 줄이는 치료법이 2천 년 넘은 의학 문헌에도 소개되어 있지만, 우리가 이 정교하고 우아한 생화학을 이해한 것은 불과 지난 10년 동안의 일이다.

이 생물학적 경로로 인해 나타나는 또 다른 효과는 특정 유전자를 활성화한다는 점인데, 그 유전자는 우리 몸에 노출되는 다양한 독소를 분해하고 제거하는 효소와 화학물질을 생산하도록 지시한다. 사람의 DNA에 어째서 해독 화학물질의 생산을 지시하는 명령이 들어 있는 것인지 의문이 드는 사람도 있을 것이다. 보통 사람들이 처음 독소에 노출되기 시작한 것은 산업시대부터라고 생각하기 때문이다. 하지만 사람(그리고 사실 모든 생명체)은 지구 위에 생명이 존재하기 시작한 이후로 아주 다양한 독성에 노출되어왔다. 납, 비소, 알루미늄 등 외부 환경에 자연적으로 존재하는 독소나 식물과 동물이 자신을 보호하기 위해 만들어내는 강력한 독이 아니어도 우리 몸은 정상적인 대사 과정에서도 내부에서 독소를 만들어낸다. 따라서 이런 해독 유전자는 고맙게도 아주 오랜 시간 동안 우리를 위해 일해왔고, 요즘에 들어서는 그 어느 때보다도 더 필요한 존재가 됐다. 그리고 우리는 강황이나 오메가-3 도코사헥사엔산docosahexaenoic acid, DHA 등 동네 식료품 가게에서 구입할 수 있는 천연 성분들이 유전자 발현을 강화하여 아주 강력한 해독제로 작용할 수 있다는 사실을 이제야 막 이해하기 시작했다.

    유전자의 발현을 변화시켜 염증 관리를 돕는 것이 음식만 있는 것은 아니다. 앞으로 운동과 수면도 중요하게 작용한다는 것을 입증한 최신 연구들을 살펴볼 것이다. 운동과 수면은 중요한 DNA 조절자이기 때문이다. 그리고 거기에 더해서 새로운 뇌세포를 키우는 법도 배우게 될 것이다. 새로운 뇌세포가 탄생하는 신경 발생이 어떻게, 그리고 왜 당신의 통제 아래 놓여 있는지도 보여주겠다.

잔인한 역설: 스타틴

식생활과 운동은 우리 몸의 타고난 염증 관리 메커니즘에 힘을 실어줄 수 있다. 하지만 약물도 그럴까? 역설적이게도 정말 흔히 처방되는 약물 중 하나인 스타틴 계열의 콜레스테롤 저하제들이 지금은 전반적인 염증 수치를 줄여주는 방법으로 홍보되고 있다. 하지만 스타틴은 일부 사람의 뇌 기능을 약화하고 심장질환의 위험을 높일 수 있다. 이유는 단순하다. 뇌가 제대로 활동하기 위해서는 콜레스테롤이 필요하기 때문이다. 앞에서도 이미 주장했던 부분이지만 당신이 잊지 않도록 계속 반복해서 이야기할 것이다.

콜레스테롤은 뉴런의 기능에 반드시 필요한 뇌의 영양분이다. 세포막의 구성 요소로서 아주 근본적인 역할도 담당하고 있다. 콜레스테롤은 항산화제로 작용하고, 스테로이드 관련 호르몬(예를 들어, 테스토스테론이나 에스트로겐 등의 성호르몬)뿐만 아니라 비타민 D같이 뇌를 뒷받침하는 중요한 요소의 전구체로 작용한다. 그리고 가장 중요한 점은 콜레스테롤이 뉴런의 필수 연료라는 것이다. 뉴런 자체는 중요한 콜레스테롤을 만들어내지 못하고, 대신 특정 운반단백질 carrier protein 을 통해 혈류로부터 배달되어 오는 콜레스테롤에 의존한다. 그런데 흥미롭게도 이 운반단백질인 LDL이 '나쁜 콜레스테롤'이라는 모욕적인 별명을 갖게 됐다. 사실 LDL은 콜레스테롤 분자가 아니다. 이것은 저밀도지단백질 low density lipoprotein, LDL 이다. 이 자체로는 나쁘고 자시고 할 것이 없다. 다시 한 번 말하지만, 뇌에서 LDL의 기본적인 역할은 생명을 부여하는 콜레스테롤을 붙잡아서 뉴런에게 운반하는 것이다. 그렇게 뉴런으로 들어간 콜레스테롤은 대단히 중요한 기능들을 수행한다.

이제는 콜레스테롤 수치가 낮으면 뇌가 제대로 작동할 수 없다는 것을 입증하는 증거들이 과학 문헌에 나와 있다. 콜레스테롤 수치가 낮은 사람은 치매나 다른 신경학적 문제가 생길 위험이 훨씬 높다. 우리는 콜레스테롤 그리고 나아가 LDL에 대한 태도를 고칠 필요가 있다. 이들은 우리의 적이 아니라 친구다.

그러면 콜레스테롤과 관상동맥질환은 어떨까? 이 수수께끼에 대해서는 3장에서 다루겠다. 지금 여기서는 우선 당신의 뇌 속에 콜레스테롤이 좋은 것이라는 생각을 심어주고 싶다. 곧 우리가 지금까지 엉뚱한 것에 비난을 퍼부어왔다는 것을 알게 될 것이다. 우리는 콜레스테롤, 특히 LDL을 비난해왔지만 관상동맥질환은 사실 산화된 LDL과 관련이 더 많다. 그럼 어떻게 LDL이 더 이상 콜레스테롤을 뇌로 운반하지 못할 정도로 손상을 입는 것일까? 포도당에 의한 물리적 변화를 통해 일어나는 경우가 가장 흔하다. 당분 분자가 LDL에 달라붙어 분자의 모양을 바꾸어놓으면 LDL이 제대로 기능하지 못하고 자유기의 생산이 늘어난다.

지금까지 설명한 내용을 따라잡지 못해도 당황할 필요 없다. 이어지는 장에서 이 모든 생물학적 사건들을 찬찬히 안내하며 설명할 것이다. 이번 장에서는 이 책의 전반적인 내용을 훑어보는 의미로 여러 주제를 넓게 살펴보는 중이다. 그레인 브레인의 이야기들은 뒤에서 더 깊숙이 파고들 것이다. 내가 당신이 생각해보았으면 하는 중요한 질문은 이런 것들이다. 과당을 곁들인 저지방,

고탄수화물 식단을 따르는 것이 뇌 기능의 퇴화를 가속하고 있는 것이 아닐까? 자신이 물려받은 DNA에도 불구하고 생활습관의 변화만으로 뇌의 운명을 통제하는 것이 정말 가능할까? 대형 제약회사들은 투자에 따른 이해관계가 너무 깊어서 약 없이도 ADHD, 우울증, 불안증, 불면증, 자폐증, 투렛증후군, 두통, 알츠하이머병 등 다양한 뇌 기반 질병을 자연적으로 예방, 치료, 때로는 완치할 수 있다는 사실을 무시하고 있는 것이 아닐까? 이 3가지 질문에 대한 대답은 '절대적으로 그렇다'이다. 나는 여기서 더 나아가 심장질환과 당뇨병도 예방할 수 있다고 주장할 것이다. 이런 질병에 대한 현재의 '치료' 모형은 증상이라는 연기에만 관심이 집중되어 있어서 정작 그 아래서 서서히 타들어가는 불은 무시하고 있다. 이런 접근 방식은 효과가 없고 지속 가능하지도 않다. 우리가 건강하게 수명을 늘려 100세가 넘어서도 맑은 정신으로 살면서 선사시대 선조들에게 신나게 우리의 삶에 대해 얘기할 수 있으려면 우리의 생활습관을 통째로 바꾸어야 한다.

　　　　이 장의 목표는 염증 이야기를 하고, 당신에게 뇌와 몸에 대해 새로운 방식으로 생각하고 새로운 방식으로 바라보는 방법을 소개하는 것이었다. 우리는 해가 매일 아침 동쪽에서 떠서 저녁에 서쪽으로 지는 것을 당연하게 여긴다. 그다음 날에도 태양은 똑같이 움직인다. 하지만 내가 태양은 전혀 움직이지 않는다고 말한다면 어떨까? 태양이 움직이는 것이 아니라 우리가 태양 주변을 돌고 있는 것이라고 말한다면 어떨까? 분명 당신도 이 사실을 이미 알고 있었겠지만 이 비유에서 말하고자 하는 바는 우리가 근거 없는 개념에 여전히 집착하는 경향이 있다는 것이다. 강의가 끝나고 나면 사람들이 다가와 생각의 틀을 깰 수 있게 해주어 고맙다고 말한다. 고마운 말이지만 사실 핵심은 그것이 아니다. 내가 틀을 깨는 사람으로 비쳐서는 세상에 도움이 되지 않는다. 내 사명은 그 틀을 더욱 넓혀서 이런 새로운 개념들이 우리의 문화와 생활습관의 일부로 자리 잡을 수 있게 하는 것이다. 그제야 우리는 비로소 현대의 온갖 고통에 대해 진지하고 의미 있는 발걸음을 내디딜 수 있을 것이다.

뇌의 건강에서 전체적인 건강으로

우리가 피해갈 수 없는 사실이 있다. 우리는 지방을 먹어야만 건강하게 살 수 있는 종으로 진화했다는 것이다. 오늘날 우리가 섭취하고 있는 막대한 양의 탄수화물이 우리 몸과 뇌에서 소리 없이 불을 질러 부채질하고 있다. 많이 먹는다고 하면 병원에 가서 잔소리를 들을 것이 뻔한 정제가공 탄수화물만을 얘기하는 것이 아니다. 윌리엄 데이비스William Davis 박사는 자신의 책 《밀가루 똥배 Wheat Belly》에서 이렇게 말한다.[19]

> 식이섬유가 풍부한 유기농 잡곡빵을 먹든, 트윙키 초코파이를 먹든, 당신은 정확히 무엇을 먹고 있는 것일까? 트윙키 초코파이가 군것질을 위한 가공식품에 불과하다는 것을 모두들 알고 있지만, 전통적인 상식에 따르면 유기농 잡곡빵은 식이섬유와 비타민 B의 공급원이고 '복합'

탄수화물도 풍부해서 건강에 좋다고 한다.

하지만 이야기에는 항상 이면이 존재하기 마련이다. 그 이면을 살펴보자. 이 곡물의 내용물을 들여다보고 형태, 색깔, 식이섬유 함량, 유기농 여부에 상관없이 그것이 어째서 사람에게 잠재적으로 이상한 짓을 하는지 그 이유를 이해해보자.

이것이 바로 다음 장에서 살펴볼 내용이다. 하지만 곡물 그리고 뱃살과의 싸움에 대한 데이비스 박사의 해박한 설명에서 한 걸음 더 나아가 글루텐이 전에는 결코 상상해보지 못했던 부위, 즉 뇌에 어떤 해악을 미치는지에 대해서도 살펴보겠다.

2장

끈적한 단백질

: 뱃살만 문제가 아니다! 뇌 염증에서 글루텐의 역할

> 당신이 뭘 먹는지 말해달라. 그럼 당신이 어떤 사람인지 말해주겠다.
> _ 앙텔름 브리야사바랭 Anthelme Brillat-Savarin(1755~1826)

대부분의 사람은 지끈거리는 두통이나 심각한 코 막힘의 고통을 경험한다. 증상이 닥치면 그 원인을 추정해볼 수도 있다. 예를 들면, 긴장두통 tension headache의 경우 컴퓨터 앞에 하루 종일 앉아 있었다거나, 무언가를 삼킬 때 목이 아프고 코가 막히는 경우 가벼운 감기가 찾아왔다든가 하는 원인이 있을 것이다. 보통 처방전 없이 구할 수 있는 약을 먹고 증상을 관리하면 몸이 정상적인 건강한 상태로 돌아온다. 하지만 증상이 좀처럼 사라지지 않고 원인이 무엇인지 꼬집어 말하기 어려운 경우에는 어떻게 하는가? 내 치료를 받는 수많은 환자처럼 당신도 짜증 나는 통증과 고통이 몇

해가 지나도록 끊이지 않는다면 어떻게 할 것인가?

프란은 머릿속에서 박동 치는 느낌을 없애보려고 오랫동안 애썼다. 나는 따듯한 1월 어느 날 그녀를 처음 검사했는데 프란은 63세의 나이에 매일 편두통을 견디는 사람치고는 너무도 유쾌했다. 당연히 그녀는 복용하는 두통약은 다 시도해보았고, 당시 일주일에 몇 번은 강력한 편두통약인 수마트립탄sumatriptan을 복용 중이었다. 그녀의 병력을 조사하다가 20대 초반에 장에 심각한 불편함이 느껴져서 '장 예비 수술intestinal exploratory surgery(질병의 원인이나 상태를 확인하기 위해 하는 예비 수술-옮긴이)'을 받은 것을 알게 됐다. 검사의 일부로 글루텐 민감성을 테스트해보았는데 아니나 다를까 8가지 표지에서 강력한 양성 반응이 나왔다. 나는 글루텐프리 식단을 처방했다. 그리고 4개월 후에 나는 프란으로부터 편지를 한 통 받았다. 거기에는 이렇게 적혀 있었다. "식단에서 글루텐을 제거한 이후로 거의 매일 찾아오던 편두통 증상이 사라졌습니다. (…) 내 몸에 생긴 큰 변화 2가지는 밤이면 머리가 굉장히 뜨거워지면서 편두통이 생기던 것이 사라진 것과 몸의 활력이 크게 올라갔다는 거예요. 요즘 하루하루 성취하는 일을 보면 선생님을 만나기 전과 비교했을 때 엄청난 차이가 있습니다." 그리고 이어서 이렇게 끝맺었다. "다시 한 번 감사드립니다. 여러 해 동안 저를 괴롭히던 편두통의 해결책을 찾아주신 것 같네요." 그녀가 편두통으로 고생했던 그 시절까지 모두 돌려받을 수 있다면 얼마나 좋을까 싶지만, 적어도 이제 앞으로는 편두통에서 자유로운 미래를 그녀에게 선사할 수 있을 것 같다.

로런은 증상은 완전히 달랐지만 마찬가지로 오랜 시간 고통받은 병력을 가지고 나를 찾아온 또 다른 여성이었다. 만 30세밖에 안 됐던 그녀는 처음 만난 날부터 단호하게 이렇게 말했다. "저는 정신적으로 문제가 있어요." 로런은 지난 12년의 세월에 대해 자세히 설명했다. 그녀는 그 시절을 건강이 끝없이 내리막길을 걸었던 시절로 묘사했다. 어린 나이에 엄마와 할머니를 동시에 잃고 난 이후로 자신의 어린 시절은 스트레스가 대단히 심했다고 했다. 대학에 들어갔을 때 그녀는 몇 번에 걸쳐 조증mania으로 병원에 입원했었다. 이 기간에 그녀는 굉장히 말이 많아지고 지나치게 잘난 척하는 경험을 했다. 그러고 난 다음에는 과식을 해서 체중이 크게 불고, 심각한 우울증에 빠져 자살 충동을 느꼈다. 그녀는 조울증(양극성장애bipolar disorder) 치료에 쓰이는 약인 리튬lithium을 막 복용하기 시작한 상태였다. 그녀의 가족은 정신병 내력이 있었다. 여동생은 조현병이 있고, 아버지는 조울증이 있었다. 정신적 문제에 관한 극적인 이야기를 제외하면 나머지 병력은 특별할 것이 없었다. 장 기능의 문제, 음식 알레르기 혹은 글루텐 민감성과 관련된 일반적인 불편사항에 대해서는 얘기가 없었다.

나는 로런에게도 글루텐 민감성 검사를 해보았다(프란의 경우와 마찬가지로 내가 아직 글루텐 민감성 검사를 진행하던 시기였다. 이제는 이 검사가 필수 코스가 아니라는 점을 기억하자. 이 부분은 잠시 후에 다시 다루겠다). 그 결과, 6가지 중요한 표지가 크게 올라가 있었다. 사실 이 표지 중 몇몇은 정상 범주보다 2배나 높았다. 글루텐프리 식단을 시작하고 2개월 후에 로런은 글루텐프리 식단을 실천해서 놀라운 결과를 경험했던 수많은 환자에게 듣는 것과 똑같은 내용이 담긴 편지를 보내왔다.

> 글루텐을 끊은 이후로 제 인생이 180도 바뀌었습니다. 제일 먼저 생각나고, 또 제일 중요한 변화는 바로 기분입니다. 글루텐을 먹을 때는 우울한 기분과 싸워야 했어요. 항상 내 머리 위에 드리운 먹구름과 싸워야 했죠. 지금은 글루텐을 끊고 나니 우울한 기분이 들지 않습니다. 어쩌다 실수로 글루텐을 먹고 나면 다음 날에 다시 우울한 기분을 느낍니다. 제가 느낀 다른 변화는 활력이 더 많아지고, 더 오랜 시간 집중력을 유지할 수 있게 된 것입니다. 생각이 어느 때보다도 맑아졌습니다. 이제는 전과 달리 스스로 판단을 내려 논리적이고 자신감 넘치는 결론을 도출할 수 있습니다. 그리고 강박적인 행동으로부터도 자유로워졌습니다.

같은 원인으로 또 다른 증상을 보인 사례 한 가지를 더 살펴보자. 커트와 그의 어머니는 커트가 몸의 비정상적인 움직임으로 고생하던 만 23세에 나를 찾아왔다. 어머니 말로는 내원하기 6개월 전부터 커트가 몸을 떠는 것처럼 보이기 시작했다고 했다. 처음에는 떨림이 미세했지만 시간이 지나면서 점점 떨림이 커졌다. 커트는 2명의 신경과 전문의를 찾아가 2가지 서로 다른 진단을 받았다. 하나는 '본태떨림 essential tremor'이고, 하나는 '근긴장이상증'이었다. 이 의사들은 그에게 일부 떨림장애를 치료할 때 사용하는 고혈압 치료제 프로프라놀롤 propranolol을 제안했다. 그리고 팔과 목의 다양한 근육에 보톡스botox 주사를 맞을 것도 권했다. 보톡스는 경련을 일으키는 근육을 임시로 마비시키는 보툴리눔 독소botulinum toxin다. 커트와 어머니는 약물치료와 주사치료 모두 시도하지 않기로 결정했다.

그의 병력에서 흥미로운 부분이 2가지 있었다. 첫째, 4학년 때 학습장애로 진단을 받은 적이 있었다. 커트의 어머니는 이렇게 말했다. "아이가 과도한 자극을 감당하지 못했어요." 그리고 둘째, 몇 년 동안 그는 설사가 동반되는 복통을 앓아서 위장병 전문의를 찾아가야 했다. 그 의사는 소장을 조직검사해서 셀리악병을 확인해보았는데 음성으로 나왔다.

내가 커트를 검사했을 때는 과도한 떨림의 문제가 아주 분명하게 나타나고 있었다. 그는 팔과 목의 떨림을 통제하지 못해서 크게 고통받고 있는 것으로 보였다. 나는 그의 검사실 검사 내용들을 쭉 검토해보았는데 대부분 별다른 내용이 없었다. 그는 젊은 사람들에게 이와 비슷한 비정상적인 운동을 야기하는 것으로 알려진 유전성 질환인 헌팅턴병Huntington's disease 검사도 받아보고, 마찬가지로 비정상적인 운동과 관련된 구리 대사장애인 윌슨병Wilson's disease 검사도 받아보았다. 이런 검사들 모두 음성으로 나왔다. 하지만 혈액검사로 글루텐 민감성을 확인해보니 글루텐 민감성에 취약할 수 있음을 말해주는 일부 항체의 수치가 올라가 있었다. 나는 커트와 어머니에게 이 운동장애의 원인이 글루텐 민감성인지 아닌지 확실히 확인하고 넘어가는 것이 중요하다고 설명하고, 글루텐프리 식단과 관련 정보를 제공해주었다.

몇 주 후에 나는 커트의 어머니로부터 전화를 받았다. 그의 떨림이 확실하게 나아지고 있다는 소식이었다. 증상이 개선되는 것을 보고 커트는 글루텐프리 식단을 계속 이어가기로 결정했고, 대략 6개월 후에는 비정상적인 움직임이 거의 완전히 사라졌다. 이 젊은이에게서 일어난 변화는 놀랍기 그지없다. 단순히 식단을 바꾸는 것만으로도 이렇게 인생을 바꾸어놓는 영향을 미칠 수 있다니 더욱 그렇다.

운동장애와 글루텐 민감성의 상관관계에 대해 보고하는 의학 문헌들이 이제야 막 나오기 시작했다. 그리고 이제 나와 같은 의사들은 글루텐프리 프로그램으로 운동장애가 완전히 사라지고, 다른 원인을 찾을 수 없었던 몇몇 사람을 확인해서 치료했다. 하지만 안타깝게도 대부분의 의사는 이런 운동장애의 원인을 식생활로 설명할 수 있는 가능성에 별다른 주의를 기울이지 않고, 최근의 보고에 대해서도 알지 못하고 있다. 대부분의 의사는 2015년에 의학 문헌들이 루게릭병(근위축측삭경화증 amyotrophic lateral sclerosis)[1]을 흉내 내는 글루텐 민감성 임상 케이스로 채워지기 시작했다는 사실을 모르고 있을 것이다. 하지만 이런 현상이 흔한 것은 아님을 강조해야겠다(그리고 글루텐프리 식단이 루게릭병의 치료법도 아니다. 루게릭병은 치료법이 없는 대단히 심각한 질병이다).

위의 사례들은 어쩌다 생긴 예외가 아니다. 여기에는 내가 여러 환자에게서 목격했던 패턴이 반영되어 있다. 이들은 아주 다양한 의학적 문제를 가지고 나를 찾아오지만 하나의 공통분모를 갖고 있다. 바로 글루텐 민감성이다. 글루텐은 현대의 독이라는 것이

나의 믿음이고, 이런 연구들은 나 같은 의사들에게 뇌 장애 및 뇌 질환과 관련해서는 더욱 큰 그림을 볼 수 있어야 한다고 다그치고 있다. 좋은 소식이 있다. 공통분모를 알고 있다는 것은 한 가지 처방만으로 다양한 질병을 치료하고, 경우에 따라서는 완치도 할 수 있다는 의미다. 그 처방은 바로 식단에서 글루텐을 축출하는 것이다.

요즘에는 건강식품점뿐만 아니라 일반 식료품 가게만 가봐도 글루텐프리 제품을 모아놓은 코너가 따로 마련된 것을 보고 놀란다. 지난 수년간 글루텐프리 제품의 판매량이 급증했다. 2020년에는 전 세계 글루텐프리 제품 시장 규모가 75억 달러를 넘어섰다.[2] 아침식사용 시리얼에서 샐러드 드레싱에 이르기까지 이제는 글루텐이 들어 있지 않은 식품을 선택하는 사람이 점점 늘고 있다는 사실을 감안해야 할 처지가 되었다. 어째서 이런 과열된 반응이 나오는 것일까?

언론의 주목이 역할을 하고 있음은 의심의 여지가 없다. 프로 운동선수나 유명인사 등 명망이 높은 수십 명의 사람이 글루텐프리 식단으로 큰 변화를 느꼈다고 했다. 하지만 이런 생활습관에 대한 문제제기도 있었다. 2017년 5월 미국 곳곳에서 신문 헤드라인에 셀리악병이 없는데 글루텐프리 식단을 하는 것이 위험할 수 있다는 주장이 올라왔다. 저글루텐 식단이 심장마비 위험과 연관이 있다는 헤드라인이 여러 보도에 올라왔고, <인디펜던트 The Independent>에서는 이런 기사까지 실었다. "귀네스 팰트로 Gwyneth Paltrow와 러셀 크로 Russell Crowe가 사랑하는 최신 유행의 글루텐프리 식생활이 심장질환의 위험을 높일 수 있다."[3] 사실일까? 그리고 글루텐 함유 음식을 끊으면 비소와 수은 중독의 위험이 커진다는 뉴스 보도는 또 어떤가?[4] 이 2가지 주장에 대해 차례로 살펴보자.

우선 글루텐-심장 논란을 알아보자. 사람을 겁주는 헤드라인은 무시하고 이런 터무니없는 주장을 하기 위해 참고한 연구들을 찬찬히 들여다보면 이런 문장을 만나게 될 것이다(내가 여기서 인용하는 문장은 컬럼비아대학교와 하버드대학교의 다양한 의학 부서에서 저술하여 <영국 의학 저널 The British Medical Journal>이라는 권위 있는 학술지에 실린 논문에서 뽑아온 것이다). "장기적인 글루텐 식이 섭취와 관상동맥질환의 위험 사이에 관련성이 밝혀지지 않았다. 하지만 글루텐을 피하다 보면 몸에 이로운 통곡물의 섭취 감소를 가져와 이것이 심혈관질환의 위험에 영향을 미칠 수 있다."[5] 글루텐프리 프로그램을 진행하는 사람들은 대체로 식이섬유 섭취량이 줄어든다. 이런 사람들은 보통 '글루텐프리'라는 라벨이 붙은 제품을 이용하는데, 사실 이런 제품들은 글루텐은 없을지 몰라도 다른 방식으로 몸에 좋지 않은 영양분으로 가공된다(트랜스지방, 설탕, 인공감미료 등). 우리는 염증을 줄이고, 염증 감소에 기여하는 장내세균을 기르는 데 식이섬유가 중요하다는 것을 알고 있다. 더 자세히 설명하겠지만 여기서 얻어야 할 메시지는 글루텐은 여전히 문제로 남아 있으며, 글루텐을 피할 때는 충분한 양의 글루텐프리 식이섬유를 섭취하는 것이 대단히 중요하다는 점이다. 저자들의 지적대로 이것이야말로 이 연구에서 끌어내야 할 올바른 결론이다.

이제 글루텐이 비소와 수은 중독을 야기한다는 주장에 대해 알아보자. 여기서도 비슷한 맥락의 설명이 등장하고 있다. "글루텐프리 식단이 비소와 수은 노출 위험을 높일 수 있다"라는 과장된 뉴스 헤드라인을 살펴보자.[6] 잠시 생각해보자. '노출'이라는 단어를 보면 좀 이상하다는 생각이 들 것이다. 어떻게 무언가를 피한다고 해서 독성 화학물질에 대한 노출이 늘어날 수 있을까? 실제로 이 연구에서는 글루텐프리 식단을 하는 사람에게서 이런 독성물질의 수치가 높게 나왔다. 하지만 이것은 이 사람들이 글루텐을 함유한 곡물 대신 잠재적으로 오염 가능성이 있는 다른 음식을 더 많이 먹었기 때문이다. 예를 들어, 쌀은 글루텐을 포기하는 사람들이 선택하는 인기 있는 음식 중 하나다. 그런데 데이터를 살펴보면 쌀을 많이 먹는 사람은 비소 노출의 위험이 높은 것으로 나온다. (백미, 현미, 야생쌀, 인도쌀 등 자연적인 형태의 모든 쌀은 엄밀히 말하면 곡물이 아니라 씨앗이다.) 더군다나 우리는 섬유가 몸에서 독소를 배출하는 데 도움이 된다는 것을 알고 있다. 그리고 앞에서 말했듯이 글루텐을 끊으면 식이섬유의 섭취가 줄어들 수 있다.

그래서 이런 지적이 나오는 것이다. 나는 이 문제를 먼저 짚고 넘어가고 싶었다. 이제 과학계에서 글루텐에 대해 무슨 말을 하는지 더 알아볼 시간이 됐다. 글루텐에 민감하다는 것은 무슨 뜻일까? 셀리악병과는 무슨 차이인가? 글루텐은 뭐가 그리 나쁜 것일까? 글루텐은 항상 우리 주위에 있지 않았나? 그리고 내가 말하는 '현대의 곡물'이란 대체 무슨 뜻일까?

글루텐이라는 접착제

라틴어로 '접착제'를 의미하는 글루텐은 접착 물질로 작용하는 단백질 합성물이다. 이 성분은 밀가루를 뭉치게 만들어 크래커, 빵, 피자 반죽 같은 제품을 만들어낸다. 푹신푹신한 머핀이나 롤빵을 맛보고, 피자 반죽을 넓게 펼 수 있는 것은 다 글루텐 덕분이다. 요즘에 나오는 부드럽고 쫄깃쫄깃한 빵 제품 대부분은 글루텐 덕분에 그런 끈끈한 점착성을 갖게 된 것이다. 글루텐은 밀이 효모와 섞여 빵이 부풀어 오르는 발효팽창leavening 과정에서 핵심적인 역할을 한다. 글루텐 덩어리를 손에 넣고 싶으면, 물과 밀가루를 섞고 손으로 주물러서 반죽을 만든 다음에 반죽 덩어리를 흐르는 물에 씻어서 전분과 섬유를 제거하면 된다. 그렇게 하면 글루텐 성분의 단백질 혼합물이 손에 남는다.

대부분의 미국인은 밀과 밀 제품을 통해 글루텐을 섭취하지만 글루텐은 쌀, 보리, 스펠트밀spelt, 카무트쌀kamut, 벌거bulgur(밀을 반쯤 삶아서 말렸다가 빻은 것-옮긴이) 등 다양한 곡물에 들어 있다. 글루텐은 흔히 사용되는 식품첨가물 중 하나이고, 가공식품에만 쓰이는 것이 아니라 개인 위생 용품에서도 사용된다. 믿을 만한 안정제인 글루텐은 치즈의 퍼짐성을 높이고 마가린이 매끄러운 질감을 유지하게 한다. 그리고 소스와 그레이비gravy(고기를 익힐 때 나온 육즙에 밀가루 등을 넣어 만든 소스-옮긴이)가 응고되지 않게 막는다. 헤어컨디셔너를 걸쭉하게 만들고, 마스카라가 눈썹을 풍성해 보이게 만드는 것도 모두 글루텐이다. 다른 단백질과 마찬가지로 글루텐에도 알레르기가 생길 수 있다. 하지만 문제의 범위를 더 자세히 들여다보자.

글루텐은 단일 분자가 아니다. 글루테닌glutenin과 글리아딘 gliadin이라는 2가지 주요 단백군으로 이루어져 있다. 이 단백질 중 어느 한쪽에 민감할 수도 있고, 아니면 글리아딘을 구성하는 12가지 서로 다른 작은 단위 중 하나에 민감할 수도 있다. 이 중에 어느 것이든 민감 반응을 일으켜 염증을 야기할 수 있다.

내가 글루텐 민감성에 대해 이야기할 때 환자 입에서 먼저 나오는 소리 중 하나는 이것이다. "저는 셀리악병이 없는데요. 검사도 받아봤어요." 나는 셀리악병과 글루텐 민감성 사이의 커다란 차이를 최선을 다해서 설명한다. 글루텐 민감성이 극단적인 형태로 발현된 것이 셀리악병이라는 개념을 전달하는 것이 내 목표다. 셀리악병은 글루텐에 대한 알레르기 반응이 특별히 소장에 해를 가할 때 일어난다. 이것은 글루텐에 대해 나타날 수 있는 심각한 반응 중 하나다. 많은 전문가가 전 세계적으로 100명당 1명꼴로 셀리악병을 갖고 있다고 추정하고 있지만 이것은 보수적으로 계산한 값이다. 진단받지 않은 사람이 아주 많기 때문에 아마도 실제 수치는 30명당 1명에 가까울 것이다(미국에서만 250만 명이 진단받지 않은 것으로 추정된다).[7] 무려 4명당 1명이 유전만으로 이 병에 취약해진다. 북유럽 혈통의 사람들이 특히나 민감하다. 더군다나 사람들은 약한 버전의 글루텐 불내성gluten intolerance을 암호화하는 유전자를 갖고 있을 수 있다. 이것이 다양한 강도의 글루텐 민감성을 야기할 수 있다. 셀리악병이 장에만 해를 미치는 것은 아니다. 일단 이 질병의 유전자에 방아쇠가 당겨지면 피부와 점막에 영향을 미치고, 입안에 수포도 일으킬 수 있는 글루텐 민감성이 평생 이어진다.

셀리악병같이 자가면역질환을 촉발하는 극단적 반응을 제외하면 글루텐 민감성을 이해하는 데 있어서의 핵심은, 소장이 전혀 피해를 입지 않을지언정 몸속 어느 기관이라도 이 민감성의 영향을 받을 수 있다는 것이다. 그래서 정의상 셀리악병에 해당하지 않는 사람이라도 글루텐 민감성이 있는 경우라면, 뇌를 비롯한 몸의 나머지 부위는 위험이 높아진다.

대체적으로 식품 민감성은 면역계의 반응이라는 점을 이해하면 도움이 된다. 민감성은 몸에 음식 속 성분을 소화하는 데 필요한 효소가 결여되어 있는 경우에도 생길 수 있다. 글루텐의 경우 끈적이는 점착성 때문에 영양분의 분해와 흡수를 방해한다. 소화가 잘 되지 않으면 장속에 반죽 같은 음식 잔여물이 남으리라는 것은 쉽게 상상할 수 있다. 이것이 면역계에 무언가 조치를 취하라고 경고를 보내게 되고, 결국에는 소장을 덮고 있는 상피를 대상으로 공격이 일어난다. 이런 현상을 경험하는 사람은 복통, 메스꺼움, 설사, 변비, 장 고통 intestinal distress 등의 증상을 호소한다. 하지만 어떤 사람은 소화관에 문제가 생겼다는 명확한 신호가 없지만 그럼에도 신경계 등 몸의 다른 부위에서 소리 없는 공격을 당할 수 있다. 몸은 음식에 부정적으로 반응할 때 음식 입자에 '적'이라는 딱지를 붙이는 염증성 전령분자를 보내서 손상을 통제하려 한다는 점을 기억하자. 그럼 면역계는 이 적들을 제거하려는 노력의 일환으로 염증성 화학물질과 살해세포 killer cell 를 계속해서 내보낸다. 이 과정에서 조직이 손상을 입어 소장 벽이 손상될 때가 많다. 이것을 장누수leaky gut라고 한다. 일단 장누수가 생기고 나면 추가적으로 식품 민감성이 생기기가 굉장히 쉬워진다. 그리고 이러한 염증의 맹공으로 인해 다양한 자가면역질환이 생길 위험도 커진다.[8]

이제는 당신도 염증이 여러 가지 뇌 질환의 초석이라는 것을 알게 됐다. 이 염증은 면역계가 사람 몸속의 물질에 반응할 때 개시될 수 있다. 사람이 알레르기가 있는 단백질이나 항원과 접촉할 때 일련의 염증 과정이 촉발되면서 면역계의 항체가 몸을 손상시키는 사이토카인이라는 화합물을 분비한다. 특히 글루텐 민감성은 글루텐의 글리아딘 성분에 반응하는 항체의 수치가 높아져서 생긴다. 항체가 이 단백질과 결합해서 항글리아딘 항체anti-gliadin antibody를 만들면 특정 유형의 면역세포에서 특정 유전자가 켜진다. 일단 이 유전자가 활성화되면 염증성 사이토카인 화합물이 모이면서 뇌를 공격할 수 있다. 사이토카인은 뇌에 대단히 적대적으로 작용하기 때문에 뇌조직에 해를 입혀 기능장애와 질병에 취약하게 만든다. 특히 이런 공격이 계속되면 문제가 커질 수 있다. 수십 년 동안 설명되어온 항글리아딘 항체의 또 다른 문제점은 글루텐이 들어 있는 음식에서 발견되는 글리아딘 단백질이 비슷하게 생긴 뇌 속의 특정 단백질과 직접 결합할 수 있다는 것이다. 항글리아딘 항체는 이 둘을 분간하지 못한다. 이것이 또다시 더 많은 염증성 사이토카인의 형성으로 이어진다.[9]

그렇다면 알츠하이머병, 파킨슨병, 주요우울증major depression, 다발경화증, 심지어 자폐증에서도 사이토카인의 수치가 올라가는 것이 그리 놀랍지 않다.[10] 루게릭병으로 잘못 진단을 받은 사람이 그저 글루텐 민감성이 있는 것이었고, 식단에서 글루텐을 제거하자 증상이 해소되었음이 다시 한 번 연구를 통해 밝혀졌다.[11] 면역계가 글루텐에 부정적으로 반응하는 사람 중 99퍼센트 정도의 사람이 심지어 그 사실도 모르고 있음을 생각하면, 글루텐 민감성과 뇌의 영역에서 존경받는 연구자 중 한 명인 영국 셰필드 로열 할람셔 병원 Royal Hallamshire Hospital 의 마리오스 하드지바실로 Marios Hadjivassiliou 박사의 말은 정신이 번쩍 들게 한다. 하드지바실로 박사는 이렇게 말했다. "글루텐 민감성은 주로 신경질환이라고 할 수 있고, 때로는 순수한 신경질환으로 나타나기도 한다." 바꿔 말하면, 글루텐 민감성이 있는 사람은 소화관에 별문제가 없어도 뇌 기능에 문제가 생길 수 있다는 것이다. 나는 하드지바실로 박사와 그의 동료들이 <신경학·신경외과·정신의학 저널 Journal of Neurology, Neurosurgery, and Psychiatry>에 발표한 2002년 논설 '글루텐 민감성은 신경질환이다 Gluten Sensitivity as a Neurological Illness'[12]를 참 좋아한다.

진화적 관점에서는 비교적 최근(약 1만 년 전) 인류의 식단에 도입된 흔한 식이단백질이 소화관뿐만 아니라 피부와 신경계에도 병을 일으킬 수 있다는 사실을 이해하는 데 거의 2천 년의 세월이 걸렸다. 글루텐 민감성은 소화관의 문제 없이도 신경학적으로 변화무쌍하게 발현될 수 있으며, 따라서 신경과 전문의들은 이 질병의 공통적인 신경학적 증상과 진단 방법에 분명 익숙할 것이다.[13]

여기서 더 나아가 이 논설은 결론에서 발견 내용을 깔끔하게 요약하면서 앞선 논문에서 제시했던 주장을 반복하고 있다. "글루텐 민감성은 유전적으로 감수성이 있는 사람의 면역 반응이 고조되어 있는 상태라고 정의하는 것이 가장 정확하다. 이 정의에는 소화관과 관련된 암시가 들어 있지 않다. 글루텐 민감성을 주로 소장의 질병으로 여겼던 것은 역사적인 오해에서 비롯된 것이다."

앞에서도 밝혔지만 이제 나는 글루텐 민감성 검사를 권장하지 않는다. 그럴 필요 없이 처음부터 글루텐에 민감하다고 가정하고 아예 피하는 것이 최선이기 때문이다. 셀리악병도 없고 과거에 글루텐 민감성 검사에서 음성이 나왔더라도 말이다. 2015년에 하버드대학교의 파사노 박사는 해군의료센터Naval Medical Center, 메릴랜드대학교, 존스홉킨스대학교 의과대학의 동료들과 함께 기념비적인 논문을 발표했다.[14] 저스틴 홀론Justihn Hollon 박사가 이끈 이 연구에서 연구자들은 어떻게 글리아딘이 크나큰 해악을 미치고, 심지어 자가면역질환과 암을 일으키는 숨은 범인일 수 있는지 보여주었다. 간략히 설명하면, 글리아딘은 조눌린zonulin이라는 또 다른 단백질의 생산을 촉발하고, 이 조눌린이 소화관의 내벽을 파괴해서 투과성을 높인다. 일단 소화관 내벽에 이렇게 문제가 생기면 장속에 머물러 있어야 할 물질들이 혈류로 스며들어 염증을 조장한다. 조눌린이 몸에 미치는 영향을 발견한 것에서 힌트를 얻은 연구자들은 장 투과성을 특징으로 하는 질병들을 찾아보았다. 그랬더니 아니나 다를까, 셀리악병, 1형 당뇨병, 류마티스관절염, 다발경화증, 염증성 장 질환을 비롯한 대부분의 자가면역질환이 조눌린의 수치가 비정상적으로 높아져 있고, 장누수가 일어나는 특성이 두드러짐을 알게 됐다. 조눌린의 영향은 대단히 막강해서 과학자들이 동물을 이 독소에 노출해보았더니 거의 즉각적으로 1형 당뇨병이 발생했다. 이 독소는 장누수를 유도하고, 동물은 인슐린 생산을 담당하는 섬세포islet cell에 대한 항체를 만들기 시작했다. 파사노 박사의 연구는 이렇게 결론 내리고 있다. "글리아딘 노출은 셀리악병 여부와 상관없이 모든 사람의 장 투과성을 높인다." 이것이 의미하는 바는 셀리악병이 있든 없든 우리 모두는 어느 정도의 글루텐 민감성을 갖고 있다는 것이다. 글루텐 속의 글리아딘 단백질은 소화관에서 일련의 사건을 일으키고, 이것이 장누수를 일으켜 후속으로 건강에 부정적인 영향을 미치게 된다.

  이 책의 초판이 처음 출간된 이후로 글루텐, 특히 글리아딘 단백질과 장 투과성 증가의 상관관계를 추가적으로 입증하는 다양한 연구들이 등장했다. 이제 우리는 장 투과성 증가가 염증 증가의 기본 메커니즘이라는 것을 알고 있다. 이 연구들은 비셀리악 글루텐 민감성이 실체로 존재하며 우리가 상상했던 것보다 훨씬 광범위하게 퍼져 있음을 거듭 입증해주었다. 이렇듯 셀리악병이나 밀 알레르기가 없는 사람이 밀을 섭취했을 때 면역계가 활성화되고 소화관 손상이 일어난다는 물리적 증거가 축적되자 2016년에 셀리악병 재단Celiac Disease Foundation에서는 비셀리악 글루텐(밀) 민감성이 진성질환임을 선언했다.[15] 그리고 이 질환은 셀리악병보다 6배나 더 많은 사람에게 발생한다.[16] 이 선언은 셀리악병이 없는 사람도 실제로 전신적으로 심각하게 면역이 활성화되면 소화관 세포 손상을 알리는 표지가 나타날 수 있음을 보여주는 또 다른 연구에 바로 뒤이어 나왔다.[17] 이 연구는 다른 사람도 아니고 컬럼비아대학교 메디컬센터Columbia University Medical Center의 권위자들이 이끌었다.

장 투과성 측정

장누수를 검사하는 한 가지 방법은 혈액에서 지다당류lipopolysaccharide, LPS를 살펴보는 것이다. LPS는 지방과 당분이 결합한 것으로, 장에 사는 특정 세균의 바깥막에서 발견된다. 이 성분은 세균이 쓸개에서 나오는 담즙산염에 소화되지 않도록 보호하는 역할을 한다. 이런 유형의 세균은 소화관 속에 풍부하게 들어 있어서 장내세균총에서 무려 50~70퍼센트 정도를 차지한다. 하지만 LPS는 사람에게서 격렬한 염증 반응을 유도한다. 그 반응이 어찌나 격렬한지 LPS를 내부에서 유래한 독소라는 의미의 내독소endotoxin로 생각할 정도다. 알츠하이머병, 다발경화증, 염증성 장 질환, 당뇨병, 파킨슨병, 류마티스관절염, 루푸스lupus, 우울증, 심지어는 자폐증에 이르기까지 다양한 질병을 연구할 때 실험실에서 사용하는 동물 모형에서는 LPS를 활용한다. LPS가 몸에서 염증을 신속하게 개시할 수 있기 때문이다. 정상적인 경우에는 소화관의 내벽을 두르고 있는 세포들 사이가 긴밀하게 접합되어 있기 때문에 LPS가 혈류로 들어가지 못한다. 하지만 장세포가 투과성이 생겨 누수가 일어나고 접합 부위에 문제가 생기면 LPS가 체순환으로 들어가서 손상을 가하고 염증을 가속

> 할 수 있다. 혈액 속의 LPS 수치는 전신 염증의 존재와 장의 누수를 알려준다. 알츠하이머병, 루게릭병, 주요우울증, 심지어 자폐증 환자도 LPS 수치가 올라가 있는 경우가 많다.

글루텐 민감성에 대해 더 자세히 알아보기 전에 글루텐 민감성의 가장 극단적인 버전인 셀리악병을 우리가 어떻게 이해하게 되었는지 더 분명하게 알고 넘어가자.

셀리악병의 역사

글루텐 민감성과 신경질환 사이의 관련성은 의학 문헌에서 거의 주목을 받지 못했었지만, 글루텐이란 말조차 없었던 수천 년 전부터 이미 이 지식이 축적되고 있었다는 단서를 찾을 수 있다. 다만 현재에 들어서야 정확한 기록이 가능해졌을 뿐이다. 글루텐에 대한 가장 강력한 반응인 셀리악병과 신경학적 문제의 상관관계를 마침내 확인할 수 있게 된 것은 셀리악병이 없는 사람들을 비롯해서 우리 모두에게 큰 함축적 의미가 있다. 셀리악병 환자들을 연구함으로써 우리는 오랫동안 침묵 속에 가려져 있었던 글루텐의 진정한 위험을 확대해서 들여다볼 수 있게 됐다.

셀리악병은 새로운 질병처럼 보이겠지만 이 병에 대한 최초의 기술은 서기 1세기로 거슬러 올라간다. 당시 고대 그리스의 저명한 의사 중 한 명이었던 카파도키아의 아레타에우스Aretaeus는 간질, 두통, 현기증, 마비 등의 신경학적 이상을 포함한 다양한 질병에 대해 다루는 의학 교과서에 셀리악병에 대해 적었다. 아레타에우스는 또한 셀리악이라는 단어를 최초로 사용한 사람이다. 셀리악은 그리스어로 '복부'를 의미한다. 이 병에 대해 기술하며 그는 이렇게 말했다. "위는 소화기관이다 보니 소화에 힘쓴다. 설사가 환자를 장악하고 (…) 거기에 더해서 환자의 전신이 몸의 위축으로 약화되면 만성의 복강질환coeliac disease이 형성된다."[18] 19세기에는 네덜란드어로 만성설사를 의미하는 'sprouw'에서 나온 'sprue(스프루)'가 영어에 도입됐다. 만성설사는 셀리악병의 전형적인 증상 중 하나다. 영국의 소아과의사 사무엘 J. 지Samuel J. Gee 박사는 셀리악병 환자를 관리하는 데 식생활 조절이 중요하다는 것을 처음으로 인식한 사람 중 하나다. 그는 1887년에 런던의 한 종합병원 강연에서 이렇게 말하면서 아동에게서 일어나는 이 질병에 대해 처음으로 현대적인 설명을 했다. "만약 이 환자의 완치가 가능하다면 그것은 분명 식단 조절을 통해 가능할 것이다."

하지만 당시에는 어떤 성분이 범인인지 정확히 밝힐 수 있는 사람이 없었다. 그래서 완치를 위해 권장하는 식단 변화가 전혀 정확하지 못했다. 예를 들면, 지 박사는 문제를 일으키지 않는 과일과 채소는 금지하고, 오히려 얇게 구운 토스트는 허용했다. 그는 한 아이가 매일 네덜란드산 홍합을 먹고 완치되었다가 홍합 철이 지나자 재발하는 모습을 보고 큰 감명을 받았다(아마도 홍합 철이 지나자 그 아이가 다시 토스트를 먹기 시작했던 것 같다). 미국에서는 1908년에 크리스천 허터Christian Herter가 셀리악병에 걸린 아이에 대한 책을 쓰면서 이 병에 대한 최초의 논의가 처음으로 출판됐다. 그는 아동의 셀리악병을 '장 유치증intestinal infantilism'이라 불렀다. 다른 사람들이 앞서 지적했던 대로 그는 이런 아동들은 성장이 부진하다고 말하고, 이 아이들이 탄수화물보다는 지방에 더 잘 견딘다고 덧붙였다. 1924년에 미국의 소아과의사 시드니 V. 하스Sidney V. Haas 박사는 바나나 식단이 긍정적인 영향을 미친다고 보고했다. (분명 바나나가 증상 개선의 원인은 아니었을 테지만, 바나나 식단으로 우연히 글루텐이 배제된 덕분이었을 것이다.)

이런 식단이 시간의 검증을 견디고 살아남았을 거라 상상하기는 어렵지만 셀리악병의 실제 원인이 밝혀질 때까지는 인기가 있었다. 그 원인이 밝혀지기까지는 또다시 20년이 걸려서 1940년대가 되어서야 네덜란드의 소아과의사 빌럼 카럴 딕커Willem Karel Dicke 박사가 밀가루와의 상관관계를 밝혀냈다. 그 당시 전반적으로 탄수화물이 오랫동안 의심을 받고는 있었지만 특히나 밀과 관련해서 원인과 결과를 관찰할 수 있게 되기 전까지는 직접적인 상관관계를 이해하지 못했다. 이런 발견은 어떻게 이루어진 것일까? 1944년의 네덜란드 기근Dutch Famine 동안에는 빵과 밀가루를 구하기가 어려웠다. 딕커 박사는 아이들 사이에서 셀리악병으로 인한 사망률이 극적으로 감소한 것을 관찰했다. 35퍼센트 이상이었던 값이 사실상 0으로 줄어든 것이다. 딕커 박사는 다시 밀을 구할 수 있게 되자 사망률이 예전 수준으로 돌아갔다는 것도 보고했다. 그러다 마침내 1952년에는 딕커 박사를 포함해서 영국 버밍엄에서 온 의사로 구성된 연구진이 외과수술 환자에게서 채취한 장점막 표본을 검사해서 셀리악병과 밀 단백질 섭취의 상관관계를 밝혀냈다. 1950년대와 1960년대에 소장 조직검사가 도입되면서 장이 표적기관임이 확인되었다. (역사가들은 네덜란드에서 초기에 딕커 박사가 일화적으로 관찰했던 내용이 완벽하게 정확한지를 두고 논쟁을 벌여왔다. 이들은 밀가루를 다시 구할 수 있게 됐을 때 딕커 박사가 재발을 기록으로 남기기가 불가능하지는 않아도 아주 어려웠을 것이라고 주장한다. 하지만 이런 논쟁을 벌이는 사람들도 밀이 범인임을 확인한 것이 얼마나 중요한 일이었는지에 대해서는 부정하지 않는다. 다만 범인이 밀만 있는 것은 아니라는 사실을 강조하려 할 뿐이다.)

그렇다면 우리가 셀리악병과 신경질환의 상관관계를 이해하기 시작한 것은 언제부터일까? 이번에도 역시 그 흔적은 대부분의 사람이 생각하는 것보다 훨씬 더 오래전으로 거슬러 올라간다. 최초의 일화적 보고가 등장하기 한 세기 전부터 20세기 전반에 걸쳐서 여러 의사가 셀리악병 환자의 신경질환에 대해 보고했다. 하지만 신경학적 문제가 셀리악병과 관련이 있음이 밝혀진 초기부터 대체로 사람들은 장의 문제로 생긴 영양 결핍 때문에 이런 신경학적 문제가 나타난다고 생각했다. 바꿔 말하면, 의사들은 꼭 어떤 성분 때문에 신경계가 망가지는 것은 아니라고 생각했다. 장에서 영양분과 비타민의 흡수를 방해하는 셀리악병 그 자체가 영양 결핍으로 이어져 신경 손상이나 인지기능장애 같은 신경학적 문제를 촉발하는 것이라고 생각했다. 이 의사들은 여기서 염증이 어떤 역할을 하는지 이해할 수 있는 처지가 아니었다. 아직은 그와 관련된 의학 지식이 축적되어 있지 않았기 때문이다. 1937년에 <아카

이브스 오브 인터널 메디신Archives of Internal Medicine>에서는 셀리악병 환자의 신경학적 문제를 검토하는 메이오 클리닉의 첫 리뷰 논문을 발표했다. 하지만 당시에도 이 연구는 그 안에서 진짜로 벌어지는 사건들을 정확하게 설명할 수 없었다.[19] 그들은 뇌에 생기는 문제가 장이 영양분을 제대로 소화하고 흡수하지 못해서 생기는 전해질 감소 때문이라고 생각했다.[20]

글루텐 민감성과 뇌 사이의 관계를 이해하고 제대로 설명할 수 있는 수준에 도달하기 위해서는 염증 경로의 역할에 대한 이해는 물론이고 엄청난 기술적 발전이 필요했다. 하지만 관점의 변화는 실로 세상을 놀라게 했고, 비교적 최근에 들어서야 일어났다. 2006년에 다시 메이오 클리닉에서 셀리악병과 인지기능장애에 관한 보고서를 <아카이브스 오브 뉴롤로지Archives of Neurology>에 발표했다. 이번에 내린 결론은 판을 뒤집는 역할을 하였다. "시간적 관계를 고려하고, 셀리악병과 더 흔히 관련되어 있는 실조증 및 말초신경병증peripheral neuropathy이 상대적으로 높은 발생 빈도로 나타나는 것을 고려할 때 진행성 인지기능장애와 셀리악병 사이에는 잠재적 상관관계가 존재한다."[21] 실조증은 수의적 근육 운동을 통제하고 균형을 유지하는 능력이 없어지는 것을 말하며 뇌의 장애로 생기는 경우가 제일 많다. 말초신경병증은 신경 손상을 괜히 어렵게 표현한 것이다. 이것은 뇌와 척수 바깥에 있는 신경이 손상을 받는 다양한 장애를 아우르는 용어로 감각 마비, 쇠약, 통증 등을 야기한다.

이 연구에서 연구자들은 셀리악병 증상이 개시된 지 2년 안으로 진행성 인지 기능 저하를 나타내거나 질병의 악화를 보인

13명의 환자를 관찰했다. (이런 환자들이 뇌의 기능장애와 관련해서 병원을 찾아오는 가장 흔한 이유는 불면증, 정신착란, 성격 변화였다. 의사들은 셀리악병을 모두 소장 조직검사로 확진했다. 인지 기능 저하의 다른 원인을 의심할 수 있는 경우는 실험에서 배재했다.) 분석하는 과정에서 한 가지가 분명해졌고, 그로 인해 기존의 생각이 틀렸음이 바로 밝혀졌다. 인지 기능 저하의 원인을 영양 결핍 때문이라고 생각할 수 없게 된 것이다. 더군다나 의사들은 상대적으로 젊은 환자들이 치매에 걸렸다는 것을 파악했다(인지기능 장애 징후가 시작되는 나이의 중간값은 64세였고, 그 범위는 45에서 79세였다). 메이오 클리닉의 위장병 전문의이자 연구자 조지프 머리 Joseph Murray 박사가 언론에 나와서 한 말에 따르면, "말초신경병증, 균형 문제 등의 신경질환과 셀리악병에 관한 글은 그 전에도 많았지만 우리가 여기서 찾아낸 인지 기능 저하 등의 뇌 문제와도 이 정도까지 관련이 있을 줄은 몰랐습니다. 셀리악병 환자 중에 인지 기능 저하가 함께 나타나는 환자가 이렇게 많으리라고는 예상하지 못했었죠."

머리 박사는 이어서 이 환자들의 질병들이 우연히 연결되어 있을 가능성은 높지 않다고 덧붙였다. 셀리악병 증상이 개시 혹은 악화되는 것과 인지 기능 저하가 2년 안에 일어나는 것의 상관관계를 보면, 이것이 우연히 일어난 사건일 가능성은 대단히 낮다. 이 연구에서 가장 놀라운 발견은 글루텐프리 식단을 진행한 환자들 중 몇 명은 인지 기능 저하 문제가 의미 있게 개선되는 경험을 했다는 것이다. 이들이 글루텐 섭취를 완전히 끊자 환자 3명의 정신능력이 개선되거나 안정되었다. 그래서 연구자들은 자신이 가역적인 형태의 인지기능장애를 발견한 것인지도 모른다는 생각을 하게 됐다. 이것은 큰 발견이다. 왜 그럴까? 사실 우리가 아는 치매 중에 손쉽게 치료할 수 있는 형태는 별로 없다. 따라서 치매로 이어지는 경로를 멈추거나 일부 역전시키는 것이 가능하다면, 인지기능 저하가 있는 사람에게서 셀리악병을 확인하는 일이 하나의 관례로 자리 잡아야 할 것이다. 더군다나 이런 발견은 셀리악병과 인지 기능 저하의 상관관계를 우연으로 설명할 수 있다는 주장을 반박하고 있다. 이런 상관관계 뒤에 어떤 과학적 원리가 자리 잡고 있는 것인지 묻자 머리 박사는 염증성 사이토카인의 잠재적 영향에 대해 언급했다. 사이토카인은 뇌 속에서 일어나는 문제에 기여하는 염증의 화학적 전달자다.

이 연구에서 지적하고 싶은 것이 하나 더 있다. 연구자들이 이 환자들의 뇌 스캔 영상을 촬영해보았더니 백질에서 눈에 띄는 변화가 있었다. 다발경화증, 심지어는 작은 뇌졸중과 쉽게 혼동될 수 있는 변화였다. 내가 다발경화증으로 진단받았던 환자들에게 항상 글루텐프리 식단을 처방하는 이유가 바로 이 때문이다. 나는 뇌의 변화가 사실은 다발경화증과 아무런 관련이 없고 글루텐 민감성 때문일 가능성이 높은 환자들을 많이 찾아냈다. 그리고 다행히도 이들은 글루텐프리 식단을 통해 상황을 되돌릴 수 있었다. 2006년 메이오 클리닉 보고서 이후로 다른 많은 보고서에서도 글루텐 섭취와 신경장애 사이의 관계에 대해 보고하고 있다. 심지어 의학용어에 글루텐실조증gluten ataxia이라는 용어가 생기기도 했다.

큰 그림

　　내가 이 장을 시작하면서 언급했던 젊은 남성을 떠올려보자. 이 남성은 원래 근긴장이상증이라는 운동장애로 진단을 받았었다. 그는 근긴장도를 통제하지 못해 몸 곳곳에서 거칠고 격렬한 경련이 일어나 정상적인 생활을 할 수 없었다. 이런 케이스는 신경 질환이나 약물의 부작용 때문에 나타나는 경우도 종종 있지만 나는 수많은 근긴장이상증 케이스와 다른 운동장애들이 단순히 글루텐 민감성 때문일 수 있다고 믿고 있다. 내 환자의 경우 일단 식단에서 글루텐을 제거하자 떨림과 발작적 경련이 순식간에 멈추었다. 앞에서 설명했던 실조증 같은 다른 운동장애들, 즉 근육이 경련하듯 움찔거리며 수축하는 특징이 있는 근간대경련myoclonus, 특정 형태의 간질 등은 글루텐 민감성 같은 단순한 원인이 아니라, 설명되지 않는 다른 신경학적 문제 때문에 생기는 것이라 여겨지고 있다. 나는 위험한 수술을 하고 매일 약물을 투여하는 치료법을 고려하다가 간단한 식단 변화만으로 완전히 발작이 사라진 간질 환자를 몇 명 본 적이 있다.

　　하드지바실로 박사도 그와 비슷하게 두통 환자의 뇌 스캔 영상을 조사해서 글루텐 민감성으로 생긴 극적인 이상에 대해 보고했다. 전문 훈련을 받지 않은 일반인이라도 그 영향을 쉽게 눈으로 확인할 수 있다. 한 사례를 살펴보자.

　　하드지바실로 박사는 글루텐 민감성이 있는 환자가 글루텐 프리 식단을 통해 두통이 완전히 해소될 수 있음을 거듭해서 보여주었다. 2010년 <랜싯 신경학Lancet Neurology>에 발표한 리뷰 논문에

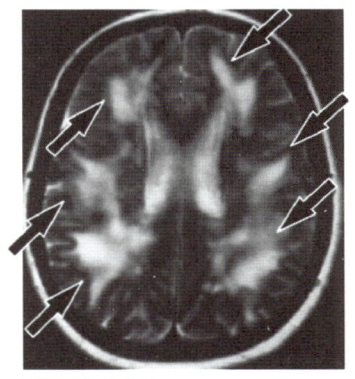 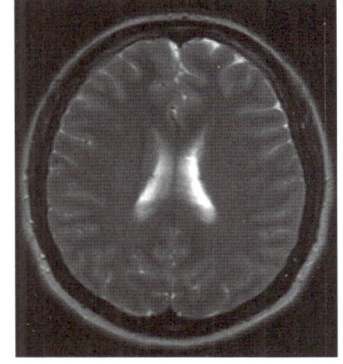

글루텐 민감성   정상

글루텐 민감성 및 두통과 관련된 백질의 심각한 변화(화살표)를 보여주는 MRI 뇌 스캔 영상(왼쪽)과 정상 뇌 스캔 영상(오른쪽)

서 그는 글루텐 민감성에 대한 우리의 관점이 어떻게 변했는지 밝히며 여론에 호소했다.[22] 그와 동료들에게 있어서 겉으로 드러나지 않는 글루텐 민감성과 뇌의 기능장애의 상관관계를 세상에 알리는 것만큼 중요한 일이 없었다. 나도 같은 생각이다. 하드지바실로 박사가 인지 기능 결함의 분명한 조짐과 글루텐 민감성이 있는 환자의 회복에 대해 시간 순서대로 기록해놓은 내용을 부정할 수는 없다. 2013년에 그는 영국에서 셰필드 글루텐 관련 장애연구소 Sheffield Institute of Gluten-Related Disorders를 공동 설립했다. 이곳은 글루텐 관련 장애의 신경학적 발현에 대해 전문적으로 연구하는 세계 최초의 클리닉이다.

앞에서 얘기했듯이 셀리악병에 대해 밝혀진 새로운 정보로부터 얻은 가장 중요한 교훈은 셀리악병이 장에만 국한된 질환이 아니라는 것이다. 심지어 나는 글루텐 민감성이 항상 뇌에 영향을 미친다고 말하고 싶다. 글루텐 민감성이라는 주제로 활발하게 글을 발표해온 동료 신경생물학자 아리스토 보자니Aristo Vojdani는 서구 인구집단에서 글루텐 민감성의 발생률이 무려 30퍼센트까지 나올 수 있다고 했다.²³ 그리고 대부분의 셀리악병 케이스는 임상적으로 드러나지 않기 때문에 질병 자체의 유병률이 20년 전에 생각했던 것보다 현재는 20배 정도 더 높은 것으로 파악되고 있다. 뉴질랜드 크라이스트처치에 있는 아동 클리닉 및 알레르기 센터The Children's Clinic and The Allergy Center의 로드니 포드Rodney Ford 박사가 '글루텐 증후군: 신경질환The Gluten Syndrome: A Neurological Disease'이라는 적절한 제목으로 발표한 2009년 논문에서 제안한 내용을 여기에 공유할까 한다. "글루텐의 근본적인 문제는 몸의 신경망에 간섭을 일으킨다는 점이다. (…) 글루텐은 셀리악병의 증거가 있는 환자와 없는 환자 모두의 신경 손상과 관련이 있다."²⁴ 그리고 이렇게 덧붙였다. "증거들은 글루텐 손상의 주요 부위가 신경계임을 말해주고 있다." 그리고 그는 과감하게도 이렇게 결론을 내렸다. "글루텐이 신경망에 손상을 일으킨다는 것은 엄청난 함축적 의미를 갖고 있다. 10명 중 적어도 1명이 글루텐에 영향을 받는다고 추정되는 상황에서 이것이 건강에 미치는 영향은 막대하다. 전 세계 공동체의 건강을 위해서는 글루텐 증후군을 이해하는 것이 중요할 것이다."

당신은 셀리악병이 있는 사람처럼 글루텐에 민감하지는 않을지도 모른다. 하지만 내가 이렇게 자세한 데이터를 제시하는 데는 그럴 만한 이유가 있다. 신경학적인 관점에서 보면 우리 모두가 글루텐에 민감할지도 모른다는 것을 보여주고 있기 때문이다. 다만 우리 신경계와 뇌 속 깊숙한 곳에서 조용히 일어나고 있는 문제라 겉으로 드러나는 신호나 단서가 없기 때문에 우리가 아직 그 사실을 모르고 있는 것뿐이다. 사실상 모든 장애와 질병의 중심에는 염증이 자리 잡고 있음을 기억하자. 염증 반응을 촉발하는 무언가가 우리 몸에 들어오면 두통이나 브레인포그 등 짜증 나는 일상의 만성 증상에서부터 우울증이나 알츠하이머병 같은 심각한 질병에 이르기까지 여러 가지 건강상의 문제에 처할 위험이 커진다. 더 나아가 글루텐 민감성이 조현병, 간질, 우울증, 조울증, 근래에 들어서는 자폐증과 ADHD 등 오랜 세월 동안 의사들이 제대로 이해하지 못했던 불가사의한 뇌 장애들과 연결되어 있다는 주장도 할 수 있다. 2015년에 이탈리아의 연구자들은 비셀리악 글루텐 민감성이 원인이라고 생각할 수 있는 정신병을 가진 아동의 어려운 케이스를 보고하면서 의학사전에 '글루텐 정신병 gluten psychosis'이란 용어를 추가했다.[25] 글루텐이 아동에게서 정신병을 유발할 수 있다고 생각하니 가히 충격적이다.

  책의 후반부에서 이런 상관관계에 대해서도 다룰 것이다. 우선 당장은 문제의 범위를 파악하고, 글루텐이 정상적인 뇌뿐만 아니라 취약한 비정상적인 뇌에도 영향을 미칠 수 있다는 부분을 확실하게 이해하고 넘어가자. 그리고 우리들 각자는 유전형 genotype(DNA)과 표현형 phenotype(유전자가 환경 속에서 발현되는 방식)이 고유하다는 것을 명심해야 한다. 억제되지 않는 염증이 나에게서는 비만과 심장질환으로 이어질 수 있지만, 똑같은 조건이라도 당신에게서는 결국 자가면역질환으로 이어질 수 있다.

다시 한 번 셀리악병에 대한 문헌을 살펴보는 것이 도움이 될 것이다. 셀리악병은 글루텐 민감성의 극단적 사례에 해당하기 때문이다. 셀리악병을 통해 장애의 경과 패턴을 확인할 수 있고, 이것이 셀리악병의 유무에 상관없이 글루텐을 섭취하는 사람에게도 의미가 있을 수 있다. 예를 들면 셀리악병이 있는 사람은 자유기의 생산이 현저히 증가하고, 자유기에 의한 지방, 단백질, 심지어 DNA의 손상까지 나타나는 것이 여러 연구를 통해 밝혀졌다.[26] 여기에 더해서 면역계가 글루텐에 반응하는 바람에 몸속에서 항산화제를 생산하는 능력도 잃어버린다. 특히 뇌 속의 중요한 항산화제인 글루타티온glutathione의 수치가 감소하고, 혈중에서 비타민 E, 레티놀retinol, 비타민 C도 줄어든다. 이것들은 모두 몸속의 자유기를 억제하는 데 핵심 역할을 하는 성분들이다. 마치 글루텐의 존재가 면역계에 기능장애를 일으켜 몸의 천연적인 방어체계를 완전히 뒷받침하지 못하게 만드는 것처럼 보인다. 여기서 내게 한 가지 의문이 생긴다. 만약 글루텐 민감성이 면역계에 문제를 일으킬 수 있다면, 또 어떤 다른 문제로 이어질 수 있을까?

연구에 따르면, 글루텐에 대한 면역계의 반응이 염증의 스위치를 켜고 COX-2 효소를 유도하는 신호 분자의 활성화로 이어질 수 있다. COX-2 효소의 유도는 염증성 화학물질의 생산 증가로 이어진다.[27] 셀레콕시브celecoxib, 이부프로펜, 아스피린 같은 약에 익숙한 사람이라면 몸에 염증과 통증을 일으키는 COX-2 효소와 이미 익숙한 셈이다. 이런 약들은 이 효소의 작용을 효과적으로 차단해서 염증을 줄인다. 셀리악병 환자에서는 TNF라는 또 다른 염증 분자의 수치가 높아지는 것도 관찰되었다. 이 사이토카인 수치의 상승은 알츠하이머병과 사실상 다른 모든 신경퇴행성 질환의 전형적인 특징이다.

그리하여 결론은 다음과 같다. 셀리악병의 여부와 상관없이 글루텐 민감성은 염증성 사이토카인의 생산을 증가시키고, 이 염증성 사이토카인이 신경퇴행성 질환의 핵심 요인이라는 것이다. 더군다나 염증의 해로운 영향에 뇌만큼 민감한 기관은 없다. 뇌는 몸에서 가장 활성화된 기관인데도 철저한 보호가 이루어지지 않는다. 혈액뇌관문blood-brain barrier이 일종의 문지기 역할을 해서 특정 분자가 혈류에서 뇌로 넘어오는 것을 막고는 있지만 완벽하지는 않다. 상당히 다양한 물질이 이 관문으로 몰래 들어와서 달갑지 않은 영향을 미친다. (뒤에서 이 염증성 분자에 대해 더 자세히 알아보고, 음식의 힘을 빌려 이들과 싸우는 방법에 대해서도 얘기하겠다.)

이제 '글루텐에 민감하다'는 말의 의미를 새롭게 정의해야 할 시간이 됐다. 글루텐의 문제점은 그 누가 상상했던 것보다도 훨씬 심각하고, 사회에 미치는 영향도 우리가 추정했던 것보다 훨씬 크다.

현대 식품에 과도하게 들어 있는 글루텐

글루텐이 이토록 나쁜 것이라면 우리는 어떻게 이것을 먹으면서도 오래 살아남을 수 있었을까? 바로 답을 하자면, 우리 선조들이 농사를 짓고 밀을 제분하는 방법을 처음 알아낸 이후로 같은 종류의 글루텐을 섭취해온 것이 아니기 때문이다. 우리가 먹는 곡물은 1만 년 전 즈음에 우리 식단에 오르기 시작한 곡물과 닮은 점이 거의 없다. 19세기에 그레고어 멘델Gregor Mendel이 서로 다른 식물을 교배해서 새로운 품종을 만드는 유명한 연구를 진행한 이후로 우리는 곡물의 종을 뒤섞어 새로운 종자를 만들어내는 일에 능숙해졌다. 그리고 선조들이 살던 시대 이후로 오늘날 우리의 유전적 구성과 생리학은 별로 변한 것이 없는 반면, 지난 반세기 동안 우리의 먹이사슬은 급속한 변화를 겪었다. 생명공학, 구체적으로는 교잡hybridization을 비롯한 현대의 식품제조업 덕분에 구조적으로 변형된 곡물을 재배할 수 있게 됐다. 이런 곡물에는 불과 수십 년 전에 재배하던 곡물에서 발견되는 것과 비교해도 건강에 좋지 않은 글루텐이 들어 있다.[28] 이것이 곡물산출량을 올리기 위한 것이었는지, 사람의 입맛에 맞추기 위한 것이었는지, 혹은 양쪽 모두를 위한 것이었는지는 추측만 할 수 있을 뿐이다. 하지만 한 가지는 분명히 알고 있다. 글루텐이 함유된 현대의 곡물들이 그 어느 때보다도 문제가 심각하다는 것이다. 현대의 곡물, 특히 그중에서도 현대의 밀이 유전자 조작과 기업식 농업 때문에 고대의 곡물과 얼마나 달라졌는지에 대해서는 논란이 이어지고 있다. 하지만 이번에도 역시 지난 60년 동안 글루텐 민감성이 늘어나고, 셀리악병도 4배나 늘어났다는 사실을 부정할 수는 없다.

베이글, 스콘, 도넛, 크루아상 같은 것을 먹고 난 후에 황홀한 기분이 몰려오는 느낌을 경험해본 적이 있다면, 그것은 상상이 만들어낸 기분이 아니다. 당신만 그리 느끼는 것도 아니다. 글루텐이 위 속에서 분해되면서 혈액뇌관문을 통과할 수 있는 폴리펩타이드polypeptide의 혼합물이 될 수 있다는 것이 1970년대 후반부터 알려졌다. 폴리펩타이드가 일단 뇌로 들어가면 그중 일부가 뇌의 모르핀 수용체에 달라붙어 황홀한 기분을 만들어낸다. 이것은 기분을 좋게 하지만 중독 효과를 만들어내는 아편제가 결합하는 것과 같은 수용체다. 이런 활동을 처음 발견한 미국 국립보건원NIH의 과학자 크리스틴 지오드루Christine Zioudrou 박사와 그 동료들은 뇌를 황홀하게 만드는 이 폴리펩타이드를 엑소르핀exorphin이라 이름 붙였다. 몸의 내부에서 천연적으로 만들어지는 진통제인 엔도르핀endorphin과 구분해서 외부에서 기원한 모르핀 비슷한 화합물exogenous morphin-like compound이라는 의미로 지은 이름이다.[29] 엑소르핀이 뇌에 미치는 영향을 확인해준 가장 흥미로운 내용은 그 영향을 날록손naloxone이나 날트렉손naltrexone 같은 아편 차단제로 차단할 수 있다는 것이다. 이것은 헤로인heroin, 모르핀, 옥시코돈oxycodone 같은 아편제의 작용을 뒤집는 데 사용하는 약이다. 윌리엄 데이비스 박사는 자신의 책 《밀가루 똥배》에서 이 현상을 잘 설명하고 있다. "따라서 밀을 섭취했을 때 당신의 뇌에서는 이런 일이 일어난다. 소화 과정에서 뇌의 아편제 수용체에 결합하는 모르핀 비슷한 화합물이 만들어진다. 이것은 일종의 약한 황홀경을 유도한다. 만약 이 효과를 차단하거나 엑소르핀을 만들어내는 음식을 섭취하지 않으면 어떤 사람은 불쾌한 금단증상을 경험할 수 있다."[30] 하지만 모든 엑소르핀이 기분이 좋아지는 부작용을 갖고 있는 것은 아니다.

현재 연구자들은 빵이나 파스타 같은 음식을 소화하는 행위가 어떻게 엑소르핀을 만들어내고, 이 엑소르핀이 장의 내벽을 통과해서 혈류를 통해 전신으로 퍼져 혈액뇌관문을 통과하고, 더 나아가 염증까지도 촉진할 수 있는 것인지 연구하고 있다.[31] 엑소르핀은 글루텐이 그토록 많은 문제를 일으키는 이유에 대한 또 다른 설명이 될 수도 있다. 글루텐을 소화하는 동안 생산되는 엑소르핀은 조현병과 자폐증이 있는 사람의 척수액에서도 발견되었다.[32]

엑소르핀이 생기는 음식에 황홀함을 느낄 수 있음을 생각하면 식품제조업체에서 자사의 생산품에 최대한 많은 글루텐을 집어넣으려 애쓰는 것도 놀랄 일이 아니다. 그렇다면 오늘날 글루텐이 가득 든 음식에 그리도 많은 사람이 중독되어 염증만이 아니라 비만의 유행도 부채질하고 있는 것이 과연 놀랄 일일까? 그렇지 않다고 생각한다. 설탕과 알코올이 기분을 좋게 하는 성질이 있어서 더 많이 섭취하도록 우리를 유혹한다는 사실은 대부분의 사람이 알고, 또 받아들이고 있다. 하지만 글루텐이 함유된 음식은 어떨까? 통밀빵과 인스턴트 오트밀은 어떨까? 글루텐이 뇌의 쾌락중추와 중독중추까지 우리의 생화학을 변화시킬 수 있다는 것이 참으로 놀랍다. 그리고 무섭다. 과학이 증명해 보인 것처럼 이런 음식들이 실제로 향정신성 작용을 하고 있다면 그 분류에 대해 다시 한 번 생각해보아야 할 것이다.

나는 사람들이 글루텐이 가득 든 탄수화물을 폭식하는 것을 보면, 마치 그 사람들이 담배를 피워 물고 있는 모습을 지켜보는 듯한 기분이 든다. 글루텐은 우리 세대의 담배라 할 수 있다. 글루텐 민감성은 우리가 아는 것보다 훨씬 널리 퍼져 부지불식간에 우리에게 어느 정도 잠재적인 해를 끼치고 있다. 그리고 글루텐은 우리가 정말 예상도 못 했던 곳에 숨어 있다. 양념, 조미료, 칵테일, 심지어는 화장품, 핸드크림, 아이스크림에도 들어 있다. 글루텐은 수프, 감미료, 콩 제품soy product 속에도 가면을 쓰고 들어가 있다. 글루텐은 영양 보충제와 유명한 약에도 들어 있다. '글루텐프리'라는 용어는 '유기농', '올내추럴all-natural' 같은 용어가 그랬던 것처럼 그저 모호하고 막연한 개념이 되어가고 있다.

> **그레인 브레인 이야기**
>
> 저는 30년 동안 극단적인 불안증과 함께 발작, 떨림을 비롯한 온갖 질병으로 고통받았습니다. 만성피로증후군과 조울증으로 진단을 받았죠. 제게는 믿기 어려울 정도로 힘든 일이었습니다. 저는 전문 바이올린 연주자였는데 이런 증상이 생기고 손을 자유자재로 쓸 수 없게 되면서 바이올린을 포기해야 하는 지경까지 갔어요. 처음에는 혈당 수치가 끔찍하게 높은 것을 알고 내가 탄수화물 쪽으로 문제가 있다는 것을 알았죠. 그러고 나서 우리 가족이 그랬듯이 글루텐 민감성으로 진단을 받았어요. 이제 저는 저탄수화물, 고지방(몸에 좋은 지방) 식단을 실천하면서 프로바이오틱스를 더 먹는 등 다른 중요한 변화도 이어가고 있어요. 저는 이제 완전히 회복했고, 지금은 어렸을 때보다 건강이 더 좋아진 것을 느낍니다. 다시 콘서트에서 연주도 하고, 발작, 불안증, 자신감 결여 등에서 완전히 자유로워졌어요! 그것만이 아닙니다. 저는 평생 체중 문제로 힘들어했어요. 한동안은 상당히 비만했었죠. 지금

> 은 35킬로그램을 감량해서 몇 년째 유지하고 있어요! 제 나이는 만 47세지만 30대처럼 보이고(사람들이 그렇대요!) 아직도 30대 같은 기분을 느껴요!_ 프리실라 D.

지난 260만 년 동안 대부분 우리 선조들의 식단은 주로 야생동물, 제철 식물 및 채소로 이루어졌고, 거기에 가끔씩 산딸기 같은 열매가 곁들여졌다. 앞 장에서 보았듯이 오늘날 대부분의 사람은 곡물과 탄수화물 중심의 식생활을 한다. 이 중 상당수는 글루텐을 포함하고 있다. 하지만 글루텐이라는 요인은 차치하더라도 곡물과 탄수화물을 너무 많이 섭취하는 것이 해로운 주요 이유 중 하나는 이것이 육류, 생선, 가금류, 채소 같은 음식과는 다른 방식으로 혈당을 올리기 때문이다.

혈당이 올라가면 당분을 세포로 이동시키기 위해 췌장에서 분비하는 인슐린의 수치도 올라간다. 혈당이 높을수록 넘치는 당분을 처리하기 위해 췌장에서는 더 많은 인슐린을 뿜어내야 한다. 그리고 인슐린 수치가 높아지면 세포들은 점점 더 인슐린 신호에 둔감해진다. 기본적으로 세포들이 인슐린의 메시지에 귀를 닫는 것이다. 다른 사람에게 자기 목소리가 안 들리면 자동으로 목소리가 커지는 것과 마찬가지로 췌장도 목소리를 더 키우게 된다. 즉, 인슐린 분비를 늘린다. 이렇게 해서 생명을 위협할 수도 있는 양의 피드포워드feedforward 과정이 일어난다. 인슐린 수치가 높아지면서 세포는 인슐린 신호에 둔감해지고, 그럼 혈당을 낮추기 위해 췌장은 과도하게 일을 하며 인슐린 분비를 더 늘려 정상 혈당을 유지한다. 혈당은 정상으로 유지될지 몰라도 인슐린 수치는 올라가는 것이다.

세포들이 인슐린 신호에 저항하기 때문에 이런 상태를 '인슐린 저항성'이라는 말로 표현한다. 상황이 진행됨에 따라 췌장이 마침내 인슐린 분비를 최대로 늘리지만 그것으로는 충분하지 않은 시점에 도달하게 된다. 이때 세포가 인슐린 신호에 반응하는 능력을 잃어버려 혈당이 오르기 시작하고, 2형 당뇨병이 생긴다. 시스템이 사실상 와해되어버렸기 때문에 이제는 혈당의 균형을 유지하려면 외부에서 당뇨병약을 공급해주어야 한다. 하지만 당뇨병이 있어야만 만성고혈당을 앓는 것이 아님을 기억하자.

나는 의료계 사람들에게 강의를 할 때 4가지 흔한 음식 사진을 즐겨 사용한다. 통밀빵 한 조각, 스니커스바, 순수한 백설탕 한 스푼, 바나나 사진이다. 그리고 청중에게 어느 것이 혈당을 제일 빨리 높이는지, 즉 혈당지수glycemic index가 제일 높은 음식이 어느 것인지 맞혀보라고 한다. 혈당지수는 특정 음식을 먹고 난 후에 혈당이 얼마나 빨리 오르는지를 측정한 값이다. 혈당지수는 0과 100 사이의 수치로 표시하고, 값이 높을수록 혈당이 급속히 상승하는 식품이다. 순수한 포도당에 혈당지수 100을 부여해서 그것을 기준으로 삼는다.

열에 아홉은 정답을 맞히지 못한다. 설탕은 아니다(68). 스니커스바도 아니다(55). 바나나도 아니다(54). 정답은 바로 통밀빵으로 혈당지수가 무려 71이다. 이것은 흰빵과 같은 값이다. 통밀가루가 하얀 밀가루보다 좋을 거라 생각했는데 의외의 결과다. 밀이 설탕보다 혈당을 빨리 올린다는 사실을 안 지가 30년이 넘었는데도 어쩐 일인지 우리는 설마 그렇겠느냐고 생각한다. 직관에 어긋나 보이기 때문이다. 하지만 밀만큼 혈당을 신속하게 올리는 음식이 거의 없다는 것은 엄연한 사실이다.

글루텐 민감성이 늘어나는 현상이 요즘 가공식품에 들어 있는 글루텐에 과도하게 노출되어서 생긴 결과만은 아님을 알아야 한다. 설탕을 너무 많이 먹고 염증 촉진 식품을 너무 많이 먹어서 생긴 결과이기도 하다. 환경독소environmental toxin의 영향도 무시할 수 없다. 환경독소는 유전자의 발현 방식 자체를 바꾸고, 자가면역 신호의 흥분 여부도 바꿀 수 있다. 글루텐, 설탕, 염증 촉진 식품, 환경독소 같은 성분들이 결합해서 몸속에서, 특히 뇌에서 최악의 상황을 만들어내는 것이다.

생물학적으로 안 좋은 상황을 조장하는 식품이 우리 건강에 해롭게 작용한다면 뇌 건강과 관련해서 또 다른 중요한 질문을 던져보아야 한다. 몸에 좋다는 탄수화물도 사실은 우리를 죽이고 있는 것이 아닐까? 탄수화물은 이 적대적인 성분들의 주요 원천인 경우가 많다. 혈당의 균형, 글루텐 민감성, 염증과 관련된 논의는 분명 탄수화물이 몸과 뇌에 미치는 영향을 중심으로 전개되어야 할 것이다. 다음 장에서는 전반적으로 탄수화물이 뇌가 진짜로 좋아하는 성분인 지방을 희생시키면서 어떻게 신경장애의 위험을 높이는지 살펴보겠다. 탄수화물을 너무 많이 섭취하면 지방은 덜 먹게 된다. 지방이야말로 우리 뇌가 건강을 유지하는 데 없어서는 안 될 성분인데 말이다.

글루텐 민감성 신호

앞에서도 언급했지만 난 이제 혈액검사든, 소장 조직검사든 글루텐 민감성 검사를 더는 권장하지 않는다. 그냥 글루텐이 자신에게 독으로 작용한다고 가정하자. 다음은 글루텐 민감성과 관련된 증상과 질병을 목록화한 것이다. 하지만 이런 증상이나 질병이 없다고 해도, 알지도 느끼지도 못하는 사이에 당신의 몸과 뇌가 고통받고 있을 수 있다는 점을 기억하자.

- ADHD
- 알코올 중독
- 루게릭병
- 불안증
- 실조증
- 자폐증
- 자가면역질환(당뇨병, 하시모토 갑상샘염, 류마티스관절염 등)
- 뼈 통증/ 골감소증/ 골다공증
- 브레인포그
- 암
- 가슴 통증
- 잔병치레
- 우울증
- 소화불량(복부가스, 더부룩함, 설사, 변비, 위경련 등)
- 심장질환
- 두드러기/발진
- 불임
- 과민대장증후군
- 음식의 흡수불량
- 편두통
- 유산
- 메스꺼움/구토
- 신경질환(치매, 알츠하이머병, 조현병 등)
- 파킨슨병

| 유제품 과민증 | 발작/간질 |
| 성장 지연 | 단 음식에 대한 갈망 |

글루텐이 함유된 곡물과 탄수화물

보리	스펠트밀
벌거	트리티케일
통밀가루	소맥배아
카무트쌀	밀, 쿠스쿠스, 파리나, 마초 등 밀로 만든 제품
세몰리나	

글루텐이 함유되지 않은 곡물과 탄수화물

아마란스	퀴노아
애로루트	쌀
메밀	수수
옥수수	타피오카
기장	테프
감자	

'글루텐프리' 표기가 없으면 글루텐이 함유된 식품

삶은 콩(통조림용)	맥아, 맥아 향료
맥주	맥아 식초
블루치즈	마리네이드

부용(맑은 수프)/수프(상품)	마요네즈
빵가루를 묻힌 음식	미트볼/미트로프
시리얼	크림 대용품
초콜릿 우유(상품)	귀리 시리얼
가공육(햄, 살라미, 칠면조 등을 슬라이스한 것)	귀리
성찬용 전병	가공 치즈(벨베타 치즈 등)
달걀 대체제	볶은 견과류
에너지바	루트 비어
향이 첨가된 커피와 차	샐러드 드레싱
감자튀김(얼리기 전에 밀가루를 묻힌 경우가 많음)	소시지
채소 튀김	밀고기(세이탄)
과일 속(필링)과 푸딩	수프
그레이비	간장과 데리야끼
핫도그	시럽
아이스크림	중동식 채소샐러드
게맛살, 베이컨 등	트레일 믹스(작은 크기의 시리얼, 건과일, 견과류 등을 혼합한 스낵-옮긴이)
따듯한 인스턴트 음료	채식 버거
보드카	와인쿨러(와인에 과일주스, 얼음, 소다수를 넣어 만든 칵테일-옮긴이)
밀싹	

'글루텐프리' 표기가 없으면 글루텐이 함유된 제품

화장품	접착제를 바르지 않은 우표와 봉투
립스틱/립밤	샴푸/컨디셔너
약	비타민과 보충제

글루텐 함유를 의미하는 암호

아미노펩타이드 복합체	가수분해 식물성 단백질
아베나 사티바Avena sativa (귀리의 일종)	말토덱스트린
현미시럽	변성 전분
캐러멜색소(종종 보리로 만듦)	천연 향미료
시클로덱스트린	피토스핑고신 추출물
덱스트린	호밀 시리얼
발효 곡물 추출물	콩단백질
쌀보리	밀Triticum aestivum
겉보리	밀Triticum vulgare
가수분해물	식물성 단백질
가수분해 맥아 추출물	효모 추출물

3장

탄수화물 중독과 지방 혐오
: 뇌의 진정한 동지와 적에 관한 놀라운 진실

> 아무리 다이어트를 해도 몸에서 지방을 모두 제거할 수는 없다. 뇌 자체가 지방 덩어리이기 때문이다. 뇌가 없으면 보기에는 좋을지 몰라도 공직에 출마하는 것 말고는 할 수 있는 일이 없다.
> _ 조지 버나드 쇼George Bernard Shaw(1856~1950)

　내가 진행한 가장 주목할 만한 사례 연구에는 식단에서 글루텐을 완전히 없애고 탄수화물 대신 지방의 중요성을 새로이 인식함으로써 자신의 삶과 건강을 완전히 바꾸어놓은 사람들이 등장한다. 나는 식단에 이런 한 가지 변화만 주어도 우울증이 사라지고, 만성피로가 완화되고, 2형 당뇨병이 정상으로 돌아가고, 강박적 행동이 근절되고, 브레인포그에서 조울증까지 많은 신경학적 문제가 완치되는 것을 목격했다.
　하지만 글루텐은 차치하더라도 탄수화물과 탄수화물이 뇌의 건강에 미치는 영향에 관해서는 더 많은 이야기가 남아 있다.

글루텐 혼자만 악당이 아니다. 자기 몸의 생화학을 지방을 태우고(절대 빠지지 않는 종류의 지방도), 염증을 가라앉히고, 질병과 정신적 기능 이상을 막게 전환하려면 또 다른 방정식을 고려해야 한다. 바로 탄수화물 대 지방의 방정식이다. 여기서는 우리 몸이 근본적으로 갈망하고 필요로 하는 식단이 극단적 저탄수화물, 고지방 식단인 이유를 알아보겠다. 그리고 글루텐이 들어 있지 않은 것이라도 탄수화물을 과도하게 섭취하는 것이 글루텐이 잔뜩 들어간 식단을 먹는 것만큼이나 해로운 이유도 설명하겠다.

역설적이게도 우리가 영양에 과학적으로 접근하기 시작한 후로 우리의 건강 상태는 내리막길을 걸었다. 무엇을 먹고 마실 것인가에 관한 결정이 문화와 전통에 따른 관습으로 이루어지다가 근시안적인 영양학 이론에 바탕한 계산된 선택으로 이루어졌고, 인류가 애초에 어떻게 현대의 상태에 이르게 되었는지에 대해서는 거의 고려하지 않았다. 그리고 상업적인 이해관계에 관한 부분도 빠질 수 없다. 당신은 아침식사용 고탄수화물 시리얼 제조업체가 정말로 당신의 건강을 염두에 두고 제품을 생산한다고 믿는가? 나는 있는 그대로의 현실을 봐야 한다고 생각한다. 기업들은 1960년대 후반에 오류투성이의 과학 연구를 지원했고, 그 결과 우리는 건강에 좋은 지방과 멀어지고 고탄수화물 식단을 가까이하게 되어 제1차, 제2차 세계대전의 사망자를 합친 것보다 더 많은 사람이 죽음에 이르렀다.

식품제조업계에서 이윤이 많이 남는 사업 중 하나가 시

리얼이다. 이것은 저렴한 성분(가공한 곡물)을 값비싼 상품으로 둔갑시킬 수 있는 몇 안 되는 산업 중 하나다. 역설적이게도 벨 건강 및 영양 연구소Bell Institute of Health and Nutrition로 불리는 제너럴 밀스General Mills의 연구개발부는 미니애폴리스에 자리 잡고 있고 '시리얼 기술'에만 집중하는 분과가 따로 마련되어 있다. 이곳에서는 오로지 가게 선반에 오랫동안 남아있을 맛있고 비싼 신품 시리얼 개발만을 목적으로 하는 수백 명의 과학자들이 일하고 있다. 마이클 폴란Michael Pollan은 《잡식동물의 딜레마Omnivore's Dilemma》에서 이 시설을 방문했던 경험담을 들려준다. 이 책에서 그는 심지어 시리얼을 둘러싼 기밀 유지와 수익성에 대해 이야기하는데, 방문 당시 과학자들과 그들의 프로젝트에 대해서는 어떤 이야기도 들어볼 수 없었다. 2017년 기준으로 거의 2억 9천만 명의 미국인이 아침식사로 시리얼을 먹었고, 1명당 총 4.5킬로그램 정도의 시리얼을 삼켰다.[1]

지난 수십 년 동안 당신이 어떤 경험을 했는지 생각해보자. 대사를 원활히 하려면 무엇을 먹어야 하는지에 대해 무수히 많은 개념이 쏟아져 나왔지만 알고 보니 진실은 정반대였다. 달걀을 예로 들어보자. 달걀은 몸에 좋은 식품으로 여겨졌다. 그러다가 포화지방 함량이 많다며 몸에 나쁘다고 여겨졌다. 그러더니 이번에는 달걀이 건강에 미치는 효과를 판단하기 위해서는 더 많은 증거가 필요하다는 발표로 대중은 혼란에 빠지고 말았다. 이것은 공평하지 않다. 이렇게 하는 말들이 다 엇갈리니 사람들의 불만이 커지는 것도 당연하다. 2015년에 업데이트된 연방정부의 식생활 가이드라인도 여러 면에서 새롭게 밝혀진 과학을 강조하는 데 실패했다. 그래도 콜레스테롤이 풍부한 음식의 섭취를 제한하라는 권장사항을 삭제하고 커피가 건강에 이로울 수 있다는 언급을 추가한 것을 보며 그나마 기쁜 마음이 들었다.[2]

이번 장은 당신을 아주 기쁘게 할 것이다. 지방과 콜레스테롤을 피하며 살아야 한다는 평생의 구속에서 당신을 구출하고, 이 맛있는 성분이야말로 뇌의 기능을 최대로 보존해주는 성분임을 증명해 보이겠다. 우리가 지방을 맛있게 여기도록 진화한 데는 그럴 만한 이유가 있다. 뇌가 비밀리에 지방을 사랑하기 때문이다. 하지만 지난 수십 년 동안 지방은 건강에 해로운 영양분인 것처럼 악마 취급을 당했고, 안타깝게도 우리 사회는 지방을 혐오하고 탄수화물에 중독된 사회가 되고 말았다. 그러다 보니 자동적으로 건강에 이로운 지방의 섭취는 줄이고 탄수화물을 많이 먹게 되었는데, 이것은 건강에 도움이 되지 않는다. 광고, 체중 감량 회사, 식료품가게, 대중서적들은 인간적으로 가능한 선에서는 지방 섭취를 0에 가까울 정도로 낮추고, 콜레스테롤 섭취도 낮춰야 한다는 개념을 적극 홍보하고 있다. 건강에 해로운 문제를 일으키는 종류의 지방이 있는 것은 사실이다. 상업적으로 변형된 지방과 기름이 건강을 위협한다는 사실은 아무도 부정할 수 없을 것이다. 트랜스지방이 독으로 작용하고, 여러 가지 만성질환과 분명한 관련이 있다는 것이 과학적으로 입증되고 있다. 하지만 여기에 빠져 있는 메시지가 있다. 우리 몸은 '좋은 지방'이 들어와야 건강할 수 있다는 것이다. 그리고 콜레스테롤은 이런 좋은 지방 중 하나다. 글루텐이 없고 식이섬유가 많은 통곡물로 탄수화물을 아무리 많이 먹어도 지방이 없으면 몸이 건강할 수 없다.

흥미롭게도 사람이 반드시 섭취해야 하는 탄수화물 요구량은 사실상 0이다. 우리는 탄수화물 섭취를 최소화해도 살아남을 수 있다. 필요하면 간에서 탄수화물을 공급할 수 있기 때문이다. 하지만 지방 없이는 오래 살아남지 못한다. 안타깝게도 대부분의 사람이 지방을 먹는 것은 곧 살이 찌는 것이라고 잘못 생각하고 있다. 사실 비만과 그에 따른 대사상의 결과는 음식을 통한 지방 섭취와 거의 아무런 관련도 없고, 오히려 탄수화물 섭취와 관련이 많다. 콜레스테롤도 마찬가지다. 고콜레스테롤 식품을 먹는 것은 실제 콜레스테롤 수치에 아무런 영향도 미치지 않는다. 콜레스테롤 섭취가 늘면 심장질환의 위험도 높아진다는 주장은 완전히 틀린 소리다.

체중이 적정해도 고혈당과 고혈압이 발생할 수 있다는 증거

앞서 지적했듯이, 내가 이 책의 초판을 집필할 당시 초기 연구들은 고혈당과 인지 기능 저하 위험의 상관관계를 보여주었다. 그 이후로 진행된 다른 연구들도 동일한 결론을 내리고 있으며, 더 나아가 장기적인 고혈압과 뇌 기능 저하의 상관관계도 보여주었다. 인지 기능 저하의 위험이 더 이상 비만, 그리고 당뇨병 같은 대사장애와만 관련 있는 것이 아니라는 의미다. 탄수화물 섭취로 혈당을 높이는 것만으로도 위험이 높아질 수 있다. 체중이 적정하고 아무런 대사기능장애가 없는데도 조용히 고혈당 폭주가 일어나 당신을 위험구역으로 내몰 수 있다. 이런 메시지를 더 많은 사람에게 퍼뜨려야 한다.

앞에서 나는 혈당 수치가 엄밀하게 당뇨병에 해당하는지 여부에 상관없이, 고혈당이 있는 사람이 혈당이 정상인 사람보다 인지 기능 저하 속도가 더 빠르다는 것을 밝힌 연구에 대해 언급했다. 고혈당이 치매로 이어질 수 있는 데는 몇 가지 이유가 존재한다. 첫째, 고혈당은 혈관을 약화시켜 뇌에서 소규모 뇌졸중의 가능성을 높인다. 이것이 다양한 형태의 치매를 촉발할 수 있다. 둘째, 단순당simple sugar을 많이 섭취하면 뇌세포를 비롯한 세포들이 인슐린 저항성을 갖게 된다. 그럼 뇌세포가 죽는다.

정상 체중인 사람의 경우는 고혈당이 잠복해 있는 경우가 있지만, 비만인 사람은 고혈당을 기정사실로 봐야 한다. 이 과도한 지방이 특히나 해롭다. 지방은 조용한 조직이 아니다. 호르몬과 사이토카인을 분비하기 때문이다. 사이토카인은 염증성 단백질로, 염증 수치를 올리고 몸과 뇌 속에서 천천히 타는 불을 일으키기 때문에 인지 기능 저하에 기여할 수 있다. 존스홉킨스대학교의 신경학 교수 레베카 고테스만Rebecca Gottesman은 연구를 통해 비만이 있으면 노년에 뇌 속에 아밀로이드 단백질amyloid protein의 양이 많아질 위험이 2배로 커진다는 것을 발견했다. 이 아밀로이드판amyloid plaque은 알츠하이머병의 전형적인 특징이다. 2014년에 1980년대 고혈압이 있던 사람들과 없던 사람들을 포함한 수천 명의 미국인을 추적하면서 시작한 한 연구에서 고테스만은 비만 등의 다른 위험 요소와는 별개로 중년에 고혈압이 있는 것이 인지 기능 저하의 주요 요인임을 밝혀냈다.[3] 고테스만은 2017년에 훨씬 확정적인 후속 연구를 발표했다. 당뇨병, 고혈압, 흡연을 비롯해서 혈관 건강의 위험 인자를 안고 있는 중년의 미국인은 노년에 치매를 앓을 가능성이 훨씬 높게 나온 것이다.[4]

지방 유전자와 기발한 과학

이 책에 담은 모든 교훈 중에 당신이 정말 진지하게 받아들여주었으면 하는 것을 딱 한 가지 들라면, 바로 '자신의 유전체를 존중하라'는 것이다. 인간의 몸이 가장 선호하는 대사 에너지원은 탄수화물이 아니라 지방이고, 인간의 진화 과정 내내 그랬다. 우리는 지난 200만 년 동안 고지방 식단을 섭취해왔고, 우리의 식단에 탄수화물이 풍부해진 것은 약 1만 년 전 농업이 출현한 이후에야 일어난 일이었다. 그래서 우리는 여전히 수렵·채집인의 유전체를 갖고 있다. 이 유전체는 먹을 것이 풍부한 기간에는 우리의 살을 찌우도록 프로그램되어 있다는 점에서 절약적이다. 이 절약 유전자 가설thrifty gene hypothesis은 1962년에 유전학자 제임스 닐James Neel이 2형 당뇨병이 대단히 강한 유전적 기반을 가지고 있는 이유, 그리고 이런 부정적인 효과를 자연선택이 선호하게 된 이유를 설명하기 위해 처음으로 제안했다. 이 가설에 따르면 당뇨병에 잘 걸리게 만드는 유전자, 즉 '절약 유전자'가 역사적으로는 이롭게 작용했다고 한다. 이 유전자는 음식이 풍부할 때 빨리 살을 찌울 수 있게 도와주었다. 당시에는 오랫동안 먹을 것을 구하기 힘든 시기가 필연적으로 찾아왔기 때문이다. 하지만 현대 사회에 와서는 음식에 대한 접근 방식이 달라지면서 절약 유전자가 더 이상 필요하지 않게 됐지만, 그럼에도 여전히 유전자는 활동을 멈추지 않았다. 결코 찾아오지도 않을 기근에 우리 몸을 준비시키고 있는 것이다. 당뇨병과 긴밀하게 연결되어 있는 비만의 유행도 이 절약 유전자 때문에 생겼다고 여겨진다.

안타까운 일이지만 절약 유전자가 극적인 식단 변화에 적응해서 '지방을 저장하라'는 명령을 무시할 수 있을 정도로 유전체에 현저한 변화가 일어나려면 4~7만 년 정도가 걸린다. 어떤 사람은 자기가 지방의 성장과 유지를 촉진하는 유전자 때문에 체중 감량과 유지가 어려워 고통받고 있다고 믿고 싶어 하지만, 사실 우리 모두는 '지방 유전자'를 지니고 있다. 이것은 인간의 기본적인 체질의 일부이고 인간이 지구에 살아온 대부분의 시간 동안 우리의 생존을 가능케 해주었다.

우리 선조들은 열매가 익는 늦여름이 아니고는 의미 있는 수준의 탄수화물을 접할 수 없었다. 흥미롭게도 이런 유형의 탄수화물은 지방의 생성과 축적을 증가시키는 성향이 있어서 먹을 것과 칼로리가 부족한 추운 겨울을 버틸 수 있게 한다. 하지만 요즘의 우리는 몸에게 1년 365일 지방을 저장하라는 신호를 보내고 있다. 그리고 그로 인해 벌어지는 결과를 과학을 통해 배우고 있다.

1장에서 총 콜레스테롤과 인지 수행능력에 선형적인 상관관계가 있음을 밝혀냈다고 했던 프레이밍햄 심장연구는 빙산의 일각에 불과하다. 2012년 가을 <알츠하이머병 저널 Journal of Alzheimer's Disease>에 실린 한 보고서에 메이오 클리닉의 연구가 발표됐다. 그 연구는 탄수화물을 즐겨 먹는 노인은 경도인지장애 발생 위험이 거의 4배나 높다는 것을 밝혀냈다. 경도인지장애는 일반적으로 알츠하이머병의 전조로 여겨진다. 경도인지장애의 신호로는 기억력, 언어능력, 사고능력, 판단능력의 문제 등이 있다. 이 연구에 따르면, 몸에 좋은 지방을 가장 많이 섭취한 사람들은 인지기능 장애를 경험할 확률이 42퍼센트 줄어들었다. 그리고 닭고기, 육류, 생선 등 몸에 좋은 영양공급원으로부터 단백질을 제일 많이 섭취한 사람들은 위험이 21퍼센트 감소했다.[5]

식단과 치매 위험에서 나타나는 패턴을 조사하는 초기 연구들에서도 비슷한 결과가 나왔다. 알츠하이머병이 있는 뇌와 건강한 뇌 사이의 지방 함량 차이를 실제로 비교해본 최초의 연구 중 하나가 1998년에 발표됐다.[6] 이 사후 연구에서 네덜란드의 연구자들은 알츠하이머병 환자들이 대조군에 비해 뇌척수액에서 지방, 특히 콜레스테롤과 유리지방산 free fatty acid의 양이 현저히 감소해 있는 것을 발견했다. 이 결과는 알츠하이머병 환자가 이 병에 취약하게 만드는 결함 유전자 ApoE ε4를 갖고 있는지 여부와는 상관이 없었다.

2007년에 <신경학> 학술지에서는 만 65세 이상이고 뇌 기능이 완전히 정상적인 참가자 8천여 명을 조사한 연구를 발표했다. 이 연구는 참가자들을 4년까지 추적했고, 그 기간 동안 280명 정도가 치매에 걸렸다(280명 대부분이 알츠하이머병으로 진단받았다).[7] 연구자들은 이들의 식습관에서 패턴을 확인하는 것을 목표로 했고, 곧바로 생선 섭취에 대한 조사에 들어갔다. 생선에는 뇌와 심장의 건강에 좋은 오메가-3 지방이 많이 함유되어 있다. 생선을 절대 먹지 않는 사람의 경우 4년의 추적 기간 동안 치매와 알츠하이머병의 위험이 37퍼센트 증가했다. 매주 생선을 섭취한 사람들의 경우 이 병에 걸릴 위험이 44퍼센트 정도 감소했다. 규칙적으로 버터를 먹는 사람은 치매나 알츠하이머병의 위험에 별다른 변화가 없었지만, 올리브유, 아마씨유, 호두기름 등 오메가-3 성분이 풍부한 기름을 주기적으로 섭취한 사람들은 그렇지 않은 사람에 비해 치매가 생길 가능성이 60퍼센트 줄어들었다. 연구자들은 또한 미국식 식단에 많이 들어 있는 오메가-6가 풍부한 기름은 많이 먹지만 오메가-3가 많은 기름이나 생선은 먹지 않는 사람이, 오메가-6가 풍부한 기름을 먹지 않는 사람에 비해 치마에 걸릴 가능성이 2배 높았다고 밝혔다. (이 지방에 대한 더 자세한 설명은 다음의 칼럼을 참조하라.) 2016년에는 참가자가 18만 1천 명이 넘는 21개의 코호트 연구를 검토한 대규모 연구를 통해 이 모든 내용이 확인됐다.[8] 이 연구는 <미국 임상영양학회지 American Journal of Clinical Nutrition>에 발표되었고, 인지기능장애 위험을 낮추기 위해서는 수산물 섭취를 늘릴 것을 권장했다.

흥미롭게도 이 연구들 중에는 오메가-3 기름의 섭취가 오메가-6 기름의 해로운 영향을 상쇄할 수 있다고 지적한 연구가 많았다. 그래서 연구자들은 오메가-3가 없는 상태에서 오메가-6를 먹는 것을 주의하라고 경고했다. 나는 이런 연구결과들이 대단히 뜻밖이고, 또 유익하다고 생각한다.

좋은 오메가

요즘에는 오메가-3 지방과 오메가-6 지방에 대한 이야기를 참 많이 듣는다. 전체적으로 볼 때 오메가-6 지방은 '나쁜 지방'으로 분류된다. 이것은 어느 정도 염증을 촉진하는 성질이 있고, 이 지방의 과도한 섭취가 뇌 장애와 관련이 있다는 증거도 존재한다. 안타깝게도 미국인의 식단은 오메가-6 지방이 극단적으로 많다. 이 성분은 홍화유, 옥수수유, 카놀라유, 해바라기유, 콩기름을 비롯한 많은 식물성 기름에 들어 있다. 식물성 기름은 미국인의 식단에서 일등 지방공급원에 해당한다. 인류학 연구에 따르면, 우리 수렵·채집인 선조들은 오메가-6와 오메가-3 지방을 대략 1:1 비율로 섭취했다.[9] 오늘날에는 진화적 표준과 비교할 때 10~25배 더 많은 오메가-6 지방을 섭취하는 반면, 건강에 좋고 뇌에 활력도 불어넣는 오메가-3 지방의 섭취는 극적으로 줄어들었다(일부 전문가는 뇌 건강에 좋은 오메가-3 지방산의 섭취가 늘어난 것이 사람의 뇌 크기가 3배로 커질 수 있었던 이유라고 믿는다). 다음의 표는 다양한 기름에 들어 있는 오메가-6와 오메가-3의 함량을 보여준다.

기름	오메가-6 함량	오메가-3 함량
카놀라유	20%	9%
옥수수유	54%	0%
면실유	50%	0%
아마씨유	14%	57%
땅콩기름	32%	0%
홍화유	75%	0%
참기름	42%	0%
콩기름	51%	7%
해바라기유	65%	0%
호두기름	52%	10%

참고: 올리브유는 올리브라는 열매로 만들기 때문에 식물성 기름vegetable oil은 아니다. 올리브유에는 오메가-3와 오메가-6가 모두 들어 있지만, 이것이 건강에 이로운 가장 큰 이유는 단일불포화지방산monounsaturated fatty acid, 주로 올레산oleic acid에 있다. 코코넛오일에는 어떤 오메가 지방도 들어있지 않다. 여기에는 중간사슬지방산medium chain fatty acid이 들어 있는데 이것에 대해서는 뒤에서 더 자세히 알아보겠다.

해산물은 오메가-3 지방산이 풍부하게 들어 있는 공급원이다. 심지어 야생 소고기, 양고기, 사슴고기, 버팔로고기에도 이 좋은 지방이 많이 들어 있다. 하지만 주의할 점이 있다. 동물에게 옥수수나 콩 같은 곡물을 먹여서 키우면, 식단

> 에 적절한 양의 오메가-3가 들어 있지 않아서 그 고기에도 이런 필수영양분이 결핍되게 된다. 그래서 목초를 먹여 키운 소와 자연산 생선을 섭취하는 것이 좋다.

치매 외에 다른 신경학적 문제도 지방 섭취 저하, 특히 콜레스테롤 수치 저하와 관련이 있다. 미국 국립보건원에서 발표한 보고서에서 연구자들이 노인의 기억기능을 콜레스테롤 수치와 비교해보았다. 그 결과, 치매로 고통받지 않는 사람들은 콜레스테롤 수치가 높을 경우 기억기능이 더 나았다. 이 보고서는 이렇게 깔끔하게 결론을 내리고 있다. "고콜레스테롤이 더 나은 기억기능과 관련되어 있다." 그 뒤로 이어지는 논의에서 연구자들은 이렇게 단언했다. "만 85세 넘어서까지 생존한 사람, 특히 콜레스테롤 수치가 높은 사람이 더 건장할 가능성이 있다."[10]

파킨슨병도 낮은 콜레스테롤 수치와 강한 상관관계가 있다. 네덜란드의 연구자들은 2006년에 <미국 역학 저널American Journal of Epidemiology>에 발표한 보고서에서 다음과 같은 사실을 입증해 보였다. "총 콜레스테롤의 혈청 수치가 높은 것은 용량-효과 관계dose effect relation 와 함께 파킨슨병 위험의 현저한 감소와 관련이 있었다."[11] 사실 2008년에 학술지 <운동장애Movement Disorders>에 발표된 다른 연구에서는 LDL 콜레스테롤(소위 나쁜 콜레스테롤) 수치가 제일 낮은 사람은 파킨슨병에 걸릴 위험이 대략 350퍼센트 정도 더 높은 것으로 나왔다![12]

어떻게 이럴 수 있는지 이해하려면 내가 1장에서 주었던 힌트를 다시 떠올려보면 된다. LDL은 운반단백질이고 이것이 그 자체로 나쁜 것은 아니라는 힌트 말이다. 뇌에서 LDL이 맡은 기본적인 역할은 생명을 주는 콜레스테롤을 포획해서 뉴런에게 전달하는 것이다. 그럼 뉴런 속에서 이 콜레스테롤은 대단히 중요한 기능들을 수행한다. 당신도 이제는 이해하겠지만 콜레스테롤 수치가 낮으면 뇌가 제대로 작동하지 못한다. 그리고 그 결과로 신경학적 문제가 발생할 위험이 현저하게 높아진다.

여기서 주의할 부분이 있다. LDL 분자가 일단 자유기 때문에 손상을 받으면 콜레스테롤을 뇌로 운반하는 능력이 현저히 저하된다는 점이다. 산화 작용이 LDL의 기능을 파괴하는 것에 덧붙여, 당분도 LDL에 결합해서 산화 작용을 가속함으로써 LDL의 기능을 망가뜨릴 수 있다. 이런 일이 일어나면 LDL은 더 이상 별아교세포 astrocyte에 들어가지 못한다. 별아교세포는 뉴런에 영양 공급을 담당하는 세포다. 지난 10년 동안 새로운 연구를 통해 산화 LDL oxidized LDL이 죽상경화증의 발생에 핵심 요인임이 입증됐다. 따라서 우리는 LDL의 산화 위험을 줄일 수만 있다면 할 수 있는 일은 다 해야 한다. 그런 산화 위험을 높이는 핵심 요인은 바로 높은 포도당 수치다. 당 분자는 LDL과 결합해서 모양을 바꾸어놓기 때문에 당이 존재하는 상황에서는 LDL이 산화될 가능성이 훨씬 높다. 단백질과 당 분자 사이의 이런 반응으로 생기는 산물인 당화단백질 glycosylated protein은 비당화단백질 nonglycosylated protein과 비교해서 자유기 형성을 50배나 증가시킨다. LDL 자체는 적이 아니다. 고탄수화물 식생활이 LDL을 산화시켜 죽상경화증의 위험을 높이면 그것이 문제가 되는 것이다. 여기에 덧붙이면, LDL 분자가 당화되면 콜레스테롤을 뇌세포로 전달하지 못하기 때문에 뇌 기능에 문제가 생긴다.

어쩐 일인지 우리는 지방을 먹으면 콜레스테롤이 높아지고, 이것이 심장마비와 뇌졸중의 위험을 높인다고 믿게 됐다. 20년 전부터 연구들이 오히려 그 반대라는 것을 입증해 보이고 있음에도 이런 개념이 계속해서 대중에게 널리 퍼져 있다. 1994년에 <미국 의학협회지>에서는 콜레스테롤 수치가 높은 노인(240mg/dL 이상)과 수치가 정상인 노인(200mg/dL 이하)을 비교한 실험을 발표했다.[13] 예일대학교의 연구자들은 4년의 기간에 걸쳐 거의 1천 명에 이르는 참가자를 대상으로 총 콜레스테롤과 고밀도지단백질 high density lipoprotein, HDL을 측정했다. 그리고 심장마비와 불안정한 협심증으로 인한 입원, 심장질환이나 다른 원인으로 인한 사망률도 추적해보았다. 그 결과, 두 집단 사이에서 차이가 발견되지 않았다. 총 콜레스테롤 수치가 낮은 사람들도 총 콜레스테롤이 높은 사람만큼이나 심장마비를 앓거나 죽는 경우가 많았다. 그리고 여러 개의 대규모 연구를 검토한 리뷰 논문에서도 콜레스테롤 수치와 심장질환의 상관관계를 찾아내는 데 늘 실패했다.[14] 이런 연구가 쌓이다 보니 한때 프레이밍햄 심장연구에 참여했고, 2013년에 만 95세의 나이로 사망한 조지 만 George Mann 박사는 70년대에 이런 입장을 공식적으로 표명했다.

지방이나 콜레스테롤을 많이 섭취하면 심장질환이 생긴다고 하는 식생활-심장 가설 diet-heart hypothesis은 틀린 주장이라는 것이 반복해서 입증되었는데도 자존심, 이윤, 편견 등의 복잡한 이유로 인해 과학자, 연구비 지원 기업, 식품 회사, 심지어 정부기관에서는 계속해서 이 가설에 매달리고 있다. 대중은 20세기 가장 큰 건강 사기에 속고 있는 것이다.[15]

만 박사는 의학 학술지에 200편이 넘는 논문을 발표했을 뿐 아니라 1993년에 나온 《관상동맥질환 Coronary Heart Disease: The Dietary Sense and Nonsense》을 비롯한 몇 권의 책을 통해 자신의 관점을 알리기도 했다.[16] 콜레스테롤 수치를 낮추면 건강하게 더 오래 살 수 있다는 믿음만큼 잘못된 미신도 없다. 만 박사의 책이 나오고 4년 후인 1997년에 일류 의학 학술지 <랜싯 The Lancet>에 보고서가 하나 등장했다. 이 보고서에서 네덜란드의 연구자들은 평균 연령 89세의 노인 724명을 10년간 추적하면서 연구했다.[17] 그리고 이들은 매우 특이한 점을 발견했다. 연구 기간 동안 642명의 참가자가 사망했고, 총 콜레스테롤 수치에서 39포인트 올라갈 때마다 사망 위험도 mortality risk는 15퍼센트 낮아졌다. 이 연구에서 고콜레스테롤 집단과 저콜레스테롤 집단에서 관상동맥질환으로 사망할 위험에는 아무런 차이도 나타나지 않았다. 콜레스테롤을 낮추는 막강한 약물을 복용하는 노인의 숫자가 엄청나게 많은 점을 고려하면 정말 믿기 어려운 결과다. 노년층에서 흔한 다른 사망 원인들이 낮은 콜레스테롤 수치와 극적인 연관이 있는 것으로 밝혀졌다. 저자들은 이렇게 말했다. "다른 항목에 비해 총 콜레스테롤 항목에서 가장 높은 수치가 나온 참가자 사이에서 암과 감염으로 인한 사망이 현저히 낮게 나왔다. 이 항목에서 전체 원인 사망률all-cause mortality이 낮게 나온 이유를 이것으로 대략 설명할 수 있다." 바꿔 말하면, 총 콜레스테롤 수치가 높은 사람들은 그 수치가 낮은 사람들에 비해 노년층에서 치명적으로 작용하는 흔한 질병인 암이나 감염으로 사망할 위험이 더 낮았다는 의미다. 최저 콜레스테롤 집단과 최고 콜레스테롤 집단을 비교해보면, 이 연구 기간 동안 사망할 위험이 최고 콜레스테롤 집단에서는 무려 48퍼센트나 감소했다. 고콜레스테롤이 수명을 연장할 수 있다는 것이다.

신경계 전체에 콜레스테롤이 미치는 긍정적인 영향을 주제로 진행된 연구 중 가장 뛰어나다고 할 수 있는 연구가 이미 10년 전에 나와 있다. 2008년에 <신경학>에 발표된 한 보고서에서는 고콜레스테롤이 루게릭병에서 보호 요인으로 작용한다고 기술하고 있다.[18] 루게릭병은 의미 있는 치료법이 나와 있지 않다. 나도 임상에서 이 파괴적인 질병을 하루가 멀다 하고 만나고 있다. 루게릭병은 운동신경의 만성 퇴행성 질환으로, 결국에는 질병이 개시되고 2~5년 사이에 사망으로 이어진다. (FDA에서 루게릭병 치료제로 승인한 약은 리루텍Rilutek 한 가지밖에 없다. 이 약은 수명을 기껏해야 3개월 정도 연장해주는 것으로 나온다. 2017년에 FDA에서는 이 질병과 관련된 일상 기능의 저하를 감소해주는 약물인 라디카바Radicava를 승인했다. 리루텍은 아주 값비싸고 간에 독성을 나타내서 대부분의 환자가 복용을 거부한다. 반면 라디카바는 부작용이 따르는데, 그중 가장 눈에 띄는 것은 아황산염 성분으로 나타나는 심각한 알레르기 반응이다.)

하지만 프랑스 연구자들이 2008년에 보고한 연구에서는 정상 대조군과 비교했을 때 콜레스테롤 비율이 상당히 높은 환자가 낮은 환자에 비해 평균적으로 1년 더 살았다. 이 연구의 저자들은 이렇게 말하고 있다. "고지혈증(콜레스테롤 수치가 높은 것)은 근위축성 축삭경화증(루게릭병) 환자의 생존에서 중요한 예후 인자다. 이러한 발견은 영양학적으로 개입하는 전략이 이 질병의 경과에 중요하며, 지질 저하제로 이 환자들을 치료하는 것에 주의해야 함을 말해준다."

하지만 잠깐! 여기서 끝이 아니다. 지방에 대한 이야기를 뇌 건강에만 국한할 수는 없다. 지방과 심장 건강에 관한 과학 문헌도 엄청나게 많이 나와 있다. 하지만 당신이 생각하는 맥락과는 좀 다를 것이다. 2010년에 <미국 임상영양학회지>에서 지방, 특히 포화지방과 심장질환에 관한 미신 뒤에 숨은 진실을 밝히는 놀라운 연구가 발표됐다.[19] 이 연구는 5~23년까지 34만 명 이상의 참가자를 추적 관찰하고 기존에 나와 있는 21편의 의학 보고서를 후향적 검토retrospective evaluation 한 것이다. 이 연구에서는 다음과 같이 결론 내리고 있다. "포화지방의 섭취는 관상동맥질환, 뇌졸중, 심혈관질환의 위험 증가와 관련이 없었다." 포화지방 섭취가 제일 적은 경우에서 제일 많은 경우까지 비교해보니 관상동맥질환의 실제 위험이 포화지방을 제일 많이 섭취하는 집단에서 19퍼센트 낮게 나왔다. 저자들은 또한 이렇게 말하고 있다. "우리의 연구결과는 출판 편향publication bias이 존재함을 암시한다. 즉, 의미 있는 상관관계가 있다고 결론 내리는 연구가 출판이 더 잘 된다는 것이다." 여기서 저자들이 암시하는 것은 대형 제약업체의 구미에 맞는 결론, 그리고 주류의 견해(즉, 지방이 심장질환을 일으킨다)와 더 유사한 결론을 제시하는 연구일수록 출판될 가능성이 높아진다는 것이다. 하지만 우리는 포화지방을 섭취할 때 더 건강해진다. 《지질 생화학 입문Lipid Biochemistry: An Introduction》의 저자 마이클 거Michael Gurr의 말을 빌리면, "관상동맥질환을 일으키는 것이 무엇이든, 포화지방산을 많이 섭취하는 것이 그 주요 원인은 아니다."[20]

<미국 임상영양학회지>의 후속 보고서에서 전 세계 영양학 분야의 선도적 연구자들로 구성된 자문단은 이렇게 분명하게 얘기했다. "현시점에서는 포화지방산 섭취와 이런 결과(비만, 심혈관질환, 암 발생률, 골다공증)들 사이에 명확한 상관관계가 존재하지 않는다." 이어서 이 연구자들은 연구가 "비만과 신체활동으로 반영되는 인슐린 저항성과 탄수화물의 질과 양 사이의 생물학적 상호작용"을 겨냥해서 진행되어야 한다고 말한다.[21]

지방, 특히 콜레스테롤이 풍부한 음식의 이로움을 보여주는 연구들을 더 살펴보기에 앞서, 우리가 어쩌다가 건강한 뇌에 영양을 공급하고 활기차게 오래 살 수 있도록 힘을 불어넣어주는 음식들을 거부하는 지경까지 오게 됐는지 먼저 생각해보자. 그럼 식이지방과 심장 건강의 관계를 짧게 돌아보아야 하는데, 이 이야기는 뇌의 건강과도 직접적으로 관련이 있다.

역사 이야기

대부분의 미국인은 인생의 어느 시점에서 한 번쯤은 버터보다 마가린을 더 많이 먹어본 적이 있고, 붉은 살코기, 달걀, 치즈 같은 음식을 한 접시 뚝딱 먹어치우고서 먹지 말아야 할 것을 먹은 것 같은 죄책감을 느끼고, 괜히 '저지방', '무지방', '무콜레스테롤'이라는 라벨이 붙은 식품으로 손이 갔던 경험이 있을 것이다. 당신이 그런 선택을 했다고 나무랄 생각은 없다. 우리 모두는 같은 사회에 살고 있고, 이 사회는 전문가의 말에 따라 무엇이 좋고, 무엇이 나쁜지를 판단하는 사회니까 말이다. 우리는 지난 몇 세대에 걸쳐 인간의 건강을 이해하기 위한 역사적인 사건들을 거쳐왔고, 우리를 아프고 병에 잘 걸리게 만드는 것에 대해 놀라운 사실들을 발견했다. 사실 20세기로 넘어오는 시기는 기술과 의학의 발전으로 미국인의 생활에 거대한 변화가 일어나기 시작한 시기였다. 불과 10~20년 사이에 항생제, 백신, 공공의료에 널리 접근할 수 있게 됐고, 전체 평균수명을 현저히 깎아 먹던 흔한 아동 질환이 완전히 사라지거나 적어도 더 나은 통제 아래 둘 수 있게 됐다. 더 많은 사람이 농촌의 생활 방식을 뒤로하고 도시로 모여들었다. 우리는 더 많은 교육을 받고, 더 많은 정보를 얻고, 훨씬 더 세련되어졌다. 하지만 많은 면에서 우리는 또한 더 쉽게 조바심을 내고, 아직 완전히 해독되거나 입증되지 않은 정보에도 훨씬 잘 속아 넘어가게 됐다. 당신은 기억 못 하겠지만 한때는 의사들이 흡연을 권하던 시절도 있었다. 하지만 다이어트의 세계에서는 이런 무지한 행동이 보이지 않게 계속 일어났고, 슬프지만 지금도 여전하다.

1900년에 일반적인 도시 거주자들은 하루에 2,900칼로리를 섭취했고, 이 중 40퍼센트는 포화지방과 불포화지방에서 같은 비율로 얻었다. (농장에 살면서 일하는 시골 가족들은 아마도 더 많은 칼로리를 섭취했을 것이다.) 이들의 식단은 버터, 달걀, 육류, 곡물 그리고 제철 과일과 채소로 채워졌다. 과체중인 미국인은 드물었고, 가장 흔한 사망 원인 3가지는 폐렴, 결핵, 설사 및 장염이었다.

미국 농무부에서 식품의 동향을 추적하기 시작한 것도 20세기가 시작할 무렵이었다. 그래서 미국인이 섭취하는 지방 종류의 변화를 파악할 수 있었다. 사람들은 버터 대신 식물성 기름을 사용하기 시작했고, 식품제조업체에서는 식물성 기름을 버터와 비슷하게 만들려고 수소화 과정을 통해 경화유를 만들게 됐다. 그리하여 매년 3.6킬로그램의 버터와 1.3킬로그램 정도의 식물성 기름을 섭취하던 우리가 1950년 즈음에는 4.5킬로그램의 버터와 4.5킬로그램 이상의 식물성 기름을 먹게 됐다. 마가린도 우리 식단에 신속하게 자리를 잡아서, 20세기가 시작할 무렵에는 사람들이 1년에 900그램 정도만 먹었지만 20세기 중반에 가서는 3.6킬로그램 정도를 먹게 됐다.

소위 지질 가설 lipid hypothesis 이라는 것은 19세기 중반부터 있었지만, 과학자들은 20세기 중반이 되어서야 지방이 많은 식단과 지방이 낀 동맥의 상관관계를 밝히려 달려들었다. 관상동맥질환으로 인한 사망이 늘기 시작했기 때문이다. 이 가설에 따르면, 동물성 지방은 혈중 콜레스테롤 수치를 높이고 콜레스테롤과 다른 지방을 동맥에 플라크의 형태로 침착시킨다고 한다. 이 가설을 보강하기 위해 안셀 키스Ancel Keys라는 미네소타대학교의 공중보건 연구자는 7개 국가의 인구집단이 식단에서 지방으로 섭취하는 칼로리와 심장질환으로 인한 사망 사이에 거의 직접적인 상관관계가 존재한다는 것을 보여주었다. (그는 사람들이 많은 지방을 먹지만 심장질환에 걸리지 않는 국가나 지방 섭취가 적지만 치명적인 심장마비가 잘 생기는 국가 등 이 패턴과 맞아떨어지지 않는 국가들은 무시해버렸다.) 지방에서 얻는 칼로리가 10퍼센트밖에 안 되는 일본은 관상동맥질환으로 인한 사망률이 제일 낮아서 1천 명당 1명 미만이었다. 반면, 칼로리의 40퍼센트를 지방에서 얻는 미국의 경우 1천 명당 7명꼴로 관상동맥질환으로 인한 사망률이 제일 높았다.[22] 이런 패턴을 얼핏 봐서는 지방은 나쁜 것이며 심장질환의 주범이라는 개념을 지지하는 듯 보인다. 당시에는 이런 수치가 상황의 전반을 제대로 보여주지 못한다는 사실을 과학자들은 거의 알지 못하고 있었다.

하지만 연구자들이 프레이밍햄 심장연구를 비롯해서 이를 입증할 증거를 더 많이 찾아내려 애쓰다 보니 이 잘못된 생각은 그 후로 수십 년 동안 지속됐다. 이 증거들은 콜레스테롤 수치가 높은 사람은 관상동맥질환으로 진단받아 그 때문에 사망할 가능성이 더 높다고 보여주었다. 1956년에 미국 심장협회American Heart Association에서는 '건강 식사 지침prudent diet'을 밀어붙이기 시작했다. 이 지침에서는 버터, 라드, 달걀, 소고기를 마가린, 옥수수유, 닭고기, 시리얼로 대체할 것을 권했다. 1970년대에 들어서는 지질 가설이 완전히 뿌리를 내렸다. 이 가설의 핵심에는 콜레스테롤이 관상동맥질환을 유발한다는 단호한 주장이 자리 잡고 있었다.

이런 상황에서 자연스럽게 정부에서도 무언가를 해야 한다는 분위기가 생겨났고, 결국은 1977년에 영양 및 인간의 필요에 관한 미국 상원 특별위원회 Senate's Select Committee on Nutrition and Human Needs를 통해 '미국의 식사 개선 목표 Dietary Goals for the United States'가 발표됐다. 대충 짐작하겠지만 이것의 목표는 지방 섭취를 줄이고 콜레스테롤 함량이 높은 식품을 피하는 것이었다. 동맥을 막는 포화지방은 특히나 나쁜 존재로 여겨졌다. 육류, 우유, 달걀, 버터, 치즈, 그리고 코코넛오일과 팜유 같은 열대 기름의 수요가 내리막길을 걸었다. 그리고 이런 관점은 지방 수치를 낮추는 약물 개발에 초점을 맞춘 수십억 달러 규모의 제약 산업이 진출할 길을 닦아주었다. 그와 동시에 건강 전문가들은 사람들에게 이제는 나쁜 것이라는 낙인이 찍힌 지방을 탄수화물, 그리고 콩기름, 옥수수유, 면실유, 카놀라유, 땅콩기름, 홍화유, 해바라기유 등 가공한 다불포화 식물성 기름으로 대체할 것을 조언하기 시작했다. 패스트푸드 점들은 1980년대 중반부터 이 조언을 충실히 따라서 소고기 지방과 팜유를 부분적으로 수소화한(트랜스지방) 식물성 기름으로 음식을 튀기기 시작했다. 그 후로 미국 농무부에서 식품 지침을 변경하기는 했지만 '지방은 나쁘고, 탄수화물은 좋다'는 개념을 전달하고 있는 것은 여전하다. 사실 새로운 지침에는 지방이 전혀 포함되어 있지 않다. 그래서 지방이 건강한 식단에 해당하고, 어떤 지방이 좋은 것인지 알고 있는 소비자들을 아주 혼란스럽게 만들고 있다.[23]

은퇴한 심장외과 전문의이자 워싱턴대학교의 외과 명예교

수인 도널드 W. 밀러Donald W. Miller 박사는 2010년에 '저탄수화물, 고포화지방 식단이 건강에 주는 이로움Health Benefits of a LowCarbohydrate, HighSaturatedFat Diet'이라는 논문에서 이 점을 분명하게 말했다. "과도한 탄수화물이 건강을 파괴하고 포화지방이 건강에 이롭다는 사실이 널리 알려지면, 60년간 식단에서 군림하던 저지방, 고탄수화물 식생활도 종말을 맞이하게 될 것이다."[24] 지질 가설은 이 가설을 지지하는 연구보다 가설과 모순을 일으키는 연구의 숫자가 더 많음에도 불구하고 수십 년 동안 심혈관학계를 지배해왔다. 지난 30년 동안에는 저지방, 저콜레스테롤 식단을 먹어 혈청 콜레스테롤 수치를 낮추는 것이 심장마비를 예방하고 사망률을 낮춰준다는 것을 명백하게 입증한 연구가 한 편도 나오지 않았다. 그리고 밀러 박사가 지적한 대로 전 세계 인구집단을 대상으로 진행된 연구들은 지질 가설을 뒷받침하지 않는다. 1968년으로 돌아가도 저지방 식단이 이상적이라는 개념을 단호하게 부정하는 연구들을 찾아볼 수 있다. 그해에 국제 죽상경화증 프로젝트International Atherosclerosis Project에서 14개 국가에서 2만 2천 구의 시신을 조사해보았는데 지방이 많은 동물성 식품을 많이 먹었는지, 거의 채식주의 식단을 따랐는지에 상관없이 동맥 플라크의 유병률은 전 세계 어디든 심장질환 비율이 높은 지역이나, 심장질환이 거의 혹은 전혀 없는 지역 모두에서 동일했다.[25] 이는 동맥 벽이 두터워지는 것은 그저 노화에 따르는 피할 수 없는 과정이고, 이것이 꼭 임상적인 심장질환과 상관이 있는 것은 아니라는 의미다.

포화지방 섭취가 심장질환의 범인이 아니라면 대체 무엇이 범인일까? 이제 뇌의 관점에서 이런 상황들을 살펴본 후에 다시 심장 문제로 돌아와보자. 이제 곧 비만과 뇌 질환 모두의 근본 원인을 이해하게 될 것이다.

탄수화물, 당뇨병, 뇌 질환

앞에서 이미 자세히 설명했지만 곡물과 탄수화물은 혈당을 폭증시켜 뇌에 불을 지른다. 이것은 뇌에 직접적으로 부정적인 영향을 미치고, 이어서 일련의 염증 과정을 촉발시킨다. 이제 여기서 신경전달물질neurotransmitter이 등장한다. 신경전달물질은 기분과 뇌의 주요 조절자이고, 혈당이 올라가면 세로토닌serotonin, 에피네프린, 노르에피네프린, GABA, 도파민 등의 신경전달물질이 즉각적으로 고갈된다. 그와 동시에 이런 신경전달물질(그리고 몇백 가지 다른 성분도)을 만드는 데 필요한 비타민 B-복합체가 바닥난다. 마그네슘의 수치도 감소한다. 이것은 신경계와 간 모두에 불리한 상황이다. 더군다나 고혈당은 '당화glycation 반응'을 촉발한다. 이것에 대해서는 다음 장에서 자세히 설명하겠다. 아주 간단하게 설명하면, 당화 반응은 포도당, 단백질, 어떤 지방이 서로 뒤엉키면서 뇌를 비롯한 인체의 조직과 세포를 딱딱하고 유연성이 떨어지게 만드는 생물학적 과정이다. 좀 더 구체적으로 말하자면 당분 분자와 뇌 단백질이 결합해서 치명적인 새로운 구조물을 만들어내는 것인데, 이 구조물은 다른 그 어떤 요소보다도 뇌와 뇌 기능의 퇴화에 크게 기여한다. 뇌는 포도당의 당화 반응으로 인한 파괴에 대단히 취약하다. 그리고 글루텐 같은 강력한 항체가 손상을 가속하면 더 악화된다. 신경학적으로 표현하면 당화 반응은 핵심적인 뇌 조직의 위축에 기여할 수 있다.

가당음료 외에도 곡물 기반의 음식들은 미국인의 식단에서 탄수화물 칼로리 양을 높이는 데 큰 역할을 하고 있다. 파스타에서 나온 것이든, 쿠키, 케이크, 베이글 혹은 건강에 좋을 것 같은 통곡물 빵에서 나온 것이든 식품의 선택에서 비롯된 탄수화물 부하는 궁극적으로 뇌의 건강과 기능을 강화하는 데 도움이 되지 않는다. 이 목록에 감자, 옥수수, 과일, 쌀 같은 다른 고탄수화물 식품들을 더하면 현재 미국인이 탄수화물 중독에 빠져 있다는 표현도 무리가 아니다. 그리고 우리 문화권에서 대사기능장애와 당뇨병이 유행처럼 창궐하고 있는 것도 놀랍지 않다.

고탄수화물 섭취와 당뇨병 사이의 관계를 입증하는 데이터는 명확하게 나와 있다. 1992년에 미국 정부는 고탄수화물, 저지방 식단을 옹호했다. 1994년에는 미국 심장협회와 미국 당뇨병협회 American Diabetes Association가 이를 그대로 따랐다. 그래서 미국 당뇨병협회에서는 미국인이 칼로리의 60~70퍼센트를 탄수화물에서 섭취할 것을 권장했다. 그리하여 1994~2015년 사이에 당뇨병 발생 건수가 3배로 증가했다.[26] 다음의 1958~2015년의 그래프가 가파른 경사를 그리는 것에 주목하자. 이 기간 동안 당뇨병으로 진단받은 미국인의 숫자가 고작 158만 명에서 무려 2,335만 명으로 불어났다.

이것은 정말 중요한 부분이다. 당신도 이미 알고 있겠지만 당뇨병이 생기면 알츠하이머병의 위험이 2배로 높아지기 때문이다. 혈당 문제가 이제 막 시작된 당뇨병전단계에 들어가기만 해도 뇌 기능이 저하되면서 뇌의 기억중추가 위축된다. 이것은 또한 본격적인 알츠하이머병의 독립적 위험 요인이기도 하다.

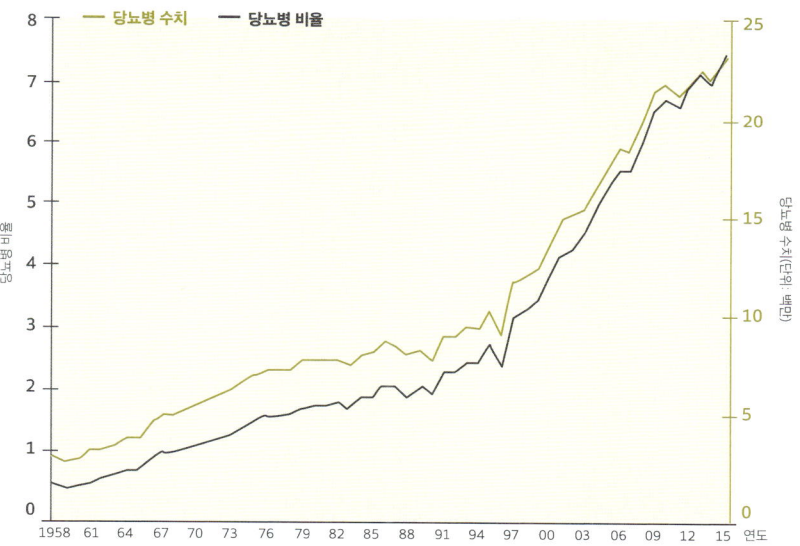

당뇨병으로 진단받은 미국인의 수치와 비율(1958~2015년)

당뇨병과 치매의 관계를 더 빨리 알아차리지 못했다는 것이 믿기지 않지만, 종단 연구를 통해 단편적 사실들을 이어가며 이런 결론을 도출하기까지 시간이 많이 걸렸다. 이런 관계로부터 뻗어 나오는 당연한 질문을 생각하는 데도 시간이 오래 걸렸다. 대체 당뇨병은 어떻게 치매에 기여하는 것일까? 앞에서 이미 몇 가지 언급했지만 환기하는 의미에서 다시 짚고 넘어가자. 첫째, 인슐린 저항성이 생기면 뇌세포가 굶어죽을 뿐만 아니라, 몸도 아밀로이드 단백질을 분해하지 못하게 돼서 뇌 질환과 관련이 있는 악명 높은 플라크가 형성된다. 둘째, 고혈당은 산소를 함유한 어떤 분자를 생산하는데, 이것이 세포를 손상시키고 염증을 일으켜 결국 뇌를 비롯한 몸 다른 곳의 동맥을 딱딱하고 좁아지게 만듦으로써 위협적인 생물학적 반응을 촉발한다. 죽상경화증이라고 부르는 이 질병은 폐색과 뇌졸중으로 뇌조직이 죽을 때 일어나는 혈관성 치매로 이어질 수 있다. 우리는 심장의 관점에서 죽상경화증을 생각하는 경향이 있지만 뇌도 동맥 벽의 변화에 마찬가지로 영향을 받을 수 있다. 2004년에 호주의 연구자들은 리뷰 논문에서 다음과 같이 과감한 말을 던졌다. "현재는 죽상경화증이 혈관 벽에서의 지질과 단백질 산화를 특징으로 하는 고조된 산화 스트레스 상태에 해당한다는 공감대가 형성되어 있다."[27] 이들은 또한 이런 산화가 염증에 대한 반응이라고 지적했다.

가장 심란한 연구결과는 2011년에 일본 연구자들로부터 나왔다. 이들이 60세 이상의 남성과 여성 1천 명을 조사해보았더니, "당뇨병이 있는 사람은 다른 참가자들에 비해 15년 안으로 알츠하이머병이 생길 위험이 2배나 높았다. 그리고 종류를 막론하고 치매가 생길 확률도 1.75배 높았다."[28] 연구자들이 연령, 성별, 혈압, 체질량지수BMI 등 당뇨병 및 치매의 위험 모두와 관련이 있는 몇 가지 요인을 고려해 넣어도 이런 상관관계는 그대로 유지됐다. 지금까지 이 책에서 계속 강조해온 것처럼 이제 새로 등장하는 연구들은 혈당을 조절하고 2형 당뇨병의 위험 요인을 줄이는 것이 치매 위험을 크게 낮출 수 있다고 보고하고 있다.

기쁘게도 나는 뉴욕대학교의 경영학 교수 멀리사 실링Melissa Schilling과 인터뷰할 기회가 있었다('DrPerlmutter.com'에 가면 인터뷰 전문을 볼 수 있다). 그녀는 의학 연구자는 아니지만 그녀의 연구와 통찰은 나를 비롯한 주류 신경학자들로부터 존경심을 끌어내기에 충분했다. 그녀가 당뇨병을 알츠하이머병과 연관 짓는 일에 관심을 갖게 되면서 데이터에 대한 흥미로운 해석이 등장했다. 2016년에 그녀는 한 가지 역설을 해결하기 위해 여러 연구를 검토해보았다. 인슐린 수치가 높아지는 고인슐린혈증hyperinsulinemia이 알츠하이머병의 위험을 크게 올려놓지만, 1형 당뇨병(인슐린이 전혀 만들어지지 않는 당뇨병)이 있는 사람 역시 뇌 질환의 위험이 더 높아지는 것으로 여겨지는 역설이었다.[29] 어떻게 양쪽 모두가 성립할 수 있을까? 실링이 세운 가설은 아마도 맞을 것이고, 해당 분야의 권위자들로부터 지지도 받고 있다. 그녀는 그 범인이 인슐린 분해 효소insulin degrading enzyme라는 가설을 세웠다. 이 효소는 뇌에서 인슐린과 아밀로이드 단백질을 모두 분해하는 인슐린의 산물이다. 당뇨병으로 몸의 인슐린 생산능력이 고갈되어버린 사람처럼 인슐린이 부족한 사람들은 이 효소를 충분히 만들지 못해서 뇌에 생긴 아밀로이드 덩어리들을 분해하지 못한다. 한편, 당뇨병을 치료하기 위해 인슐린을 사용하는 바람에 인슐린 과잉이 생기는 사람들은 효소들이 대부분 그 인슐린을 분해하는 데 사용되어 뇌의 아밀로이드를 처리할 효소가 충분히 남지 않는다. 실링에 따르면, 당뇨병전단계에 있는데 그 사실을 아직 모르는 사람에게도 이런 일이 일어날 수 있다.

여기서 잠시 멈춰서 공공 서비스의 측면에서 나를 불만스럽게 하고 있는 문제에 대해 잠시 언급하고 싶다. 당뇨병 관리가 중요하다는 것은 모르는 이가 없다. 하지만 매일같이 우리는 혈당을 조절하고 당화혈색소 수치를 낮춰준다는 약물 광고의 홍수에 끝없이 시달리고 있다. 앞에서 당화혈색소 수치는 앞선 90일 동안의 평균 혈당 수치라고 했다. 이런 광고는 당화혈색소 수치를 특정 수치 이하로 끌어내리는 것이 당뇨병 관리에서 단 하나의 중요한 목표인 것처럼 말한다. 틀려도 이렇게 틀린 소리가 없다. 일반적으로 과체중과 비만은 2형 당뇨병과 연관되어 있고, 이 2가지 문제가 공존하면 뇌에 믿기 어려울 정도로 파괴적으로 작용한다. 과체중이나 비만을 방치하고 약으로 혈당만 관리하는 것으로는 충분치 않다. 식생활도 변화시켜야만 당화혈색소 수치를 낮추고, 혈당의 균형을 되찾고, 당뇨병을 근절할 수 있다. 그리고 보너스로 적절한 체중도 얻을 수 있다. 버타헬스Virta Health의 의학자문이자 인디애나 대학교 아네트 헬스 메디컬 체중감량 프로그램의 의학자문 겸 창립자인 세라 홀버그Sarah Hallberg 박사도 이에 공감한다. 내 온라인 프로그램 '임파워링 뉴롤로지스트'에서 그녀와 인터뷰를 진행했을 때 그녀는 당뇨병을 되돌리고 당뇨병 관리용 약물을 끊는 데 식생활 변화가 막강한 힘을 가지고 있다고 힘주어 말했다. 그녀의 말을 빌리면, "사람들은 2형 당뇨병에 꼼짝없이 갇혀버렸으니 병의 진행을 늦추고, 사지절단, 시각장애 같은 끔찍한 부작용을 피하려면 약물로 당뇨병을 관리하는 수밖에 없다는 얘기를 듣습니다. 저는 그런 사고방식을 단호하게 거부합니다. 우리는 생활습관의 관리를 통해 당뇨병을 정상으로 되돌리는 이야기를 시작해야 합니다." 나도 전적으로 동감한다.

비만으로 인한 당뇨병 때문에 온전한 정신을 잃을 수 있다는 사실만으로도 식생활 변화의 동기 부여는 충분할 것이다. 하지만 과체중과 당뇨병의 결합이 뇌에 얼마나 큰 손상을 입힐 수 있는지 시각적으로 보여주어야 충분한 동기가 부여될 때도 있다. 한국 출신의 연구자들과 유타대학교, 미국 보스턴 브리검여성병원 Brigham and Women's Hospital 내과 출신의 연구자들이 참여한 2017년 연구에서는 2형 당뇨병 초기 단계에 해당하는 과체중 혹은 비만인 사람, 그리고 2형 당뇨병 초기 단계의 정상 체중인 사람 모두에서 뇌 변화가 일어남을 보여주었다.[30] 이런 변화는 뇌의 두께, 인지 수행능력, C 반응 단백질 수치 등 다양한 항목에서 확인됐다. 연구자들의 측정에 따르면 정상 체중인 2형 당뇨병 환자보다 과체중 혹은 비만인 2형 당뇨병 환자의 뇌 구조와 인지 기능에서 훨씬 심각한 진행성 이상이 나타났다. 이것을 156쪽 그래프에서 확인할 수 있다.

다시 얘기하자면, '고민감성 C 반응 단백질 hs-CRP'은 염증의 표지다. 이것이 뇌 손상과 인지 기능 저하의 위험 인자인 것은 우리도 이미 알고 있다. '집행기능 executive function'은 기본 과제를 수행하고, 스스로를 관리하고, 특정 목표를 달성하려면 반드시 갖고 있어야 할 정신적 능력을 지칭하는 포괄적 용어다. 우리는 이 기능을 바탕으로 정보를 이용하고 문제를 해결한다. '정신운동속도 psychomotor speed'는 사람이 정보를 처리해서 그것을 바탕으로 행동할 수 있는 속도를 말한다. 이것은 생각과 운동 모두를 수반하는 소근육 운동fine motor skill 능력이다. 그리고 관자놀이 바로 아래에 있는 관자엽temporal lobe은 고급 청각 처리에 핵심적인 뇌 영역이다. 이것 덕분에 우리는 사람의 말을 이해할 수 있다.

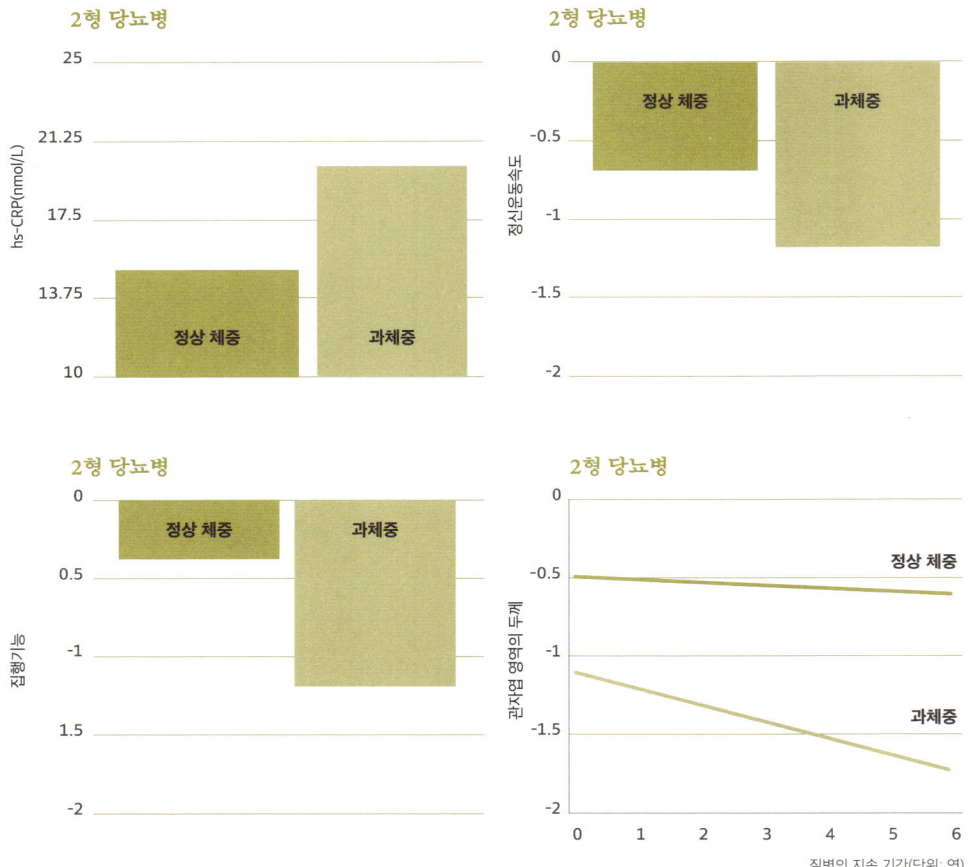

지방의 진실: 뇌의 제일 소중한 친구

가공식품 제조업체에서는 판매를 증진하기 위해 라벨에 여전히 '저지방'이라는 용어를 쓰고 있다. 아직도 많은 사람이 저지방 식단이 건강에 좋다는 생각을 갖고 있기 때문이다. 하지만 이것은 현재의 과학과 완전히 정반대 방향으로 가고 있는 것이다. 앞에서 탄수화물 섭취가 사망률 증가와 연관되어 있고, 반대로 지방 섭취 증가가 사망률 저하(그리고 심혈관질환 위험도 저하)와 연관되어 있다는 20년도 넘은 연구를 살펴본 바 있다. 나는 지방 및 콜레스테롤과 심혈관질환 위험의 관계에 대한 이야기가 왜 지금도 나오고 있는지 모르겠다. 이번에도 역시 <랜싯>에 2017년 발표된 연구에서 전 세계 저명한 여러 기관에서 모인 연구자들이 8개 국가에서 만 35~70세 사이의 대규모 참가자(13만 5,335명)를 대상으로 평균 7.4년에 걸쳐 연구를 진행했다.[31] 연구자들은 사람들이 먹는 음식을 아주 구체적으로 조사해서 다량영양소 macronutrient(탄수화물, 단백질, 지방)라는 측면에서 이들의 식품 선택을 평가하고, 지방 성분을 포화지방, 단일불포화지방, 다불포화지방으로 더 구체적으로 나누어 분석해보았다. 그리고 더 나아가 식생활을 사망, 주요 심혈관 사건, 뇌졸중, 심부전 등 다양한 종착점의 위험과 비교해보았다.

이 대규모 연구에서 연구자들은 꽤 흥미로운 점을 발견했다. 탄수화물을 제일 많이 섭취하는 사람과 제일 적게 섭취하는 사람을 비교해보았더니 탄수화물 섭취 증가로 사망 위험이 28퍼센트 증가했다. 각각의 지방 종류를 비롯해서 지방 섭취의 총량도 사망 위험과 극적으로 관련되어 있었다. 총 지방 섭취 수준이 제일 높은 사람은 연구 기간 동안 사망의 위험이 23퍼센트 줄어들었다. 포화지방을 제일 많이 섭취하는 사람은 사망 위험이 14퍼센트 줄어들었고, 단일불포화지방을 제일 많이 섭취하는 사람은 19퍼센트, 그리고 다불포화지방을 제일 많이 섭취하는 사람은 20퍼센트라는 놀라운 비율로 사망 위험이 줄어들었다. 그 무섭다는 포화지방을 제일 많이 먹은 사람과 제일 적게 먹은 사람을 비교해보니 포화지방을 제일 많이 섭취한 사람도 뇌줄중 위험이 20퍼센트 낮아졌다. 저자들은 이렇게 결론 내렸다. "탄수화물 섭취 증가는 총 사망률 증가와 연관된 반면, 총 지방 섭취량과 각각의 지방 유형은 총 사망률 감소와 연관이 있었다. 총 지방과 지방의 유형은 심근경색증, 심혈관질환 또는 심혈관질환 사망률과 연관이 없었던 반면, 포화지방은 뇌졸중과 역의 상관관계를 보였다. 식생활 지침도 이런 발견을 바탕으로 새롭게 고려해보아야 할 것이다."

2017년에 나온 소규모 예비 연구에서는 몇 달에 걸쳐 캔자스대학교의 케토제닉 식단 프로그램을 따른 알츠하이머병 환자들이 치매 돌봄에서 정말 중요한 인지 능력 평가 항목 중 하나인 알츠하이머병 평가척도-인지 영역 Alzheimer's Disease Assessment Scale-cognitive domain, ADAS-cog에서 평균 4점이 개선되었다고 보고했다.[32] 이 식단의 70퍼센트는 지방으로 구성되어 있었다. 연구를 이끌고 그 결과를 알츠하이머협회 국제회의 Alzheimer's Association International Conference에서 발표한 러셀 스웨들로 Russell Swerdlow 박사의 말을 빌리면, "이것은 제가 아는 알츠하이머병 개입 실험 중에서 ADAS-cog 점수가 가장 크게 개선된 사례입니다." 여기서 기억해두어야 할 점은 이것이다. 식생활이 지금까지 테스트된 그 어떤 항아밀로이드제antiamyloid drug보다도 알츠하이머병 환자의 인지 기능을 크게 개선해주었다는 것이다. 이것은 분명 식단의 힘, 구체적으로는 탄수화물과 지방에 대해 아주 중요한 메시지를 전하고 있다. 2015년에 이루어진 더 대규모의 연구에서는 5년에 걸쳐 노년층 인구집단을 대상으로 무작위 임상실험을 진행했는데, 올리브유와 견과류를 보충한 지중해식 식단에서 인지 기능 개선이 일어났다.[33] 뒤에서 나는 좋은 지방을 식단에 가장 손쉽게 첨가할 수 있는 방법은 엑스트라 버진 올리브유를 많이 먹는 것이라고 제안하려고 한다. 이 기름이 인지 기능 저하의 위험을 낮출 뿐만 아니라 뇌졸중과 당뇨병으로부터 보호하는 역할도 한다는 것이 연구를 통해 입증되었다.[34] 시중의 약 중에 이런 이점이 있다고 주장하는 경우는 못 봤다.

탄수화물의 해악과 지방의 이로움을 온전히 이해하려면 기초 생물학을 조금 알아두는 편이 좋다. 설탕과 녹말 등 음식으로 섭취한 탄수화물은 몸속에서 포도당으로 전환된다. 그럼 포도당이 췌장에게 신호를 보내 인슐린을 혈액으로 분비하라고 지시한다. 인슐린은 포도당을 세포로 이동시키고, 포도당을 글리코겐glycogen의 형태로 간과 근육에 저장한다. 인슐린은 지방을 만들어내는 몸의 주요 촉매제로도 작용해서 간과 근육에 글리코겐을 저장할 여유 공간이 더 없을 때는 포도당을 체지방으로 변환한다. 체중 증가의 주요 원인은 탄수화물이지 식이지방이 아니다. (한번 생각해보자. 농장에서는 소를 살찌울 때 지방이나 단백질이 아니라 옥수수나 곡물 같은 탄수화물을 먹는다. 곡물을 먹여 키운 소와 목초를 먹여 키운 소의 마블링만 비교해봐도 그 차이를 알 수 있다. 곡물을 먹인 고기에는 훨씬 많은 지방이 들어 있다.) 저탄수화물 식단이 건강에 미치는 주요 효과 중 하나가 체중 감량인 이유도 이것으로 일부 설명할 수 있다. 사실 2형 당뇨병의 치료에서 탄수화물을 지방으로 대체하는 것이 점점 더 선호되고 있다.

지속적으로 탄수화물이 풍부한 식단을 고집하면 인슐린이 계속해서 분비되는 상황이 만들어지기 때문에 체지방을 분해해서 연료로 쓸 수 있는 기회가 완전히 사라지지는 않아도 심각하게 제한되고 만다. 그리고 당신의 몸은 그 포도당에 중독된다. 심지어 포도당을 다 소비한 상황에서도 과도하게 분비된 인슐린 때문에 지방을 연료로 사용할 수 없게 된다. 본질적으로 몸이 탄수화물 기반의 식단 때문에 육체적으로 굶주린 상태에 빠지는 것이다. 비만인 사람이 탄수화물을 계속 먹고 있는 동안에는 체중을 감량할 수 없는 이유가 바로 이것 때문이다. 높아진 인슐린 수치가 저장되어 있는 지방을 인질로 붙잡고 있게 된다. (게리 타우브스 Gary Taubes는 자신의 글에서 이 과학을 훌륭하게 설명하고 있다. '임파워링 뉴롤로지스트'에 가면 그와 진행한 인터뷰를 볼 수 있다.)

이제 식이지방 이야기로 돌아가보자. 지방은 우리 영양의 기본 중추이고, 또 항상 그래왔다. 뇌의 70퍼센트 이상이 지방이라는 사실은 차치하더라도 지방은 면역계의 조절에서 핵심적인 역할을 한다. 간단히 말하면, 오메가-3와 단일불포화지방 같은 좋은 지방은 염증을 줄이는 반면, 상업적으로 가공된 식품에 흔히 들어 있는 변형된 수소화지방은 염증을 극적으로 증가시킨다. 일부 비타민, 특히 비타민 A·D·E·K는 지방이 있어야 몸속에 제대로 흡수될 수 있다. '지용성' 비타민을 운반하는 데 식이지방이 필수인 이유가 이 때문이다. 이런 비타민은 물에 용해되지 않기 때문에 지방과 결합한 상태라야만 소장에서 흡수가 가능하다.

이 중요한 필수비타민의 불완전 흡수로 인한 결핍은 항상 심각한 문제를 야기하며, 무엇이든 이런 결핍이 생기면 다른 많은 질병 중에서도 특히 뇌 질환으로 이어질 수 있다. 예를 들어, 비타민 K가 충분하지 않으면 상처를 입어도 피딱지가 앉지 않아 출혈이 멈추지 않고, 심지어 자발적인 출혈이 생길 수도 있다(이런 일이 뇌 속에서 일어난다고 상상해보라). 비타민 K는 나이에 따른 치매와 황반변성 macular degeneration 의 위험을 낮추어 뇌와 눈의 건강에도 기여한다. (오메가-3 지방산이 풍부한 건강한 음식에서 섭취한 식이지방도 황반변성의 예방에 좋다.) 비타민 A가 부족하면 뇌가 제대로 발달하지 못한다. 시각장애가 생기고 감염에 극도로 취약해진다. 비타민 D가 결핍되면 조현병, 알츠하이머병, 파킨슨병, 우울증, 계절성 정서장애(계절정동장애 seasonal affective disorder) 그리고 1형 당뇨병과 같은 여러 가지 자가면역질환 등 몇몇 만성질환에 취약해진다.

요즘의 상식으로는 총 지방 섭취가 전체 칼로리 섭취의 20퍼센트를 넘지 않아야 한다고 한다(포화지방으로 따지면 10퍼센트 이하로 내려간다). 당신은 이것이 따르기 쉬운 주문이 아님을 알 것이다. 하지만 안심해도 좋다. 이것은 잘못된 상식이다. 내 프로그램을 따르면 섭취하는 지방의 무게를 재거나 전체 비율을 따지는 일 등으로 걱정할 필요가 없다. 마가린이나 가공 음식에 들어 있는 합성 트랜스지방은 해롭지만 아보카도, 올리브, 견과류 등에 들어 있는 단일불포화지방은 건강에 좋다. 연어 같은 냉수성 어류나 아마씨 같은 일부 식물에 들어 있는 다불포화 오메가-3 지방산도 몸에 좋다. 그렇다면 육류, 달걀노른자, 치즈, 버터 등에 들어 있는 천연 포화지방은 어떨까? 앞에서도 자세히 말했지만 포화지방은 억울한 누명을 쓰고 살아왔다. 이제 대부분의 사람은 이 특정 지방이 대체 왜 건강에 안 좋은 것이냐는 질문조차 던지지 않는다. 그냥 과학이 그렇다고 하니 그런 줄 안다. 혹은 엉뚱하게 이 지방을 트랜스지방과 함께 분류하기도 한다. 하지만 우리는 포화지방이 필요하다. 그리고 우리 몸은 자연에서 섭취한 다량의 포화지방을 다룰 수 있게 오래전부터 설계되어 있었다.

포화지방이 우리의 건강을 유지하게 하는 수많은 생화학 방정식에서 결정적인 역할을 하고 있음을 대다수가 모르고 있다. 아기 때 모유수유를 한 사람이라면 포화지방이 그 모유를 구성하는 가장 기본적인 성분임을 알아둘 필요가 있다. 포화지방은 모유 속 지방의 54퍼센트를 차지한다. 우리 몸의 모든 세포는 포화지방을 필요로 한다. 포화지방이 세포막의 50퍼센트를 구성하기 때문이다. 포화지방은 또한 폐, 심장, 뼈, 간, 면역계의 구조와 기능에도 일조하고 있다. 폐 속에서는 16-팔미트산16-palmitic acid이라는 특정 포화지방이 폐의 계면활성제를 만들어낸다. 이것은 표면장력을 줄여 폐포가 팽창할 수 있게 해준다(폐포는 폐 속에 들어 있는 작은 공기주머니로, 들이마신 공기에서 산소를 붙잡아 혈류로 흡수될 수 있게 한다). 이 계면활성제가 없으면 폐포의 젖은 표면이 서로 달라붙어 폐가 팽창할 수 없고 숨을 쉴 수 없게 된다. 폐 계면활성제가 건강하면 천식과 다른 호흡장애를 예방할 수 있다.

심장 근육세포는 영양분으로 포화지방의 한 유형을 선호하고, 뼈는 포화지방이 있어야 칼슘을 효과적으로 흡수할 수 있다. 간은 포화지방의 도움이 있어야 지방을 청소하고 알코올, 약물 속 화합물을 비롯한 독소의 역효과로부터 당신을 보호할 수 있다. 면역계의 백혈구가 침입한 세균을 알아보고 파괴하고 암과 싸울 수 있는 것도 부분적으로는 버터나 코코넛오일에 들어 있는 지방 성분 덕분이다. 심지어는 내분비계도 포화지방산이 있어야 인슐린을 비롯한 특정 호르몬을 만들어내야 한다는 신호를 보낼 수 있다. 그리고 포화지방은 당신이 배가 불렀을 때 수저를 내려놓을 때가 되었다고 뇌에 알리는 일도 돕는다. 이런 생물학 지식을 모두 기억하고 있을 필요는 없다. 그저 포화지방이 생물학적으로 필수적임을 강조하기 위해 언급했을 뿐이다. 이 좋은 지방이 들어 있는 식품은 무엇이고, 나쁜 지방이 숨어 있는 식품은 무엇인지 정리한 목록은 136쪽을 참조하라.

콜레스테롤을 위한 변론

콜레스테롤 수치 검사를 받아본 사람이면 아마도 HDL과 LDL을 서로 다른 범주로 묶는다는 사실을 알 것이다. 하나는 '좋은 콜레스테롤', 하나는 '나쁜 콜레스테롤'로 말이다. 이미 앞에서 지나가는 말로 콜레스테롤에 붙은 이 2가지 딱지에 대해 언급했었지만, 당신의 생각과 달리 이것들은 종류가 다른 2가지의 콜레스테롤이 아니다. HDL과 LDL은 콜레스테롤과 지방을 실어 나르는 서로 다른 운반자에 해당하고, 이 둘은 각자 몸속에서 담당하는 역할도 다르다. VLDL very low density lipoprotein이나 IDL intermediate density lipoprotein 등 몇몇 다른 지단백질도 존재한다. 그리고 이미 개략적인 설명은 했지만, 종류가 무엇이든 콜레스테롤은 당신이 믿고 있는 것만큼 끔찍한 존재가 아니다. 특히 뇌의 건강에서 콜레스테롤이 생물학적으로 얼마나 소중한지 조사한 놀라운 연구들을 보면 이 퍼즐의 조각들을 어떻게 이어 붙여야 일관된 이야기를 끌어낼 수 있는지 단서를 얻을 수 있다. 앞에서 보았듯이 과학은 최근에 들어서야 병에 걸린 뇌에서는 지방과 콜레스테롤이 모두 심각하게 결핍되어 있고, 노년에 총 콜레스테롤 수치가 높으면 수명이 늘어난다는 것을 밝혀내고 있다.[35] 뇌는 몸의 전체 질량 중 2퍼센트를 차지하지만, 총 콜레스테롤 중에는 25퍼센트를 차지한다. 콜레스테롤은 뇌의 기능과 발달을 뒷받침한다. 무게로 따지면 뇌의 5분의 1은 콜레스테롤이다!

콜레스테롤은 세포를 둘러싸는 막을 형성하고, 세포막의 투과성을 유지해준다. 그리고 세포의 안팎에서 서로 다른 화학 반응이 일어날 수 있도록 세포를 방수 상태로 유지해준다. 뇌에서 새로운 시냅스를 자라게 하는 능력도 콜레스테롤의 가용성에 달려 있는 것으로 밝혀졌다. 콜레스테롤은 세포막을 한꺼번에 달라붙게 만들어 신호가 시냅스를 쉽게 가로지를 수 있게 한다. 콜레스테롤은 뉴런 주변을 둘러싸서 정보를 신속하게 전달할 수 있게 하는 미엘린 수초의 주요 성분이기도 하다. 정보를 전달할 수 없는 뉴런은 아무짝에도 쓸모가 없으니 쓰레기처럼 치워진다. 그리고 거기서 남은 잔해가 뇌 질환에서 보이는 전형적인 특징으로 나타난다. 본질적으로 콜레스테롤은 뇌가 제대로 소통하고 기능할 수 있게 돕는 촉진제 역할을 한다.

더군다나 뇌 속에서 콜레스테롤은 강력한 항산화제로 작용해서 자유기의 해로운 영향으로부터 뇌를 보호한다. 콜레스테롤은 에스트로겐과 안드로겐 같은 스테로이드 호르몬, 그리고 엄청나게 중요한 지용성 항산화제인 비타민 D의 전구체다. 비타민 D는 또한 강력한 항염증 작용을 해서 목숨을 위협하는 질병으로 이어질 수 있는 감염원을 몸에서 제거하는 데 도움을 준다. 비타민 D는 사실 비타민이 아니다. 몸속의 스테로이드나 호르몬에 더 가까운 작용을 한다. 비타민 D가 콜레스테롤에서 직접 만들어진다고 했으니 비타민 D 수치가 파킨슨병, 알츠하이머병, 다발경화증 같은 다양한 신경퇴행성 질환의 환자에게서 낮게 나온다는 사실에 놀랄 일은 없을 것이다. 일반적으로 나이가 들면 몸속에서 천연 콜레스테롤 수치가 높아진다. 좋은 일이다. 나이가 들면 자유기의 생산도 증가하기 때문이다. 콜레스테롤은 이 자유기로부터 보호하는 작용을 한다.

뇌가 아니어도 콜레스테롤은 사람의 건강과 생리학에서 다른 중요한 역할들을 담당하고 있다. 담낭(쓸개)에서 분비하는 담즙은 지방의 소화에 필요하고, 따라서 비타민 A·D·K 같은 지용성 비타민의 흡수에도 중요한데, 이 담즙이 콜레스테롤로 만들어져 있다. 그래서 몸속 콜레스테롤 수치가 낮으면 지방 소화능력에 문제가 생긴다. 또 콜레스테롤은 정교한 평형 상태를 관리하는 데 도움을 주기 때문에 콜레스테롤이 부족하면 몸의 전해질 균형이 위태로워질 수 있다. 사실 몸은 콜레스테롤을 중요한 조력자로 여기기 때문에 모든 세포는 자기만의 콜레스테롤 공급 방법을 갖고 있다.

그렇다면 이것이 권장 식생활에서는 어떤 의미가 있을까? 우리는 오래도록 저콜레스테롤 식품을 먹어야 한다는 말을 들었지만 달걀처럼 콜레스테롤이 풍부한 식품은 건강에 큰 도움을 주기 때문에 '뇌 건강에 좋은 음식'으로 여겨야 마땅하다. 우리는 200만 년 넘게 콜레스테롤이 풍부한 식품을 먹어왔다. 이제는 당신도 눈치챘겠지만 뇌 기능과 건강을 저하시키는 진짜 주범은 혈당지수가 높은 식품이다. 이런 식품은 기본적으로 탄수화물 함량이 높다.

널리 퍼진 미신 중 내가 깨뜨리기 위해 계속 노력하고 있는 것은 뇌가 연료로 포도당을 좋아한다는 개념이다. 이것도 사실과 전혀 다른 이야기다. 뇌는 지방을 정말 잘 이용한다. 지방은 뇌의 '슈퍼 연료'로 여겨진다. 온갖 신경퇴행성 질환의 치료에 지방 기반 식단을 이용하는 이유가 그 때문이다(7장에서 뇌가 연료로 사용하기 위해 지방에 어떻게 접근하는지, 그리고 이것이 건강과 완벽한 맞춤형 식단의 구성을 위해 갖는 의미가 무엇인지에 대해 자세히 설명하겠다).

내가 지방, 특히 콜레스테롤에 초점을 맞추는 이유는 이 성분이 뇌 건강과 관련이 많아서이기도 하지만, 우리 사회가 지속적으로 지방과 콜레스테롤을 악마화하고 있고, 막강한 제약 산업이 대중의 오해를 먹이 삼아 착취하면서 이 오해를 영속화하고 있기 때문이다. 이런 거짓 정보들이 우리의 몸을 파괴하고 있다. 내가 이 책에서 지향하는 바가 무엇인지 제대로 이해할 수 있도록 문제를 하나 살펴보자. 바로 스타틴의 광범위한 유행이다.

스타틴의 광범위한 유행과 뇌 기능 장애와의 연관성

콜레스테롤이 뇌 건강에 어째서 중요한지 이해하게 됨에 따라, 나를 비롯한 이 분야의 많은 사람은 콜레스테롤 수치를 낮추기 위해 수백만 명의 미국인에게 처방되고 있는 블록버스터 약인 스타틴이 뇌의 장애와 질병을 야기하거나 악화시키고 있는지도 모른다고 믿게 됐다.

기억장애는 스타틴 부작용의 하나로 알려져 있다. 미 항공우주국NASA과 선구적인 우주의학 연구를 진행해서 '우주의사Spaced-oc'라는 별명을 얻은 두에인 그래블린Duane Graveline 박사는 스타틴을 강력하게 반대했다. 그는 여러 해 동안 퇴행성 신경근육질환을 앓다가 2016년에 사망했다. 그는 완전한 기억상실을 경험했고, 당시 그가 복용하고 있었던 스타틴이 원인이라고 믿었다. 이후로 그는 전 세계 사람들로부터 스타틴 부작용의 증거를 수집하기 시작했다. 그리하여 결국 세 권의 책을 집필하게 됐고, 그중 제일 유명한 것은 《리피토, 기억의 도둑Lipitor, Thief of Memory》이다.[36]

2012년 2월에 FDA에서는 스타틴 계열 약물이 망각이나 착란 등 인지 기능과 관련된 부작용을 일으킬 수 있다는 성명문을 발표했다. 미국 의학협회에서 수행해서 2012년 1월에 <아카이브스 오브 인터널 메디신>에 발표한 한 연구는 스타틴을 복용하는 여성들 사이에서 당뇨병의 위험이 무려 48퍼센트나 증가한다는 것을 보여주었다.[37]

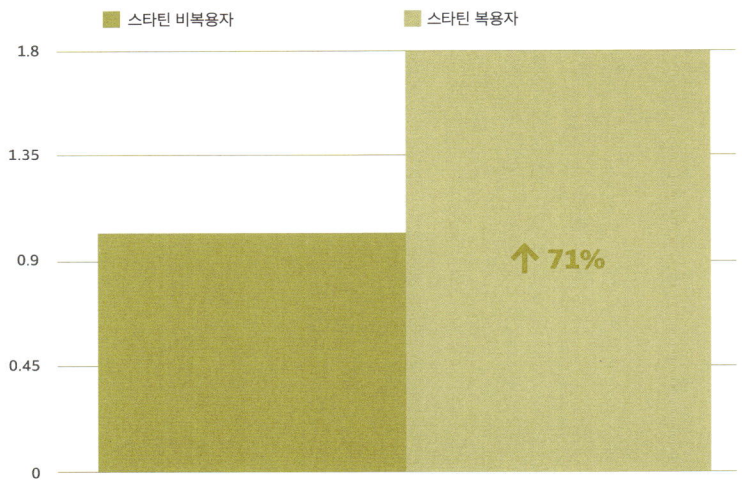

이 연구는 16만 명 이상의 폐경후 여성이 참가해서 대규모로 이루어진 만큼 그 중요성과 심각성을 무시하기 어렵다. 2형 당뇨병이 알츠하이머병의 막강한 위험 인자임을 생각하면 스타틴 계열 약물과 인지 기능 저하 혹은 인지기능장애의 상관관계는 분명 이해할 수 있는 부분이 있다. 연구별로 위험도 비율이 다양하

고, 당사자가 이미 발병 중인 당뇨병에 취약한 상태인지 여부에 달려 있기는 하지만 그 이후로 나온 연구들도 이런 상관관계를 확인해주고 있다.[38] 이것은 의학계 내부에서도 서로 다양한 의견들이 제시되고 있는 활발한 연구 분야다. 나는 이 주제에 대해 여러 토론에 참여했었고, 서로 충돌하는 데이터 때문에 토론이 과열되는 경우도 있었다. 내 웹사이트로 들어와 '스타틴'으로 검색해보기 바란다. 그럼 2013년에 동료 학자들과 '스타틴의 적절한 임상적 사용Appropriate Clinical Use of Statins'을 주제로 원탁토론 했던 내용을 확인해보고 최신의 정보들을 업데이트할 수 있을 것이다. 나는 여전히 스타틴 사용을 강력하게 반대하고 있지만, 그저 '고콜레스테롤'이 아닌 다른 이유로 스타틴 사용에 따르는 이득이 위험보다 큰 독특한 사례가 있을 수 있다는 점은 인정한다. 하지만 이런 사례는 굉장히 드물고, 개인에 맞게 적용되어야 한다.

2009년에 매사추세츠공과대학교 컴퓨터과학 및 인공지능 연구실Computer Science and Artificial Intelligence Laboratory의 과학자 스테퍼니 세네프Stephanie Seneff는 약물과 식생활이 건강과 영양에 미치는 영향에 흥미를 느껴서 저지방 식단과 스타틴이 알츠하이머병의 발생에 기여할 수 있는 이유에 대해 설명하는 설득력 있는 소논문을 발표했다.[39] 이 소논문에서 그녀는 스타틴의 부작용에 관한 우리의 지식을 연대별로 정리하면서 스타틴의 존재하에 뇌가 어떻게 고통을 받는지에 대한 놀라운 그림을 그려냈다. 그녀는 또한 최신의 과학과 해당 분야의 다른 전문가들로부터 나온 정보들을 종합했다. 세네프 박사의 설명처럼, 스타틴이 뇌 장애를 촉진하는 주요 이유 중 하나는 콜레스테롤을 만드는 간의 능력을 저하시킨다는 것이다. 그 결과, 혈중 LDL 수치가 현저하게 낮아진다. 앞에서 설명했듯이 콜레스테롤은 뉴런들 사이의 소통을 가능하게 하고, 새로운 뇌세포의 성장을 촉진하는 등 뇌에서 대단히 중요한 역할을 한다. 그런데도 스타틴 업계에서는 자기네 제품이 간뿐만 아니라 뇌에서도 콜레스테롤 생산을 억제한다고 광고하고 있으니 참으로 역설이다.

아이오와주립대학교의 생물리학 교수 신연균 박사는 콜레스테롤이 신경망 안에서 어떻게 기능해서 메시지를 전달하는지에 대해 연구하는 권위자다. 그는 <사이언스 데일리 Science Daily> 기자와의 인터뷰에서 단도직입적으로 이렇게 말했다.[40]

> 뇌에서 콜레스테롤을 빼앗아버리면 신경전달물질의 분비를 촉발하는 장치에 직접 영향을 미치게 됩니다. 신경전달물질은 데이터 처리기능과 기억기능에 영향을 미치죠. 바꿔 말하면 당신이 얼마나 똑똑하고, 기억을 얼마나 잘하는지에 영향을 미친다는 것입니다. 간에서 콜레스테롤을 합성하는 장치를 공격하는 약을 복용해서 콜레스테롤을 낮추려고 하면, 그 약은 간뿐만 아니라 뇌로도 갑니다. 그럼 뇌에 반드시 필요한 콜레스테롤의 합성이 줄어들죠. 우리 연구를 보면 콜레스테롤과 신경전달물질 분비 사이에는 직접적인 상관관계가 존재하는 것을 알 수 있습니다. 그리고 우리는 세포 안에서 일어나는 일에 관한 분자 역학을 정확하게 알고 있죠. 콜레스테롤은 단백질의 형태를 변화시켜 생각과 기억을 자극합니다.

2009년에는 2001년에 마무리된 주요 연구 2가지에 대해 업데이트된 리뷰 논문이 나왔다. 이 두 연구는 치매와 알츠하이머병의 위험에 처한 2만 6천 명 이상의 사람이 투약한 스타틴에 관한 것이었다. 그 결과, 스타틴이 알츠하이머병을 막는 보호 효과가 없는 것으로 나왔다. 이는 기존의 생각과 어긋나는 결과였다. 연구의 주요 저자인 버나뎃 맥기니스Bernadette McGuinness의 말이 <사이언스 데일리>에 인용됐다. "많은 참가자와 최적의 기준을 따른 이 실험들을 보면, 혈관질환의 위험이 있는 사람에게 노년에 투여한 스타틴은 치매를 예방해주지 않는 것으로 보입니다."[41] 연구결과에 대해 논평을 요청하자 UCLA의 연구자 비어트리스 골롬브Beatrice Golomb는 이렇게 말했다. "스타틴을 예방약으로 생각하고는 있지만, 스타틴에 의해 인지 능력이 명확하고도 반복적으로 부정적인 영향을 받은 개별 사례나 사례 보고들이 많습니다."[42] 스타틴에 대한 주제로 나와 함께 원탁토론에 참여했었던 골롬브는 여기에 스타틴이 인지 기능에 부정적인 영향을 미쳤거나 중립적인 영향을 미쳤음을 보여주는 다양한 연구가 있었지만, 긍정적인 결과를 보여준 실험은 한 건도 없었다고 덧붙였다.

스타틴은 콜레스테롤에 미치는 직접적인 영향 말고도 지방산과 항산화제의 공급에 간접적으로 영향을 미친다. 스타틴은 LDL 입자에 들어 있는 콜레스테롤의 양을 줄일 뿐만 아니라 LDL 입자의 실제 숫자도 감소시킨다. 따라서 스타틴은 콜레스테롤을 고갈시키는 것에서 그치지 않고 뇌를 위해 비축되는 지방산과 항산화제의 양도 제한해버린다. 둘 다 LDL 입자에 의해 운반되기 때문이다. 뇌가 제대로 기능하기 위해서는 이 3가지 성분이 모두 있어야 한다.[43] (뒤에서 몸이 항산화제를 자체적으로 생산하도록 북돋우는 것이 얼마나 중요한지에 대해 다룰 것이다.)

스타틴이 알츠하이머병의 발병에 기여할 수 있는 또 다른 경로를 세네프 박사가 멋지게 설명했다.[44] 바로 코엔자임 Q10 coenzyme Q10을 만드는 세포의 능력을 마비시켜버리는 것이다. 코엔자임 Q10은 신체 곳곳에서 발견되는 비타민 유사 성분의 항산화제로, 세포를 위한 에너지 생산에서 중요한 역할을 한다. 콜레스테롤과 동일한 대사 경로를 공유하기 때문에 스타틴에 의해 합성을 방해받으면 몸과 뇌에서 코엔자임 Q10이 고갈되어버린다. 피로감, 숨 가쁨, 운동성과 균형감각의 문제, 근육 통증, 무력감, 위축증 등 스타틴의 부작용 중 일부는 근육에서의 코엔자임 Q10 상실과 에너지 생산능력 저하와 관련이 있다. 극단적인 경우 스타틴에 심각하게 반응하는 사람은 골격근에 큰 손상을 입기도 한다. 코엔자임 Q10 결핍은 심부전, 고혈압, 파킨슨병과도 관련이 있다. 이 모든 영향을 고려하면 코엔자임 Q10이 알츠하이머병의 실질적인 치료법으로 제안된 이유를 이해할 수 있다.

마지막으로, 스타틴은 비타민 D에 간접적인 영향을 미칠 수 있다. 몸은 피부에 있는 콜레스테롤을 태양의 자외선에 노출시켜 비타민 D를 만들어낸다. 비타민 D의 화학식을 보면 콜레스테롤의 화학식과 구분하기가 어려울 것이다. 이 둘은 사실상 동일해 보인다. 세네프 박사는 이렇게 말했다. "LDL 수치를 인위적으로 낮게 유지하는 경우, 피부의 콜레스테롤이 고갈되어도 그것을 재

공급해서 피부의 콜레스테롤 저장고를 채워주지 못하게 된다. 이것이 비타민 D 결핍으로 이어질 수 있는데 미국에서는 이런 문제가 만연해 있다."[45] 비타민 D 결핍의 문제는 뼈가 약하고 물러지는 위험이 커지는 것에서 그치지 않는다. 극단적인 경우에는 구루병 rickets 으로 이어진다. 구루병은 당뇨병, 우울증, 심혈관질환 등 치매의 위험을 높이는 여러 질병과 관련되어 있다. 만약 뇌가 제대로 발달하고 기능하는 데 비타민 D가 필요하지 않다면 뇌 전체에 비타민 D 수용체가 그렇게 널리 퍼져 있지도 않을 것이다.

스타틴에 대한 찬반 논쟁은 계속되고 있지만 주요 연구들은 스타틴이 질병으로부터 몸을 보호해준다는 것을 입증하는 데 실패하고 있다. 많은 연구가 스타틴이 관상동맥질환이 있는 사람의 사망률을 줄이는 긍정적인 효과가 있다고 지적했지만, 새로운 연구에 따르면 이런 결과는 이 약물이 갖고 있는 콜레스테롤 저하 작용과는 거의 관련이 없고, 스타틴이 이 질병의 주된 원인인 염증을 줄이는 효과를 갖고 있기 때문일 가능성이 더 크다고 말하고 있다. 그렇다고 해서 이런 상대적 장점만으로 스타틴의 복용을 합리화할 수는 없다. 일부 사람에게는 부작용의 위험이 너무 크기 때문이다. 심장질환의 위험은 낮지만 다른 질병의 위험은 높은 사람이라면 스타틴 복용으로 오히려 위험에 처할 수도 있다. 만약 심혈관 사건의 위험이 높아서 스타틴을 복용하고 있다면 그에 따르는 이득과 위험을 의사와 상의해보아야 한다. 스타틴 치료로 부작용이 생길 위험을 감수하지 않아도 심혈관 사건을 예방할 다른 방법이 있을지 모른다. 심장과 뇌를 보호하는 문제에 있어서 제일 중요한 것은 탄수화물 섭취를 줄이고, 직관과 어긋나겠지만 식이지방의 섭취를 늘리는 것이다. 그리고 제발 콜레스테롤에 대한 걱정은 이제 그만하기 바란다.

고콜레스테롤의 범인은 콜레스테롤이 아니라 탄수화물

만약 탄수화물의 섭취를 절대적으로 필요한 범위로 저한하고(이에 대한 자세한 내용은 10장 참조) 거기서 부족한 부분을 맛있는 지방과 단백질로 채울 수 있다면, 말 그대로 유전자를 터어날 때의 공장 초기화 수준으로 새로 프로그래밍할 수 있다. 그럼 정신이 기민해지고, 지방을 연료로 태우는 능력이 커진다.

혈중 콜레스테롤 수치를 검사할 때, 거기서 나오는 수치의 75~80퍼센트 정도는 당신이 먹은 콜레스테롤이 아니라 당신의 몸에서 만들어낸 콜레스테롤임을 이해해야 한다. 사실 콜레스테롤이 많은 식품을 먹으면 오히려 몸에서 생산하는 콜레스테롤이 줄어든다. 우리 모두는 매일 2천 밀리그램 정도의 콜레스테롤을 만들어낸다. 몸이 그것을 간절히 필요로 하기 때문이다. 이것은 식단에 들어 있는 것보다 몇 배나 많은 양이다. 하지만 이런 놀라운 능력에도 불구하고 식사를 통해 콜레스테롤을 섭취하는 것은 대단히 중요하다. 우리 몸은 콜레스테롤을 내부에서 생산하는 것보다는 음식으로 떠먹여주는 것을 더 좋아한다. 콜레스테롤 생산은 여러 단계를 거치는 복잡한 생물학적 과정이기 때문에 간에 부담이 가기 때문이다. 식이 콜레스테롤은 너무도 중요하기 때문에 몸에서는 흡수할 수 있는 한 최대로 흡수해서 사용하려고 한다.

요즘 많은 사람이 그러는 것처럼 콜레스테롤 섭취를 제한하면 무슨 일이 생길까? 몸에서는 위기(기근)를 알리는 경고 신호를 보낸다. 그럼 간에서 이 신호를 감지하고 하이드록시메틸글루타릴hydroxymethylglutaryl, HMG CoA 환원 효소를 생산하기 시작한다. 이 효소는 음식에 들어 있는 탄수화물로 콜레스테롤을 생산해 공급함으로써 결핍을 보충하는 데 도움을 준다(이것은 스타틴이 표적으로 삼는 그 효소다). 결국 이런 식으로 콜레스테롤 섭취를 줄이고 탄수화물을 과다 섭취하면 몸에서 콜레스테롤을 과잉 생산하도록 계속 부추기는 꼴이 된다. 이 내부 경로가 미친 듯이 날뛰는 것을 멈추는 방법은 딱 한 가지, 적절한 양의 식이 콜레스테롤을 섭취하고 탄수화물 섭취는 줄이는 것밖에 없다. 고콜레스테롤 환자들이 내 식단 프로그램에 따라 콜레스테롤이 풍부한 음식을 즐기면서도 약을 사용하지 않고 안전하게 정상 수치로 돌아올 수 있는 이유를 이것으로 설명할 수 있다.

위험할 정도로 높은 콜레스테롤 수치라는 것이 존재할까?

콜레스테롤은 관상동맥질환에서의 역할이 미미하고, 심장마비 위험의 예측변수로서도 신통치 못하다. 심장마비로 병원에 입원한 환자들 중 절반 이상이 콜레스테롤 수치가 정상 범위 안에 있다. 공격적으로 콜레스테롤 수치를 낮춤으로써 심장마비 위험을 극적으로 줄일 수 있다는 개념은 이제 확실히 반박된 상태다. 심장마비 위험과 관련해서 가장 중요한 변경 가능 위험 인자는 흡연, 과도한 알코올 섭취, 유산소 운동 부족, 과체중, 고탄수화물 식단이다.

임상에서 콜레스테롤 수치가 240mg/dL 이상인 환자들을 보면 십중팔구는 일반의로부터 콜레스테롤 저하제를 처방받을 것이라고 보면 된다. 이것은 생각과 행동 모두 잘못된 것이다. 앞에서 얘기했듯이 콜레스테롤은 사람의 생리학에서, 특히 뇌 건강과 관련해서 중요한 화학물질 중 하나다. 사람의 건강 상태를 판단할 때 참고할 수 있는 가장 좋은 검사 결과는 콜레스테롤 수치가 아니라 당화혈색소 검사다. 고콜레스테롤 단독으로 건강에 심각한 위협이 된다고 생각할 수 있는 경우는 있다 해도 대단히 드물다.

좋은 질문이 하나 있다. 어떤 사람이 콜레스테롤 수치가 높을까? 30년 전에는 총 콜레스테롤 수치가 240mg/dL이고 과체중이나 흡연 등 다른 위험 요인을 갖고 있는 사람은 누구든 고콜레스테롤이라고 생각했다. 그러다 1984년에 열린 콜레스테롤 합의회의Cholesterol Consensus Conference 이후로 정의가 달라져서 다른 위험 요인과 상관없이 총 콜레스테롤 수치가 200mg/dL을 넘으면 누구든 고콜레스테롤이라고 정의했다. 요즘에는 많은 지침에서 그 역치를 180mg/dL까지 낮췄다. 그리고 심장마비를 겪었던 사람이면 완전히 다른 범주에 들어간다. 이런 경우는 콜레스테롤 수치가 아무리 낮아도 콜레스테롤 저하제 처방과 함께 저지방 식단을 유지하라는 소리를 듣게 될 것이다. 대부분의 경우 이것은 잘못된 지침이다.

성교육: 모든 것은 당신의 머리에 달렸다

좋다. 그렇다면 콜레스테롤은 좋은 것이 맞다. 하지만 이것은 그저 뇌 건강, 신체 건강, 수명에 관한 이야기만이 아니다. 이것은 진지한 건강 서적에서 어지간해서는 잘 다루지 않는, 인생에서 아주 중요한 부분에 관한 이야기이기도 하다. 바로 성생활 얘기다.

나는 신경과 전문의지만 성 기능 이상으로 발기부전이 오거나, 섹스를 아예 피하거나, 문제를 해결하기 위해 온갖 약을 비축해두는 사람들을 꽤 많이 만나보았다. 이런 약에 대해서는 당신도 알고 있을 것이다. 저녁 뉴스 시간에 보면 이런 약 광고들이 마치 사탕 광고처럼 등장해서 당신의 성생활을 바꾸어줄 거라 약속한다. 성생활에 대한 고민만으로 나를 찾아오는 환자는 없었지만, 내가 다루는 신경과적 문제에 덧붙여 성생활에 대해 물어보면 그 문제로 고민하는 사람이 많았다.

75세의 은퇴한 기술자가 불면증, 우울증 등 다양한 문제를 호소하며 나를 보러 왔다. 그는 지난 40년 동안 수면제를 복용해왔고, 내원하기 2~3개월 전부터 우울증이 악화됐다. 내가 진료를 보았을 때는 불안증 치료제인 항우울제와 발기장애 치료를 위해 비아그라Viagra를 복용 중이었다. 나는 제일 먼저 글루텐 민감성을 확인해보았는데 양성이 나왔다(이때는 검사를 해보던 시절이었다). 그는 놀랐지만 나는 놀라지 않았다. 그는 글루텐프리 고지방 식단을 진행하는 데 동의했고, 우리는 약 1개월 후에 전화 통화를 했다. 그때 그가 놀라운 소식을 전했다. 우울증이 개선되었고, 더 이상 아내와의 섹스를 위해 비아그라를 복용할 필요가 없어졌다. 그는 내게 크게 고마워했다.

　　섹스는 뇌 속에서 일어나는 활동과 관련이 아주 많다는 데 대부분의 사람이 동의할 것이다. 섹스는 감정, 충동, 생각과 깊숙하게 엮여 있는 행동이다. 하지만 호르몬 및 혈액화학blood chemistry 과도 불가분으로 연결되어 있다. 내 기술자 환자처럼 우울증에 빠져 잠도 잘 자지 못하는 상황이라면 섹스 생각이 나지 않을 것이다. 하지만 발기부전의 가장 흔한 이유 중에는 사실 우울증, 불면증과는 상관이 없는 것이 있다. 내가 이 책에서 계속 이야기해온 것, 바로 너무 낮은 콜레스테롤 수치다. 지금까지 진행된 연구들이 확실하게 입증해 보인 개념이 있다. 테스토스테론 수치가 건강하지 않으면(남성, 여성 모두에 해당한다) 행여 성생활을 한다고 해도 뜨거운 성생활을 즐길 수는 없다는 것이다. 그럼 테스토스테론을 만드는 것은 무엇인가? 바로 콜레스테롤이다. 그런데 오늘날 수백만 명의 미국인이 하고 있는 것은 무엇인가? 식단을 통해, 스타틴을 통해 콜레스테롤 수치를 낮추는 것이다. 그 과정에서 사람들은 성욕과 성 능력도 함께 낮추고 있는 셈이다. 그러니 발기부전이 유행병처럼 번지고, 발기부전 치료제 수요가 늘어나는 것이 놀랄 일도 아니다. 그 덕에 역설적으로 테스토스테론 보충요법도 유행하게 됐다.

　　수많은 연구에서 이런 상관관계가 확인됐다.[46] 스타틴 복용자들 중에서 흔한 불평사항 중 하나가 성욕 감퇴이고, 검사 결과를 보면 스타틴 복용자에게서 테스토스테론 수치 저하가 거듭해서 입증되었다.[47] 스타틴 복용자는 테스토스테론 수치 저하 가능성이 2배 높다. 다행히도 이런 상태는 스타틴 복용을 멈추고 콜레스테롤 섭취를 늘리면 되돌릴 수 있다. 스타틴이 테스토스테론 수치를 낮추는 방식에는 2가지가 있다. 첫째는 직접 콜레스테롤 수치를 낮추는 것이고, 둘째는 활성 테스토스테론을 만드는 효소를 방해하는 것이다.

2010년에 영국의 한 연구에서는 관상동맥질환을 가진 남성 930명을 대상으로 테스토스테론 수치를 측정해보았다.[48] 그 결과, 환자 중 24퍼센트에서 테스토스테론 수치가 낮아져 있었고, 테스토스테론 수치가 정상인 사람은 사망 위험이 12퍼센트인 반면, 수치가 낮은 사람은 21퍼센트였다. 결론은 명백했다. 관상동맥질환이 있고 테스토스테론 수치가 낮으면 사망 위험이 훨씬 높다는 것이다. 그런데도 우리는 콜레스테롤 수치를 낮추기 위해 스타틴을 처방하고, 이것이 다시 테스토스테론을 낮추고, 테스토스테론이 낮아져 사망 위험이 높아지고 있다. 이것이 미친 짓이 아니면 무엇이 미친 짓이란 말인가?

배와 상관관계

《그레인 브레인》의 초판 출간 이후로 나는 사람의 마이크로바이옴 microbiome (몸속에서 생태계를 이루고 있는 미생물의 총체-옮긴이)이 뇌 건강에서 담당하는 역할, 구체적으로 말하면 대부분 세균으로 구성되어 있는 소화관 속 미생물 거주자들과 뇌가 어떻게 긴밀하게 연결되어 있는지에 대해 관심을 두었다. 이제는 우리가 선택한 생활습관이 마이크로바이옴을 형성하고 유지하는 데 도움을 준다는 사실이 알려져 있다. 그리고 마이크로바이옴의 건강이 면역계의 기능, 염증 수치 그리고 우울증, 비만, 장의 장애, 당뇨병, 다발경화증, 천식, 자폐증, 알츠하이머병, 파킨슨병, 심지어 암에 이르기까지 다양한 질병의 위험도에서 중요한 요소로 작용한다는 사실도 알려져 있다. 마이크로바이옴은 장 투과성의 조절에도 도움을 준다. 앞에서도 살펴보았던 장 투과성은 대단히 중요한 개념으로, 몸의 염증 '설정값'에 영향을 미친다. 장벽에 틈이 생기면 글루텐이나 병원체 같은 음식 독소가 통과해 들어가서 면역 반응을 유발한다. 이것은 장에만 영향을 미치지 않고 골격계, 피부, 콩팥, 췌장, 간, 뇌 등 다른 기관과 조직에도 영향을 미친다.

우리의 미생물 동지들은 우리 몸을 대신해서 아주 많은 일을 한다. 이들이 없었다면 만들지 못했을 신경전달물질과 비타민도 만들어주고, 정상적인 소화관 기능을 촉진하고, 감염으로부터 보호해주고, 대사와 음식의 흡수를 조절하고, 혈당의 균형 조절을 돕는다. 이 미생물들은 심지어 우리가 뚱뚱할지 날씬할지, 버가 고플지 포만감을 느낄지에도 영향을 미친다. 나는 마이크로바이옴의 과학을 《장내세균 혁명 Brain Maker》에서 심도 있게 다루었다. 더 자세히 알고 싶은 사람에게는 일독을 권한다.[49] 하지만 앞으로 이 책에서 소개할 업데이트된 프로그램은 당신이 마이크로바이옴에 영양을 공급하고 양성할 수 있게 도울 것이고, 이것은 다시 뇌가 최적의 기능을 할 수 있게 도울 것이다. 장내 마이크로바이옴의 건강을 떨어뜨릴 수 있는 위험 요소 중 대다수는 대체 가능한 것들이다. 그런 위험 요소에 해당하는 것으로는 정제 탄수화물이 많이 들어 있는 식단, 설탕, 가공식품, 그리고 글루텐이나 가공된 식물성 기름 같은 식이독소 등이 있다.

달콤한 진실

이번 장에서는 지방이 뇌에서 하는 역할을 중심으로 많은 내용을 다루었다. 하지만 이제 우리는 스스로에게 이런 질문을 던져보아야 한다. 뇌를 지방 대신 당분으로 넘치게 하면 무슨 일이 일어날까? 나는 탄수화물이 우리 몸에 미치는 해악에 대한 이야기로 이 장을 시작했지만, 특히나 파괴적인 탄수화물에 대한 이야기는 따로 장을 마련해서 다루기 위해 아껴두었다. 다행히도 당분이 뇌의 건강에 미치는 영향에 관해서는 많이 알려져 있는 상태다. 이 책을 처음 쓸 때만 해도 이것은 언론의 관심을 거의 받지 못하던 분야였다. 우리는 당분과 비만으로 인한 당뇨병, 당분과 심장질환, 당분과 지방간, 당분과 대사증후군, 당분과 암 등의 관계에 대해서는 모두들 알고 있지만 근래까지도 당분과 뇌의 기능장애에 대한 이야기는 별로 들을 수가 없었다. 이 상관관계에 대해 확신이 들지 않는 사람이라면 다음 장을 꼼꼼히 읽어보기 바란다. 이제 당분과 뇌의 관계에 대해 철저하게 살펴볼 때가 됐다.

4장

이롭지 않은 결합

: 뇌와 당분이 만났을 때

> 진화론적으로 보면 우리 선조들은 당분을 1년 중 수확기에 몇 달 정도만
> 과일의 형태로 맛보거나, 벌들이 지키고 있는 꿀의 형태로 맛볼 수 있었다.
> 하지만 요즘에는 당분이 거의 모든 가공식품에 첨가되어 소비자들의 선택권을
> 제한하고 있다. 자연은 당분을 구하기 힘들게 만들었고, 인간은 당분을 피하기
> 어렵게 만들었다.
> _ 로버트 러스티그Robert Lustig 외[1]

막대사탕에서 나온 당분이든, 시리얼에서 나온 당분이든, 계피빵에서 나온 당분이든 이런 형태의 탄수화물이 건강에 그닥 좋은 성분이 아니라는 것을 모두들 알고 있다. 특히 과도하게 섭취하거나 고과당 옥수수시럽처럼 정제되거나 가공된 형태로 섭취하면 더욱 좋지 않다. 그리고 불어나는 허리 살, 식욕, 혈당 조절, 비만, 2형 당뇨병, 인슐린 저항성 등에서 당분이 안 좋은 역할을 한다는 것도 다 알고 있다. 그렇다면 당분과 뇌는 어떨까?

내가 앞 장에서 언급한, 《좋은 칼로리 나쁜 칼로리Good Calories, Bad Calories》와 《왜 우리는 살찌는가Why We Get Fat》[2]의 저자 게리 타우브

스는 2011년에 '당분은 독인가Is Sugar Toxic?'[3]라는 제목으로 <뉴욕타임스>에 훌륭한 글을 투고했다. 이 글에서 그는 우리 삶과 식료품 속에서 당분이 거친 역사뿐만 아니라, 우리 몸에 미친 영향을 이해하는 과학의 진화에 대해서도 연대순으로 정리했다. 그리고 이어서 2016년 말에 다음 책 《설탕을 고발한다The Case Against Sugar》를 출간했다. 이 책에서 그는 당분(자당과 고과당 옥수수시럽)이 우리를 죽이는 만성질환의 주요 원인이라는 흥미로운 주장을 펼쳐 보였다.[4] 그와 인터뷰를 하면서 나는 그에게 어쩌다 과학 탐사기자가 이 영양학 분야의 개척자로 나서게 되었는지 물어보았다. 그가 말하기를, 자신은 그저 데이터를 추적하고 있었는데 물리학계에 몸담고 있는 친구들 중 몇몇이 만약 나쁜 과학에 흥미가 있다면 공중보건 분야에서 일어나고 있는 일로 눈을 돌려보아야 할 거라고 제안했다고 한다('나쁜 과학Bad Science'은 상온 핵융합과 관련해서 그가 앞서 세상에 내놓았던 책의 제목이다). 그리하여 그는 결국 공중보건 분야에서 더 많은 나쁜 과학을 접하게 됐다. 놀랄 일도 아니다.

2011년 책에서 그는 소아 호르몬장애 전문가이자 캘리포니아대학교 의과대학 샌프란시스코 캠퍼스의 아동 비만 전문가이며, 당분을 '독소' 혹은 '독'이라고 주장하는 로버트 러스티그의 연구를 소개했다. 당분은 그의 2012년 베스트셀러 《단맛의 저주Fat Chance》에서 가장 중요한 악당이었고, 내가 근래에 그와 오랜 시간 진행했던 인터뷰의 주제였다.[5] 러스티그는 이 '빈 칼로리empty calories'의 섭취에 대해서는 별로 말하지 않는다. 그가 당분에서 문제 삼는 부분은 당분이 갖고 있는 독특한 특성이다. 구체적으로 말하면, 다양한 종류의 당분이 인체에서 대사되는 방식에 대해 문제 삼고 있다. 러스티그는 당분이 사람의 건강에 미치는 해로운 영향뿐만 아니라 당분과 관련된 중독 문제에 대해서도 의문을 제기한 개척자 중 한 명이었다.

러스티그는 가장 단순한 형태의 당분인 순수한 포도당, 그리고 포도당과 과당을 결합시킨 설탕 사이의 차이를 설명할 때 "열량에서는 등가이지만 대사에서는 등가가 아니다isocaloric but not isometabolic"라는 표현을 즐겨 사용한다(곧이어 설명할 테지만 과당은 과일과 꿀에서만 발견되는 천연 당분의 일종이다). 예를 들어, 우리가 감자로부터 포도당 100칼로리를 섭취했을 때와 절반의 포도당과 절반의 과당으로 구성된 설탕에서 100칼로리를 섭취했을 때는 대사가 다르게 이루어진다. 그 이유는 다음과 같다.

설탕에서 과당 성분의 처리는 간이 담당한다. 반면, 다른 탄수화물이나 녹말 성분에서 나오는 포도당은 몸속 모든 세포가 처리한다. 따라서 양쪽 유형의 당분(과당과 포도당)을 동시에 섭취하면 똑같은 양의 칼로리를 포도당만으로 섭취했을 때보다 간이 더 많은 일을 해야 한다. 그리고 이런 당분을 탄산음료나 과일주스 같은 액상 형태로 접하는 경우에는 간의 부담이 가중된다. 액상 당분을 마시는 것은 동일한 양의 당분을 사과로 섭취하는 것과 같지 않다. 한편 과당은 천연 탄수화물 중 가장 달다. 우리가 과당을 그리도 사랑하는 이유를 이것으로 설명할 수 있다. 하지만 일반적인 생각과 달리 과당은 모든 천연 당분 중에서 혈당지수가 가장 낮다. 그 이유는 간단하다. 설탕이나 고과당 옥수수시럽의 포도당은 결국 혈액 속으로 유입되어 순환을 통해 혈당 수치를 높이지만, 이와 달리 과당은 대부분 간에서 대사되기 때문에 혈당과 인슐린 수치에 직접 영향을 미치지 않는다. 하지만 이 말을 오해하면 안 된다. 과당이 직접적인 영향을 미치지 않을지라도 인공적인 식품에 들어 있는 과당을 충분한 양으로 섭취할 경우, 장기적으로 더 많은 영향을 미치게 된다. 그리고 그와 관련된 과학 연구는 충분하다. 과당 섭취는 포도당내성장애(내당능장애)imparied glucose tolerance, 인슐린 저항성, 고혈중지질high blood fats, 고혈압과 관련이 있다. 그리고 과당은 대사 조절에서 핵심적인 두 호르몬인 인슐린과 렙틴leptin의 생산을 자극하지 않기 때문에 과당 성분이 많은 식단은 비만과 그에 따르는 대사적 영향으로 이어진다. (과일을 많이 먹는 사람에게 이것이 무엇을 의미하는지는 뒤에서 자세히 설명하겠다. 다행히 대부분의 경우 어느 정도의 과일은 섭취해도 괜찮다. 대부분의 통과일에 들어 있는 과당의 양은 가공식품에 들어 있는 과당에 비하면 아주 적다.)

우리는 설탕이 사실상 몸의 모든 부분에 미치는 영향에 대해 많은 이야기를 듣지만 뇌에 미치는 영향에 대해서는 별로 듣지 못했다. 이 부분 역시 언론에서 놀라울 정도로 무관심한 영역이다. 내가 이번 장에서 던지고 답할 질문은 다음과 같다.

- 과도한 당분 섭취가 뇌에 어떤 영향을 미치는가?
- 뇌는 서로 다른 유형의 당분을 구분할 수 있을까? 뇌는 당분이 어디서 온 것인가에 따라 다른 방식으로 대사할까?

내가 당신이라면, 지금 카페모카에 곁들여서 먹고 있는 비스킷을 당장 내려놓고 안전하게 몸을 지킬 것이다. 이 장을 읽고 나면 달달한 음식이나 음료수를 바라보는 시선이 절대 지금과 같지 않을 것이다.

당분과 탄수화물 입문

몇 가지 용어를 정의하는 데서 시작하자. 설탕, 과당, 고과당 옥수수시럽 같은 것들의 차이가 정확히 무엇일까? 앞에서 말했듯이 과당은 과일과 꿀 속에 들어 있는 천연 당분의 일종이다. 이것은 포도당처럼 단당류인 반면, 우리가 커피에 타 먹거나 쿠키 반죽에 뿌리는 하얀 알갱이로 된 설탕(자당)은 포도당과 과당을 결합시킨 것이라 2개의 분자를 한데 연결한 이당류에 해당한다. 우리가 섭취하는 과당은 대부분 자연적인 형태도 아니고(즉, 자당의 일부로), 천연 식품(통과일) 속에 들어 있지도 않다. 미국인은 평균 하루에 163그램(652칼로리)의 정제 당분을 섭취하고, 이 중에 대략 76그램(302칼로리)은 고과당 옥수수시럽에서 유래한 고도 가공된 형태의 과당에서 나온다.[6] 탄산음료, 주스, 여러 가공식품에 들어 있는 고과당 옥수수시럽은 과당이 주를 이루는 또 다른 분자 결합에 해당하며, 55퍼센트 정도의 과당, 42퍼센트 정도의 포도당, 3퍼센트 정도의 다른 탄수화물로 구성되어 있다. 내가 '정도의'란 표현을 쓴 이유는 고과당 옥수수시럽이 라벨에 표기된 것보다 훨씬 많은 유리과당free fructose을 함유할 수 있다는 것이 연구에서 밝혀졌기 때문이다. 아동기 비만 연구센터Childhood Obesity Research Center의 책임자이자 서던캘리포니아대학교 예방의학 교수인 마이클 고란Michael Goran 박사는 로스앤젤레스 지역에서 구입한 탄산음료의 유리과당 수치가 무려 65퍼센트인 것을 확인했다.[7]

고과당 옥수수시럽은 음료와 식료품에 들어가는 설탕을 대체할 값싼 대용물로 1978년에 도입됐다. 분명 당신도 뉴스에서 이에 대해 들어보았을 것이다. 언론에서는 이 인공적으로 가공된 성분이 비만 유행의 근본 원인이라고 공격하고 있다. 하지만 이런 비판은 핵심을 놓치고 있다. 늘어가는 뱃살과 비만, 당뇨병 등 관련 진단이 증가하는 것이 고과당 옥수수시럽 섭취 때문이라고 비난할 수는 있겠지만 다른 종류의 당분도 그런 비난에서 자유로울 수 없다. 이것들 모두 비슷한 특성을 공유하는 생화학 분자 범주인 탄수화물에 속하기 때문이다. 탄수화물이란 한마디로 지방(지방산 사슬), 단백질(아미노산 사슬), DNA와는 구분되는 긴 당 분자 사슬이다. 하지만 탄수화물이라고 다 같은 탄수화물이 아니란 것을 이미 당신도 알고 있다. 그리고 몸에서도 모든 탄수화물을 똑같이 취급하지 않는다. 탄수화물을 구분 짓는 특징은 특정 탄수화물이 얼마나 빨리 혈당 수치를, 그리하여 인슐린 수치를 올리는가 하는 점이다. 탄수화물 성분이 많은, 특히 단순한 포도당 성분이 많은 식사는 혈당을 세포에 저장하기 위해 췌장으로 하여금 인슐린 분비를 늘리게 한다. 소화 과정에서 탄수화물이 분해되고 당분이 혈류로 유입되면 포도당이 세포로 침투해 들어갈 수 있도록 췌장은 다시 인슐린 분비를 늘린다. 시간이 흐르면서 혈당의 수치가 높아지면 췌장의 인슐린 생산과 분비도 많아지게 된다.

이런 이유 때문에 혈당을 급하게 올리는 탄수화물이 보통 살도 잘 찌운다. 정제 밀가루로 만든 식품(빵, 시리얼, 파스타), 쌀, 감자, 옥수수 등의 녹말 성분, 탄산음료, 맥주, 과일 주스 같은 액상 탄수화물 등이 여기에 해당한다. 이런 것들은 모두 소화가 빠르다. 이런 음식을 먹으면 혈액 속에 포도당이 넘쳐흘러서 인슐린이 급속히 대량으로 분비되고 과도하게 유입된 칼로리를 지방으로 축적하기 때문이다. 채소에 들어 있는 탄수화물은 어떨까? 채소의 탄수화물은, 특히 브로콜리나 시금치 같은 잎채소에 들어 있는 탄수화물은 소화가 안 되는 섬유와 함께 묶여 있기 때문에 분해하는 데 시간이 더 오래 걸린다. 섬유가 사실상 소화 속도를 늦추어 포도당이 혈류로 천천히 유입되게 한다. 거기에 더해서 채소는 녹말 성분에 비해 무게당 수분 함량이 상대적으로 높다. 그래서 혈당 반응이 더 약화된다. 과일에는 분명 과당이 들어 있지만, 통과일을 먹을 때는 그 안에 들어 있는 수분과 섬유도 혈당 효과를 희석하는 효과가 있다. 예를 들어 같은 무게의 복숭아와 구운 감자를 먹을 경우, 감자는 물과 섬유 성분이 많은 복숭아보다 혈당에 훨씬 큰 영향을 미친다. 그렇다고 복숭아나 다른 과일이 문제가 없다는 의미는 아니다.[8]

동굴에 살던 우리 선조들도 과일을 먹었지만 1년 내내 매일 먹은 것은 아니다. 우리는 요즘처럼 엄청나게 먹어대는 과당을 감당할 수 있게 진화하지 못했다. 천연 과일에 들어 있는 당분의 양은 탄산음료 캔 하나에 들어 있는 엄청난 양에 비하면 상대적으로 적다. 중간 크기 사과 한 알에는 약 44칼로리의 당분이 들어 있다. 그리고 이 당분은 사과에 들어 있는 수용성 식이섬유 펙틴pectin과 사과껍질에 들어 있는 불용성 식이섬유 덕분에 풍부한 섬유와 함께 뒤섞여 있다. 반면, 340그램의 콜라 캔 하나에는 거의 2배인 80칼로리의 당분이 들어 있다. 사과 몇 개를 갈아서 그 즙을 340그램 음료수로 농축하면(이 과정에서 식이섬유가 빠져나간다) 85칼로리의 당분 폭탄을 맞게 된다. 과당이 간에 도달하면 대부분은 지방으로 전환되어 지방세포로 보내진다. 생화학자들이 40년 전부터 과당을 살이 제일 잘 찌는 탄수화물이라고 부른 것도 놀랄 일이 아니다. 우리 몸이 식사를 할 때마다 이런 단순한 변화 과정을 수행하는 데 익숙해지면, 우리는 근육조직마저 인슐린에 저항성이 생기는 덫에 빠질 수 있다. 게리 타우브스는 이 도미노 효과를 《왜 우리는 살찌는가》에서 아주 잘 설명하고 있다. "따라서 과당이 혈당과 인슐린에 직접적인 영향은 미치지 않더라도 1~2년 정도 시간이 지나면 인슐린 저항성을 유발해서 지방으로 저장되는 칼로리를 증가시킬 가능성이 크다. 처음에는 그런 식으로 시작하지 않았지만 결국에는 지방을 저장하는 방향으로 대사가 진행되는 것이다."[9]

우리의 당분 중독에서 가장 심란한 사실은 과당과 포도당을 결합하면(설탕으로 만든 음식을 먹을 때 이런 일이 자주 일어난다), 과당은 당장에는 혈당에 별 영향을 미치지 않지만 동반되는 포도당이 그 일을 담당한다는 점이다. 그래서 인슐린 분비를 자극하여 지방세포들에게 더 많은 지방을 저장할 수 있게 준비하라는 경고를 보내게 된다. 당분을 많이 먹을수록 우리는 몸에게 그 당분을 지방으로 바꾸라고 신호를 보내게 된다. 이런 일은 간에서 일어나 지방간이라는 병으로 이어지기도 하지만, 거기서 그치지 않고 몸의 다른 곳에서도 일어난다. 그리하여 뱃살이 늘어나고, 우리의 주요 기관들을 둘러싸고 있고 눈에 보이지도 않는 최악의 지방, 즉 내장지방이 늘어난다.

타우브스는 탄수화물과 비만을 묶고 있는 인과관계를 흡연과 암의 상관관계에 비유했다. 만약 세상이 담배를 발명하지 않았다면 폐암은 희귀한 질병이었을 것이다. 마찬가지로 우리가 그런 고탄수화물 식단을 먹지 않았다면 비만도 희귀 질병이었을 것이다.[10] 나는 당뇨병, 심장병, 치매, 암을 비롯한 그와 관련된 다른 질병들도 드문 질병이 되었으리라 확신한다. 그리고 만약 온갖 질병을 피하는 데 있어서 핵심이 되는 것을 하나 찍으라고 한다면 나는 '당뇨병'을 지목할 것이다. 당뇨병에 걸리지 말라는 소리다.

당뇨병과 종말의 조짐

당뇨병으로 이어지는 길을 피해 가는 것은 정말 중요하다. 만약 이미 당뇨병이 생긴 상황이라면 혈당의 균형을 유지하는 것이 핵심이다. 미국에서는 1,100만 명에 가까운 만 65세 이상의 성인이 2형 당뇨병을 갖고 있다. 이 사람들에 더해서 당뇨병전단계에 해당하는 2,310만 명(48.3퍼센트)의 만 65세 이상 성인까지 모두 알츠하이머병에 걸린다고 생각하면 정말 엄청난 잠재적 재앙이 우리를 기다리고 있는 셈이다.[11] 당뇨병과 알츠하이머병의 상관관계를 뒷받침하는 데이터는 엄청나게 많지만, 당뇨병이 단순한 인지 기능 저하의 강력한 위험 인자라는 사실을 이해하는 것이 중요하다. 당뇨병이 잘 조절되지 않는 사람은 특히나 그렇다. 이것을 잘 보여주는 사례가 있다. 2012년 6월에 <아카이브스 오브 뉴롤로지>에서 당뇨병이 인지 기능 저하의 위험을 높이는지, 그리고 혈당이 제대로 조절되지 않으면 인지 수행능력이 악화되는지 확인하기 위해 3,069명의 노인을 분석한 결과를 발표했다.[12] 처음 평가했을 때 참가자 중 23퍼센트가 실제로 당뇨병이 있었고, 나머지 77퍼센트는 당뇨병이 없었다(연구자들은 일부러 잘 기능하고 있는 다양한 집단의 노인들을 선별했다).

하지만 적은 비율로 그 77퍼센트의 노인 중 일부에게 9년의 연구 기간 동안 당뇨병이 생겼다. 연구를 시작할 때 인지 기능 검사를 실시했고, 그 후로 9년 동안 검사를 반복해서 실시했다. 결론은 다음과 같았다. "잘 기능하고 있는 노년층에서 당뇨병과 부적절한 혈당 조절은 인지 기능 악화 및 더 빠른 기능 저하로 이어졌다. 이는 당뇨병의 심각성이 인지 기능 노화를 가속할 수 있음을 암시하고 있다." 연구자들은 비당뇨병 환자와 당뇨병 환자 사이에서 정신기능 저하 속도에 꽤 극적인 차이가 있음을 보여주었다. 더 흥미로운 점은 이미 연구를 시작할 때부터 당뇨병 환자의 기준치 인지 기능 점수가 대조군보다 더 낮았다는 것이다. 연구는 또한 인지 기능 저하 속도와 혈당 조절의 표지인 당화혈색소 수치가 높은 것 사이에서 직접적인 상관관계를 발견했다. 저자들은 이렇게 말하고 있다. "고혈당은 당뇨병과 인지 기능 감소의 상관관계에 기여할 수 있는 메커니즘으로 제안되었다." 그리고 이어서 이렇게 말하고 있다. "고혈당은 최종당화산물advanced glycation end product, AGE 형성, 염증, 미세혈관질환microvascular disease 등의 메커니즘을 통해 인지기능 장애에 기여할 수 있다."

최종당화산물이 무엇이고 어떻게 형성되는지 설명하기 전에 2008년에 나온 연구를 하나 더 살펴보자. 메이오 클리닉에서 <아카이브스 오브 뉴롤로지>에 발표한 이 연구는 당뇨병의 지속 기간이 미치는 영향을 살펴보았다. 과연 당뇨병을 얼마나 오래 앓았는지가 인지 기능 저하의 심각성에 영향을 미칠까? 물론이다. 그 수치를 보면 눈이 튀어나올 정도로 놀랍다. 메이오 클리닉에서 발견한 바에 따르면, 당뇨병이 만 65세가 되기 전에 시작된 경우 경도인지장애의 위험이 무려 220퍼센트나 올라갔다. 그리고 10년 이상 당뇨병을 앓은 사람의 경도인지장애 위험은 176퍼센트 올라갔다. 인슐린을 복용하는 경우 위험은 200퍼센트 올라갔다. 저자들은 지속적인 고혈당과 알츠하이머병의 관계를 설명하기 위해 이런 메커니즘을 제안했다. 바로 "최종당화산물의 생산 증가"다.[13] 인지 기능 저하와 노화 가속에 관해 의학 문헌에서 불쑥불쑥 얼굴을 내밀고 있는 이 '당화산물'이란 대체 무엇일까? 앞 장에서 이에 대해 간략하게 언급했으니 이어지는 내용에서 그 중요성에 대해 설명하겠다.

광우병 그리고 신경질환에 관한 여러 가지 단서

1990년대 중반 영국에서 소에서 사람으로 광우병이 전파된다는 증거를 보고하기 시작하자 광우병에 대한 공포가 빠르게 퍼져나가면서 전 세계가 히스테리에 휩싸였던 것이 기억난다. 1996년 여름에 만 20세의 채식주의자 피터 홀Peter Hall이 변형 크로이츠펠트 야콥병variant CreutzfeldtJakob disease이라는 인간형 광우병으로 사망했다. 그는 어린 시절에 먹은 소고기 버거로 그 병에 걸렸다. 그 후로 머지않아 다른 사례들이 확진되었고, 미국을 비롯한 나라들이 영국으로부터 소고기 수입을 금지하기 시작했다. 심지어 맥도날드에서도 과학자들이 병이 발발한 기원을 조사해서 문제 해결을 위한 조치를 취할 때까지 일부 지역에서 임시로 버거 판매를 중단했다. 소해면상뇌병증bovine spongiform encephalopathy이라고도 하는 광우병은 소를 감염시키는 희귀한 질병이다. 광우병이라는 이름은 감염된 소에서 나타나는 이상한 행동 때문에 붙었다. 양쪽 형태 모두 일종의 프라이온병prion disease으로서, 비정상적인 단백질이 세포에서 세포로 공격적으로 퍼져나가면서 손상을 입혀서 생긴다.

광우병은 보통 알츠하이머병, 파킨슨병, 루게릭병 같은 전통적인 신경퇴행성 질환과 같은 범주로 분류되지는 않지만, 이 질병들은 모두 정상적이고 건강한 기능을 수행하는 데 필요한 단백질의 구조에 비슷한 기형이 생긴다. 물론 알츠하이머병, 파킨슨병, 루게릭병이 광우병처럼 사람으로 전파되지는 않지만 그럼에도 비슷한 특성들을 나타내고, 과학자들은 이제 막 이런 사실을 이해하기 시작했다. 이것들 모두 결국은 기형 단백질의 문제로 귀결되는 것이다.

수십 가지 퇴행성 질환이 염증을 고리로 연결되는 것처럼, 2형 당뇨병, 백내장, 죽상경화증, 폐기종, 치매 등을 비롯한 수십 가지 질병도 기형 단백질을 고리로 연결된다는 것이 알려져 있다. 프라이온병의 독특한 점은 그 비정상적인 단백질이 다른 세포의 건강을 파괴해서 정상적인 세포를 부적합 세포로 바꾸어 뇌의 손상과 치매를 일으킬 수 있다는 점이다. 한 세포가 다른 세포의 정상적인 통제를 장악해서 건강한 세포처럼 행동하지 않는 새로운 종족의 세포를 만들어낸다는 점에서 암과 비슷한 구석이 있다. 실험실에서 생쥐로 연구하는 과학자들은 마침내 주요 신경퇴행성 질환들이 비슷한 패턴을 따른다는 증거들을 수집하고 있다.[14]

단백질은 몸에서 중요한 구조물 중 하나다. 사실상 단백질은 몸 자체를 형성하고 모양을 빚어내며, 여러 가지 기능을 수행하고, 매뉴얼에 따라 마스터 스위치처럼 작동한다. 우리의 유전물질인 DNA는 단백질을 암호화하고 있고, 이 암호에 따라 단백질은 아미노산의 사슬로 만들어진다. 단백질이 몸의 여러 과정을 조절하고 감염으로부터 몸을 보호하는 등 자신의 임무를 수행하기 위해서는 3차원 형태를 갖추어야 한다. 단백질은 특별한 접힘 기술을 통해 자신의 형태를 갖춘다. 그래서 결국에는 각각의 단백질이 자기 고유의 기능을 결정하는 데 도움이 되는 독특한 형태를 이루게 된다.

당연한 말이지만 기형 단백질은 자신의 기능을 제대로 혹은 전혀 수행하지 못하며, 안타까운 일이지만 기형 단백질을 고치는 것도 불가능하다. 단백질이 정확한 형태로 적절하게 접히지 못한 경우, 그나마 운이 좋으면 비활성으로 남게 되지만 최악의 경우 독으로 작용할 수 있다. 일반적인 세포들은 기형 단백질을 구별할 수 있는 기술을 내장하고 있지만 노화나 다른 요인들 때문에 이런 과정이 방해를 받을 수 있다. 독성 단백질이 다른 세포를 유도해서 단백질이 잘못 접히게 만드는 능력을 갖고 있으면 재앙이 일어날 수 있다. 오늘날 많은 과학자가 기형 단백질의 세포 대 세포 전파를 멈춰서 이 질병을 말 그대로 멈춰 세우는 방법을 찾아내려 고군분투하고 있는 이유도 이 때문이다.

캘리포니아대학교 샌프란시스코 캠퍼스 신경퇴행성 질환 연구소Institute for Neurodegenerative Diseases의 책임자인 스탠리 프루지너Stanley Prusiner는 프라이온을 발견해서 1997년에 노벨상을 받았다. 2012년에 그는 알츠하이머병과 관련이 있는 아밀로이드베타 단백질amyloidbeta protein이 프라이온과 비슷한 특성을 공유한다는 내용의 획기적인 논문을 <미국 국립과학원 회보Proceedings of the National Academy of Sciences>에 발표한 연구팀에 소속되어 있었다.[15] 이 실험에서 연구자들은 아밀로이드베타 단백질을 생쥐의 한쪽 뇌에 주사해서 그 효과를 관찰함으로써 질병의 경과를 추적할 수 있었다. 이들은 빛을 내보내는 분자를 이용해서 생쥐의 뇌에 불이 들어오는 것을 보고 사냥감을 찾아 돌아다니는 단백질들이 어디에 모이는지 확인할 수 있었다. 이 연쇄적인 사건들은 알츠하이머병 환자의 뇌에서 일어나는 현상과 유사했다.

이 발견은 뇌 질환 이상의 것에 대한 단서를 품고 있다. 몸의 다른 영역에 초점을 맞추고 있는 과학자들도 형태 변화 단백질의 영향에 대해 조사하고 있었다. 사실 이 '미친' 단백질은 다양한 질병에서 역할을 하고 있는지도 모른다. 예를 들어, 2형 당뇨병의 경우도 당뇨병 환자가 췌장에 인슐린 생산에 부정적인 영향을 끼칠 수 있는 미친 단백질을 갖고 있다는 사실을 고려하면 이런 관점에서 바라보는 것이 가능하다(이는 다음과 같은 의문을 낳는다. 만성적인 고혈당이 이런 기형을 만들어내는 것일까?). 죽상경화증에서는 콜레스테롤의 축적이 전형적으로 나타나는데 이것이 단백질의 잘못된 접힘 때문에 생길 수 있다. 백내장이 있는 사람은 눈의 수정체에 불량 단백질이 모인다. DNA의 결함으로 생기는 유전질환인 낭성섬유증cystic fibrosis은 CFTR 단백질의 부적절한 접힘이 특징이다. 그리고 한 유형의 유전성 폐기종은 간에서 만들어지는 어떤 단백질이 그대로 축적되는 바람에 파괴가 일어난다. 이 단백질은 원래 폐로 가서 폐를 보호해야 하는데 그러지 않고 간에 축적되기 때문에 담배를 피우지 않는데도 폐가 질병에 취약한 상태가 된다.

좋다. 이제 다스리기 힘든 단백질이 질병, 특히 신경학적 퇴행에서 역할을 담당한다는 사실을 알게 됐으니 그다음에 던져볼 질문은 다음과 같다. 단백질이 잘못 접히게 만드는 것은 무엇인가? 낭성섬유증 같은 질병에서는 깔끔한 대답이 나온다. 특정 유전자 결함을 이미 확인했기 때문이다. 하지만 기원이 오리무중이거나 나이가 들 때까지 증상이 나타나지 않는 다른 질병은? 이제 최종당화산물에 대해 알아보자.

당화 반응은 당 분자가 단백질, 지방, 아미노산에 결합하는 것을 말하는 생화학 용어다. 당 분자가 자기 자신과 달라붙게 만드는 자발적 반응을 마야르 반응 Maillard reaction 이라고도 한다. 이 과정은 루이 카미유 마야르 Louis Camille Maillard가 1900년대 초에 처음으로 설명했다.[16] 그는 이 반응이 의학에 중요한 영향을 미칠 수 있다고 예측했지만, 의학은 1980년이 되어서야 당뇨병의 합병증과 노화에 대해 이해하려고 하면서 관심을 두었다.

이 과정에서 최종당화산물이 만들어진다. 이것이 단백질 섬유를 유연성 없는 기형으로 만든다. 최종당화산물의 작용을 이해하고 싶으면 그냥 조기 노화가 일어난 사람의 얼굴을 보면 된다. 나이에 어울리지 않게 피부가 주름지고, 변색되어 축 처지고, 얼굴에서 광채가 사라진 사람의 모습을 생각해보자. 이런 모습은 변절자 당분과 한통속이 된 단백질이 신체에 미치는 효과 때문이다. 그래서 요즘에는 최종당화산물을 피부 노화의 핵심 요소로 생각하고 있다.[17] 아니면 줄담배를 피우는 사람의 모습을 생각해봐도 좋다. 피부가 누렇게 뜨는 것도 당화 반응의 또 다른 전형적 특징이다. 흡연자는 피부에 항산화제가 별로 없고, 흡연 자체가 신체와 피부의 산화를 증가시킨다. 그래서 이들은 신체의 항산화능력이 현저하게 약화되어 산화 작용의 양에 압도되어버리기 때문에 당화 반응 같은 정상적인 과정에서 나오는 부산물과도 맞서 싸울 수 없다. 대부분의 경우 당화 반응의 조짐은 호르몬 변화와 햇빛에 의한 손상 같은 환경의 산화 스트레스가 충분히 축적되는 30대부터 외부로 드러나기 시작한다.

어느 정도의 염증과 자유기 생산은 피치 못할 부분인 것처럼, 살면서 당화 반응 역시 필연적으로 발생할 수밖에 없다. 당화 반응은 정상적인 대사에서 나오는 부산물이고, 노화 과정의 핵심이다. 심지어 당분과 단백질 사이에서 형성되는 결합을 비추는 기술을 이용해서 당화 반응을 측정할 수도 있다. 사실 피부과 전문의들은 이 기술에 아주 능하다. 최첨단 카메라로 아이의 형광 이미지를 촬영해서 나이 든 성인의 얼굴과 비교해보면 젊은이와 노인의 차이를 포착할 수 있다. 아이의 얼굴은 아주 어둡게 나온다. 이것은 최종당화산물이 별로 없음을 나타낸다. 반면, 노인의 얼글은 당화 반응 결합이 빛을 내기 때문에 밝게 빛난다.

분명 우리의 목표는 당화 반응 과정을 제한하거나 속도를 늦추는 것이다. 많은 노화 방지 전략이 당화 반응을 어떻게 감소시킬 것인지, 심지어 이 독성 결합을 어떻게 깨뜨릴지에 초점을 맞추고 있다. 하지만 고탄수화물 식단을 섭취할 때는 이런 일이 일어날 수 없다. 고탄수화물 식단은 당화 반응 과정의 속도를 높이기 때문이다. 특히나 당분은 몸속 단백질에 쉽게 달라붙기 때문에 신속한 당화 반응을 자극한다. (참고로 미국인의 식단 칼로리에서 가장 높은 비중을 차지하고 있는 고과당 옥수수시럽은 당화 반응 속도를 10배나 끌어올린다.)

단백질이 당화될 때는 적어도 2가지 중요한 일이 일어난다. 첫째, 단백질의 기능이 현저히 저하된다. 둘째, 일단 당분이 단백질에 결합하고 나면 비슷한 손상을 입은 다른 단백질에 달라붙어 교차결합을 형성하는 경향이 있다. 이러면 기능이 더 억제된다.

하지만 그보다 훨씬 더 중요한 것은 일단 단백질이 당화되면 자유기 생산이 극적으로 증가하는 원천이 된다는 점이다. 이것이 조직을 파괴하고, 지방, 다른 단백질, 심지어 DNA까지도 손상을 입히게 된다. 다시 한 번 말하지만, 단백질의 당화는 대사에서 정상적으로 일어나는 부분이다. 하지만 이것이 과도해지면 많은 문제가 생긴다. 높은 수준의 당화 반응은 인지 기능 저하뿐만 아니라 신장질환, 당뇨병, 혈관질환 그리고 앞에서 언급했듯이 실제 노화 과정 그 자체와도 관련이 있는 것으로 여겨지고 있다.[18] 몸속의 어느 단백질이라도 당화 반응으로 손상을 입고 최종당화산물이 될 수 있다는 점을 명심하자. 이 과정이 워낙 중요한 것이기 때문에 전 세계 의학 연구자들은 약으로 최종당화산물 형성을 줄일 수 있는 다양한 방법을 개발하려 노력하고 있다. 하지만 분명 최종당화산물의 형성을 막는 최고의 방법은 애초에 가용한 당분의 양을 줄이는 것이다.

최종당화산물은 그저 염증을 일으키고 자유기를 통해 몸에 손상을 가하는 데서 그치지 않고 혈관 손상과도 관련이 있는 것으로 보인다. 그리고 이것으로 당뇨병과 혈관조직의 상관관계를 설명할 수 있다. 앞 장에서 지적한 바와 같이 당뇨병에서는 뇌졸중 위험이 증가하는 것과 마찬가지로 관상동맥질환의 위험도 극적으로 증가한다. 당뇨병이 있는 사람 중에는 뇌에 혈액을 공급하는 혈관에 심각한 손상을 입은 사람이 많다. 이들은 알츠하이머병은 없을지 몰라도 이런 혈액 공급의 문제 때문에 야기된 치매를 앓을 수 있다.

앞에서 나는 소위 나쁜 콜레스테롤로 불리는 LDL이 필수 성분인 콜레스테롤을 뇌세포로 전달하는 중요한 운반단백질이라고 설명했다. 이 LDL은 산화되었을 때만 혈관 벽을 파괴한다. 그리고 이제 우리는 LDL이 당화되면(LDL도 결국은 단백질이다) 이것이 LDL의 산화를 극적으로 증가시킨다는 것을 이해하게 됐다.

산화 스트레스와 당분의 상관관계는 아무리 강조해도 과하지 않다. 단백질이 당화되면 형성되는 자유기의 양이 50배 증가한다. 이것이 세포 기능의 상실과, 결국에는 세포의 죽음으로 이어진다.

따라서 자유기 생산, 산화 스트레스, 인지 기능 저하 사이의 강력한 상관관계에 주목할 필요가 있다. 산화 스트레스가 뇌의 퇴행과 직접 연관이 있다는 사실은 알려져 있다.[19] 알츠하이머병, 파킨슨병, 루게릭병 같은 심각한 신경장애의 징조가 나타나기 훨씬 전, 인지기능장애 진행 과정의 초기에 자유기에 의한 지질, 단백질, DNA, RNA의 손상이 일어난다는 것이 연구를 통해 밝혀졌다. 슬픈 일이지만 진단이 나왔을 때는 이미 손상이 일어난 상태다. 결론을 말하자면, 산화 스트레스를 줄이고 뇌에 손상을 입히는 자유기의 작용을 줄이고 싶다면 단백질의 당화를 줄여야 한다. 즉, 가용한 당분의 양을 줄여야 한다는 말이다. 아주 간단한 원리다.

대부분의 의사는 임상에서 일상적으로 한 가지 당화단백질을 측정해본다. 이미 앞에서 얘기했던 당화혈색소다. 이것은 당뇨병에서 혈당 조절을 측정할 때 사용하는 바로 그 표준 검사다. 따라서 의사는 당신의 혈당 조절에 대해 알기 위해 가끔씩 당화혈색소을 측정하고 있겠지만, 사실 그것은 당화단백질을 측정하는 것이고, 이 사실은 뇌 건강에 지극히 중요하고 함축적인 의미를 갖는다. 당화혈색소는 90~120일 동안의 평균 혈당 조절을 측정하는 것 이상의 의미를 가진다.

당화혈색소는 적혈구 세포에서 발견되는 단백질로, 산소를 운반하고 혈당과 결합한다. 혈당 수치가 올라가면 이 결합이 많아진다. 당화혈색소는 순간순간의 혈당 수치를 말해주지는 않지만 지난 90일 동안의 평균 혈당 수치를 보여준다는 점에서 대단히 유용하다. 혈당 조절을 알츠하이머병, 경도인지장애, 관상동맥질환 같은 다양한 질병과 연관 지어보려는 연구에서 당화혈색소가 자주 이용되는 이유도 이 때문이다. 내가 앞 장에서 강조했던 2017년의 연구를 잊지 말자. 이 연구에서는 대규모의 연구자들이 과체중/비만이 뇌의 구조와 인지에 미치는 영향을 2형 당뇨병이 미치는 영향과 분리하는 일에 착수했다.[20] 이들은 과체중과 비만이 2형 당뇨병 초기에 있는 사람들의 뇌에 미치는 영향을 기록하고 싶었다. 이들은 2형 당뇨병이 있는 과체중/비만 참가자는 정상 체중의 참가자에 비해 2형 당뇨병 초기에 뇌 구조와 인지에서 더 심각한 이상이 진행되고 있음을 발견했고, 그에 더해서 참가자의 당화혈색소 수치도 측정해보았다. 그 결과, 놀랄 일도 아니지만 과체중/비만 집단은 더 높은 수치가 나왔다.

당화된 혈색소가 당뇨병의 위험 인자인 것은 잘 알려져 있지만 뇌졸중, 관상동맥질환 그리고 다른 질병으로 인한 사망과도 관련이 있다. 당화혈색소 측정치가 6.0퍼센트를 넘는 경우에 이런 관련성이 가장 강력한 것으로 나온다.

지금은 당화혈색소의 수치 증가가 뇌 크기의 변화와 상관 있다는 증거도 나와 있다. <신경학>에 발표된 특히 놀라운 한 연구를 보면, 연구자들이 실험실 검사 수치들을 MRI와 비교하면서 어떤 검사치가 뇌위축과 가장 관련성이 높은지 확인하였는데, 그 결과 당화혈색소가 가장 강한 상관관계를 보인다는 것을 알아냈다.[21] 당화혈색소 수치가 제일 낮은 사람(4.4~5.2)과 제일 높은 사람(5.9~9.0)의 뇌조직 상실 정도를 비교해보니 6년의 기간 동안 거의 2배에 가깝게 나왔다. 따라서 당화혈색소는 그저 혈당 균형을 말해주는 표지 이상의 것이다. 그리고 이것은 당신이 완벽하게 통제할 수 있는 영역이다!

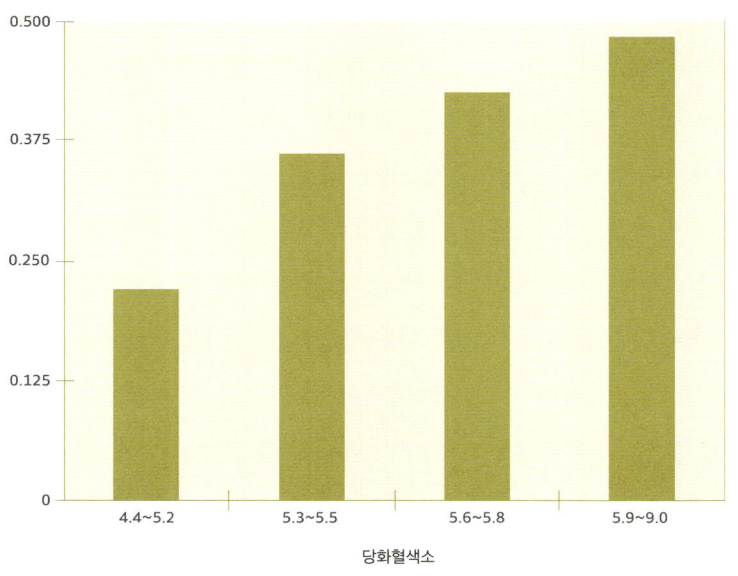

이상적인 당화혈색소 수치는 4.8~5.4 사이다. 탄수화물 섭취를 줄이고, 체중을 감량하고, 운동을 하는 것이 궁극적으로 인슐린 감수성을 개선하고 당화혈색소 수치의 저하로 이어진다는 점을 명심하자.

당화혈색소와 장래에 우울증이 발생할 위험 사이에도 직접적인 상관관계가 있음을 보고한 연구도 알아야 할 것이다. 4천 명이 넘는 평균 연령 만 63세의 남녀를 조사해보았는데 당화혈색소와 '우울증 증상' 사이에 직접적인 상관관계가 드러났다.[22] 성인들에게서는 빈약한 포도당 대사가 우울증 발생의 위험 인자로 기술됐다. 결론은 다음과 같다. 단백질의 당화 반응이 뇌에는 안 좋은 소식이라는 것.

조기 행동

앞에서 설명했듯이, 혈당 수치가 정상이라는 것은 췌장이 혈당을 정상으로 유지하기 위해 과도하게 일하고 있다는 의미일 수 있다. 이런 이해를 바탕으로 생각해보면, 혈당 수치가 올라가서 당뇨병이 생기기 오래전에 인슐린 수치가 먼저 올라가리라는 것을 알 수 있다. 공복혈당 수치만 확인할 것이 아니라 공복인슐린 수치도 확인하는 것이 중요한 이유가 이 때문이다. 공복인슐린 수치가 높다는 것은 췌장이 혈당을 정상화하기 위해 고되게 일하고 있다는 신호다. 이것은 또한 당신이 탄수화물을 과도하게 섭취하고 있다는 명확한 신호이기도 하다. 그리고 분명히 말해두는데 인슐린 저항성이 있다는 것은 뇌의 퇴행과 인지기능장애의 강력한 위험 요인이다. 뇌 질환과 관련해서는 당뇨병 데이터만 살펴보고 당뇨병이 아니니까 위험 인자가 개선되었다고 생각해서는 안 된다. 혈당 수치가 정상으로 나오는 경우에 인슐린 저항성이 생겼는지 확인할 방법은 공복인슐린 수치를 확인해보는 것밖에 없다.

그래도 증거가 더 필요한가? 그럼 2005년에 진행된 이탈리아의 연구를 살펴보자. 이 연구는 당뇨병이 없고 혈당 수치도 올라가지 않은 만 70~90세 사이의 노인 523명을 관찰해보았다.[23] 공복인슐린 수치를 검사해보니 이들 중 많은 수가 인슐린 저항성이 있는 것으로 나왔다. 이 연구는 인슐린 저항성이 있는 사람은 정상 범위에 있는 사람에 비해 인지기능장애의 위험이 극적으로 올라간다는 것을 보여주었다. 전체적으로 보면 인슐린 수치가 낮을수록 좋다. 미국에서의 평균 인슐린 수치는 성인 남성의 경우 8.8μIU/mL, 성인 여성의 경우 8.4μIU/mL다. 하지만 미국에 비만과 탄수화물 과다 섭취가 만연해 있음을 고려하면 이 평균값이 이상적인 값보다 훨씬 높을 가능성이 크다. 탄수화물 섭취에 굉장히 주의하는 환자들은 인슐린 검사 수치가 2.0μIU/mL 미만으로도 나온다. 이것은 이상적인 상황이다. 그 사람의 췌장이 과도한 일을 하지 않고 있고, 혈당은 훌륭하게 통제되고 있으며, 당뇨병의 위험도 대단히 낮고, 인슐린 저항성의 증거도 없다는 신호인 것이다. 여기서 중요한 점은 공복인슐린 수치가 높아져 있다면(5.0μIU/mL 이상이면 높은 것으로 봐야 한다) 그 수치를 개선할 수 있다는 점이다. 10장에서 그 방법을 설명하겠다.

높은 혈당 수치가 뇌에 얼마나 나쁜지 보여주는 좀 더 최근의 과학 정보를 업데이트하고 다음 내용으로 넘어가자. 이 점은 이미 앞에서도 강조했지만 잊지 않도록 여기서 다시 한 번 반복하고 싶다. 혈당이 뇌에 미치는 영향은 2형 당뇨병에서만 있는 것이 아니다. 정상 범위에 들어가는 혈당 수치라도 뇌의 전체적 위축과 회백질 위축에 큰 영향을 미칠 수 있다. 이 말을 쉽게 해석하면, 혈액 속에 당분이 들어 있으면 뇌가 쪼그라든다는 의미다. 이 결론은 내가 앞에서 말했던 2018년 리뷰 논문에서 나왔다. 호주 연구자들의 기존 연구에 이어서 진행한 후속 연구다.[24] 이 연구는 전 세계에서 진행된 다른 수많은 연구를 검토해서 당뇨병이 없는 상황에서도 탄수화물 섭취에 영향받는 요소인 혈당 수치와 뇌의 기능 저하 및 위축 사이에 강력한 상관관계가 존재함을 보여주었다. 이는 건강한 사람도 혈당과 뇌위축 및 치매 위험의 상관관계가 높다는 의미다. 실제로 혈당 수치가 조금만 상승해도 알츠하이머병과 관련된 다양한 뇌 영역에서 기능성 감소를 불러오는 것으로 나타났다. 이렇듯 '정상'은 명확하게 정의되어 있지 않으며, 의사가 당신의 혈당이 '정상' 범위 안에 들어 있다고 말해도 당신은 그 정상 범위에서 높은 쪽 끝단에 자리 잡고 있을 수 있다. 당뇨병이 생길까 말까 하는 경계에 아슬아슬하게 걸쳐 있는 것이다. 따라서 저탄수화물 식단을 유지하는 것이 혈당 조절과 치매 위험 감소에 도움이 되는 것은 당연하다. 이제는 이런 주장이 과학으로 뒷받침되고 있다. 이미 2형 당뇨병이 있는 사람의 경우도 저탄수화물 식단의 효과가 인슐린 치료의 효과에 견줄 만하다는 것이 과학적으로 입증됐다.[25]

60세 이후로 일반적인 성인의 뇌는 1년에 0.5퍼센트씩 위축이 일어난다는 점을 명심하자. 적은 양 같아 보이지만 이 값은 누적된다. 그럼 이제 뇌의 부피가 체지방에 영향을 받는 요인이 될 수도 있다는 내용을 살펴보자.

몸이 뚱뚱할수록 뇌는 작아진다

과도한 체중이 건강에 좋지 않다는 것은 대부분의 사람이 잘 알고 있다. 하지만 과도한 체중을 줄여야 할 이유가 한 가지 더 필요하다면, 아마도 온전한 정신을 잃어버릴지 모른다는 두려움이 체중 감량의 동기가 되어줄지도 모르겠다.

내가 의사가 되려고 공부할 때만 해도 지방세포는 원치 않는 과잉의 살덩어리를 따로 매달아둘 저장소 역할을 주로 한다는 것이 상식이었다. 하지만 이것은 대단히 잘못된 생각이었다. 요즘에는 지방세포가 그저 칼로리 저장 이상의 일을 한다는 것이 잘 알려져 있다. 지방세포는 사람의 생리학에 훨씬 깊숙이 관여한다. 체지방 덩어리는 복잡하고 정교한 호르몬 기관을 형성하며, 이는 결코 수동적인 기관이 아니다. 제대로 읽었다. 지방은 하나의 기관이다.[26] 그리고 이 기관은 보온과 단열로 몸을 보호하는 것 말고도 수많은 기능을 수행하는, 몸에서 부지런한 기관 중 하나일지도 모른다. 내장지방이 특히나 그렇다. 내장지방은 간, 콩팥, 췌장, 심장, 소장 같은 내장기관을 감싸고 있는 지방이다. 근래에 내장지방은 언론의 주목을 많이 받았다. 지금은 이 지방 유형이 건강에 가장 파괴적이라는 것도 잘 알려져 있다. 굵은 허벅지나 늘어진 팔뚝살, 셀룰라이트cellulite, 펑퍼짐한 엉덩이를 보며 한숨을 쉬는 사람도 있겠지만 사실 가장 나쁜 종류의 지방은 우리가 볼 수도, 느낄 수도, 만질 수도 없는 지방이다. 극단적인 경우에는 불룩 튀어나온 뱃살이나 허리 위로 흘러나온 뱃살에서 내장지방을 볼 수도 있다. 이것은 내장기관을 둘러싸고 있는 내장지방이 밖으로 튀어나와 있는 흔적이다. (이런 이유 때문에 허리둘레는 '건강'의 척도로 여겨질 때가 많다. 허리둘레로 앞으로 다가올 건강의 문제와 사망 위험을 예측할 수 있기 때문이다. 허리둘레가 클수록 질병과 사망의 위험도 높아진다.[27])

내장지방이 몸속의 염증 경로를 자극하고, 호르몬의 정상적인 작용을 방해하는 분자에게 신호를 보내는 독특한 능력을 갖고 있다는 것은 잘 알려져 있다.[28] 그리고 이것이 다시 내장지방으로부터 발생하는 일련의 부정적 효과들을 지속시킨다. 더군다나 내장지방은 일련의 생물학적 사건을 통해 염증을 일으킬 뿐만 아니라 내장지방 자체에도 염증이 생긴다. 이런 종류의 지방은 염증성 백혈구 집단을 수용하고 있다. 사실 내장지방에서 만드는 호르몬 분자와 염증성 분자들은 직접 간에 버려진다. 그럼 당신이 상상하는 바와 같이 간은 또 다른 무기(즉, 염증성 반응과 호르몬 방해물질)를 가지고 여기에 반응한다. 간단히 요약하자면, 내장지방은 나무 뒤에 도사리고 있는 포식자가 아니라 완전히 무장을 하고 있는 위험한 적이라는 것이다. 현재는 비만이나 대사증후군같이 뻔한 것에서 그리 뻔하지 않은 암, 자가면역질환, 뇌 질환에 이르기까지 수많은 질병이 내장지방과 관련이 있는 것으로 보인다.

이 책에서 이미 배운 정보를 바탕으로 생각하면 체지방, 비만, 뇌의 기능장애를 잇는 선을 따라가기가 그리 어렵지 않다. 과도한 체지방은 인슐린 저항성을 높일 뿐만 아니라 뇌의 퇴행에 직접 기여하는 염증성 화학물질의 생산도 늘린다.

2005년의 연구에서 100명이 넘는 참가자의 허리-엉덩이 둘레비율waist-to-hip ratio을 뇌의 구조적 변화와 비교해봤다.[29] 이 연구에서는 또한 공복혈당 및 공복인슐린 수치와 뇌 변화의 관계도 살펴보았다. 저자들은 뇌의 구조와 뱃살의 크기 사이에 상관관계가 존재하는지 여부를 확인하고 싶었다. 그리고 그 결과는 인상적이었다. 본질적으로 사람의 허리-엉덩이 둘레비율이 높을수록, 즉 뱃살이 많을수록 뇌의 기억중추인 해마의 크기가 작았던 것이다. 해마는 기억에서 핵심적인 역할을 하고, 그 기능은 절대적으로 그 크기에 달려 있다. 해마의 크기가 작아지면 기억력도 저하된다. 그보다 더 인상적인 점은 허리-엉덩이 둘레비율이 높을수록 뇌에서 소규모 뇌졸중이 생길 위험도 높아진 것이다. 이런 뇌졸중도 뇌 기능 저하와 관련이 있는 것으로 알려져 있다. 저자들은 이렇게 말한다. "비만, 혈관질환, 염증이 인지 기능 저하 및 치매와 연관된다는 증거가 늘고 있는데, 이 연구결과는 그러한 증거들과 일관된 흐름을 보인다." 그 후로 다른 연구들도 이런 결과를 확인해주었다. 몸에 과도한 체중이 쌓일 때마다, 특히 허리-엉덩이 둘레비율로 정의되는 내장비만이 심해질 때마다 뇌는 조금씩 작아진다. 몸이 커질수록 뇌는 작아진다니 이 얼마나 역설적인가!

UCLA와 피츠버그대학교의 공동 연구 프로젝트에서 신경과학자들은 앞서 심혈관계 건강과 인지 연구에 참여했던 70대 참가자 94명의 뇌 촬영 영상을 조사해보았다.[30] 이 참가자들 중에서 치매나 다른 인지기능장애가 있었던 사람은 없었고, 5년에 걸쳐 추적이 이루어졌다. 그 결과, 체질량지수 30 이상으로 정의되는 비만인의 뇌는 정상 체중인 건강한 사람에 비해 16년 더 늙어 보였다. 그리고 체질량지수 25~30 사이로 정의되는 과체중인 사람의 뇌는 날씬한 사람에 비해 8년 더 늙어 보였다. 더 구체적으로 말하면, 정상 체중인 사람에 비해 임상 비만인 사람은 뇌조직이 8퍼센트 적었고, 과체중인 사람은 4퍼센트 적었다. 소실된 조직 중 상당 부분은 전두엽(이마엽)과 측두엽(관자엽) 영역에서 소실되었다. 이곳은 특히 판단과 기억 저장을 담당하는 영역이다. 저자들은 이 연구결과가 노화, 과체중 혹은 비만인 사람에게 알츠하이머병의 발병 위험 증가 등 심각한 함축적 의미를 갖고 있다고 올바르게 지적했다.

여기서 악순환의 고리들이 작동하고 있음은 의심의 여지가 없다. 이 각각의 악순환의 고리들이 서로서로 기여하고 있다. 유전이 과식과 체중 증가 성향에 영향을 미칠 수 있고, 이것이 다시 활동 수준 저하와 인슐린 저항성 증가 그리고 당뇨병 위험 증가에 기여할 수 있다. 그럼 당뇨병은 체중 조절과 혈당 균형에 영향을 미친다. 일단 당뇨병이 생기고 앉아서 하는 생활이 주가 되면 조직과 기관의 고장이 일어나는 것은 필연적인 수순이다. 그리고 이것이 뇌에만 국한되지도 않는다. 더군다나 일단 뇌가 퇴행을 시작해서 물리적으로 수축하면 제대로 된 기능을 상실하기 시작한다. 즉, 뇌의 식욕조절중추와 체중조절중추들이 순조롭게 작동하지 않아 효력을 나타내지 못할 수 있고, 이것이 다시 악순환의 고리를 키우는 것이다.

체중 감량이 시급함을 이해해야 한다. 과도한 체지방이 쌓이기 시작할 때부터 변화가 시작되기 때문이다. 체지방만 측정해봐도 30년 후에 그 사람의 뇌 상태가 어떻게 나빠질지 어느 정도까지는 예측이 가능하다. 2008년에 나온 보고서에서 캘리포니아의 과학자들은 1960년대 중반에서 1970년대까지 평가가 이루어진 6,500명이 넘는 사람들의 기록을 꼼꼼히 검토해보았다.[31] 연구자들은 누가 치매에 걸렸는지 알고 싶었다. 이 사람들을 평균 36년 정도 앞서서 처음 평가했을 때 얼마나 지방이 많은지 판단하기 위해 다양한 부분을 측정해보았다. 이 측정 사항으로는 배의 크기, 허벅지 둘레, 키, 체중 등이 포함되어 있었다. 그리고 대략 30년 후에 다시 평가해보니 체지방이 더 많았던 사람은 치매의 위험이 극적으로 높아져 있었다. 원래의 집단 중 1,049명이 치매로 진단을 받았다. 그리고 체지방이 제일 적은 집단과 제일 많은 집단을 비교해보았더니 체지방이 제일 많은 집단 사람들은 치매의 위험이 거의 2배로 높았다. 저자들은 이렇게 보고했다. "당뇨병 및 심혈관질환과 마찬가지로 내장지방 역시 치매의 위험 인자다." 중년에 과체중이었다가 체중을 감량한 경우도 여전히 그에 따르는 영향이 있었음을 명심하자. 따라서 과도한 체중을 처음부터 피하는 것이 중요하다. 영국에서 2018년에 발표한 한 논문은 1천 명이 넘는 사람을 28년 넘게 추적해보았는데 거기서 안타까운 연구결과가 나왔다.[32] 50세에는 비만이었지만 60세나 70세에는 비만이 아니었던 사람도 여전히 치매 위험이 높게 나온 것이다. 이는 현재 유행하고 있는 비만이 장래의 치매 발병률에 영향을 미칠지도 모른다는 불길한 결론을 말해주고 있지만, 나는 이 데이터가 사람들에게 변화하려는 동기를 불어넣어주었으면 좋겠다.

그레인 브레인 이야기

《그레인 브레인》은 제가 치명적인 뇌종양을 진단받고 처음 읽어본 책 중 하나였습니다. 저는 이 책이 제 목숨을 구했다고 진심으로 믿고 있습니다. 저는 2013년에 말기 악성 뇌종양으로 진단받아서 암 덩어리를 굶겨 죽이고 건강한 세포의 미토콘드리아에 활력을 불어넣기 위해 치료 목적의 케토제닉 식단을 시작했습니다. 3년이 지난 지금도 저는 여전히 살아 있을 뿐만 아니라 아주 잘 살고 있습니다. 뇌 촬영 영상을 봐도 암의 진행이 전혀 나타나지 않고 있습니다. 거기에 보너스로 다낭성난소증후군, 하시모토병 Hashimoto's thyroiditis, 유방 섬유증 breast fibroids, 관절통/관절염, 계절성 알레르기가 완전히 사라졌고, 체중도 아주 건강하게 감량됐습니다. 혈액검사를 해보면, 혈당은 물론이고 염증 표지도 크게 줄었습니다. _ 앨리슨 G.

당신이 아직 모르는 체중 감량의 힘

연구를 통해 거듭 증명되었듯이 식단 조절만으로, 혹은 운동과 식단 조절을 병행해서 체중을 감량하는 것은 인슐린 신호와 인슐린 감수성에 극적인 영향을 미친다.[33]

여기서 얻어야 할 교훈은 분명하다. 지방을 녹이는 생활습관의 변화만으로도 인슐린 감수성을 개선하고, 온갖 뇌 질환은 물론 당뇨병의 위험도 낮출 수 있다. 식단 조절과 운동을 병행하면 훨씬 큰 이득이 찾아온다. 지금쯤이면 당신도 내가 콜레스테롤을 비롯한 건강에 좋은 지방이 풍부하게 들어 있는 저탄수화물 식단을 처방할 계획인 것을 눈치챘을 것이다. 나를 믿어도 좋다. 이런 유형의 식단이 얼마나 강력한지 입증하는 최신의 연구들을 살펴보자. 2012년에 <미국 의학협회지>에서 과체중이나 비만인 젊은 성인을 대상으로 3가지 인기 있는 식단이 미치는 영향에 대해 발표했다.[34] 각각의 참가자들이 1개월간 3가지 식단 중 하나를 선택해서 실천에 옮겼다. 첫째는 저지방 식단(칼로리의 60퍼센트를 탄수화물, 20퍼센트를 지방, 20퍼센트를 단백질에서 섭취), 둘째는 저혈당지수 식단(칼로리의 40퍼센트를 탄수화물, 40퍼센트를 지방, 20퍼센트를 단백질에서 섭취), 그리고 셋째는 탄수화물을 크게 줄인 저탄수화물 식단(칼로리의 10퍼센트를 탄수화물, 60퍼센트를 지방, 30퍼센트를 단백질에서 섭취)이었다. 모든 식단은 같은 양의 칼로리를 제공했지만 저탄수화물, 고지방 식단에 참여한 사람들이 가장 많은 칼로리를 태웠다. 이 연구에서는 4주 동안 각각의 식단의 인슐린 감수성을 확인했는데 저탄수화물 식단에서 인슐린 감수성이 가장 크게 개선됐다. 저지방 식단과 비교해서는 거의 2배 개선되었다. 심혈관질환 위험을 말해주는 강력한 표지인 중성지방triglyceride이 저탄수화물 집단에서는 평균 66이었는데 저지방 집단에서는 107이었다. (참고로 중성지방 수치가 올라간 것은 식단에 탄수화물이 너무 많다는 것을 보여주는 전형적인 특징이다.) 저자들은 저지방 식단 집단에서 측정한 검사 결과가 사람들의 혈액 화학에서 나타나는 변화를 보여주며, 이런 변화가 체중 증가에 취약하게 만든다고 지적했다. 분명 감량한 체중을 유지하는 최고의 식단은 저탄수화물, 고지방 식단이다.

그 후로 진행된 다른 많은 연구에서 동일한 결론에 도달했다. 저탄수화물, 고지방 식단이 저지방, 고탄수화물 식단보다 몸 내부의 화학 변화에서 외부의 허리둘레에 이르기까지 사실상 모든 신체 측정에서 우수한 성과를 올린 것이다. 체중 감량, 인슐린 감수성, 혈당 조절, 심지어 C 반응 단백질까지 건강, 특히 뇌 건강에 영향을 미치는 모든 변수를 고려하면 저탄수화물 식단이 다른 어떤 식단보다 월등히 효과적이다. 다른 식단들은 두통 같은 사소한 일상 증상에서 만성편두통, 불안장애, ADHD, 우울증에 이르기까지 다양한 뇌 기능 장애의 위험을 높이는 결과를 낳는다. 이승에 남아 마지막 숨을 내쉬는 날까지 총명한 정신으로 살 수 있다는 것만으로 동기를 부여하기에 부족하다면, 저지방 식단을 버림으로써 심장(그리고 사실상 인체 모든 기관까지도)이 얻게 될 그 모든 혜택을 생각해보자. 2013년에 <뉴잉글랜드 저널 오브 메디신>에서는 기념비적인 대규모 연구를 발표했다. 이 연구에서 전형적인 저지방 식단을 먹는 사람에 비해 지중해식 식단을 먹는 만 55~80세 사이의 참가자들은 심장질환과 뇌졸중의 위험이 무려 30퍼센트나 낮아지는 것으로 나왔다.[35] 이 결과가 워낙 심오한 것이라 연구자들은 연구를 조기 종료했다. 저지방 식단이 건강한 지방 대신 시중에 파는 제과제빵 식품을 많이 먹는 사람들에게 너무 위험한 것으로 밝혀졌기 때문이다. 지중해식 식단은 올리브유, 견과류, 콩류, 생선, 과일, 채소 등이 풍부한 것으로 유명하고, 식사에 와인이 곁들여진다. 이 식단에도 곡물이 포함될 여지는 남아 있지만 내가 추천하는 식이요법과 대단히 유사하다. 사실 전통적인 지중해식 식단에서 글루텐이 들어 있는 음식을 모두 빼고 달콤한 과일과 비글루텐 탄수화물의 섭취를 제한하면 완벽한 그레인 브레인 프리 다이어트가 가능하다. (<뉴잉글랜드 저널 오브 메디신>에 발표된 오리지널 연구의 방법론에 대한 비판이 있자, 이 연구의 저자들은 2018년에 오리지널 논문을 철회하고 데이터를 다시 분석해서 같은 학술지에 새로 발표했다.[36] 식단에 따르는 결과를 바탕으로 연구를 수행한다는 한계와 연구자들이 실제로 통제할 수 없는 요인을 통제해야 하는 문제 때문에 오리지널 연구에 결함이 있기는 했지만 그 결과는 동일했다.)

'심장에 좋은 것이 뇌에도 좋다'라는 개념은 이제 과학적 사실로 입증되었다. 2017년에 <신경학>에 발표된 연구에서는 지중해식 식단을 고수한 노인들의 뇌 부피가 더 크다는 것을 입증함으로써 이 식단이 뇌 건강에 좋다는 개념을 다시 한 번 뒷받침했다.[37] 영국에서 활동하는 이 연구자들은 만 73세와 만 76세의 참가자

401명을 대상으로 자기공명 영상을 이용해 뇌의 부피를 측정해보았다. 당뇨병, 고혈압, 심지어 교육 등 뇌의 부피 차이에 영향을 미칠 수 있는 다른 요소들을 감안해서 보정을 했음에도 명확한 결론이 나왔다. 지중해식 식단을 제대로 고수하지 않으면 3년의 기간에 걸쳐 뇌위축이 진행되리라는 예측이 가능했다. 흥미롭게도 이 식단을 제일 철저하게 지킨 참가자들은 제일 느슨하게 지킨 참가자에 비해 뇌의 총 부피가 평균 10밀리리터 더 컸다.

설탕 대체제에 속지 말라

이 책의 초판에는 설탕 대용품에 대한 경고는 담지 않았다. 아직 그에 대한 연구가 나오지 않은 상태였기 때문이다. 우리는 사카린saccharin, 수크랄로스sucralose, 아스파탐aspartame 같은 설탕 대용품은 인슐린 수치를 올리지 않기 때문에 대사에 영향을 미치지 않으리라 생각했지만, 결국 이것들이 대사를 크게 망치고 실제 설탕과 똑같이 대사장애를 일으킬 수 있음이 밝혀졌다. 어떻게 그런 것일까? 마이크로바이옴을 변화시켜 세균의 균형을 깨뜨리고(장내 세균 불균형dysbiosis), 혈당의 균형을 깨뜨리고, 전체적으로 건강에 좋지 못한 대사를 부추기기 때문이다. 그래서 식품 및 음료 산업계도 최근에 나온 연구 때문에 골머리를 썩이고 있다.

2014년에 <네이처Nature>에 발표된 이 연구는 그 후로 다른 연구들에서도 반복되었고, 그중에는 인공감미료가 얼마나 나쁜 영향을 미칠 수 있는지 보여준 연구도 있었다. 인공감미료가 첨가된 다이어트 음료를 섭취하면 당뇨병의 위험이 높아진다. 어떤 연구에서는 하루에 다이어트 음료 2개를 마시는 사람은 그 위험이 2배로 높아지는 것으로 나왔다.[38] 이것이 알츠하이머병의 위험과 관련해서 무엇을 의미하는지 당신도 짐작할 것이다. 2017년에 학술지 <뇌졸중Stoke>에서도 충격적인 논문을 발표했다. 이 논문은 인공감미료 첨가 음료를 마시는 사람들의 뇌졸중, 알츠하이머병, 전반적 치매 위험에 대해 보고했다. 그 결과, 인공감미료 첨가 음료를 하루에 하나 이상 마시는 사람은 뇌졸중 위험이 거의 3배, 알츠하이머병도 3배, 치매 발생 위험은 2.5배 커지는 것으로 나왔다.[39]

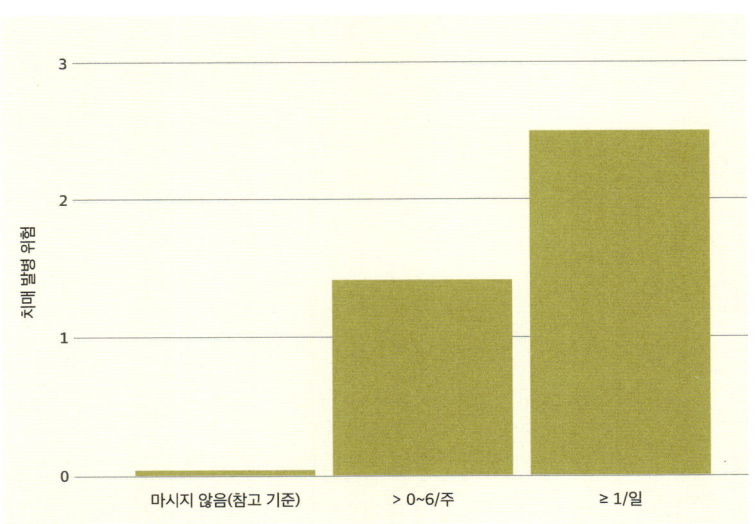

인공감미료 첨가 탄산음료와 치매 위험

인공감미료 첨가 탄산음료와 알츠하이머병 위험

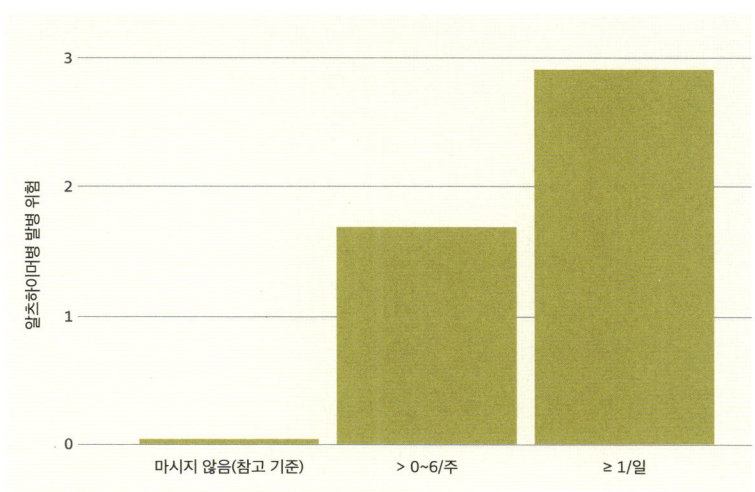

인공감미료 첨가 탄산음료와 뇌졸중 위험

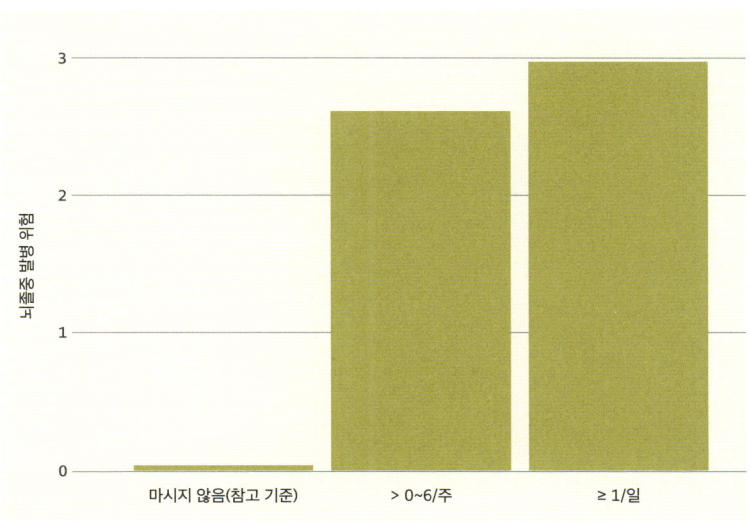

하루에 사과 한 알?

하루에 사과를 한 알씩 먹으면 의사를 만날 일이 없어진다는 말이 있다. 그렇지 않다. 그렇게 하더라도 의사를 멀리할 수는 없을 것이다. 지금까지 당신이 좋아하는 여러 가지 음식을 평가절하한 나에게 당신이 반신반의하며 묻는다. "어떻게 지방을 먹고 사는데 살이 찌지 않을 수가 있어요?" 아주 좋은 질문이다. 곧이어 이 수수께끼를 해결하고 어떻게 지방을 주식으로 해도 건강할 수 있다는 것인지 혼란스러운 부분들을 정리하겠다. 탄수화물은 거의 먹지 않고 지방과 콜레스테롤을 주로 먹어도 잘 살 수 있다고 하면 터무니없는 소리로 들린다. 하지만 사실이다. 그리고 자신의 유전체를 보호하려면 그렇게 해야 한다. 식품 마케팅 담당자들의 말과 달리, 지난 260만 년 동안 우리 유전체는 지방을 기반으로 하는 식단을 통해 다듬어졌다. 이제 와서 그것을 바꿀 이유가 무엇인가? 하지만 결국 바꾸는 바람에 우리는 살이 찌게 됐다.

이런 추세를 뒤집어 우리가 원래 설계된 대로의 날씬하고 유연하고 다부진 몸과 기민한 뇌를 다시 회복하는 이야기를 뇌의 근본 속성을 살펴보는 데서 시작해보자.

5장

신경발생과 마스터 스위치 조절
: 물려받은 운명을 바꾸는 법

> 뇌는 우리가 상상했던 것보다 훨씬 개방적인 시스템이고, 자연은 우리가 주변 세상을 인지하고 받아들이게 도우려고 아주 많은 노력을 기울였다. 그래서 자연은 우리에게 스스로를 변화시킴으로써 변화하는 세상에서 생존할 수 있는 뇌를 부여했다.
>
> _ 노먼 도이지Norman Doidge, 《기적을 부르는 뇌The Brain That Changes Itself》

우리는 평생 똑똑한 사람으로 살도록 설계됐다. 뇌는 마지막 숨을 내쉬는 순간까지 잘 작동해야 한다. 하지만 대부분의 사람이 나이가 들면 인지 기능도 자연히 저하되는 것이라고 잘못 생각하고 있다. 우리는 주름이 지고, 귀가 잘 안 들리는 것처럼 인지 기능 저하도 나이가 들면 필연적으로 찾아오는 현상이라고 생각한다. 아주 잘못된 생각이다. 사실 우리는 유전적으로 물려받은 삶과는 어울리지 않는 삶을 살고 있다. 우리가 요즘 보는 질병들은 대체로 우리의 유전적 성향과 조화되지 않는 생활습관 때문에 생긴다. 하지만 이것을 바꿔서 우리 DNA를 원래의 프로그램으로 되돌릴 수 있다. 심지어 이 DNA의 일부를 새로 프로그래밍해서 훨씬 이롭게 기능하도록 만들 수도 있다. 공상과학 이야기가 아니다.

나는 사람들이 이런 식으로 말하는 것을 정말 자주 듣는다. "우리 집안 내력이 있어서 나는 아마도 (이런저런) 병에 걸릴 거예요." 다양한 질병의 위험에 유전이 역할을 담당하고 있음은 의심의 여지가 없다. 하지만 최신 의학 연구에 따르면 우리는 물려받은 운명을 바꿀 힘을 갖고 있다.

요즘에 가장 뜨거운 연구 분야 중 하나는 후성유전학epigenetics이다. 후성유전학은 유전자에게 언제 얼마나 강하게 발현해야 하는지 알려주는 특정 DNA 구간('표지'라고 한다)을 연구하는 학문이다. 후성유전학 표지epigenetic mark는 교향악단의 지휘자처럼 건강과 수명을 지휘할 뿐 아니라, 당신의 유전자를 미래 세대에게 어떻게 물려줄지도 지휘한다. 우리가 하루하루 선택하는 삶의 방식이 유전자 활성에 심오한 영향을 미칠 수 있다. 이것이 우리에게 운명을 바꿀 힘을 부여해준다. 우리가 선택하는 음식, 우리가 경험하거나 피하는 스트레스, 우리가 열심히 하거나 게을리하는 운동, 수면의 질, 그리고 심지어 우리가 선택하는 인간관계 등이 어느 유전자를 활성화하고, 어느 유전자를 억제할 것인지 상당한 수준까지 통제한다는 사실이 밝혀졌다. 가장 매력적인 점은 건강 및 수명과 직접 관련이 있는 70퍼센트가 넘는 유전자의 발현을 바꿀 수 있다는 것이다.

이 장에서는 '건강한 유전자'의 발현은 강화하고, 염증이나 자유기 생산 같은 해로운 작용을 촉발하는 유전자의 스위치는 끄는 방법을 설명한다. 염증과 자유기 생산을 야기하는 데 관여하는 유전자는 지방과 탄수화물의 식생활 선택에 강하게 영향받는다. 여기서 나오는 정보는 뒤의 장에서 제시하는 권장사항들을 추가적으로 뒷받침해줄 것이다.

신경발생 이야기

정말 칵테일을 1잔 마실 때마다 뇌세포가 수천 개씩 죽어나갈까? 밝혀진 바에 따르면, 우리는 태어날 때 갖고 나온 뉴런이나 어린 시절에 발달한 뉴런만 가지고 평생을 사는 것이 아니다. 우리는 평생 새로운 뉴런을 키울 수 있다. 우리는 기존에 존재하던 뇌 회로를 강화할 수도 있고, 새로운 뇌세포로 정교한 연결을 새로 만들어낼 수도 있다. 여전히 많은 사람이 그와 반대로 믿고 있어서 안타깝기는 하지만, 나는 운 좋게도 신경과학에서 몇 세대 동안 이어져 내려온 이 잘못된 상식을 뒤집어놓은 발견에 참여할 수 있었다. 대학 시절에 나는 당시 막 나온 기술을 사용해서 뇌를 탐험해볼 기회가 있었다. 당시는 1970년대 초였는데, 스위스에서 신경외과 의사들이 정교한 뇌수술을 할 때 사용할 현미경을 막 개발하기 시작했었다. 이 기술은 진화를 거듭하고 있었고 미국의 신경외과 의사들은 뇌수술에 이 새로운 접근 방식을 적용하고 싶어 안달이 나 있었지만, 머지않아 한 가지 문제가 분명하게 드러났다.

수술용 현미경의 실제 사용법을 배우기는 상대적으로 쉬웠지만, 신경외과 의사들은 이 새로운 현미경으로 바라본 뇌의 해부학적 구조를 어떻게 이해해야 할지 갈피를 못 잡고 있었다. 나는 당시 만 19세였고 대학 1년 차를 막 시작하고 있었는데 앨버트 로튼Albert Rhoton 박사로부터 전화가 왔다. 앨버트 로튼 박사는 세계적으로 명성이 자자한 선구적인 신경외과 의사 겸 연구자다(그는 플로리다대학교 의과대학에서 50년 동안 근무하다 2016년에 세상을 떠났다). 나에게 전화를 했을 때 로튼 박사는 미국에서 수술용 현미경의 사용 확대를 주도하고 있었고, 뇌의 현미경 해부학에 관한 최초의 교과서를 만들고 싶어 했다. 그는 나를 불러 여름 방학 동안 뇌를 연구하고 그 지도를 만들며 시간을 보내게 했다. 이때 연구한 것을 바탕으로 우리는 마침내 일련의 연구 논문과 책을 발표했고, 신경외과 의사들은 이 자료를 지도 삼아 뇌수술을 더 신중하게 진행할 수 있게 됐다.

우리는 해부학에 더해서 혁신적인 기구와 수술법 등 미세신경수술microneurosurgery과 관련된 다른 측면을 탐구하고 발전시킬 기회도 얻었다. 현미경을 붙잡고 지낸 시간이 워낙 많다 보니 나는 엄청나게 작은 혈관을 조작하고 고치는 데도 굉장히 능숙해졌다. 현미경을 사용하기 전이었다면 이런 작은 혈관들은 수술 과정에서 파괴되어 심각한 결과를 낳는 경우가 많았을 것이다. 우리 실험실은 이 새롭고 흥미진진한 분야에서 이룩한 업적으로 국제적인 명성을 얻게 됐고, 그 명성을 듣고 전 세계에서 많은 교수가 찾아왔다. 그리고 스페인 신경외과 의사 대표단이 방문하고 머지않아 나는 스페인 마드리드의 저명한 라몬 이 카할 센터Centro Ramón y Cajal의 초대를 받아 그곳에서 연구를 이어가게 됐다. 그들의 미세신경외과 프로그램은 아직 유아기였지만 연구진이 이 일에 대단히 헌신적이었고, 나는 이들의 기틀 마련 작업을 함께 돕는 것이 명예롭게 느껴졌다. 특히 나는 뇌의 혈액 공급을 이해하는 일을 주로 도왔다. 이 병원의 이름은 20세기가 시작될 무렵에 활동했던 스페인의 병리학자 겸 신경과학자 산티아고 라몬 이 카할Santiago Ramón y Cajal 박사의 이름을 따온 것이다. 그는 아직도 현대 신경학의 아버지로 불린다. 벽에는 그의 사진이 여러 장 붙어 있었고, 저런 영향력 있는 과학자를 자기네 일원이라 부를 수 있는 스페인 동료들에게서 깊은 자부심이 느껴졌다. 그는 뇌의 미세구조를 연구한 공로를 인정받아 1906년에 노벨의학상을 받았다. 오늘날까지도 그가 직접 손으로 그린 수백 장의 그림이 교육용으로 사용되고 있다.

마드리드에 가 있는 동안 나는 라몬 이 카할 박사에 대해 더 알고 싶은 마음이 들었고, 사람 뇌의 해부학과 기능에 대한 그의 탐구를 마음 깊이 존경하게 됐다. 그가 주창한 주요 원리 중 하나는 뉴런은 그 기능도 독특하지만, 재생능력이 결여되어 있다는 점에서도 다른 세포들과 차이가 있다는 것이었다. 예를 들어, 간의 경우는 새로운 간세포를 키워 영구적으로 재생이 가능하고, 피부, 혈액, 뼈, 장을 비롯한 사실상 다른 모든 조직에서 그와 비슷한 세포재생이 일어난다.

솔직히 말하면, 나는 뇌세포가 재생되지 않는다는 이 이론에 꽤 열광했었다. 하지만 그때도 어째서 뇌가 재생능력을 그대로 유지하면 안 되는지, 왜 새로운 뇌세포를 키우는 능력을 가지면 안 되는지 의문이 들기는 했다. 그리고 결국 매사추세츠공과대학교의 연구자들이 새로운 뇌세포가 자라는 현상인 신경발생이 쥐에서도 평생 일어난다는 것을 입증해 보였다. 인체의 많은 부분에서도 재생이 일어난다. 사람의 몸은 계속 자기재생을 해야 살아남을 수 있다. 예를 들어, 특정 혈액세포(혈구)는 몇 시간마다 재생이 이루어지고, 미각 수용기 세포taste bud cell는 10일마다, 피부세포는 1개월마다, 근육세포는 15년마다 완전한 재생이 일어난다. 그리고 지난 10년 동안에 과학자들은 심장 근육도 세포 재생이 일어난다는 것을 증명해 보였다.[1] 예전에는 태어날 때부터 심장은 그대로 고정되어 있다고 오랫동안 생각했었다. 25세에는 심장 근육세포의 1퍼센트 정도가 매년 새로운 세포로 교체되지만 75세에는 교체 속도가 매년 0.5퍼센트 미만으로 떨어진다. 80세가 되면 당신의 심장은 네 번이나 새로운 심장으로 교체된 셈이 된다. 바꿔 말하면, 태어날 때 갖고 있는 심장과 죽을 때 갖고 있는 심장이 같지 않다는 말이다. 몸의 혈액 펌프에서 이런 현상이 일어난다는 사실을 근래에 들어서야 확인하고 이해했다는 게 믿기 어렵다. 그리고 이제 마침내 우리는 뇌의 비밀을 해독해서 뇌 역시 자기재생 속성이 있음을 발견했다.

당시의 기술을 생각하면 라몬 이 카할 박사는 뇌가 얼마나 유연하고 가소성이 뛰어난지 알 길이 없었을 것이다. 당시는 DNA의 비밀이 아직 해독되지 않았고, 유전자가 기능에 미치는 영향도 거의 이해하지 못할 때였다. 1928년에 펴낸 《신경계의 퇴행과 재생 Degeneration and Regeneration of the Nervous System》에서 라몬 이 카할 박사는 이렇게 말했다. "성인의 신경중추에서는 신경로가 완성되고 고정되어 변경이 불가능하다. 모든 것이 죽고, 그 무엇도 재생되지 않을지 모른다."[2] 만약 현재 알려진 것을 반영해서 그의 문장을 바꿀 수만 있다면, '완성되고', '고정되어', '변경이 불가능하다'를 정반대로 '확장 가능하고', '유연해서', '변경이 가능하다'로 고쳤을 것이다. 나는 뇌세포가 죽을 수는 있지만, 분명 재생이 가능하다고 말했을 것이다. 사실 라몬 이 카할은 뇌와 뉴런의 작동 방식에 대한 지식에 큰 기여를 했다. 시대를 앞서 나갔던 그는 염증의 병리학을 이해하려고도 했었다. 하지만 태어날 때 타고난 뇌를 평생 그대로 갖고 간다는 그의 믿음은 인류의 역사 전반에 스며들었고, 20세기 말에 들어 현대과학이 뇌가 얼마나 유연한지 증명한 후에야 그 생각이 깨지게 됐다.

전작 《잠자는 뇌를 깨워라 Power Up Your Brain: The Neuroscience of Enlightenment》에서 알베르토 빌롤도 Alberto Villoldo 박사와 나는 과학이 사람에게 일어나는 신경발생이라는 선물을 이해하게 된 이야기를 전했다. 과학자들이 다른 다양한 동물의 신경발생은 오래전부터 입증해 보였지만, 사람의 신경발생을 입증하는 문제에는 1990년대에 들어서야 집중하기 시작했다.[3] 1998년에 <네이처 메디신 Nature Medicine>에서 스웨덴의 신경학자 페테르 에릭손 Peter Eriksson의 보고서를 발표했다. 그 보고서에서 에릭손은 우리 뇌 속에는 신경줄기세포 neural stem cell 집단이 존재하며, 이 세포가 뇌의 뉴런으로 분화할 수 있어 지속적으로 뇌세포를 새로 보충해주고 있다고 주장했다.[4] 그리고 그의 주장은 옳았다. 우리 모두는 살아 있는 내내 뇌의 '줄기세포 치료'를 경험하고 있는 것이다. 이것은 결국 '신경 가

소성neuroplasticity'이라는 새로운 과학으로 이어졌다.

　　사람에서 평생 신경발생이 일어난다는 것이 밝혀지자 전 세계 신경과학자들은 흥미진진한 새로운 기준점을 확보하게 됐다. 이것은 사실상 모든 뇌 장애에 새로운 의미를 던지는 것이었다.[5] 이것은 또한 진행성 뇌 질환을 멈추고, 되돌리고, 더 나아가 완치할 수 있는 단서를 탐구하는 연구자들에게 희망의 기운도 불어넣어주었다. 뇌세포를 재생한다는 개념은 신경퇴행성 연구에 헌신하는 과학자들을 흥분시켰다. 그리고 심각한 뇌손상이나 뇌 질환으로 고통받는 사람들의 삶을 바꿔줄 새로운 치료법으로 이어지는 길도 열렸다. 다른 데로 눈 돌릴 것 없이 노먼 도이지의《기적을 부르는 뇌》만 읽어봐도 우리 뇌가, 그리고 인간의 잠재력이 얼마나 유연한지 보여주는 실제 이야기들을 접할 수 있다.[6] 만약 뇌졸중 희생자가 다시 말하는 법을 배울 수 있고 뇌를 일부만 갖고 태어난 사람이 훈련을 통해 신경회로 배선을 새로 짜서 하나의 전체로 작동하게 만들 수 있다면, 그저 정신능력을 보존하기만을 바라는 사람 앞에 대체 얼마나 큰 가능성이 열리는 것인지 상상만 해도 벅차다.

　　여기서 중요한 질문이 제기된다. 새로운 뇌세포를 어떻게 키울 수 있을까? 바꿔 말하면, 신경발생에 영향을 미치는 것은 무엇인가? 그리고 이 자연적인 과정을 어떻게 하면 강화할 수 있을까?

　　당신도 짐작하겠지만 그 과정은 우리의 DNA, 구체적으로 말하면 11번 염색체에 자리 잡고 있는, '뇌유래신경영양인자brain-derived neurotrophic factor, BDNF'라는 단백질의 생산을 암호화하는 유전자에 의해 조절된다. BDNF는 새로운 뉴런을 만들어내는 데 핵심적인 역할을 한다. 하지만 신경발생에서 담당하는 역할 외에도 BDNF는 기존의 뉴런들을 보호하면서 생존 가능성을 높이고, 뉴런과 뉴런의 연결인 시냅스 형성을 촉진한다. 시냅스 형성은 생각, 학습, 고등 뇌 기능에서 핵심적인 과정이다. 알츠하이머병 환자에게서 BDNF의 수치가 낮아지는 것이 연구를 통해 입증됐다. BDNF의 작동 방식을 생각하면 놀랄 일도 아니다.[7]

《그레인 브레인》의 초판이 출간되고 1년 후에 <미국 의학협회지>에 발표된 한 중요한 논문에서 보스턴대학교의 연구자들이 10년 동안 추적 연구한 2,100명의 노인 중 140명이 치매에 걸렸다.[8] 혈액 속 BDNF의 수치가 제일 높았던 사람들은 제일 낮았던 사람에 비해 치매의 위험이 절반 이하였다. 그리고 연구를 시작할 때 BDNF 수치가 제일 낮았던 사람을 제일 높았던 사람과 비교해보았더니 제일 높은 집단에 속하는 사람들은 치매 발생 위험이 50퍼센트나 낮았다. BDNF와 알츠하이머병의 상관관계가 워낙 강하게 나와서, 현재는 BDNF를 그 사람이 알츠하이머병으로 인한 인지 기능 저하에 저항할 수 있는 능력을 예측하는 생물학적지표로 여기고 있다.[9] BDNF의 수치에 알츠하이머병의 위험만 연관된 것이 아니다. 간질, 신경성 식욕부진 anorexia nervosa, 우울증, 조현병, 강박장애 등의 다양한 신경질환과도 연관이 있다. 여성의 BDNF 수치가 낮다는 것은 자살 위험이 그만큼 커진다는 의미임을 보여주는 새로운 연구도 있다.[10]

다음의 질환과 행동들은 낮은 BDNF 수치와 연관되어 있음이 과학적으로 밝혀졌다.[11]

알츠하이머병

조현병

주요우울장애

조울증

불안 관련 장애

흥분제 중독

아편 중독

알코올 중독

신경발달장애

섭식장애

수면장애

자살 시도 경험

비만

지금은 DNA에 영향을 미쳐 BDNF를 생산하게 만드는 요소에 대해 확실하게 이해하고 있다. 그리고 다행스럽게도 이런 요소들은 대부분 우리가 직접 통제할 수 있는 것들이다. BDNF를 켜는 유전자는 운동, 칼로리 섭취 제한, 케토제닉 식단, 쿠르쿠민curcumin이나 오메가-3 지방 DHA 같은 영양소의 첨가 등 다양한 생활습관에 의해 활성화된다.

이것은 소중한 교훈이다. 이 요소들 모두 우리 능력이 미치는 범위 안에 있기 때문이다. 우리가 내리는 선택이 새로운 뇌세포의 성장을 촉진하는 스위치를 켤 수 있다. 그럼 이 요인들을 개별적으로 살펴보자.

운동할 때 뇌에 일어나는 일

이 이야기는 8장을 위해 아껴두려 한다. 8장에서는 운동이 인지 기능 저하 예방에 얼마나 큰 역할을 하는지 자세히 다루겠다. 그와 관련된 과학이 정말 놀랍기 그지없다. 내가 앞에서 언급했던 2014년 <미국 의학협회지> 연구에서 연구자들은 인지 기능 저하를 예방하는 BDNF의 힘을 보여주는 해당 연구결과를 언급하며 이렇게 말했다. "이것은 특히나 흥미로운 부분이다. 혈청 BDNF 수치는 신체활동 증가와 같은 단순한 생활습관의 변화를 통해 끌어올릴 수 있기 때문이다."[12] 사실 운동은 BDNF 생산 스위치에 달린 버튼과 비슷하다.

운동은 유전자를 변화시키는 강력한 방법 중 하나이기도 하다. 간단히 말하면, 운동을 하면 말 그대로 유전자도 운동이 된다. 특히 유산소 운동은 수명과 관련된 유전자를 켤 뿐 아니라, 뇌의 '성장 호르몬'인 BDNF 유전자도 표적으로 삼는다. 더 구체적으로 말하면 유산소 운동은 BDNF를 증가시키고, 노인에서 기억력 저하를 역전시키고, 기억중추에서 새로운 뇌세포의 성장을 촉진한다. 운동은 그저 날씬한 몸매와 튼튼한 심장만을 위한 것이 아니다. 어쩌면 운동의 가장 강력한 효과는 뇌가 살고 있는 2층 방에서 조용히 나타나고 있는지도 모른다. 인간의 진화와 신체활동의 역할에 대한 과학적 관점이 등장하면서 운동과 기억력 사이의 관계가 완전히 새로운 조명을 받고 있다. 1백만 년 전 우리는 장거리 이동을 버텨 생존할 수 있었다. 다른 대부분의 동물보다 더 멀리 뛰고, 멀리 걸을 수 있었기 때문이다. 이것이 궁극에는 우리를 오늘날의 똑똑한 인간으로 만들어주었다. 많이 움직일수록 뇌도 더 건강해진 것이다. 오늘날에도 뇌가 건강하게 기능하려면 노화로 몸이 불편하더라도 규칙적인 신체활동이 필요하다.

칼로리 섭취 제한

BDNF 생산 유전자를 켜주는 또 하나의 후성유전적 요인은 칼로리 섭취 제한이다. 동물에게 칼로리를 줄인 식단을 먹이면(보통 30퍼센트 정도 줄임) 뇌에서 생산되는 BDNF의 양이 많아지고 기억력이나 다른 인지 기능에서 극적인 개선이 나타난다는 것이 광범위한 연구를 통해 분명하게 밝혀졌다. 하지만 통제된 환경 속에서 쥐를 대상으로 실험한 내용을 해석하는 것과 그 동물 연구를 바탕으로 사람에게 무언가를 권장하는 것은 별개의 문제다. 다행스럽게도 칼로리 섭취 제한이 뇌 기능에 미치는 막강한 효과를 보여주는 인간 대상 연구도 충분히 확보됐고, 일류 의학 학술지에도 이런 연구들이 많이 발표됐다.[13]

예를 들면, 2009년 <미국 국립과학원 회보> 1월호에 발표된 한 연구에서 독일의 연구자들은 두 노년층 집단을 비교해봤다. 한 집단은 칼로리 섭취를 30퍼센트 제한했고, 또 다른 집단은 원하는 것은 무엇이든 먹을 수 있게 놔두었다. 연구자들은 두 집단의 기억 기능에서 변화를 측정할 수 있을지 여부에 관심이 있었다. 3개월짜리 연구의 결론에서 제한 없이 마음껏 먹은 사람들은 작지만 명확한 기억기능의 저하를 경험한 반면, 칼로리 섭취를 제한한 집단의 노인들은 실제로 기억기능이 현저하게 좋아졌다. 현재 약물을 통한 뇌 건강 관리에 한계가 있음을 잘 알고 있는 저자들은 다음과 같은 결론을 내렸다. "이 발견이 노년기까지 인지 기능 건강을 유지하는 새로운 예방법과 치료 전략을 개발하는 데 도움이 될지도 모른다."[14]

칼로리 섭취 제한이 뇌를 강화하고 퇴행성 질환에 대한 저항능력을 키워준다는 것을 뒷받침하는 추가적인 증거가 미국 국립노화연구소 National Institute on Aging (미국 국립보건원 소속기관)의 신경과학 연구실 책임자인 마크 P. 매트슨 Mark P. Mattson 에게서 나왔다. 그는 다음과 같이 보고했다.

> 역학조사 데이터는 칼로리 섭취량이 적은 사람에서 뇌졸중과 신경퇴행성 질환의 위험이 감소할 수 있음을 보여준다. 1인당 식품 섭취량과 알츠하이머병 및 뇌졸중 사이에는 강한 상관관계가 존재한다. 인구집단을 기반으로 하는 사례 대조군 연구 데이터에서는 하루 칼로리 섭취량이 제일 낮은 사람이 알츠하이머병과 파킨슨병 위험도 가장 낮은 것으로 나온다.[15]

매트슨은 미국으로 이주한 나이지리아 가족들을 대상으로 한 인구집단 기반 전향적 종단 연구를 언급한 것이다. 알츠하이머병은 DNA 때문에 생기는 병이라고 믿는 사람이 많지만 이 연구는 다른 이야기를 전하고 있다. 미국에 살고 있는 나이지리아 이민자들의 알츠하이머병 발병률은 나이지리아에 남아 있는 친척과 비교했을 때 더 높아지는 것으로 밝혀졌다. 미국으로 이주한 나이지리아인과 나이지리아에 남아 있는 친척들은 유전적으로 동일한 집단이다.[16] 바뀐 것은 환경, 구체적으로 말하면 칼로리 섭취량밖에 없다. 이 연구는 높은 칼로리 섭취량이 뇌 건강에 미치는 해로운 영향에 명확하게 초점을 맞추었다. 2016년 <존스홉킨스 헬스 리뷰 Johns Hopkins Health Review>에 실린 논문에서 매트슨은 신경퇴행성 질환을 예방하면서 동시에 기억력과 기분을 개선할 수 있는 칼로리 섭취 제한의 가치를 다시 한 번 강조했다.[17] 이것을 실천하는 한 가지 방법은 간헐적 단식이다. 이 부분은 7장에서 자세히 다루겠다. 또 다른 방법으로 하루 칼로리 섭취량을 줄이는 것도 당연히 효과가 있다.

칼로리 섭취량을 30퍼센트 제한하는 것이 엄두가 나지 않는다면 다음의 내용을 고려해볼 만하다. 평균적으로 우리는 1970년에 비해 하루에 23퍼센트 더 많은 칼로리를 섭취하고 있다.[18] 국제연합식량농업기구 Food and Agriculture Organization of the United Nations 의 데이터에 따르면 일반적인 미국 성인은 하루에 3,600칼로리 이상을 섭취한다.[19] 대부분의 경우 정상적인 칼로리 섭취량은 여성이 2,000칼로리 안팎, 남성이 2,500칼로리 안팎으로 여겨지고 있다(활동 및 운동 수준에 따라 더 많은 양이 필요할 수도 있다). 하루 평균 3,600칼로리의 30퍼센트면 1,080칼로리에 해당한다.

우리의 칼로리 섭취량이 늘어난 큰 이유는 바로 당분 때문이다. 미국인이 정제 당분을 하루 평균 163그램(652칼로리) 정도 섭취한다는 것을 기억하자. 불과 지난 30년 동안에 칼로리 섭취량이 30퍼센트 급증한 것을 반영한 수치다.[20] 그리고 그중에서 약 76그램(302칼로리) 정도가 고과당 옥수수시럽에서 나온다. 따라서 그저 당분 섭취를 줄이는 데만 초점을 맞춰도 칼로리 섭취를 의미 있는 수준으로 줄일 수 있고, 이것이 분명 체중 감량에도 도움이 될 것이다. 사실 비만은 혈당 증가와 관련이 있는 것처럼 BDNF 수치 감소와도 관련이 있다. BDNF를 높이면 식욕이 줄어드는 추가적인 이점이 있다는 것도 기억하자. 더블 보너스라고 할 수 있다.

하지만 앞에 소개한 온갖 수치로도 여러 가지 면에서 뇌를 도와줄 식생활을 시작해야겠다는 의욕이 생기지 않는다면, BDNF 생산 스위치를 켜는 그 경로를 간헐적 단식으로 활성화시킬 수 있다(이 부분 역시 7장에서 자세히 다루겠다).

칼로리 섭취 제한이 신경질환의 치료에 효과적이라는 사실은 새로운 뉴스거리도 아니다. 칼로리 섭취 제한의 효과는 고대부터 알려져 왔으며, 의학의 역사에서는 간질 발작을 효과적으로 치료한 첫 번째 방법이다. 이제 칼로리 섭취 제한이 어떻게, 왜 효과가 있는지 알고 있다. 신경을 보호하고, 새로운 뇌세포의 성장을 늘리고, 기존의 신경망이 영향력을 넓힐 수 있게 해준다(즉, 신경 가소성).

회충, 설치류, 원숭이 등의 다양한 종에서 낮은 칼로리 섭취가 수명 연장과 관련이 있다는 것은 잘 밝혀져 있지만, 연구자들은 낮은 칼로리 섭취가 알츠하이머병과 파킨슨병의 발생률 감소와도 관련이 있음을 입증해 보였다. 이런 일이 일어나는 메커니즘은 미토콘드리아의 기능 개선과 유전자 발현 조절을 통해 이루어지는 것으로 보인다.

칼로리 섭취를 줄이면 자유기의 생성이 감소하는 한편, 동시에 미토콘드리아의 에너지 생산능력이 강화된다. 미토콘드리아는 우리 세포 속에 들어 있는 소기관으로 ATP(아데노신 3인산)의 형태로 화학적 에너지를 생산한다. 미토콘드리아는 자치적인 DNA를 갖고 있으며, 알츠하이머병이나 암 같은 퇴행성 질환에서 핵심적인 역할을 한다고 알려져 있다. 칼로리 섭취 제한은 또한 세포자멸사apoptosis 감소에도 극적인 영향을 미친다. 세포자멸사란 세포가 스스로를 파괴하는 과정을 말한다. 세포자멸사는 세포 속의 유전 메커니즘이 켜졌을 때 일어나며 결국 세포의 사망으로 끝을 맺는다. 이 과정을 어째서 긍정적인 사건으로 바라보는지 처음에는 당혹스러울 수 있지만, 사실 세포자멸사는 생명을 유지하는 데 대단히 중요한 세포 기능이다. 계획된 세포 사망pre-programmed cell death이라고도 하는 세포자멸사는 모든 살아 있는 조직에서 정상적으로 일어나는 필수 과정이지만 효과적인 세포자멸사와 파괴적인 세포자멸사 사이에서 반드시 균형이 이루어져야 한다. 거기에 더해서 칼로리 섭취 제한은 염증성 요인의 감소를 촉발하고 신경보호인자, 구체적으로는 BDNF를 증가시킨다. 칼로리 섭취 제한은 또한 과도하게 발생한 자유기를 억제하는 데 중요한 효소와 분자들에 힘을 북돋움으로써 우리 몸의 타고난 항산화 방어 메커니즘을 강화해주는 것으로 밝혀졌다.

2008년에 산티아고 칠레대학교의 베로니카 아라야Veronica Araya 박사는 자신이 수행한 연구에 대해 발표했다. 이 연구에서 그녀는 과체중이거나 비만인 참가자들에게 3개월간 칼로리 섭취 제한 식단을 적용했다. 그리하여 칼로리 섭취가 총 25퍼센트 감소했다.[21] 그녀와 동료들은 BDNF 생산이 이례적일 정도로 증가하면서 식욕이 현저히 줄어드는 것을 관찰했다. 그 정반대 현상도 입증이 됐다. 당분이 많은 식단을 섭취하는 동물의 BDNF 생산이 감소한 것이다.[22] 그 후로 이런 연구결과가 여러 번에 걸쳐 재현되었다.

칼로리 섭취 제한 및 신생 뇌세포의 성장과 관련해서 정말 잘 연구된 분자 중 하나는 시르투인-1 sirtuin-1, SIRT1 이다. 이것은 유전자 발현을 조절하는 효소다. 원숭이에서 SIRT1 활성의 증가는 아밀로이드를 분해하는 효소를 강화한다. 아밀로이드는 녹말 비슷한 단백질로, 아밀로이드의 축적은 알츠하이머병 같은 질환의 전형적 특징이다.[23] 거기에 더해서 SIRT1 활성화는 세포 위에 있는 어떤 수용체를 변화시키고, 이것이 전체적으로 보면 염증을 감소시키는 반응으로 이어진다. 어쩌면 가장 중요한 부분은 칼로리 섭취 제한을 통한 시르투인 경로의 활성화가 BDNF를 강화한다는 점일지도 모르겠다. BDNF는 뇌세포의 숫자를 늘릴 뿐만 아니라 기능성 있는 뉴런으로 분화하도록 촉진한다(이것 역시 칼로리 섭취 제한 덕분이다). 이런 이유로 BDNF가 학습과 기억력을 강화해준다고 하는 것이다.[24]

케토제닉 식단의 이로움

칼로리 섭취 제한은 이런 다양한 경로를 활성화시켜 뇌를 보호하고 더 나아가 새로운 신경망의 성장도 강화해주지만, 케톤

ketone이라는 특별한 지방을 섭취해도 그와 동일한 경로를 활성화할 수 있다. 뇌의 에너지 활용에서 가장 중요한 지방은 베타하이드록시부티레이트beta-hydroxybutyrate, beta-HBA다. 이 독특한 지방에 대해서는 다음 장에서 더 구체적으로 알아보겠다. 1920년대 초반 이후로 소위 케토제닉 식단이라는 것이 간질의 치료법으로 사용되고, 이제는 파킨슨병, 알츠하이머병, 루게릭병, 우울증, 심지어 암과 자폐증의 치료에서도 치료 옵션으로 재평가되고 있는 이유도 바로 이 때문이다.[25] 이것은 체중 감량과 2형 당뇨병의 치료에도 좋은 전망을 보여준다. 생쥐 모형에서 이 식단은 해마로 인한 주의력 결핍 hippocampal memory deficit을 구제하고 건강수명을 늘려준다.

구글에서 '케토제닉 식단ketogenic diet'으로 검색해보면 검색 결과가 1백만 개 넘게 튀어나온다. 2015~2017년 사이에 '케토keto'라는 용어의 구글 검색량이 9배나 증가했다. 하지만 케토제닉 식단의 힘을 입증해 보이는 연구는 그 전부터 등장했다. 예를 들어, 2005년의 한 연구에서는 불과 28일에 걸친 케토제닉 식단만으로도 파킨슨병 환자에게서 약물치료, 심지어 뇌수술의 효과에 필적하는 현저한 증상 개선이 나타났다.[26] 구체적으로 말하면, 케토제닉 지방(즉, 중간사슬중성지방medium-chain triglycerides, MCT 오일)의 섭취가 알츠하이머병 환자의 인지 기능에 큰 개선 효과를 나타내는 것으로 입증되었다.[27] MCT 오일을 만드는 원료인 코코넛오일은 beta-HBA의 중요한 전구물질 분자가 풍부하게 들어 있고, 알츠하이머병의 치료에 도움이 되는 접근 방법이다.[28] 케토제닉 식단은 뇌에서 아밀로이드도 감소시키는 것으로 밝혀졌다.[29] 그리고 해마에서 뇌를 보호하는 천연 항산화제인 글루타티온도 증가시킨다.[30] 게다가 케토제닉 식단은 미토콘드리아의 성장을 자극해서 대사 효율도 높인다.[31]

도미닉 대거스티노Dominic D'Agostino는 사우스플로리다대학교의 신경과학, 분자약리학, 생리학 연구자다. 그는 케토제닉 식단의 이로움에 대해 많은 글을 썼고, 나와 진행한 '임파워링 뉴롤로지스트' 인터뷰에서 이렇게 말했다. "연구를 보면 케톤은 뇌를 위한 강력한 에너지 기질이고, 염증은 억제하는 반면, 항산화 방어 메커니즘은 강화해서 뇌를 보호해줍니다. 제약 회사에서 영양학적 케토시스nutritional ketosis를 재현하려고 공격적으로 시도하고 있는 이유도 바로 이 때문이죠." 나도 케토시스가 뇌에 이로운 이유를 이해하기 위해 많은 연구를 진행해왔다. 케토시스란, 몸이 지방을 에너지원으로 태워 그 과정에서 케톤이 만들어지는 대사 상태를 말한다. 간단히 말하자면, 당신의 몸이 포도당에 의존하는 대신 연료를 얻기 위해 케톤을 만들어내고 있으면 당신의 몸은 케토시스 상태에 들어간 것이다. 뇌는 이 상태를 굉장히 좋아한다.

과학은 인간의 생리학에서 케톤이 만들어지는 주요 원천으로 간에 주목해왔지만, 현재는 뇌도 별아교세포라는 특수한 세포를 통해 케톤을 만들어낼 수 있는 것으로 알려졌다. 이 케톤체ketone body는 신경을 보호하는 성질이 강하다. 케톤체는 뇌 속의 자유기 생산을 줄이고, 미토콘드리아의 생성을 늘리고, 뇌와 관련된 항산화제의 생산을 자극한다. 더군다나 케톤은 뇌세포의 자기파괴로 이어질 수 있는 세포자멸사 경로도 차단한다.

안타깝게도 케톤은 억울한 비난을 받고 살았다. 내가 인턴을 하고 있을 때 당뇨병 케톤산증diabetic ketoacidosis에 빠진 환자가 생겼다고 간호사의 호출을 받아 잠에서 깼던 기억이 난다. 의사, 의대생, 인턴들은 그런 상태에 빠진 환자를 치료해야 하는 상황이 되면 겁부터 먹는다. 그럴 만한 이유가 있다. 이 증상은 인슐린 의존 1형 당뇨병에서 포도당을 대사해서 연료로 사용하는 데 필요한 인슐린이 충분하지 않을 때 일어난다. 그럼 몸은 지방으로 눈을 돌린다. 그리고 그 과정에서 이 케톤이 위험할 정도로 많이 만들어지고, 이 성분이 혈액에 축적되면 독성을 띠게 된다. 그와 동시에 탄산수소염bicarbonate이 크게 줄어들면서 pH 값이 크게 낮아져 산증acidosis이 생긴다. 이런 환자는 보통 혈당 수치 증가 때문에 수분을 대량으로 잃고 응급상황에 빠진다.

이런 경우는 지극히 희귀하고, 이번에도 역시 인슐린 수치를 조절하지 못하는 1형 당뇨병 환자에게서 일어난다. 우리의 정상 생리학은 어느 정도의 혈중 케톤 수치는 감당할 수 있게 진화했다. 사실 우리의 이런 능력은 동물계에서 꽤 독특한 경우다. 아마도 인간은 체중 대비 뇌의 비율이 높고, 뇌의 에너지 수요가 높아서 나타난 현상일 것이다. 힘을 쓰지 않을 때 우리 몸의 산소 소비량의 20퍼센트를 체중의 2퍼센트에 불과한 뇌가 사용한다. 진화적으로 볼 때 우리가 생존하고 수렵과 채집을 계속할 수 있으려면, 혈당이 고갈되고 간의 글리코겐을 더 이상 동원할 수 없을 때(굶주리는 동안) 케톤을 연료로 사용하는 능력은 반드시 필요하다. 케토시스는 먹을 것이 귀할 때 버틸 수 있게 해준, 인간의 진화에서 대단히 중요한 단계였음이 밝혀졌다. 게리 타우브스의 말을 빌리면, "사실 인류의 역사 중 99.9퍼센트 동안 우리 식단에는 탄수화물이 존재하지 않았고, 이 탄수화물을 먹지 않는 동안에는 이런 경증의 케토시스가 인간 대사의 정상적인 상태라고 정의할 수 있다. 따라서 케토시스는 그냥 자연스러운 상태가 아니라 대단히 건강한 상태라고 말할 수 있다."[32]

케토시스와 칼로리 섭취 제한 사이에는 상관관계가 있고, 뇌의 건강 강화라는 측면에서 보면 이 2가지는 아주 막강한 효과가 있다. 칼로리, 특히 탄수화물 섭취를 제한하면서 지방 섭취를 늘리면 케토시스가 촉발되면서 혈중 케톤 수치가 올라간다. 2012년에 신시내티대학교의 연구자들은 경도인지장애가 있는 23명의 노인을 고탄수화물 식단 집단과 탄수화물 함량이 아주 낮은 저탄수화물 식단 집단에 무작위로 6주 동안 배정해보았는데 저탄수화물 집단에서 놀라운 변화가 나타났다고 보고했다.[33] 이들은 언어기억 수행능력이 개선되었을 뿐만 아니라 체중, 허리둘레, 공복혈당, 공복인슐린 수치가 줄었다. 여기서의 요점은 이것이다. "케톤 수치가 기억 수행능력과 양의 상관관계를 나타낸다."

2009년에 독일의 연구자들은 정상 체중에서 과체중 사이에 있는 50명의 건강한 노인들을 대상으로 식이지방의 양은 20퍼센트 늘리고 칼로리 섭취는 제한했더니 언어기억 수행점수에서 측정 가능한 증가가 있었다고 보고했다.[34] 이것 역시 연구 규모가 작기는 했지만 연구결과가 <미국 국립과학원 회보>에 발표되어 2012년의 실험과 같은 추가적인 연구의 자극제가 되었다. 노인들은 칼로리 섭취 제한을 하지 않은 사람에 비해 인슐린 수치가 개선되고, 악명 높은 염증 표지인 C 반응 단백질의 수치가 낮아졌다. 그리고 예상대로 가장 현저한 개선을 보여준 사람은 제시된 식단을 제일 철저히 따른 참가자였다.

근래 들어 케토시스에 대한 연구와 관심이 폭발적으로 증가했으며 앞으로도 이어질 것이다. 뒤에서 자세히 살펴볼 테지만 케토시스를 달성하는 핵심은 탄수화물 섭취를 크게 줄이고 식이지방 섭취를 늘리는 것이다. 그렇게나 간단하다. 이런 축복 같은 뇌 상태에 도달하고 싶다면 탄수화물을 제한해야 한다.

쿠르쿠민과 DHA

강황의 주요 유효 성분인 쿠르쿠민은 현재 특히 뇌와 관련해서 연구가 활발하게 진행되고 있다. 이 성분은 중국 전통 의학과 인도 아유르베다 의학에서 수천 년 동안 사용되었다. 이 성분은 항산화, 항염증, 항진균, 항균 활성으로 잘 알려져 있지만, 특별히 BDNF 수치를 올리는 능력이 있어서 전 세계 신경과학자들, 특히 강황을 풍부하게 사용하는 지역에서 치매의 유병률이 현저히 낮아지는 이유를 찾으려는 역학자들의 관심을 끌었다. 2018년에 UCLA의 연구자들이 수행한 연구가 놀라운 연구결과로 언론에 대서특필됐다. 경증의 기억장애가 있는 사람이 90밀리그램의 쿠르쿠민을 하루에 두 번씩 18개월 동안 복용했더니 기억능력과 주의력능력에서 현저한 개선 효과를 경험한 것이다.[35] 그리고 기분을 좋아지게 하는 효과도 있었다. 이 연구는 만 50~90세 사이의 성인 40명이 참가했고, 위약 효과를 통제한 잘 설계된 이중맹검double-blind study(선입견의 개입을 막기 위해 실험자와 피실험자 모두 위약 여부를 알지 못하게 하는 연구법-옮긴이) 실험이었다. 참가자 30명은 연구를 시작할 때와 18개월 후에 뇌의 아밀로이드와 타우tau 수준을 확인하기 위해 양전자 방출 단층 촬영positron emission tomography, PET을 했다. (타우 단백질은 뉴런의 생존에 필수적인 뇌세포의 미세 성분이다. 하지만 이것이 화학적 변화를 거치면 손상을 입거나 변형되어 해롭게 작용할 수 있다.) 실험이 끝난 후에 보니 위약을 복용한 사람에 비해 뇌 스캔 영상에서 기억과 감정기능을 통제하는 뇌 영역의 아밀로이드와 타우 단백질 신호가 유의미하게 낮아져 있었다. 이 연구자들은 대규모 참가자들과 후속 연구를 시작하고 있다. (쿠르쿠민에 대한 자세한 내용은 7장에서 다루겠다.)

아마 최근에 DHA만큼 많은 주목을 받는 뇌 활력 강화 분자는 없을 것이다. 지난 수십 년 동안 과학자들은 이 중요한 뇌 지방을 공격적으로 연구해왔는데, 그 이유는 적어도 3가지가 있다. 첫째, 사람 뇌의 건조 중량 중 지방은 3분의 2가 넘는다. 그리고 그 지방 중 4분의 1은 DHA다. 구조적으로 DHA는 뇌세포, 특히 시냅스를 둘러싸는 세포막의 중요한 구성요소다. 뇌가 효율적으로 기능하려면 이 시냅스가 핵심적이다. DHA 수치와 뇌의 부피 사이에 상관관계가 있음이 수많은 연구를 통해 입증됐다. 그런 연구 중 하나가 2014년에 나왔다. 이 연구는 '여성 건강 계획 기억력 연구

Women's Health Initiative Memory Study'에 등록한 1,100명 이상의 폐경기 여성을 평가했다.[36] 이와 비슷한 다른 많은 연구와 마찬가지로 연구자들은 연구를 시작할 때와 8년 후에 MRI 뇌 스캔 촬영을 이용해서 뇌의 부피를 측정했다. 그 결과, DHA 수치가 높으면 뇌, 구체적으로는 해마의 크기가 더 컸다. 2012년에 이루어진 기존의 연구에서도 프레이밍햄 심장연구의 일부로 참가한 1,500명 이상의 남녀를 검사했을 때 동일한 결과가 나왔다.[37] 나이가 들면서 자연적으로 나타나는 뇌의 위축을 상쇄하고 싶은 사람에게는 좋은 소식이다. DHA의 섭취량을 늘리는 조치를 취할 수 있기 때문이다.

둘째, DHA는 중요한 염증 조절물질이다. DHA는 COX-2 효소의 활성을 자연적으로 줄여준다. COX-2는 몸에 손상을 입히는 염증성 화학물질의 생산 스위치를 켜는 효소다. DHA는 또한 부적절한 식생활로 인체가 공격을 받을 때 여러 면에서 전사처럼 행동한다. DHA는 글루텐 민감성이 있는 장의 내벽에서 전쟁이 일어났을 때 염증과 싸워 물리칠 수 있다. 그리고 당분, 특히 과당 성분이 많은 식단의 해로운 영향력을 차단하고, 식단에 탄수화물이 너무 많아서 생길 수 있는 뇌의 대사적 기능장애를 예방하는 데도 도움을 준다. 2016년에 <미국 임상영양학회지>에서 보고한 바에 따르면, DHA가 또 하나의 인기 있는 오메가-3 지방산인 에이코사펜타엔산eicosapentaenoic acid, EPA보다 항염증 속성이 더 뛰어났다. 연구자들의 말을 빌리면, "DHA는 혈중 지질 농도뿐만 아니라 염증의 특정 표지를 조절하는 데 있어서도 EPA보다 더 효과적이다."[38]

셋째, DHA에서 가장 흥미로운 역할은 BDNF 생산을 위한 유전자의 발현을 조절하는 것이다. 간단히 말하면, DHA는 뇌세포의 생산, 연결, 생존능력을 조정하면서 그와 동시에 기능을 강화한다는 것이다.

현재는 미다스 연구Memory Improvement with DHA Study, MIDAS로 알려진 이중맹검 중재 실험double-blind interventional trial에서 경미한 기억장애를 갖고 있는 평균 연령 70세의 485명에게 해조류에서 추출한 DHA가 든 보충제나 위약을 6개월 동안 투여해보았다.[39] 연구가 끝나고 보니 DHA를 투여받은 집단은 혈중 DHA 수치가 2배로 높아졌을 뿐만 아니라 뇌 기능에 미치는 영향도 놀라웠다. 이 연구의 수석 연구자 카린 유르코마우로Karin Yurko-Mauro는 이렇게 말했다. "우리의 연구에서 기억력에 가벼운 문제가 있는 건강한 사람이 6개월에 걸쳐 해조류 DHA 캡슐을 복용한 경우, 위약을 복용한 경우보다 학습능력과 기억능력을 측정하는 검사에서 실수가 거의 2배 감소했다. (…) 이것은 학습능력과 기억능력이 3년 더 젊어진 것과 거의 동등한 효과다."

만 65~94세 사이의 참가자 815명을 대상으로 진행된 또 다른 연구에서는 DHA를 제일 많이 섭취한 사람이 알츠하이머병 발병 위험이 무려 60퍼센트나 줄어든다는 결과가 나왔다.[40] 이 정도의 보호 작용이면 EPA나 리놀렌산linolenic acid같이 인기 있는 다른 지방산의 효과를 뛰어넘는다. 프레이밍햄 심장연구 역시 대단한 보호 효과를 지적하고 있다. 연구자들이 거의 10년에 걸쳐 남녀 899명의 혈중 DHA 수치를 비교해본 결과 그 기간 동안 치매와 알츠하이머병에 걸린 사람이 있었는데, 계산에 따르면 혈중 DHA 수치가 제일 높게 유지된 사람들 사이에서는 이런 진단이 내려질 위험이 47퍼센트 낮아지는 것으로 나왔다.[41] 연구자들은 또한 일주일에 생선을 2인분 이상 섭취하면 알츠하이머병 발생이 59퍼센트 줄어든다는 것을 발견했다.

> 부모들이 내게 자녀의 행동 문제를 어떻게 해결할 수 있겠냐고 물어보면 나는 DHA 이야기를 꺼낼 때가 많다. DHA는 BDNF 생산을 촉발하는 역할을 하기 때문에 엄마 배속에 있을 때나 유아기, 아동기를 지날 때도 무척 중요하다. 하지만 요즘 아이들은 DHA를 충분히 섭취하지 못하는 경우가 많은데, ADHD 사례가 많아지는 데는 이것도 한몫하고 있다. 내가 그저 DHA 보충제를 권하는 것만으로도 얼마나 많은 ADHD를 '완치'시켰는지 모른다. 10장에서 내가 권하는 DHA 보충제 복용량에 대해 이야기하겠다.

어떻게 하면 DHA 수치를 끌어올릴 수 있을까? 우리 몸은 소량의 DHA를 생산할 수 있고, 흔한 식이 오메가-3 지방인 알파-리놀렌산 alpha-linolenic acid 으로부터 DHA를 합성할 수 있다. 하지만 우리에게 필요한 DHA를 모두 음식에서 얻기는 힘들고, 그렇다고 우리 몸에서 자연적으로 합성하는 양에만 의존할 수도 없다. 우리는 하루에 최소 200~300밀리그램 정도가 필요한데 대부분 미국인의 섭취량은 이 목표치의 25퍼센트에도 못 미친다. 따라서 이 최소 요구량을 넘어서기 위해 노력하는 것이 좋다. 10장에서 DHA를 충분히 섭취하기 위한 처방을 제시하고, 어떻게 하면 식생활과 보충제를 통해 이 목표에 쉽게 도달할 수 있는지 보여주겠다.

지적 자극이 새로운 신경연결망을 강화한다

뇌에 계속 지적 자극을 주어야 뇌 건강에 좋다는 상식이 없었다면 십자말풀이, 평생교육과정, 박물관 견학, 독서 같은 행위가 그렇게 인기를 끌지 못했을 것이다. 그리고 이제는 머리를 쓰면 새로운 신경망이 강화된다는 것도 알려져 있다. 운동이 근육을 자극해서 힘도 세지고 기능도 좋아지게 하는 것처럼 지적 자극도 뇌의 성능을 끌어올린다. 뇌는 처리능력이 더 빨라지고 효율적으로 변할 뿐 아니라 더 많은 정보를 저장할 수 있게 된다. 이번에도 역시 매트슨 박사의 자료에서 많은 정보를 얻을 수 있다. "노화 및 노화 관련 신경퇴행성 질환과 관련해서 현재 나와 있는 데이터들은 가지돌기(수상돌기 dendrite)의 복잡성과 시냅스의 가소성을 강화하는 행동이 성공적인 노화를 자극하고 신경퇴행성 질환의 위험을 줄여준다는 것을 암시하고 있다."[42] 그는 이어서 몇몇 사례를 제공하고 있다. 그는 교육을 더 많이 받은 사람은 알츠하이머병의 위험이 낮고, 노화와 관련된 전반적인 신경퇴행성 질환으로부터의 보호 효과는 인생의 첫 10~20년 동안에 시작될 가능성이 높다고 지적한다. 이것을 입증하기 위해 매트슨 박사는 젊은 성인 시절에 언어능력이 가장 뛰어났던 사람에게서 치매 위험이 얼마나 줄어드는지 보여주는 연구를 제시한다. 그리고 그는 이렇게 말한다. "동물 연구

데이터에 따르면, 지적활동의 결과로 신경회로의 활성이 증가하면 신경 보호 효과에서 한몫하는 유전자의 발현을 자극한다는 것을 알 수 있다."

명상의 힘

명상은 결코 수동적인 활동이 아니다. 연구들을 살펴보면, 명상을 하는 사람은 다른 질병들 중에서도 특히 뇌 질환의 위험이 훨씬 줄어드는 것을 알 수 있다.[43] 명상을 배우려면 시간과 훈련이 필요하지만, 그에 따르는 여러 가지 이로운 점이 있음이 입증됐다. 이것들 모두 수명 연장에 기여한다. 내 웹사이트 'DrPerlmutter.com'을 방문하면 이 기술을 배우는 법에 대한 자료를 구할 수 있다.

항산화제에 대한 거짓말[44]

요즘에는 지상 최고의 항산화 성분이 들어 있다며 이국적인 과일주스나 추출물을 홍보하는 광고를 어디서나 볼 수 있다. 이런 것을 보면 궁금해질 것이다. 왜 이런 과대 광고가 넘쳐날까? 항산화제를 섭취해서 이로운 것이 무엇일까? 지금은 당신도 잘 알겠지만 항산화제는 자유기의 공격을 통제하는 데 도움을 준다. 그런데 뇌는 막대한 양의 자유기를 만들어내면서도, 몸의 다른 부분만큼의 항산화 보호 작용을 갖추지 못하고 있다. 다행히도 이제 우리는 이 격차를 어떻게 보완해야 하는지 이해하고 있다. 하지만 항산화제 자체를 섭취한다고 이런 효과를 얻을 수는 없다. 우리 DNA는 특별한 신호가 존재하면 보호성 항산화제의 생산 스위치를 켤 수 있다. 그리고 이 내부의 항산화 시스템은 그 어떤 영양 보충제보다도 막강하다. 따라서 자유기와 싸우기 위해 이 이름도 생소한 과일이나 비타민 E·C를 먹고 있는 사람이라면 다음의 이야기에 귀를 기울여보자.

1956년에 데넘 하먼Denham Harman 박사는 항산화제가 자유기를 꺼뜨린다는 것을 입증해 보였고, 이를 바탕으로 항산화제 산업이 탄생하게 됐다.[45] 그리고 1972년에 자유기의 실제 원천인 미토콘드리아 자체가 자유기로 인해 손상될 위험이 제일 높고, 그런 손상으로 인해 미토콘드리아의 기능에 문제가 생기면 노화가 일어난다고 밝힘으로써 그의 이론은 더욱 가다듬어졌다.[46]

특히나 뇌와 관련해서 자유기의 해로운 효과를 이해하게 되면서 연구자들은 뇌를 보호해줄 더 나은 항산화제를 찾아내기 위해 발 벗고 나섰다. 이는 단지 질병을 피하는 데서 그치지 않고 기능까지도 강화하려는 시도였다. 예를 들면, 경도인지장애와 자유기 사이의 관계는 당시 켄터키대학교 샌더스-브라운 노화 연구 센터Sanders-Brown Center on Aging의 책임자였던 윌리엄 마케스베리William Markesbery 박사의 2007년 보고서에 잘 기술되었다. 이 보고서에서 마케스베리 박사와 동료들은 뇌 질병 진단이 나오기 한참 전인 이른 시기부터 인지 기능 저하가 일어나기 시작한다는 것을 입증해 보였다. 그는 또한 지방, 단백질, 심지어 DNA에 가해진 산화 손상oxidative damage 표지 수치가 높은 것이 정신장애의 정도와 직접적으로 상관관계가 있다고 지적했다. 마케스베리 박사는 이렇게 말했다. "이 연구는 산화 손상이 알츠하이머병 발병 초기에 일어나는 사건이며, 이것을 질병의 경과나 개시를 늦추는 치료 표적으로 삼을 수 있음을 입증해 보였다."[47]

마케스베리 박사와 동료들은 이렇게 말을 이었다. "알츠하이머병 발병의 산화적 요소들을 중화하려면 항산화제와 항산화제제를 함께 사용해서 산화에 저항하는 방어 메커니즘을 끌어올려야 할 것이다. 그리고 이런 신경보호제제의 효과를 최적화하기 위해서는 질병의 증상이 발현되기 전에 사용되어야 할 것이다." 일반적인 용어로 풀어서 말하면, 인지 기능 저하의 증상들이 겉으로 드러나기 한참 전부터 자유기에 대한 몸의 선천적 방어 메커니즘을 자극할 필요가 있다는 것이다. 85세 이후에는 알츠하이머병에 걸릴 확률이 50퍼센트다. 그렇다면 자신이 지금 이미 증상 발현 전 단계에 들어와 있다고 생각해야 할 사람이 많다.

우리 뇌조직이 자유기의 공격을 받고 있다면, 항산화제를 잔뜩 먹어서 효과를 볼 수 있을까? 이 질문에 답하려면 세포의 에너지 공급자인 미토콘드리아에 대해 생각해봐야 한다. 정상적인 에너지 생산 과정에서 각각의 미토콘드리아는 매일 수천 개까지는 아니어도 수백 개 정도의 자유기 분자를 만들어낸다. 여기에 우리 각자의 몸에 들어 있는 1경 개 정도의 미토콘드리아 개수를 곱하면 10 뒤로 0이 무려 18개나 따라오는 상상조차 하기 힘든 거대한 수가 나온다. 그럼 의문이 든다. 자유기의 이런 맹공 앞에서 비타민 E 캡슐이나 비타민 C 알약 하나가 대체 얼마나 효과가 있을까? 일반적인 항산화제는 자유기와 만나면 스스로를 희생해 산화됨으로써 항산화 효과를 발휘한다. 따라서 비타민 C 분자 하나가 자유기 분자 하나에 의해 산화된다(이런 일대일 화학을 화학자들은 화학량반응-stoichiometric reaction이라고 부른다). 매일매일 몸에서 만들어지는 셀 수 없이 많은 자유기를 중화하려면 비타민 C나 다른 경구 항산화제를 얼마나 먹어야 할지 상상이 가는가?

다행히도 인간의 생리학은 산화 스트레스가 높은 시기에 더 많은 보호성 항산화제를 만들어낼 수 있는 자체적인 생화학을 발전시켰다. 우리 세포들은 외부의 식품을 통해 들어오는 항산화 성분에 전적으로 의존하지 않는다. 대신 필요에 따라 항산화 효소를 만들 수 있는 선천적인 능력을 가졌다. 자유기 수치가 높아지면 세포핵에서 Nrf2라는 특별한 단백질의 스위치가 켜진다. 그럼 우리 몸의 가장 중요한 항산화제뿐만 아니라 해독 효소에 이르기까지 다양한 성분들이 생산되는 문이 열리게 된다. 과도해진 자유기가 이 경로를 통해 항산화제의 생산 증가를 유도한다면 이런 질문이 뒤따르게 된다. Nrf2를 활성화시키는 것이 또 뭐가 있을까?

지금부터 이야기가 정말 흥미진진해진다. 새로운 연구를 통해 Nrf2 스위치를 켜서 강력한 항산화제와 해독 효소를 생산하는 유전자를 활성화시킬 수 있는 다양한 변경 가능 인자들이 확인됐다. 약리학자 링 가오 Ling Gao 박사는 오메가-3 지방 EPA와 DHA가 산화되면 이것이 Nrf2 경로를 크게 활성화한다는 것을 밝혀냈다. 연구자들이 어유 fish oil(EPA와 DHA의 원천)를 섭취하는 사람에서는 자유기에 의한 손상이 줄어드는 것을 파악한 지는 오래됐지만, 이 새로운 연구를 통해 어유와 항산화 보호 작용의 관계가 명확해졌다. 링 가오 박사는 이렇게 보고했다. "우리의 데이터는 체내에서 EPA와 DHA가 산화되면서 형성되는 화합물이 Nrf2에 기반한 항산화계와 해독방어계를 유도할 수 있을 정도로 높은 농도에 도달할 수 있음을 뒷받침하고 있다."[48]

뇌 건강에서 해독의 의미

사람의 몸은 외부환경을 통해 노출되는 독소는 물론이고 정상적인 대사 과정에서 내부에서 생성되는 수많은 독소와 맞서 싸울 효소들을 놀라울 정도로 다양하게 생산한다. 이 효소들은 DNA의 감독 아래 생산되며, 수십만 년에 걸쳐 진화했다.

글루타티온은 사람의 뇌에서 가장 중요한 해독제로 인정받고 있다. 꽤 단순한 화학물질인 글루타티온은 트라이펩티드tripeptide다. 트라이펩티드는 겨우 3개의 아미노산으로 구성되어 있다는 의미다. 하지만 이런 단순함에도 불구하고 글루타티온은 뇌의 건강에서 대단히 큰 역할을 담당한다. 첫째, 글루타티온은 세포 생리학에서 주요 항산화제로 작용하여 세포를 자유기 손상으로부터 보호할 뿐 아니라, 생명을 유지하는 정교한 미토콘드리아도 보호한다. 글루타티온은 항산화제로 너무도 중요하기 때문에 과학자들은 세포의 전체적인 건강을 판단하는 지표로 세포 내 글루타티온 수치를 측정할 때가 많다. 글루타티온은 해독화학에서도 막강한 인자로 작용하며, 다양한 독소에 결합해서 독성을 중화한다. 글루타티온의 가장 중요한 역할은 글루타티온-S-전이효소glutathione S-transferase의 기질이라는 점이다. 이 효소는 다양한 독소를 물에 더 잘 녹게 만들어 배출을 용이하게 한다. 이 효소의 기능이 결핍되면 흑색종melanoma, 당뇨병, 천식, 유방암, 알츠하이머병, 녹내장, 폐암, 루게릭병, 파킨슨병, 편두통 등 다양한 의학적 문제로 이어질 수 있다. 항산화제나 해독의 주요 인자로서 글루타티온의 중요한 역할을 이해하고 나면 글루타티온 수치를 유지하고, 더 나아가 끌어올리기 위해 모든 노력을 기울여야 한다는 생각이 든다. 내가 제안하는 지침을 따르면 이런 부분을 달성하는 데 큰 도움이 될 것이다.

놀랄 일도 아니지만 칼로리 섭취 제한도 Nrf2의 활성화를 유도하는 것으로 다양한 실험실 모형을 통해 입증이 됐다. 실험 동물의 식단에서 칼로리를 줄이면 동물들이 더 오래 살 뿐만 아니라 (항산화 보호 작용이 증가한 결과로 보인다), 몇몇 암 발생에 대한 저항성도 놀라울 정도로 강해진다. 이런 특성은 다음 장에서 설명할 단식 프로그램을 더욱 뒷받침해준다.

Nrf2 시스템의 활성화를 통해 항산화제와 해독 경로의 스위치를 켜는 몇몇 천연 화합물이 확인되었다. 여기에 해당하는 것으로는 강황에서 나오는 쿠르쿠민, 녹차 추출물, 실리마린silymarin(밀크시슬), 바코파 추출물bacopa extract, DHA, 설포라판sulforaphane(브로콜리에 함유), 아슈와간다ashwagandha 등이 있다. 이 각각의 성분들은 글루타티온을 비롯한 핵심 항산화제의 선천적 체내 생산 스위치를 켜는 효과가 있다. 이 화합물 중에서 당신의 식단에 일상적으로 올라오는 것이 없어서 실망하는 사람도 있을 것이다. 그래도 실망할 것 없다. 커피도 자연의 강력한 Nrf2 활성제 중 하나다. 커피에 들어 있는 몇몇 분자들이 이런 긍정적인 효과를 나타낸다.[49] 이 분자들 중에는 커피 원재료 속에 들어 있는 것도 있고, 로스팅 과정에서 만들어지는 것도 있다.

Nrf2 경로의 활성화는 항산화기능 말고도 유전자 스위치를 켜서 다양한 보호성 화학물질을 생산하게 한다. 이 물질들은 염증을 억제하는 한편 몸의 해독 경로를 더욱 뒷받침하는 역할을 한다. 모두 뇌의 건강에 좋은 것이다.

알츠하이머 유전자

15년여 전에 인간의 유전체 전체를 해독한 이후로 우리는 어떤 유전자 지도가 어떤 결과로 이어지는지에 관한 증거를 대단히 많이 축적했다. 1990년대 초반에서 중반 사이에 뉴스에 귀를 기울였던 사람이라면 아마도 과학이 '알츠하이머 유전자Alzheimer's gene'를 발견했다는 소식을 들어봤을 것이다. 이것은 특정 유전자와 알츠하이머병 위험 사이의 상관관계를 말하는 것이었다. 아마 당신도 궁금해졌을 것이다. 나도 그 유전자가 있을까?

우선 미국 국립노화연구소에서 제공한 짧은 생화학 강의를 들어보자. 하나 이상의 특정 유전자가 영구적으로 변하는 유전자 돌연변이가 생겼다고 해서 항상 병이 생기는 것은 아니다. 하지만 병이 생기는 경우도 있다. 당신이 질병을 일으키는 돌연변이를 물려받았다면 그 병에 걸릴 공산이 크다. 낫적혈구병 sickle cell disease, 헌팅턴병, 낭성섬유증 등이 이런 유전질환의 사례들이다. 때로는 유전적 변이 genetic variant 가 일어날 수도 있다. 이 경우 유전자의 변화가 질병으로 이어질 수는 있지만 항상 그런 것은 아니다. 변이가 그저 특정 질병에 걸릴 위험을 높이거나 낮추기만 할 때가 많다. 만약 변이가 위험은 높이지만 그 질병을 반드시 촉발하지는 않는 경우, 이것을 유전적 위험 인자 genetic risk factor 라고 한다.[50]

분명히 말하자면, 과학자들은 알츠하이머병을 야기하는 특정 유전자를 아직 확인하지 못했다. 하지만 이 병에 걸릴 위험을 높이는 것으로 보이는 한 유전적 위험 인자가 19번 염색체에 들어 있는 아포지단백질 E apolipoprotein E, ApoE (불완전지단백질)유전자와 관련되어 있다. 이 유전자는 콜레스테롤과 혈류에 들어 있는 다른 종류의 지방의 운반을 돕는 단백질을 만드는 데 필요한 명령을 담고 있다. 이 유전자는 몇몇 다른 형태 혹은 대립인자 allele 로 존재한다. 3가지 주요 형태는 ApoE ε2, ApoE ε3, ApoE ε4이다.

ApoE ε2는 비교적 희귀하지만 이 대립인자를 물려받았다면 노년에 알츠하이머병에 걸릴 가능성이 크다. ApoE ε3는 가장 흔한 대립인자이지만 위험을 높이지도, 낮추지도 않는 것으로 믿고 있다. 하지만 ApoE ε4는 언론에서 자주 언급되는 가장 큰 두려움의 대상이다. 전체 인구 중 25~30퍼센트 정도가 이 대립인자를 갖고 있고, 모든 알츠하이머병 환자 중 40퍼센트 정도가 이 대립인자를 갖고 있다. 따라서 아마 이번에도 당신은 자신이 이 위험 인자를 갖고 있는지, 그리고 그것이 자신의 미래에 무슨 의미를 갖는지 궁금해질 것이다.

안타깝게도 이 대립인자가 어떻게 알츠하이머병 발병 위험을 높이는지 밝혀지지 않아 메커니즘을 제대로 이해하지 못하고 있다. ApoE ε4 대립인자를 안고 태어난 사람은 그렇지 않은 사람보다 더 이른 나이에 알츠하이머병에 걸릴 가능성이 높다. ApoE ε4를 물려받았다고 해서 당신의 운명이 결정된 것은 아님을 기억해야 한다. 반드시 알츠하이머병에 걸리는 것은 아니라는 뜻이다. DNA에 ApoE ε4가 들어 있어도 그 어떤 인지 기능 저하도 일어나지 않는 사람들이 있다. 그리고 이런 유전적 위험 인자가 전혀 없는데도 알츠하이머병에 걸리는 사람도 많다.

간단한 DNA 스크리닝 검사로 이 유전자를 갖고 있는지 확인할 수 있지만, 유전자를 갖고 있더라도 대처 방법이 존재한다. 내 지침은 당신이 어떤 DNA를 갖고 있든지 간에 자기 뇌의 운명을 책임질 수 있게 하는 것이 목표다. 자기 건강의 운명, 그리고 다음 장에서 보겠지만 마음의 평화는 대체로 자신의 손에 달려 있다. 이 말은 정말 아무리 강조해도 부족하다.

6장

두뇌 유출
: 마음의 평화를 훔치는 글루텐

일반적으로 눈에 보이는 것보다는 눈에 보이지 않는 것이 사람의 마음을 더 어지럽게 한다.
_ 율리우스 카이사르 Julius Caesar(B.C.100~B.C.44)

당신이 매일 먹는 통곡물 빵이나 주전부리 등 당분과 글루텐으로 가득 찬 탄수화물이 뇌의 장기적인 건강과 기능을 서서히 갉아먹는다는데, 그렇다면 이 성분들이 단기적으로는 어떤 영향을 미칠까? 이런 음식이 행동의 변화를 촉발하고, 집중력 통제를 장악하고, 일부 틱장애나 우울증 같은 기분장애의 밑바탕에 깔려 있는 것은 아닐까? 혹시 이런 음식이 만성두통이나 편두통의 범인이 아닐까?

맞다. 그럴 수 있다. '그레인 브레인'은 그저 신경발생을 방해하거나 시간을 두고 보이지 않게 진행되는 인지 기능 저하의 위험을 높이는 데서 그치지 않고 더 많은 문제를 일으킨다. 앞에서 힌트를 주었듯이, 염증을 일으키는 탄수화물이 많고 건강에 좋은 지방이 부족한 식단은 다양한 방식으로 정신능력을 저하시켜서, 치매의 위험만 높이는 것이 아니라 ADHD, 불안장애, 투렛증후군, 정신질환, 편두통, 심지어 자폐증 등 흔한 신경학적 질병에도 영향을 미친다.

　이제까지는 주로 인지 기능 저하와 치매에 초점을 맞춰왔는데 지금부터는 이렇게 흔한 행동장애나 심리장애의 관점에서 글루텐이 뇌에 미치는 파괴적인 영향에 대해 알아보자. 제일 먼저, 어린 아동에서 자주 진단되는 병으로 시작해서 전 연령에 걸쳐 나타나는 문제들까지 폭넓게 다루겠다. 그 과정에서 한 가지 사실이 분명해질 것이다. 식단에서 글루텐을 없애고 그레인 브레인으로부터 자유로운 삶의 방식을 택하는 것이야말로 수백만 명을 괴롭히는 이런 뇌 질환으로부터 벗어나는 가장 확실한 티켓일 때가 많고, 이런 단순한 '처방'이 약물치료보다 훨씬 효과가 좋을 때가 많다는 점이다.

그레인 브레인 이야기

　저는 2013년 가을에 갑상샘저하증으로 진단을 받아 의사 선생님께 레보티록신 levothyroxine을 처방받았습니다. 처음에는 증상이 좀 개선됐는데 시간이 흐르니까 원래대로 돌아오더군요. 저는 아주 실망해서 인터넷에서 정보와 조언을 구해봤습니다. 그리고 글루텐이 갑상샘을 손상시킬 수 있다는 것을 알게 되어 제가 글루텐프리 식단으로 가야 할지 담당 의사에게 물어봤죠. 의사의 대답은 이랬습니다. "그건 다 헛소리에요." 그래서 저는 계속 약을 복용하면서 비참한 기분에 빠져 있었죠. 다음 해 봄에 저는 사순절을 맞아서 탄수화물이 잔뜩 들어 있는 간식을 포기하기로 결심했어요. 그런데 48시간도 지나지 않아 오랫동안 느껴보지 못했던 좋은 기분을 느꼈습니다. 그것을 계기로 제 식생활에 대해 생각해보게 됐고, 글루텐에 대한 연구들을 조사해보았습니다. 그리고 이게 정말 도움이 될지 확인해보기로 하고 곧바로 식생활과 생활 전반에 그 내용을 적용했습니다. 그 결과, 갑상샘 치료제를 끊을 수 있었고, 그 후로 혈액검사 결과도 아주 좋게 나왔습니다.

우리 막내아들은 항상 몸이 아픕니다. 태어날 때부터 만성천식과 다른 수많은 질병과 싸워왔죠. 2014년 봄에는 아이의 건강이 더 나빠졌어요. 나는 아이의 식단에서 글루텐을 뺐지만 여전히 병 때문에 마지막 2개월은 학교를 빠졌습니다. 학년 말에 아이가 반사신경혈관 영양장애reflex neurovascular dystrophy라는 진단을 받았어요. 우리는 하이킹 형태의 물리치료를 통해 아이를 회복시킬 수 있었죠. 2015년 초반에는 아이가 꽤 잘 해내고 있었지만 엄격한 글루텐프리 식단에서 살짝 벗어났습니다. 그랬더니 다시 연이어 병이 찾아오고 과체중이 되더군요. 결국 그 학년도 마지막 2개월은 빼먹고 말았습니다. 다시 아이에게 저탄수화물 글루텐프리 식단을 시켜야 한다는 건 알았지만 13살짜리 아이에게 쉬운 일은 아니었죠. 아이가 먹을 수 있는 것은 무엇이고, 먹을 수 없는 것은 무엇인지 찾아가는 동안 여러 번 어려운 시간이 있었습니다. 저는 기능의학functional medicine 의사도 찾아갔습니다. 그 의사 선생님의 도움을 받아 칸디다candida(질병을 일으키는 곰팡이균의 일종-옮긴이)와 면역계 기능 저하라는 진단에 도달하게 됐습니다. 새로운 생활습관을 지킨 덕분에 아이는 9개월 만에 무려 8킬로그램이나 체중이 줄었습니다! 아이는 계속해서 활력을 되찾았고, 면역계도 그 어느 때보다 튼튼해졌습니다.

제 남편도 이런 식습관을 받아들였습니다. 나에게 문제가 생기기 2년 전에 남편은 자기에게 칸디다가 있다는 결론을 내리고 칼로리 섭취 제한을 비롯해서 다른 전략들을 시도했었습니다. 그리고 '그레인 브레인' 지침이 제게 정말 큰 도움이 되는 것을 본 후에 자기도 시도해보았고, 몸의 느낌이 굉장히 달라지는 것을 경험했습니다. 그러다 궤도를 이탈하는 날이면 그 영향을 바로 알아차릴 수 있었죠.

제 딸도 두통과 만성 부비동 감염, 위통으로 여러 해 고생하고 있습니다. 제가 '그레인 브레인'에 열광해서 집 안에서 이것저것 바꾸는 것을 보고 딸은 제가 미쳤다고 생각했죠. 저는 딸에게 변화를 강요하지는 않았지만 이런 생활습관의 이로움에 대해 지겹도록 얘기를 꺼냈습니다. 스스로 판단을 내리고 행동하는 것이 아니면 아이가 따르지 않으리라는 것을 알고 있었으니까요. 그래서 결국 1년 전에는 딸도 스스로 글루텐프리 식단을 실천에 옮기기로 결론을 내렸고, 그것으로 삶에 차이가 생겼다는 것을 알게 됐죠. 나는 2개월 전에 곡물 섭취를 모두 끊도록 딸을 설득했고, 현재는 당분 섭취 부분에 집중하고 있습니다. 아직도 과일을 필요

> 이상으로 먹고 있거든요.
> 《그레인 브레인》은 우리 가족 한 사람, 한 사람에게 엄청난 도움을 주었습니다. 이 책을 통해 저는 식품 공급의 문제점들에 대해, 그리고 의사들이 의대에서 수련받는 방식의 문제점들에 대해 눈을 뜨게 됐습니다. 이런 정보를 제공해주신 것에 대해 정말 감사한 마음입니다. 앞으로도 평생 곡물로부터 자유로운 생활을 이어갈 생각입니다. _ 웬디 S.

행동장애와 운동장애에서 글루텐의 역할

나는 스튜어트가 막 만 4세가 되었을 때 처음 만났다. 우리 센터에서 몇 년 동안 여러 환자를 치료한 물리치료사 낸시가 아들 스튜어트를 데리고 왔다. 낸시는 스튜어트에 대한 걱정을 설명하기 시작했다. 실상 그녀는 자기 아들에 대해 문제를 못 느끼고 있지만 유치원 선생님은 스튜어트가 지나치게 들떠 있는 상태라 느껴져 검사를 받아보는 게 좋겠다고 했다. 이 문제로 스튜어트를 보았던 의사가 내가 처음은 아니었다. 나를 찾아오기 전주에 낸시는 스튜어트를 담당 소아과의사에게 데리고 갔었다. 그리고 그 의사는 스튜어트가 ADHD라며 리탈린Ritalin 처방전을 써주었다.

낸시는 아들에게 약을 먹이는 것이 걱정돼서 다른 대안을 찾아 나서게 됐다. 그녀는 아들이 불쑥불쑥 화를 낼 때가 많고, 좌절감을 느끼면 감당하기 어려울 정도로 몸을 떤다는 설명으로 시작했다. 그리고 스튜어트가 과제에 집중하지 못한다고 한 유치원 선생님의 말을 전했다. 그 말을 듣고 나는 4살짜리 아이가 정신을 집중해야 완수할 수 있는 과제가 대체 무엇일까 궁금해졌다.

스튜어트의 지난 병력을 살펴보니 단서가 들어 있었다. 아이는 귀에 감염을 많이 앓아서 항생제 치료를 수도 없이 받았다. 내가 검사할 당시 스튜어트는 지속되는 귀 감염의 위험을 줄이려고 6개월에 걸쳐 예방적 항생제 투여를 하고 있었다. 하지만 귀의 문제 말고도 스튜어트는 계속해서 관절통을 호소하고 있었다. 그 고통이 상당해서 이제는 강력한 항염증제인 나프로신Naprosyn을 정기적으로 복용 중이었다. 나는 스튜어트가 모유수유를 하지 않았으리라 추측했고, 내 추측이 옳았다.

스튜어트를 검사하는 동안 3가지 중요한 점을 파악할 수 있었다. 첫째, 스튜어트는 입으로 숨을 쉬는 구호흡을 했다. 이것은 비강nasal passages에 지속적으로 염증이 존재함을 말해주는 확실한 단서였다. 둘째, 스튜어트의 얼굴은 전형적인 알레르기 샤이너allergic shiner를 보여주었다. 알레르기 샤이너란, 알레르기 때문에 눈 밑에 생기는 다크서클을 말한다. 셋째, 스튜어트는 실제로 아주 들떠 있는 상태였다. 10초를 가만히 앉아 있지 못하고 자리에서 일어나 진료실을 구석구석 살피고 다녔고, 진찰대에 깔려 있는 버스럭거리는 종이를 갈기갈기 찢었다.

우리는 약에 의존해서 증상을 치료하기보다는 아이의 문제를 일으키는 진짜 원인, 즉 염증을 표적으로 삼기로 결정했다. 귀의 문제, 관절 문제, 지나치게 들떠 있는 문제 등 이 아이의 몸속 생리학에서 벌어지고 있는 거의 모든 일에서 염증은 핵심적인 역할을 하고 있었다.

나는 낸시에게 글루텐프리 식단으로 가야 한다고 설명했다. 그리고 항생제에 장기간 노출되어 있었기 때문에 장의 건강을 되돌리기 위해 이로운 세균인 프로바이오틱스를 식이요법에 추가할 필요가 있다고 설명했다. 그리고 마지막으로 그 목록에 오메가-3 지방 DHA도 추가했다.

그리고 그 후로 영화 같은 일이 생겼다. 2주 반이 지났을 때 낸시는 유치원 선생님으로부터 전화를 받았다. 아이에게 약을 투여하기로 한 결정에 감사드린다는 전화였다. 그런 말이 나올 정도로 아이의 행동이 개선되었던 것이다. 낸시도 아이가 차분해지고, 대화도 더 잘 하고, 잠도 더 잘 잔다는 사실을 눈치챘다. 하지만 스튜어트의 변화는 약을 복용해서 생긴 것이 아니었다. 스튜어트가 건강과 태도에서 큰 개선을 이룰 수 있었던 것은 순전히 식단의 변화 덕분이었다.

나는 2년 반 후에 낸시로부터 쪽지를 받았다. 거기에 이렇게 적혀 있었다. "반에서 제일 어린 스튜어트를 학교에 보낼 수 있었습니다. 읽기와 산수능력도 뛰어나고, 과다행동 문제도 더 이상 생길 것 같지 않습니다. 키가 어찌나 빨리 자라는지 지금은 반에서 키가 큰 아이 중 한 명이에요."

ADHD는 소아과 병원에서 자주 등장하는 진단 중 하나다. 과다행동 아동의 부모는 아이가 일종의 병을 갖고 있어서 학습능력이 제한될 것이라 믿게 된다. 그리고 주류 의학계에서는 약물 투여야말로 최고의 해결책이라고 부모들을 설득하는 경우가 너무 많다. ADHD가 알약으로 쉽게 치료 가능한 질병이라는 개념은 아주 편리하면서도 걱정스러운 개념이다. 미국의 일부 학교에서는 학생 중 무려 25퍼센트가 강력한 향정신성 약물을 일상적으로 투여하고 있다. 그런데 그에 따르는 장기적 영향은 한 번도 연구된 적이 없다!

미국 정신의학회American Psychiatric Association는 '정신장애 진단 및 통계 편람Diagnostic and Statistical Manual of Mental Disorders'에서 학령기 아동의 5퍼센트 정도가 ADHD를 갖고 있다고 말하고 있지만 연구에서 지역공동체 표본을 추적한 바로는 더 높은 비율이 나오고 있고, CDC에서 부모들을 대상으로 조사한 설문 데이터에서도 그와 다른 그림이 나오고 있다.[1] 2016년에 나온 CDC의 최신 데이터에 따르면 만 2~17세 사이의 아동 중 9.4퍼센트 정도가 ADHD로 진단받았다. 미국에서만 610만 명의 아동이 ADHD라는 말이다. 켄터키주는 무려 18.7퍼센트의 아동이 ADHD로 진단을 받아 1위를 차지했다.[2]

<뉴욕타임스>는 이런 기사를 냈다. "현재 진단을 받은 아동의 3분의 2 정도가 리탈린이나 애더럴Adderall 같은 흥분제를 처방받고 있다. 이것은 ADHD가 있는 사람들의 삶의 질을 대폭 개선해줄 수 있지만, 또한 중독, 불안, 때로는 정신병으로 이어질 수도 있다."[3] 여기에 자극을 받은 미국 정신의학회는 ADHD의 정의를 바꾸는 것을 고려했다. 더 많은 사람이 ADHD로 진단받아 약물치료를 받을 수 있게 말이다. CDC의 전직 책임자 토머스 R. 프리든Thomas R. Frieden 박사는 아동들 사이에서 흥분제 처방 비율이 높아지는 것은 성인들이 진통제와 항생제를 남용하는 것과 비슷한 일이

라고 말했다. 나도 동감한다. 하버드대학교 의과대학의 교수인 제롬 그루프먼Jerome Groopman은 <타임스>와의 인터뷰에서 이렇게 말했다. "아이의 행동이 말 그대로 비정상이라고 생각되면, 그러니까 책상머리에 얌전히 앉아 있지 못하면 그것은 그냥 아이라서 그런 것이 아니라 병적인 것이라고 생각해야 한다는 사회적 압박이 존재합니다."[4] 아동기의 정의가 ADHD 같은 애매한 진단에 짓밟히고 있는 것이 의미하는 바가 대체 무엇일까? 나는 ADHD 증상의 치료에 사용되는 흥분제(애더럴과 리탈린 등) 섭취량에서 미국이 나머지 국가들을 크게 앞지르고 있다는 점도 관심 있게 바라보고 있다. 아직은 이 약물의 주 사용자가 아동들이지만 근래 들어 성인들이 이 약을 사용하는 경우가 훨씬 빠른 속도로 늘어나고 있다. 수십억 달러 규모의 향정신성 약품산업계가 사람들이 밑바탕에 숨어 있는 장애는 무시하고 그저 증상의 치료를 위해 약을 복용하리라는 개념에 입각해서 사업을 벌이고 있다는 사실이 나를 슬프게 한다.

지난 10년간 ADHD를 치료하기 위한 약물 사용이 극적으로 증가한 것 말고도 정신과 약물의 사용이 급증했다. 이제 미국인 6명 중 1명은 정신장애나 행동장애를 치료하기 위해 정신과 약물을 복용하고 있다. 여기에 해당하는 약으로는 항우울제, 불안 완화제, 항정신병 약 등이 있다. 흥미로운 부분은 여성이 남성에 비해 정신건강질환으로 약을 복용하는 경우가 훨씬 많다는 점이다. 남성은 12퍼센트인 데 반해 여성은 21퍼센트가 복용하고 있다.[5] (하버드대학교의 연구자들은 이것이 사춘기, 임신, 생리와 관련된 여성의 호르몬 변화 때문일 수 있다는 이론을 제시했다. 우울증의 경우 남성과 여성에게 비슷하게 찾아오지만 보통 의학적 도움을 구하는 경우는 여성이 더 많다.) CDC에서는 1988~1994년에서 2007~2010년 기간으로 넘어오면서 18세 미만의 아동 중에서 정신자극제psychostimulant를 복용하는 경우가 5배 증가했다고 보고했다. 가장 최근에 발표된 2014년 보고에서는 그 비율이 4.2퍼센트로 나온다. 미국 국제메디컬케어 조사자료National Ambulatory Medical Care Survey를 가지고 환자들의 내원 동향을 연구한 바에 따르면, 아동을 위해 항정신병 약을 처방하는 비율이 이 두 기간 사이에 6배로 증가했다.[6]

12세 이상의 미국인 중 11퍼센트가 항우울제를 복용하고 있지만 항우울제 처방을 받은 40대와 50대 여성의 숫자로 눈을 돌려보면 그 비율이 하늘을 찌를 듯 치솟아 무려 23퍼센트에 이른다.

강력한 약물 사용이 점차 증가하고 있는 정신장애와 행동장애의 발생률이 이렇게 치솟고 있는데, 어째서 이런 추세가 생겨난 근본에 관심을 두는 사람이 없을까? 그리고 어떻게 하면 근본적인 문제를 파고들어서 건강에 위험한 약물의 힘을 빌리지 않는 해결책을 내놓을 수 있을까? 그 문제는 바로 끈적거리는 밀 단백질, 즉 글루텐이다. 글루텐 민감성과 행동장애 및 정신장애의 상관관계에 대해 평가하기는 아직 이르지만, 몇 가지 사실은 알려져 있다.

- 진단받지 않고, 치료도 하지 않은 셀리악병이 있는 사람은 발육 지연, 학습장애, 틱장애, ADHD의 위험이 증가할 수 있다.[7]
- 우울증과 불안이 글루텐 민감성이 있는 환자에게서 심각하

게 나타나는 경우가 많다.[8] 이것은 주로 기분 조절에 필수적인 세로토닌 같은 중요한 뇌 신경전달물질의 생산을 차단하는 사이토카인 때문이다. 식단에서 글루텐을 제거하고, 종종 유제품까지 제거하면 많은 환자가 기분장애뿐만 아니라 알레르기나 관절염같이 과활성화된 면역계에 의해 야기되는 다른 질병들로부터 자유로워진다.

- 자폐 스펙트럼 장애autism spectrum disorders, ASD가 있는 사람 중 무려 45퍼센트가 소화관 문제를 갖고 있다.[9] ASD에서 나타나는 모든 소화관 증상이 셀리악병 때문에 생기는 것은 아니지만, 데이터에 따르면 일반 소아 인구와 비교했을 때 소아 자폐증 케이스에서 셀리악병의 유병률이 증가한 것을 알 수 있다.

좋은 소식은 글루텐프리 식단을 실천에 옮기고 DHA와 프로바이오틱스 같은 보충제를 식단에 첨가하는 것만으로도 신경장애, 정신장애, 행동장애의 여러 증상을 되돌릴 수 있다는 것이다. 이렇게 약물을 사용하지 않는 단순한 처방이 얼마나 강력한 영향을 보여주는지 살펴보기 위해 KJ의 이야기를 생각해보자. KJ는 내가 10여년 전에 만났던 사람이다. 당시 그녀는 만 5세였고, 투렛증후군으로 진단을 받은 상태였다. 투렛증후군은 틱 스펙트럼 장애tic spectrum disorder의 일종으로, 갑작스러운 반복적이고 비율동적인 운동(운동 틱)과 별개의 근육군이 동반되는 구두 발언verbal utterance을 특징으로 한다. 과학에서는 이 신경 이상의 정확한 원인을 알 수 없다고 하지만, 다른 많은 신경정신장애와 마찬가지로 이것도 유전적 뿌리가 있으며 환경 인자에 의해 악화될 수 있다는 것은 알려져 있다. 나는 장래에 연구를 통해 여러 투렛증후군 사례 뒤에 숨어 있는 진실이 밝혀지면 글루텐 민감성이 한몫을 하고 있음이 드러나리라 생각한다.

KJ가 병원에 처음 내원했을 때 KJ의 어머니가 설명하기를, 전해에 딸이 알 수 없는 이유로 목 근육에 불수의적인 수축(근육이 의지와 관계없이 멋대로 움직이는 것-옮긴이)이 생겼다고 했다. 그래서 다양한 마사지 치료를 받았고, 그 덕에 조금 나아지긴 했지만 증상이 계속 생겼다 말았다 하다 결국에는 더 악화돼서 턱, 얼굴, 목이 거칠게 움직이는 지경까지 갔다고 했다. 끊임없이 헛기침을 하고 다양한 후두음도 냈다. KJ의 주치의는 투렛증후군으로 진단했다.

KJ의 병력을 듣다가 심각한 신경장애가 발생하기 3년 전부터 한 차례씩 설사와 만성복통이 있었고, 지금도 그 증상이 이어지고 있다는 것을 알게 됐다. 현재 KJ는 아무런 증상이 없고 더 이상은 투렛증후군 환자로 볼 수 없다. KJ의 반응이 대단히 극적이었기 때문에 나는 보건의료 종사자들을 대상으로 강의할 때 이 사례를 자주 인용한다.

> **경고:** ADHD 치료에 사용되는 약물들이 영구적인 투렛증후군의 사례를 낳았다. 1980년대 초반부터 이런 사례들이 과학계에 보고되어 왔다.[10] 이제는 글루텐프리 식단의 막강

> 한 효과를 입증하는 연구들이 나와 있으니 역사를 바꿀, 아니 역사를 만들어갈 때가 되었다.

내가 사람들과 즐겨 공유하는 또 다른 사례에서는 다시 ADHD에 관한 이야기가 등장한다. 귀여운 9세 여아 KM의 부모가 나를 찾아온 이유는 ADHD의 전형적인 징후와 나쁜 기억력 때문이었다. KM의 병력에서 흥미로웠던 부분은 부모가 KM의 장애를 설명할 때 생각하고 집중하기 어려운 상태가 며칠 동안 지속되다가 그다음에는 또 며칠 동안 괜찮아진다고 한 부분이다. 학업평가를 보면 KM이 3학년 중간 정도의 성적을 보이고 있었다. KM은 아주 침착하고 무언가에 열심인 듯 보였고, 다양한 성취도 평가를 확인해보았더니 자기 나이에 딱 어울리는 수준으로 기능하고 있음을 확인할 수 있었다.

실험실 검사를 통해 KM에게 문제를 일으킨 잠재적 원인 2가지를 확인할 수 있었다. 글루텐 민감성과 정상보다 낮은 DHA 수치였다. 나는 엄격한 글루텐프리 식단과 하루 400밀리그램의 DHA 보충제 복용을 처방했고, 인공감미료 아스파탐 섭취를 멈추라고 했다. 하루에도 다이어트 탄산음료를 몇 개씩 마시고 있었기 때문이다. 3개월 후 KM의 엄마와 아빠는 딸의 경과를 보며 열광하고 있었고, KM 자신도 입이 찢어질 듯 좋아하고 있었다. 새로 학업평가를 해보니 수학 계산능력이 5학년 초반 정도의 수준이었고, 전체적인 학업능력이 4학년 중간 수준이었다. 그리고 이야기 회상능력은 8학년 중간 수준으로 나왔다.

그녀의 엄마에게서 받은 편지 내용을 여기에 공유한다.

KM이 올해 3학년을 마무리하고 있습니다. 식단에서 글루텐을 제거하기 전에는 학업이, 특히 수학 과목을 어려워했습니다. 선생님도 아시다시피 이제는 수학 실력이 쑥쑥 올라가고 있습니다. 이 검사 결과를 놓고 보면, 내년에 4학년에 진학하면 반에서 최고가 될 것 같네요. 담당 선생님 말로는 4학년을 건너뛰고 5학년으로 올라가도 반에서 중간 정도는 할 것 같다고 합니다. 정말 놀라운 성취예요!

내 임상에서는 이런 이야기를 흔하게 볼 수 있다. 나는 글루텐프리 식단의 성취 효과에 대해 오래전부터 알고 있었지만, 고맙게도 과학적 증명이 이런 일화적 증거들을 마침내 따라잡고 있다. 2006년에 발표된 한 논문이 내 눈에 띄었다. 이 연구는 6개월 동안 글루텐프리 식단을 실천에 옮긴 ADHD 환자들의 대단히 흥미로운 '비포 앤드 애프터' 이야기를 싣고 있었다. 이 연구에서 내가 특히나 좋았던 점은 만 3~57세까지 다양한 영역의 사람들을 조사했고, 코너스 행동평정척도 Conners Comprehensive Behavior Rating Scale라는 널리 인정받는 ADHD 행동평가척도를 채용했다는 점이다. 그 결과, 6개월 후에 현저한 개선 효과가 나타났다.[11]

- '자세한 부분에 세심한 주의를 기울이지 않음' 항목이 36퍼센트 낮아진다.
- '주의력 유지에 어려움' 항목이 12퍼센트 낮아진다.

- '일을 마무리하지 못함' 항목이 30퍼센트 낮아진다.
- '쉽게 산만해짐' 항목이 46퍼센트 낮아진다.
- '불쑥불쑥 대답하고 인용할 때가 많음' 항목이 11퍼센트 낮아진다.

연구 참가자의 전체적인 평균 점수가 27퍼센트 낮아졌다. 더 많은 사람이 우리를 더 건강하고 똑똑하게 만드는 운동에 동참했으면 하는 것이 나의 바람이다.

제왕 절개 수술은 ADHD 위험을 높인다

제왕 절개 수술로 태어난 아기는 ADHD가 생길 위험이 높다. 대체 왜 그럴까? 그 연결고리를 이해하면 장과 몸의 전체적인 건강을 유지하는 데 장내세균의 건강이 얼마나 중요한지 알 수 있다. 아기가 자연적으로 산도를 통과할 때는 몸에 이로운 세균 수십억 마리가 아이를 뒤덮고, 이를 통해 신생아에게 적절한 프로바이오틱스가 접종된다. 그리고 건강을 이롭게 하는 이 세균들의 영향은 평생 이어진다. 하지만 제왕 절개 수술로 태어나는 경우는 이런 세균 샤워를 하지 못하기 때문에 장의 염증이 펼쳐질 무대가 마련되고, 따라서 나중에 글루텐 민감성과 ADHD의 위험이 높아진다.[12]

산모가 모유수유를 해야 할 또 다른 이유가 새로운 연구를 통해 밝혀지고 있다. 정기적으로 모유수유를 한 아기가 처음으로 글루텐 함유 음식을 접했을 때 모유수유를 하지 않

> 은 아이에 비해 셀리악병에 걸릴 위험이 52퍼센트나 줄어드
> 는 것으로 나타났다.[13] 이런 현상이 일어나는 이유 중 하나
> 는 모유수유가 소화관 감염의 횟수를 줄여서 창자 내벽에 문
> 제가 생길 위험을 낮추기 때문일지 모른다. 그리고 글루텐에
> 대한 면역 반응을 억제해주기 때문일지도 모른다.

글루텐프리 식단으로 자폐증도 고칠 수 있을까?

나는 글루텐과 자폐증 사이의 관계에 대해서도 많은 질문을 받는다. 요즘에 태어나는 아이들은 150명당 1명꼴로 넓은 스펙트럼에 걸쳐 나타나는 자폐증의 한 형태에 걸린다. 2015년에 부모들을 대상으로 미국 정부에서 설문조사를 해보았더니 만 3~17세 사이의 아동은 45명당 1명꼴로, 즉 1백만 명이 넘는 아동이 자폐스펙트럼 장애로 진단을 받았다.[14] CDC에서 미국 아동이 68명당 1명꼴로 자폐증이 있다고 공식 추산한 값과 비교하면 이것은 굉장히 높은 비율이다.[15] 보통 아동이 만 3세에 도달할 즈음 나타나는 신경장애인 자폐증은 사회적 기술과 소통 기술의 발달에 영향을 미친다. 과학자들은 자폐증의 정확한 원인을 규명하기 위해 애쓰고 있다. 아마도 유전적 요인과 환경 요인 모두에서 비롯될 것이다. 유전, 감염, 대사, 영양, 환경을 비롯해서 몇 가지 위험인자가 연구되고 있지만 구체적인 원인을 확인할 수 있는 사례는 10~12퍼센트 정도에 불과하다.

조현병이나 조울증과 마찬가지로 자폐증도 마법의 특효약

은 없다. 이런 뇌 질환들은 저마다의 차이를 갖고 있지만 한 가지 공통 특성이 있다. 바로 염증이다. 이 염증 중 일부는 그저 자신이 선택한 식단에 민감하게 반응해서 생긴 결과일 수도 있다. 아직 논란이 있는 주제이긴 하지만 자폐증을 앓는 사람 중에는 글루텐, 설탕, 때로는 유제품을 식단에서 제거해서 긍정적인 반응을 보이는 경우도 있다. 한 극적인 사례에서는 심각한 자폐증으로 진단받은 만 5세 아동이 영양분의 흡수를 방해하는 심각한 셀리악병을 앓고 있는 것으로 밝혀지기도 했다. 이 아동이 글루텐프리 식단을 시작하자 자폐증 증상이 약해졌다. 그 후로 이 아동을 담당했던 의사는 신경발달에 문제가 있는 모든 아동에게 영양 결핍, 그리고 셀리악병 같은 흡수불량 증후군을 검사받을 것을 권장하게 됐다. 일부 사례에서는 신경계에 영향을 미치는 영양 결핍이 자폐증과 흡사한 발달지체의 근본 원인일지도 모른다.[16]

상관관계를 확정 지을 수 있는 확실한 과학 연구가 아직 없다는 점은 인정하지만 이 주제에 대해 전면적으로 검토해보고 논리적으로 추론해볼 만한 가치는 있다. 우선, 자폐증과 셀리악병의 발병 증가 추세가 나란히 일어나고 있다는 점을 지적하고 싶다. 이둘이 명확하게 연결되어 있다는 말은 아니지만 유사한 패턴이 보인다는 점이 흥미롭다. 이 2가지 질병은 공통의 근본 특성을 갖고 있다. 바로 염증이다. 셀리악병이 장의 염증성 장애라면 자폐증은 뇌의 염증성 장애다. 자폐증이 있는 사람이 몸에 염증성 사이토카인 수치가 더 높다는 사실은 잘 밝혀져 있다. 이런 이유만으로도 글루텐에 의한 것을 비롯해서 몸의 모든 항체-항원 상호작용을 줄였을 때 나타나는 효과에 대해 고려해볼 가치가 있다.

1999년에 영국에서 발표된 한 초기 연구에서는 22명의 자폐증 아동을 글루텐프리 식단을 적용해서 5개월 동안 관찰해보았는데 행동에서 몇 가지 개선이 나타났다. 한 가지 주목할 만한 내용은 아동이 글루텐프리 식단을 시작한 후에 우연히 글루텐을 섭취했을 경우, 그 결과로 나타나는 행동 변화의 속도가 많은 부모가 알아차릴 수 있을 정도로 극적이었다는 점이다.[17] 그리고 이 연구에서는 아동이 행동에 개선을 보이기 위해서는 적어도 3개월이 걸렸다는 점도 지적하고 있다. 아동의 식단을 조절하는 부모라면 행동 변화가 당장에 일어나지 않는다고 해서 희망을 너무 빨리 잃지 않아야 한다. 눈에 띌 만한 개선을 기대하려면 적어도 3~6개월까지는 프로그램을 따라야 한다.

일부 전문가는 내가 앞에서 정의했던 모르핀 유사 화합물인 엑소르핀도 부분적으로 책임이 있는 것이 아닐까 의문을 제기했다. 글루텐 함유 음식이나 우유 단백질로 인해 엑소르핀이 분비되면 뇌의 다양한 수용체를 자극해서 자폐증뿐 아니라 조현병의 위험도 높인다.[18] 이 이론을 구체화하려면 더 많은 연구가 필요하겠지만, 이와 같은 접근 방식을 통해 잠재적으로 이런 질병의 발생 위험을 줄이고 질병을 더 잘 관리할 수 있을 것이다.

연구는 부족한 상황이지만 자폐증의 발생에서 면역계가 역할을 하고 있고, 그와 동일한 면역계가 글루텐 민감성과 뇌를 연결하고 있다는 점은 분명하다. '겹치기 효과layering effect'에 대해서도 할 말이 있다. 겹치기 효과란, 한 가지 생물학적 문제가 연쇄적인 사건을 따라 또 다른 문제를 끌어내는 것을 말한다. 예를 들어, 아동이 글루텐에 급성으로 민감해진 경우 장에서 일어나는 면역 반응이 행동 증상과 심리 증상으로 이어질 수 있고, 한 연구진의 표현대로 자폐증에서는 이것이 '효과의 악화 exacerbation of effects'로 이어질 수 있다.[19]

희망을 빼앗는 병

우울증은 전 세계적으로 정신적 장애의 주된 원인이다. 그리고 전 세계 질병 부담에 기여하는 네 번째 요인이기도 하다. 세계보건기구 World Health Organization, WHO의 추정에 따르면 2020년 기준으로 우울증은 심장질환의 뒤를 이어 두 번째로 큰 고통의 원인이다. 미국과 같은 많은 선진국에서는 이미 우울증이 주요 사망 원인 중 하나로 자리 잡았다.[20]

그보다 더 걱정스러운 부분은 우울증에 빠진 많은 사람의 약장 속에 들어앉은 소위 항우울제 약병들이다. 미국에서는 프로작 Prozac, 팍실 Paxil, 졸로프트 Zoloft 그리고 그 외의 수많은 약이 흔한 우울증 치료법으로 자리 잡고 있다. 많은 사례에서 이런 약들이 위약보다 효과가 나을 것이 없고, 경우에 따라서는 대단히 위험하게 작용해 심지어 자살로 이어질 수 있다는 사실이 밝혀졌는데도 그렇다. 이런 약들이 얼마나 사람의 목숨을 위태롭게 만들 수 있는지가 새로운 과학을 통해 밝혀지기 시작했다. 좀 더 구체적으로 말하자면, 보스턴대학교의 연구자들이 만 50~79세 사이의 13만 6천 명이 넘는 여성을 살펴보았더니 항우울제 사용과 뇌졸중 및 전반적 사망 위험 사이에서 부정할 수 없는 명확한 상관관계가 드러났다. 항우울제를 복용하는 여성은 뇌졸중을 경험할 확률이 45퍼센트 더 높았고, 온갖 원인으로 인한 사망의 위험도 32퍼센트 높았다.[21] <아카이브스 오브 인터널 메디신>에 발표된 이 연구결과는 미국 여성에 초점을 맞추어 진행되는 주요 공중보건 조사 프로그램인 '여성 건강 계획 Women's Health Initiative'에서 나왔다. 그리고 사람들이 선택 세로토닌 재흡수 억제제 selective serotonin reuptake inhibitors, SSRIs 같은 새로운 형태의 항우울제를 사용하는지, 아니면 엘라빌 Elavil 등 삼환계 항우울제라고 하는 예전 형태의 항우울제를 사용하는지는 중요하지 않았다. SSRIs는 보통 항우울제로 사용되지만 불안장애나 일부 인격장애 personality disorder를 치료하는 데도 처방할 수 있다. 이 약물은 뇌가 세로토닌이라는 신경전달물질을 재흡수하지 못하게 방해하는 방식으로 작용한다. 뇌의 세로토닌 균형을 변화시킴으로써 뉴런이 화학적 메시지를 더 잘 보내고 받을 수 있게 되고, 이것이 기분을 나아지게 만든다.

사람들을 불안하게 만드는 연구결과들이 나오면서 한계점에 도달하자, 일부 대형 제약회사들은 항우울제 개발에서 발을 빼고 있다(하지만 그들은 여전히 이 분야에서 막대한 돈을 벌어들이고 있다. 전 세계적으로 매년 무려 150억 달러나 수익을 올리고 있다). <미국 의학협회지>에 보고된 내용에 따르면, "위약과 비교했을 때 항우울제를 통해 얻는 이득의 정도는 우울증 증상의 심각성에 비례하며, 평균적으로 봤을 때 경도나 중등도의 증상이 있는 환자에게서는 그 효과가 아주 적거나 나타나지 않는다."[22]

일부 심각한 사례에서 특정 약물이 도움이 되지 않는다는 말은 아니다. 하지만 이 보고가 갖고 있는 함축적 의미는 작지 않다. 행복해지기 위해 항우울제 복용을 고려하는 사람에게 영감을 불어넣어줄 다른 흥미로운 발견들을 간략하게 검토해보자.

우울증과 저콜레스테롤

뇌 건강을 위해 콜레스테롤이 중요하다는 주장은 앞에서 이미 했다. 콜레스테롤 수치가 낮으면 우울증이 훨씬 많다는 것이 수많은 연구를 통해 입증되었다.[23] 그리고 콜레스테롤 수치를 낮추는 약(스타틴)을 복용하기 시작한 사람들은 훨씬 더 우울해진다.[24] 나도 임상을 하면서 이런 부분을 직접 목격한 바 있다. 우울증이 약물 복용 자체에 따른 직접적인 결과인지, 아니면 콜레스테롤의 수치가 낮아져서 생긴 결과인지, 아니면 2가지 모두 작용한 결과인지는 불분명하다. 나는 2가지 모두 작용하고 있는 것이라고 생각한다.

1990년대에 나온 연구들은 총 콜레스테롤 수치가 낮은 것이 자살이나 폭력 같은 강박적 행동은 물론이고 우울증과도 관련이 있음을 보여준다. 아동정신과와 성인정신과 자격증을 이중으로 취득했고, 《우울증 해결의 돌파구 The Breakthrough Depression Solution》의 저자인 제임스 M. 그린블랫 James M. Greenblatt 박사는 2011년 <사이콜로지 투데이 Psychology Today>에 이런 증거들을 요약하는 훌륭한 글을 기고했다.[25] 1993년에 콜레스테롤 수치가 낮은 노인들이 수치가 높은 사람에 비해 우울증 위험이 300퍼센트나 높은 것으로 나왔다.[26] 1997년의 스웨덴 연구에서도 비슷한 패턴이 나왔다. 다른 면에서는 건강에 이상이 없는 만 31~65세 사이의 여성 300명 중 콜레스테롤 수치가 하위 10퍼센트에 해당하는 여성들은 수치가 높은 여성보다 우울증 증상이 유의미하게 많게 나왔다.[27] 2000년에 네덜란드의 과학자들은 장기간 총 콜레스테롤 수치가 낮았던 남성들은 수치가 높았던 사람보다 우울증 증상을 더 많이 경험했다고 보고했다.[28] 2008년에 <미국 정신의학 저널 Journal of Clinical Psychiatry>에 발표된 보고서에 따르면, "낮은 혈청 콜레스테롤 수치가 자살 시도의 병력과 관련이 있을 수 있다."[29] 연구자들은 자살을 시도한 적이 있는 417명의 환자 집단(남성 138명, 여성 279명)을 조사해서 자살을 시도한 적이 없는 155명의 정신과 환자 및 358명의 건강한 대조군 환자와도 비교해보았다. 이 연구에서는 혈청 콜레스테롤이 160 미만이면 낮은 것으로 정의했다. 그 결과가 꽤나 극적이어서 저콜레스테롤 범주에 들어가는 사람들이 자살을 시도했을 가능성이 200퍼센트 더 높은 것으로 나왔다. 그리고 2009년에 <정신의학연구 저널 Journal of Psychiatric Research>에서는 거의 4,500명에 이르는 미국 참전용사를 15년간 추적한 연구를 발표했다.[30] 총 콜레스테롤 수치가 낮고 우울증이 있는 남성은 그렇지 않은 사람에 비해 자살이나 사고 등 자연적이지 않은 원인으로 조기 사망할 위험이 7배나 높았다. 앞에서 지적했듯이, 오래전부터 자살 시도는 총 콜레스테롤 수치가 낮은 사람에게서 더 높게 나타난다는 것이 입증되어 있다.

남성과 여성 모두에게서 동일한 결론으로 이어진 연구들을 전 세계 곳곳에서 얼마든지 가져다 보여줄 수 있다. 콜레스테롤 수치가 낮으면 우울증이 발생할 위험이 훨씬 높아진다. 그리고 수치가 낮아질수록 자살 생각을 품게 될 가능성도 높아진다. 한가하게 툭 던지는 소리가 아니다. 이 인과관계가 얼마나 심각한지 보여주는 증거들이 존경받는 여러 기관에서 나오고 있다. 이런 인과관계는 조울증 분야에도 잘 기록되어 있다.[31] 조울증이 있는 사람이 콜레스테롤 수치가 낮으면 자살을 시도할 가능성이 훨씬 높다.

글루텐 블루스

과학은 셀리악병과 우울증이 중첩되는 것을 오랫동안 관찰해왔다. 셀리악병과 ADHD나 다른 행동장애가 중첩되는 것과 아주 비슷하다. 셀리악병 환자 중에서 우울증이 발생하는 데 대한 보고는 1980년대에 나타나기 시작했다. 1982년에 스웨덴의 연구자들은 이렇게 보고했다. "우울증의 정신병리는 성인 셀리악병의 한 특성이다."[32] 1998년의 연구에서는 셀리악병 환자 중 3분의 1 정도가 우울증도 함께 갖고 있다고 했다.[33] 좀 더 최근에 2015년의 한 리뷰 논문에서는 유럽과 아르헨티나의 대규모 연구자 집단에서 셀리악병의 심리적 부담을 강조하며 보건의료 종사자들에게 이런 환자들을 특히 신경 쓸 것을 주문했다.[34]

이 중요한 연구들을 다시 살펴보자. 2007년에 발표된 한 대규모 연구에서 스웨덴 연구자들은 다시 1만 4천 명에 가까운 셀리악병 환자를 평가해서 6만 6천 명이 넘는 건강한 대조군과 비교해보았다.[35] 이 연구자들은 셀리악병이 있을 때 우울증에 빠질 위험과 우울증이 있을 때 셀리악병이 있을 위험을 알고 싶었다. 그 결과, 셀리악병 환자는 우울증의 위험이 80퍼센트 더 높았고, 우울증이 있는 사람이 실제로 셀리악병으로 진단받을 위험은 230퍼센트 증가했다. 2011년에 스웨덴에서 나온 또 다른 연구에서는 셀리악병이 있는 사람들 사이에서 자살 위험이 55퍼센트 증가한다는 것을 알아냈다.[36] 이탈리아 연구진이 진행한 또 다른 연구에서는 셀리악병이 주요우울증에 걸릴 위험을 무려 270퍼센트나 올리는 것으로 나왔다.[37]

논리적인 질문을 하나 하겠다. 우울증과 장의 손상이 어떻게 관련되어 있는 것일까?

일단 셀리악병으로 소화관 내벽이 손상을 입으면 필수영양분의 흡수가 효과적으로 이루어지지 않는다. 이 필수영양분 중 상당수는 아연, 트립토판, 비타민 B 등 뇌의 건강을 유지해주는 것들이다. 더군다나 이런 영양분은 세로토닌 같은 신경화학물질의 생산에 필수적인 성분이다. 또한 기분을 좋게 하는 호르몬과 화학물질 대다수는 장의 주변에서 만들어진다. 그래서 과학자들은 장을 '두 번째 뇌'라고 부른다.[38] 장내 신경세포들은 근육, 면역세포, 호르몬을 조절할 뿐만 아니라 체내 세로토닌의 80~90퍼센트 정도를 생산하는 것으로 추정된다. 사실 장에 있는 뇌는 머리에 들어 있는 뇌보다 더 많은 세로토닌을 만들어낸다.

우울증과 관련이 있는 것으로 보이는 더 중요한 영양 결핍으로는 비타민 D와 아연이 있다. 기분 조절을 비롯한 여러 가지 생리학적 과정에서 비타민 D가 중요하다는 것은 이미 알고 있을 것이다. 아연도 그와 비슷하게 몸의 역학에서 만물박사 역할을 한다. 아연은 면역계를 보조하고, 기억력을 예리하게 유지해주는 것에 더해서 기분 친화적인 신경전달물질의 생산과 사용을 위해서도 필요하다. 아연 보충제가 주요우울증이 있는 사람의 항우울제 효과를 강화해주는 이유를 설명하는 데 이것이 도움이 된다. (좋은 예로, 2009년의 한 연구에서는 과거에 항우울제를 복용해도 도움이 되지 않았던 환자들이 아연 보충제를 함께 복용하기 시작하고 나서 마침내 증상이 개선되었다고 보고했다.[39]) 몇 페이지 앞에서 언급했던 제임스 M. 그린블랫 박사는 이 주제에 대해 많은 글을 썼고, 나처럼 항우울제를 복용해도 효과를 보지 못한 환자들을 많이 보았다. 이 환자들은 글루텐 함유 식품을 피하면 정신과 증상이 해소된다. <사이콜로지 투데이>에 투고한 또 다른 글에서 그린블랫 박사는 이렇게 말한다. "진단받지 않은 셀리악병이 우울증의 증상을 악화할 수도 있고, 더 나아가 우울증의 밑바탕에 깔린 원인일 수도 있다. 우울증이 있는 환자들은 영양 결핍을 검사해봐야 한다. 우울증이 아니라 셀리악병이 올바른 진단일지도 모를 일이다."[40] 많은 의사가 영양 결핍을 무시하고 있고, 글루텐 민감성을 검사해볼 생각도 하지 않는다. 약을 처방해주는 데 너무 익숙해져 있고, 그것이 편하기 때문이다.

　　이 많은 연구에서 나타나는 한 가지 공통적 맥락은 뇌에서 상황을 호전시키는 데 필요한 시간의 길이다. ADHD나 불안장애 등의 다른 행동장애와 마찬가지로 증상 호전을 느끼기까지는 적어도 3개월의 시간이 걸릴 수 있다. 일단 글루텐프리 식단을 시작하고 나면 끝까지 그것을 유지하는 것이 중요하다. 당장 눈에 띄는 개선이 없다고 해서 희망을 잃지 말자. 결국에는 한 가지가 아니라 여러 가지 측면에서 극적인 개선을 경험하게 될 것이다. 나는 우울증 때문에 아무것도 할 수 없게 된 테니스 전문 강사를 치료한 적이 있다. 이 사람은 다른 의사들에게 여러 가지 항우울제를 처방받아 사용해보았지만 증상 개선이 없었다. 하지만 내가 글루텐 민감성 검사를 해보고 글루텐프리 식단을 시작한 후로 그는 딴 사람이 됐다. 우울증 증상이 눈 녹듯 사라졌고, 테니스 코트 위에서의 수행능력도 다시 최상의 수준으로 돌아왔다.

우울증 같은 뇌 관련 장애와 글루텐의 상관관계를 생각할 때는 염증의 역할을 잊어서는 안 된다. 최근에 과학 문헌에서 빛을 보게 된 사실 중 하나는 이제 우울증을 염증성 장애로 여긴다는 점이다. 이제 우리는 심장질환에게서 수치가 높아지는 것과 동일한 염증 표지가 우울증 환자에게서도 올라간다는 것을 이해하게 됐다. 사실 이것은 새로운 정보가 아니지만 길거리에서 아무나 붙잡고 우울증에 대해 물어보면 대충 이런 비슷한 소리를 듣게 될 것이다. "우울증은 뇌의 화학적 불균형 아닌가요?" 우울증에서 즈현병에 이르기까지 다양한 정신질환에서 염증의 역할은 지난 20년 동안 보고되었다.[41] 정신과 영역에서는 우울증의 개시에서 면역계의 역할에 대해 이미 수십 년간 알고 있었다. 하지만 더 나은 기술과 종단 연구 덕분에 근래에 들어서야 그 상관관계를 이해하기 시작했다.[42] 염증의 수준이 높아지면 우울증 발생의 위험도 극적으로 높아진다. 그리고 염증성 표지가 높을수록 우울증도 악화된다. 따라서 우울증도 파킨슨병, 다발경화증, 알츠하이머병과 비슷하게 염증성 장애로 묶을 수 있다.

연구들 중에는 눈이 휘둥그레지는 것들도 있다. 예를 들면, 과학자들이 우울증 증상이 없는 건강한 사람에게 염증을 촉발하는 물질을 투여했더니 우울증의 전형적인 증상들이 거의 즉각적으로 발생했다. 그와 비슷하게 C형 간염의 치료를 위해 인터페론interferon을 투여하면 이 인터페론이 염증성 사이토카인을 증가시키는데, 인터페론을 투여받은 사람들 중 약 4분의 1에게 주요우울증이 생겼다.[43] 인터페론은 면역계에서 필수적인 역할을 하는 단백질군으로 원래는 자연발생적으로 만들어지지만, 특정 바이러스 감염 치료를 위해 약물의 형태로 만들어 투여할 수도 있다. 더 흥미진진한 내용도 있다. 새로운 연구에 따르면, 일부 사람에게는 항우울제가 염증성 화학물질을 감소시키는 능력 덕분에 효과를 나타낸다고 한다. 바꿔 말하면, 현대 항우울제의 실제 메커니즘은 뇌의 화학물질에 미치는 영향과는 아무런 관련이 없고, 오히려 염증 감소능력과 관련이 있다는 것이다.

식생활을 통한 정신적 안정

글루텐과 흔한 정신장애의 위험 관계에 대해 이야기하다 보면 미국에서 가장 흔한 정신질환으로 대략 4천만 명의 성인이 시달리고 있는 불안에서 조현병이나 조울증 같은 복잡한 질환에 이르기까지, 사람의 마음과 관련된 사실상 모든 질병에서 글루텐이 맡고 있는 역할이 대체 무엇인지 의문이 생기게 된다.

글루텐, 그리고 조현병이나 조울증 같은 가장 복잡한 정신질환에 대해 과학은 어떤 이야기를 전하고 있을까? 이런 질병들은 유전 인자와 환경 인자가 동시에 작용하는 복잡한 병이지만, 거듭된 연구를 통해 이런 진단을 받은 사람이 글루텐 민감성도 함께 있는 경우가 많다고 밝혀졌다. 그리고 셀리악병 병력이 있는 사람은 다른 사람들보다 이런 정신장애가 생길 위험이 훨씬 높다. 더군다나 현재는 글루텐에 민감한 산모가 낳은 아동은 나중에 조현병이 생길 위험이 거의 50퍼센트나 높다는 증거도 나와 있다.

<미국 정신건강의학회지American Journal of Psychiatry>에 발표된 2012년 연구는 노년에 나타나는 수많은 질병이 출산 전과 직후에 그 기원을 두고 있다는 증거를 추가했다. 존스홉킨스대학교, 그리고 유럽에서 큰 일류 의과대학 중 하나인 스웨덴의 카롤린스카대학Karolinska Institute 출신인 저자들은 이 사실을 훌륭하게 표현하고 있다. "발병 위험에 영향을 미치는 인자가 생활습관과 유전자만은 아니다. 출생 전·중·후로 노출되는 인자들도 성인기의 건강 중 상당 부분을 미리 앞서서 프로그래밍할 수 있다. 우리 연구는 출생 전의 식이 민감증dietary sensitivity이 25년 후에 조현병이나 그와 유사한 질병의 발달에서 촉매 역할을 할 수 있음을 보여주는 분명한 사례다."[44]

대체 이런 상관관계를 어떻게 찾아냈는지 궁금하다면 연구자들의 분석 방법만 구체적으로 살펴보면 된다. 이 분석은 스웨덴에서 1975~1985년 사이에 태어난 아기들의 출생 기록과 신생

아 혈액 표본을 대상으로 이루어졌다. 검사를 한 764명의 아동 중 211명 정도가 훗날 현저한 인격 교란과 현실감 상실을 특징으로 하는 정신질환에 걸렸다. 연구진은 혈액 표본에서 우유와 밀에 대한 IgG 항체 수치를 측정하여 다음과 같은 사실을 알아냈다. "밀 단백질 글루텐에 대한 항체 수치가 비정상적으로 높은 산모에게서 태어난 아동은 글루텐 항체 수치가 정상적인 산모에게서 태어난 아동에 비해 나중에 조현병이 생길 가능성이 거의 50퍼센트 정도 더 높았다."[45] 임신 기간 중 산모의 나이, 아동이 제왕 절개 수술로 태어났는지 여부 등 조현병 발병 위험을 높이는 것으로 알려진 다른 인자들을 배제한 후에도 이런 상관관계는 그대로 유지됐다(대체로 자궁 속에서의 유전 인자와 환경적 영향은 살면서 나중에 접하는 환경 인자보다 조현병 위험에 더 크게 작용한다). 하지만 우유 단백질에 대한 항체 수치가 비정상적으로 높은 산모에게서 태어난 아동은 정신장애 발병 위험이 높아지는 것으로 보이지 않았다.

저자들은 논문에 흥미로운 역사 이야기도 함께 담았다. 정신질환과 산모의 식품 민감증의 상관관계가 수면에 부상하기 시작한 것은 제2차 세계대전 때의 일이었다. 미 육군의 연구자 F. 커티스 도한F. Curtis Dohan 박사는 전후 유럽에서 식량이 부족했던 것(그에 따라 밀 식단의 결핍), 그리고 조현병으로 입원하는 환자 수가 적어진 것의 상관관계를 처음으로 알아차린 과학자였다. 당시에는 이런 관찰만으로 둘의 상관관계를 증명할 수는 없었지만, 그 후로 장기적인 연구와 현대 기술 덕분에 글루텐이 조현병에 불리하게 작용한다는 주장이 맞는지 확인할 수 있었다.

출생 전 프로그래밍prenatal programming의 중요성에 대한 연구는 지난 수십 년 동안 큰 학문 분야로 자리 잡았고, 근래에 들어서는 인생 초기에 겪은 사건들이 후손들을 어떻게 프로그래밍해서 부정적인 건강 결과를 낳는지 연구할 새로운 방법이 등장하면서 폭발적으로 성장하고 있다. 게다가 이 분야는 건강과 질병의 발생기원 국제 연구협회International Society for Developmental Origins of Health and Disease, DOHaD Society라는 중심 조직도 갖고 있다. 전 세계 연구자들은 출생 전의 환경과 노출이 정신질환에서 심혈관질환 및 당뇨병에 이르기까지 다양한 질병이 나중에 개시되는 것과 얼마나 깊은 상관관계가 있는지 지속적으로 보고하고 있다. 2015년에 발표된 '정신질환의 출생 전 프로그래밍Prenatal Programming of Mental Illness'이라는 제목의 논문에서 저자들은 이렇게 말하고 있다. "자궁은 가정만큼이나 중요할지도 모른다."[46] 이 문장은 1990년에 "자궁이 가정보다 더 중요할지도 모른다"라는 개념을 도입한 영국의 유행병학자 데이비드 J. 바커David J. Barker에게 존경을 표하고 있다.[47]

내가 7장에서 윤곽을 설명하고 있는 것과 비슷한 저탄수화물, 고지방 식단이 우울증만이 아니라 조현병의 증상도 개선할 수 있음을 보여주는 연구들이 나와 있다. 한 문헌에 등장하는 CD라는 여성은 글루텐프리 저탄수화물 식단을 채택하고 조현병 증상이 완전히 해소됐다.[48] 그녀는 만 17세에 조현병을 처음 진단받고 평생 편집증, 두서없는 말하기, 매일 찾아오는 환각을 경험했었다. 만 70세에 저탄수화물 식단을 채택하기 전까지 그녀는 자살 시도와 정신질환 증상이 심해져 여러 번 병원에 입원했었다. 약물로는 그녀의 증상을 개선하지 못했다. 그러다 새로운 식단을 시작한 첫 주에 CD는 기분이 더 나아지고 활력이 느껴진다고 했다. 그리고 3주 만에 더 이상 환청도 들리지 않고, 해골도 보이지 않게 됐다.

두통 해결책?

매일 두통을 머리에 이고 산다는 게 어떤 기분인지 상상이 가지 않지만 나는 평생 그런 고통을 어깨에 짊어지고 살아온 환자들을 많이 치료해봤다. 예를 들면, 2012년 1월에 처음 보았던 66세의 신사가 있었다. 그를 클리프라고 부르겠다.

클리프는 좀처럼 나아질 줄 모르는 두통을 안고 30년의 세월을 견뎌왔다. 그리고 두통을 없애기 위해 해온 노력으로 따지면 그는 금메달감이었다. 그는 편두통을 위해 설계된 수마트립탄(이미트렉스Imitrex) 같은 약이나 최고의 두통 클리닉에서 상담한 후에 처방받았던 비코딘Vicodin 같은 마약성 진통제까지 온갖 약을 시도해보았지만 아무런 효과도 없었다. 이런 약물 중 상당수는 효과가 없을 뿐만 아니라 복용하면 몸에서 기력이 빠져나갔다. 클리프는 두통이 음식과 연관이 있는 것으로 생각한다고 했지만 항상 그랬다고는 말할 수 없었다. 그의 병력을 듣고는 당장 떠오르는 것이 없었지만 그가 가족력에 대해 이야기할 때 자신의 누이도 지속적인 두통을 경험했고, 음식에 대한 과민증이 심했다고 했다. 이 약간의 정보를 통해 나는 더 깊숙이 파고들어 갈 수 있었다. 나는 클리프가 22년 동안 근긴장muscle stiffness을 앓았다는 것과 그의 누이가 글루텐 민감성과 관련 있는 특정 항체를 가지고 있다는 것을 알게 됐다. 이것은 '강직증후군stiff-person syndrome'이라는 것과도 관련이 있는 항체였다.

클리프의 혈액검사 결과를 확인해보았더니 몇 가지가 눈에 띄었다. 그는 글루텐과 관련된 11가지 단백질에 대단히 높은 반응성을 보이고 있었다. 그의 누이처럼 그도 강직증후군과 관련된 항체에 강한 반응을 보였다. 나는 그가 젖소의 우유에도 꽤 민감하다는 것을 알게 됐다. 다른 환자들과 마찬가지로 나는 그에게도 글루텐과 유제품을 엄격하게 제한하는 식단을 시작했다. 3주 후에 그가 말하기를, 전달에는 비코딘을 전혀 사용할 필요가 없었고, 1~10점 사이의 점수로 두통의 정도를 평가할 때 지금은 두통이 제일 심할 때도 비명이 나올 정도인 9점이 아니라, 이만하면 감당할 만하다 싶은 5점으로 내려왔다고 했다. 무엇보다도 좋은 점은 더 이상 두통을 하루 종일 달고 다니지 않는다는 것이었다. 지속 시간이 3~4시간 정도로 짧아졌다. 완치가 이루어진 것은 아니었지만 그로서는 상당한 개선이었고, 크게 감사한 일이었다. 사실 그는 치료 결과에 너무도 만족해서 임상 발표 때 자신의 사진을 의료종사자들을 대상으로 사용해도 좋다고까지 했고, 그래서 이미 발표한 상황이다.

내 진료실에 왔다가 글루텐프리 식단을 받아들인 덕분에 두통에서 자유로워져 나간 환자들이 정말 많다. 비슷한 경험이 있었던 한 여성은 수많은 의사를 만나보고 셀 수 없이 많은 약을 처방받고, 최첨단 뇌 영상까지 촬영했었다. 그러고도 아무런 효과를 못 보고 있다가 나를 만나 글루텐 민감성 검사 처방을 받아들였다. 그리고 짜잔! 결국 그 지긋지긋한 악당을 찾아 완치할 수 있었다.

두통은 정말 흔한 질병 중 하나이고, 특히 편두통은 전 세계적으로 세 번째로 빈발하는 질병이다.[49] 미국에서만 3,900만 명 이상의 남성, 여성, 아동이 편두통을 앓고 있고, 그보다 더 많은 수백만 명이 만성두통으로 고통받고 있다.[50] 믿기 어려운 일이지만, 완전히 예방이 가능한 경우가 많은 이 질병을 두고 21세기 의학은 여전히 대증치료에만 초점을 맞추고 있다. 만성두통으로 고생하는 사람이라면 글루텐프리 식단을 시도해보지 않을 이유가 없다. 밑져야 본전 아닌가?

간단히 알아보는 두통

두통을 이야기하면서 나는 모든 종류의 두통을 하나의 범주로 묶어서 다뤘다. 긴장두통이든, 군발두통 cluster headache 이든, 부비동 두통 sinus headache 이든, 편두통이든 두통을 동일한 특성을 공유하는 질병의 묶음으로 지칭했다. 그 특성이란 뇌의 물리적, 생화학적 변화로 인해 머리에 생기는 통증을 말한다. 공식적으로 말하자면, 편두통은 가장 심한 통증으로 나타나는 경향이 있고 메스꺼움, 구토, 빛 민감증 등의 증상이 동반될 때가 많다. 하지만 어쨌거나 두통은 두통이다. 두통이 있는 사람에게 제일 급한 문제는 해결책을 찾는 것이다. 하지만 가끔씩은 구체적으로 편두통을 지칭해서 이야기를 진행하겠다.

수면 부족, 날씨 변화나 음식물 속의 화학물질, 부비동 울혈, 머리 외상, 뇌종양, 지나친 알코올 섭취 등 두통을 촉발하는 요인은 셀 수 없이 많다. 두통, 특히 편두통의 정확한 생화학에 대해서는 연구가 활발히 진행되고 있다. 하지만 우리는 두통에 대해 그 어느 때보다 많이 알고 있다. 그리고 나는 이유를 찾을 수 없는(따라서 해결책도 찾을 수 없는) 두통을 앓고 있는 사람 중 열에 아홉은 진단받지 못한 글루텐 민감성 때문일 것이라 짐작한다.

2012년에 뉴욕 컬럼비아대학교 의료센터 Columbia University Medical Center의 연구자들은 1년짜리 연구를 마무리했다. 이 연구는 글루텐 민감성인 사람 중 56퍼센트, 그리고 셀리악병이 있는 사람 중 30퍼센트가 만성두통이 있다고 보고했다(글루텐 민감성으로 표시된 사람들은 셀리악병 검사에는 양성이 나오지 않았지만 밀이 포함된 음식을 먹을 때 증상을 보고하는 사람들이었다. 다시 한 번 말하지만, 글루텐 민감성의 증상을 느끼는지 여부에 상관없이 모두 이 성분에 영향을 받는다고 가정하자).[51]

그리고 염증성 장 질환이 있는 사람 중 23퍼센트도 만성두통을 앓았다. 연구자들이 편두통의 유병률을 분석해보았더니 셀리악병 집단(21퍼센트)과 염증성 장 질환 집단(14퍼센트)이 대조군(6퍼센트)보다 편두통 환자의 비율이 더 높았다. 이 상관관계를 설명해달라는 요청에 수석 연구자 알렉산드라 디미트로바Alexandra

Dimitrova 박사는 궁극의 악당이 관여되어 있음을 암시했다. 바로 염증이다. 다음은 디미트로바 박사의 말이다.

> 염증성 장 질환이 있는 환자는 전신의 염증 반응이 있을 수 있습니다. 셀리악병 환자도 비슷할지 몰라요. 이 경우 뇌를 비롯한 몸 전체가 염증에 악영향을 받죠. (…) 또 한 가지 가능성은 셀리악병의 경우 항체가 있어서 이것이 뇌세포와 신경계를 덮고 있는 막을 공격해 두통을 야기할 가능성이 있습니다. 한 가지 우리가 확신하는 부분은 건강한 대조군과 비교했을 때 편두통을 비롯해서 어떤 종류든 두통의 유병률이 상당히 높다는 것입니다.

이어서 말하기를, 그녀의 환자 중에는 일단 글루텐프리 식단을 채택하고 나면 두통의 빈도와 강도가 크게 완화된 사람이 많고, 두통이 완전히 사라진 사람도 있다고 했다.

이 책에서 계속 언급했던 마리오스 하드지바실로 박사는 두통과 글루텐 민감성에 대해 광범위하게 연구를 진행해왔다.[52] 그의 놀라운 연구 중 하나는 글루텐 민감성이 있는 두통 환자의 백질에서 일어난 심오한 변화를 보여준 뇌 MRI 스캔 영상이다. 여기서 나타난 비정상적 소견은 염증 과정이 진행 중임을 보여주었다. 이런 환자들 중 대다수는 일반적인 두통 치료제에는 반응하지 않지만 일단 글루텐프리 식단을 채택하고 나면 고통이 완화된다. 매사추세츠 종합병원 Massachusetts General Hospital 의 셀리악병 연구센터 Center for Celiac Research 를 지휘하는 알레시오 파사노 박사는 세계적으로 저명한 소아 위장병 전문의이자 글루텐 민감성 분야의 선도적인 연구자다.[53] 나는 이 책 앞부분에서 그를 언급했었다. 연사로 나섰던 국제학회에서 파사노 박사를 만났을 때 그는 내게 말하기를, 셀리악병으로 진단받은 사람을 비롯해서 글루텐 민감성 환자들이 두통으로 고생할 때가 많다는 사실은 이제 자기에게는 뉴스거리가 되지 못한다고 했다. 우리는 일반 대중이 글루텐으로 촉발되는 유형의 두통에 대해 오해하고 있다는 것이 정말 안타깝다며 함께 한탄했다. 이런 두통은 정말 해결하기 쉬운데도 해당 환자 중에 자기가 글루텐에 민감한 것을 아는 사람은 극소수에 불과하다.

이탈리아의 연구자들이 셀리악병과 만성두통을 갖고 있는 88명의 아동에게 글루텐프리 식단 실험을 해보았는데, 그중 77.3퍼센트가 글루텐프리 식단을 유지하는 동안 두통이 유의미하게 개선되었고, 그중 27.3퍼센트는 사실상 두통이 사라졌다. 이 연구는 또한 두통이 있지만 기존에 셀리악병으로 진단되지 않았던 아동 중 5퍼센트가 사실은 셀리악병을 갖고 있었음을 밝혀냈다. 이것은 일반 소아 인구층을 대상으로 연구했을 때 나온 0.6퍼센트보다 훨씬 높은 비율이다. 따라서 셀리악병 집단에서 두통 발생 위험은 833퍼센트나 증가했다. 저자들은 이렇게 결론 내렸다. "우리 지역에서 조사한 바에 따르면 셀리악병 환자에게서 두통이 높은 빈도로 발생했고 그 역도 성립했으며, 글루텐프리 식단으로 이로운 효과를 볼 수 있었다. 따라서 두통 환자를 진단하는 정밀 검사에서는 셀리악병에 대한 검사도 함께 진행하는 것을 추천한다."[54]

소아 인구층에서의 편두통 유병률이 증가하고 있다. 사춘기가 시작되기 전에는 남녀 성차가 없다. 하지만 그 이후로는 여성이 남성보다 3:1의 비율로 많아진다. 편두통이 있는 아동은 성인이 되어서도 편두통을 앓을 위험이 50~75퍼센트 정도이고, 이 병의 사례는 80퍼센트 정도가 유전적으로 물려받은 것이다. 아동기 편두통은 세 번째로 많은 결석의 원인이다.[55]

만성두통이 있는 아동 중에 글루텐 민감성도 강한 경우가 많은 것이 과연 우연일까? 그리고 식단에서 글루텐을 제거하면 두통이 마법처럼 사라지는 것 역시 우연일까? 아니다. 그렇지 않다. 안타깝게도 만성두통이 있는데 글루텐 민감성 검사를 받아보지 않은 아동이 너무 많다. 그래서 이 아동들은 약을 복용하게 된다. 표준의 아동 두통 치료법으로는 비스테로이드성 소염제, 아스피린 함유 화합물aspirincontaining compound, 트립탄triptan, 맥각알칼로이드ergot alkaloid, 도파민 길항제dopamine antagonist 등이 있다. 사용되는 약물 중 일부는 두통을 예방하기 위해 삼환계 항우울제, 디발프로엑스 나트륨divalproex sodium을 비롯한 다양한 항경련제, 그리고 좀 더 최근에는 토피라메이트topiramate, 항세로토닌제antiserotonergic agent, 베타 차단제beta blocker, 칼슘채널 차단제calcium channel blocker 등이 들어간다. 간질 치료에 사용되는 토피라메이트는 체중 감량, 신경성 식욕부진, 복통, 집중력 저하, 진정 작용, 감각 이상(저린 느낌이나 사지가 잠들어 있는 느낌) 등 아이에게 고통을 주고, 부모라면 걱정하지 않을 수 없는 끔찍한 부작용을 낳는다.[56] 당신이라면 어떻게 할지 모르지만, 나라면 이런 약물들의 원래 용도와는 아무 상관도 없는 두통을 치료하겠다고 내 아이가 일시적으로나마 이런 부작용을 경험하게 만들고 싶지는 않다. 아동의 두통 완화에 항경련제가 위약보다 조금도 나을 것이 없음을 보여주는 수많은 연구가 나와 있다.[57] 사실 두통 분야의 선도적 연구자들은 아동을 대상으로 더 많은 연구가 이루어져야 한다고 강하게 주장해왔다. 아동에게 효과가 있고, 사용해도 안전하다고 입증된 약물이 거의 없기 때문이다. 슬프게도 식단과 영양 보충제를 선택하기보다 약물에 초점을 맞춤으로써 우리는 두통의 근본 원인을 다루지 못하고 있다.

뱃살이 두통을 만든다

뱃살이 심장질환, 당뇨병, 치매 등 다양한 건강 문제의 위험을 높인다는 것은 당신도 이미 알고 있다. 하지만 허리둘레만 커져도 두통의 위험이 높아진다는 생각은 못 하는 사람이 많다. 놀랄 만한 소식을 하나 전하자면, 만 55세까지는 남성과 여성 모두에게 허리둘레가 일반적인 비만보다 더 나은 편두통 활성 예측변수다. 지난 10년에 들어서야 우리는 이 상관관계가 얼마나 강력한지 과학적으로 입증할 수 있었다. 부분적으로는 필라델피아의 드렉셀대학교 의과대학 연구자들의 공이 컸다. 이들은 진행 중인 미국 국립보건영양 설문조사National Health and Nutrition Examination Survey, NHANES의 2만 2천 명이 넘는 참가자에게서 축적된 데이터를 조사했다.[58]

이 데이터에는 허리둘레로 측정한 복부비만 계산값과 체질량지수로 판단한 전체 비만도에서 사람들이 보고하는 두통과 편두통 경험 빈도에 이르기까지, 조사해볼 만한 소중한 정보들이 풍부하게 담겨 있었다. 연구자들은 전체 비만도와 관련해서 대조군과 비교해본 후에 편두통이 가장 흔한 연령대인 만 20~55세 사이의 남녀 모두 과도한 복부지방이 편두통 활성의 증가와 유의미하게 관련이 있다는 판단을 내렸다. 복부에 지방이 과도한 여성은 그렇지 않은 여성에 비해 편두통을 앓을 확률이 30퍼센트 높았다. 전체 비만도, 심장질환 위험 인자, 지리적 특성 등을 모두 고려한 후에도 이런 연구결과는 유효했다.

비만과 만성두통 위험의 떼려야 뗄 수 없는 밀접한 관계를 보여주는 다른 연구들도 많다.[59] 특히나 대규모로 진행된 한 연구에서는 3만 명이 넘는 사람을 조사해서 만성매일두통이 정상 체중인 건강한 대조군에 비해 비만 집단에서 28퍼센트 더 높게 나오는 것을 확인했다. 병적 비만이 있는 사람은 만성매일두통이 생길 위험이 74퍼센트 높았다. 연구자들이 특히 편두통을 앓고 있는 사람들을 더 긴밀하게 살펴보았더니 과체중인 사람은 위험이 40퍼센트 높아졌고, 비만인 사람은 70퍼센트 높아졌다.[60]

여기까지 읽은 독자라면 지방이 대단히 막강한 호르몬 기관이자 염증 촉진 화합물을 생산할 수 있는 시스템이라는 사실을 알 것이다. 지방세포는 막대한 양의 사이토카인을 분비한다. 이것이 염증 경로의 활성화를 촉발할 수 있다. 뿌리를 살펴보면, 우리가 다뤄온 다른 대부분의 뇌 관련 질환과 마찬가지로 두통 역시 염증의 발현이다.

그렇다면 생활습관 인자(즉 과체중, 운동 부족, 흡연)와 재발성 두통의 관계를 조사하는 연구들이 복부지방과 만성두통을 연관 짓고 있는 것이라고 보아도 말이 된다. 2010년에는 노르웨이의 연구자들이 5,847명의 청소년 학생들을 대상으로 두통에 대해 인터뷰하고, 임상 검사와 아울러 생활습관에 대한 포괄적 설문조사에도 참여하게 했다.[61] 정기적으로 신체활동에 참여하고 흡연을 하지 않는 학생은 좋은 생활습관을 갖고 있는 것으로 분류했다. 그리고 이 학생들을 하나 이상의 부정적인 생활습관 때문에 덜 건강하다고 여겨지는 학생들과 비교해보았다.

그 결과가 어땠을까? 과체중인 학생은 두통을 앓을 확률이 40퍼센트 더 높았다. 그리고 운동을 별로 하지 않는 학생은 위험이 20퍼센트 더 높았고, 흡연자의 경우 위험이 50퍼센트 높아졌다. 하지만 하나 이상의 위험 인자에 체크한 학생은 이 위험도가 더 높아졌다. 그래서 과체중이고, 흡연을 하고, 운동을 하지 않는 학생은 만성두통의 위험이 훨씬 높아졌다. 이번에도 역시 이 연구는 불난 집에 부채질하는 염증의 역할을 잘 보여주고 있다.

복부지방이 많아질수록 두통의 위험도 커진다. 우리는 두통이 생겼을 때 자신의 생활습관이나 식생활에 대해 생각해보는 경우가 드물다. 대신 약에 먼저 손을 뻗고, 다음에는 또 언제 머리가 아파지려나 기다린다. 하지만 지금까지 나온 모든 연구들이 두통을 관리, 치료, 영구 완치하는 데 있어서 생활습관이 얼마나 중요한지 잘 보여주고 있다. 체중 감량, 글루텐 제거, 저탄수화물 고지방 식단, 건강한 혈당 균형 관리 등으로 염증의 근원을 줄일 수 있다면 두통을 통제할 수 있다.

두통에서 자유로워지는 처방

두통을 촉발하는 것은 대단히 많다. 잠재적 촉발 요인을 일일이 다 나열할 수는 없지만 고통을 끝낼 수 있는 몇 가지 팁은 제공할 수 있다.

- 수면 시, 각성 주기를 엄격하게 관리하라. 이것은 몸의 호르몬 조절과 항상성 유지에서 핵심적인 부분이다. 항상성이란 몸이 선호하는 상태로, 이 상태에서는 신체 생리학이 균형을 이룬다.
- 지방을 빼라. 체중이 많이 나갈수록 두통을 앓을 가능성이 높아진다.
- 몸을 움직이라. 가만히 앉아 있는 생활은 염증을 키운다.
- 카페인과 알코올 섭취를 주의하라. 둘 중 어느 것이든 과도하면 두통을 자극할 수 있다.
- 불규칙한 식생활을 멀리하라. 수면의 경우와 마찬가지로 밥을 먹는 패턴 역시 여러 가지 호르몬 과정을 조절하기 때문에 두통의 위험에 영향을 미칠 수 있다.
- 정서적 스트레스, 불안, 걱정, 흥분을 관리하라. 이런 감정들은 가장 흔한 두통 촉발 요인에 해당한다. 편두통 환자는 일반적으로 스트레스에 민감하다. 스트레스는 뇌에서 특정 화

학물질의 분비를 재촉하고, 이것이 혈관성 변화를 유발해 편두통을 일으킬 수 있다. 설상가상으로 불안과 걱정 같은 감정은 근긴장을 높이고 혈관을 확장시켜 편두통의 강도를 올린다.
- 글루텐, 방부제, 첨가제, 가공식품이 없는 식단을 실천에 옮기라. 11장에서 소개하는 저혈당지수, 저탄수화물, 건강에 좋은 고지방 식단은 두통의 위험을 줄이는 데 큰 효과가 있을 것이다. 숙성 치즈, 절인 고기, 글루탐산 모노소듐monoso-dium glutamate, MSG(중국음식에 흔히 들어 있는 성분)을 특히 조심해야 한다. 30퍼센트 정도의 편두통이 이런 성분에 의해 촉발될 수 있다.
- 두통의 패턴을 추적하라. 언제 두통의 위험이 높아지는지 알아두면 그 시간에 따로 더 주의를 기울일 수 있어 도움이 된다. 예를 들어, 여성들은 생리주기에 따르는 패턴인 경우가 많다. 자신의 패턴을 정의할 수 있으면 자신의 독특한 상황을 이해하고 그에 따라 행동할 수 있다.

흔한 신경질환을 식생활만으로 치료하고, 더 나아가 근절할 수 있다면 이것은 굉장히 힘이 되는 이야기다. 대부분의 사람은 문제를 해결하기 위해 약으로 손을 뻗을 뿐 몇 가지 생활습관만 바꾸어도 완치가 자신을 기다리고 있다는 사실을 알지 못한다. 대단히 실용적이고 경제적인 방법이 존재하는데도 말이다. 환자 고유의 상황에 따라 일부 환자는 특정 질병의 관리를 위한 단기적인 지원이 더 필요한 경우도 있고, 이것은 심리치료 혹은 추가적인 약물 투여의 형태로 이루어질 수도 있다. 하지만 대체로 많은 사람이 그저 식단을 깨끗이 치우고 해로운 요소들을 쫓아내는 것만으로도 긍정적인 반응을 보인다. 그리고 추가적인 의학적 도움이 필요했던 사람들도 결국에는 아기가 젖을 떼듯이 약을 끊고 약에서 자유로운 삶을 반갑게 맞이하는 경우가 많다.

기억하자. 당신이 이 책에서 권하는 다른 것들은 하나도 안 하고 그저 글루텐과 정제 탄수화물만 식단에서 제거해도 이 장에서 설명한 것을 뛰어넘는 긍정적인 효과를 경험하게 될 것이다. 기분만 밝아지는 것이 아니라 체중도 줄어들고 몇 주 만에 활력도 넘치게 된다. 당신의 선천적인 치유능력이 최고의 성능을 발휘하면서 뇌의 기능도 절정에 오를 것이다.

2

Grain

Brain

그레인
브레인
치료하기

이제 당신은 그레인 브레인을 넓은 시야로 바라볼 수 있게 됐다. 그레인 브레인은 그저 곡물만이 아니라 사실상 모든 탄수화물을 아우른다. 이제 뇌의 건강과 기능을 이상적으로 뒷받침할 수 있는 방법에 눈을 돌릴 때가 됐다. 2부에서는 식생활, 운동, 수면 이렇게 3가지 핵심적인 습관을 살펴본다. 이 각각의 요소는 당신의 뇌가 건강하게 성장할지, 아니면 힘을 잃고 시들기 시작할지 결정하는 데 중요한 역할을 한다. 2부에서 얻은 교훈으로 무장하고 나면 당신은 3부에서 설명하는 4주 지침을 실천에 옮길 완벽한 준비를 마치게 될 것이다.

7장

최적의 뇌 기능을 위한 식습관

: 단식, 지방, 필수 보충제

나는 몸과 정신의 효율을 더 끌어올리기 위해 단식한다.
_ 플라톤Platon(B.C.428~B.C.347 추정)

뇌의 크기는 우리를 다른 모든 포유류와 구분해주는 중요한 특성 중 하나다. 예를 들어, 7,500그램의 뇌를 가진 코끼리에 비하면 1,400그램짜리 우리 뇌는 초라해 보인다. 하지만 코끼리는 몸 대비 뇌의 상대적인 크기가 550분의 1인 반면, 우리는 40분의 1에 해당한다. 따라서 뇌의 크기만으로 지능을 비교할 수는 없다. 뇌 기능과 성능의 핵심은 몸과 뇌의 비율이다.[1]

뇌를 구성하는 물질의 크기도 인상적이지만 그보다 우리 뇌의 무게당 에너지 소비량이 특이할 정도로 높다는 사실이 훨씬 중요하다. 뇌의 무게는 전체 몸무게의 2.5퍼센트에 불과하지만 휴식하는 동안 뇌는 몸 전체의 22퍼센트에 해당하는 에너지를 소비한다. 인간의 뇌는 고릴라, 오랑우탄, 침팬지 같은 다른 유인원들의 뇌보다 350퍼센트 정도 더 많은 에너지를 소비한다. 따라서 뇌의 기능을 유지하기 위해서는 음식에서 많은 칼로리를 섭취해야 한다. 다행히도 인간은 크고 강력한 뇌 덕분에 먹을거리를 구하기 힘든 극단적인 조건에서도 생존 기술과 지능을 발전시킬 수 있었다. 우리는 미래를 상상하고 계획을 세울 수 있으며, 이는 인간만의 고유한 특성이다. 우리 뇌의 놀라운 능력을 이해하고 나면 제대로 기능하는 건강한 뇌를 위해 식단을 최적화할 수 있는 방법을 알아낼 수 있을 것이다.

단식의 힘

앞서 다룬 바 있는 인체의 한 가지 중대한 메커니즘은 굶주리는 동안 지방을 필수 연료로 전환하는 능력이다. 우리는 지방을 분해해서 케톤이라는 특화된 분자로 만들 수 있다. 그리고 특별히 언급했던 beta-HBA는 뇌에서 사용할 수 있는 뛰어난 연료다. 이것은 간헐적 단식이 뇌의 영양 공급에 미치는 이로움을 보여줄 뿐만 아니라 인류학에서 뜨거운 논쟁이 벌어지고 있는 의문 중 하나를 설명하는 역할도 한다. 바로 네안데르탈인이 3~4만 년 전에 사라져버린 이유다. 네안데르탈인이 똑똑한 호모 사피엔스에 의해 멸종되었다는 것이 설명하기도 편하고 거의 정설로 자리 잡았지만, 지금은 네안데르탈인이 사라진 데는 식량의 부족이 더 중요한 역할을 했을지 모른다고 믿는 과학자가 많다. 네안데르탈인은 지방을 이용해 뇌에 연료를 공급할 생화학적 경로가 결여되어 있었기 때문에 굶주림을 버틸 수 있는 '정신적 지구력'이 없었을지도 모른다는 것이다.

다른 포유류의 뇌와 달리 인간의 뇌는 굶주림 기간 동안 칼로리 대체 공급원을 사용할 수 있다. 일반적으로 우리가 매일 섭취하는 음식은 뇌에 포도당을 연료로 공급한다. 식사와 식사 사이에도 대부분 간과 근육에서 나오는 글리코겐을 분해해서 만들어지는 포도당이 꾸준히 뇌에 공급된다. 하지만 글리코겐 저장분으로 공급할 수 있는 포도당의 양에도 한계가 있다. 일단 비축분이 고갈되면 대사 경로가 바뀌면서 주로 근육에 들어 있는 단백질로부터 아미노산을 취해 새로운 포도당 분자를 만들 수 있다. 이 과정을 포도당신생성이라고 한다. 좋게 보면 이 과정은 필요한 포도당을 전신에 보태주는 역할을 하지만, 나쁘게 보면 근육을 희생하는 것이다. 그리고 굶주리고 있는 수렵·채집인에게 근육이 분해되는 것은 바람직한 일이 아니었다.

다행히도 인간의 생리학은 뇌에 연료를 공급할 경로를 한 가지 더 가지고 있다. 더 이상 먹을 것을 구할 수 없는 경우 약 3일 후에는 간이 체지방을 이용해서 케톤을 만들기 시작한다. 이때부터 beta-HBA가 뇌에서 사용되는 고효율 연료 공급원으로 작용해서 먹을거리가 귀한 시기에 더 오랜 기간 인지 기능을 유지할 수 있게 해준다. 이런 대체 연료 공급원은 포도당신생성에 대한 의존성을 줄여 근육량을 보존한다.

하지만 여기서 끝이 아니다. 하버드대학교 의과대학 교수였던 조지 F. 케이힐 George F. Cahill 교수는 이렇게 말했다. "최근의 연구는 주요 케톤인 beta-HBA가 단순 연료가 아니라 슈퍼 연료로서, 포도당보다 ATP 에너지를 만드는 데 더 효율적임을 입증해 보였다. 그리고 beta-HBA는 조직 배양에서 알츠하이머병이나 파킨슨병과 관련된 독소 노출로부터 뉴런세포들을 보호해주었다."[2]

실제로 케이힐 박사와 연구자들은 식단에 코코넛오일만 추가하면 쉽게 얻을 수 있는 beta-HBA가 항산화기능을 증진하고, 미토콘드리아의 수를 늘리고, 새로운 뇌세포의 성장을 자극한다고 결론 내렸다.

5장에서 우리는 새로운 뇌세포의 성장을 자극하고 기존 뉴런의 기능을 강화하는 수단으로 BDNF를 증가시키기 위해서는 칼로리 섭취를 제한할 필요가 있다는 점을 살펴보았다. 일일 칼로리 섭취량을 상당량 줄이는 것은 뇌를 강화하고 전체적인 건강을 끌어올리는 강력한 방법이기는 하지만 사람들에게 별로 매력적으로 다가가지는 않는다. 하지만 1년 내내 정기적으로 24~72시간까지 음식 섭취를 완전히 제한하는 간헐적 단식은 그보다 감당할 만하다. 10장에 이런 간헐적 단식을 추천하면서 지침을 설명해놓았다. 칼로리 섭취를 제한하면 건강을 개선하고 뇌를 강화하는 많은 유전적 경로가 활성화되는데, 비교적 짧은 기간의 단식을 통해서도 이와 동일한 경로가 비슷하게 활성화된다는 것이 연구를 통해 입증됐다.[3] 이것은 단식을 하면 대사가 저하되어 몸으로 하여금 소위 기아 모드 starvation mode로 들어가 지방을 계속 붙잡고 있게 만든다는 기존의 통념과 어긋나는 이야기다. 오히려 반대로 단식은 뇌 건강을 증진하는 것은 물론이고, 체중 감량을 강화하고 가속화하는 이점도 제공한다. 1900년대 초에 의사들은 당뇨병, 비만, 간질 등 다양한 장애를 치료하는 데 간헐적 단식을 권했다. 요즘에는 간헐적 단식이 수명을 연장하고, 치매나 암 등 수명을 단축하는 질병의 개시를 늦출 수 있음을 입증하는 연구가 많이 축적되어 있다.[4]

단식은 BDNF 생산의 유전자 기구를 작동시킬 뿐만 아니라 Nrf2 경로의 스위치도 켜서 해독기능 강화, 염증 감소, 뇌를 보호하는 항산화제 생산 증가로 이어진다. 단식은 뇌로 하여금 포도당을 연료로 쓰지 않고 간에서 생산되는 케톤을 사용하게 만든다. 뇌가 케톤을 연료로 대사할 때는 심지어 세포 자멸사의 과정도 줄어들고, 한편으로는 미토콘드리아 유전자가 켜지면서 미토콘드리아의 복제가 일어난다. 간단히 말하면, 단식은 에너지 생산을 강화하고 뇌가 더 잘 기능할 수 있는 길을 닦아준다.

영적 탐구를 위한 단식은 종교의 역사에서 필수적인 부분이다. 모든 주요 종교에서는 종교 의례 행위보다는 단식을 훨씬 장려했다. 영적 수련에서 단식은 항상 기본적인 절차이기 때문에 이슬람교에서는 라마단 기간에, 유대교에서는 속죄일 Yom Kippur 기간에 단식을 한다. 요가 수행자들은 식생활에서 금욕을 수련하고, 샤먼 주술사들은 영계와의 교류를 구하는 의식을 진행하는 동안 단식한다. 단식은 독실한 기독교

> 신자들 사이에서도 흔한 관행이었고, 성경에서도 하루 단식, 3일 단식, 7일 단식, 40일 단식의 사례들이 등장한다.

단식과 케토제닉 식단의 공통점

칼로리 섭취를 크게 줄여 지방에서 추출하는 칼로리가 더 많아지면 무슨 일이 일어날까? 단식의 이점에 대해서는 방금 설명했다. 단식은 뇌를 자극해서 지방을 케톤 형태의 연료로 사용하게 만든다. 그런데 탄수화물 함량이 적고 건강에 좋은 지방과 단백질이 풍부한 식단을 따를 때도 비슷한 반응이 일어난다. 이것이 그레인 브레인 식단 지침의 기본 토대다.

역사 전반에 걸쳐 우리는 고밀도 칼로리 공급원인 지방을 찾아다녔다. 지방은 날씬한 몸매를 유지하게 하고 수렵·채집인 시절에 우리에게 큰 도움이 됐다. 당신도 이제 알고 있듯이 탄수화물을 먹으면 인슐린 생산을 자극하고, 이것은 지방을 생산하고 유지하게 만들고, 또 지방을 태우는 능력을 줄어들게 만든다. 더군다나 탄수화물을 섭취함에 따라 지단백질 지방분해효소lipoprotein lipase를 자극하게 되는데, 이 효소는 지방을 세포로 몰아넣는 경향이 있다. 그리고 탄수화물을 섭취할 때 분비되는 인슐린은 지방을 지방세포에 단단히 붙잡아두는 효소를 자극해서 상황을 더 악화시킨다.

앞에서 설명했듯이 탄수화물이 아닌 지방을 태우면 우리 몸은 케토시스로 진입한다. 케토시스 자체는 나쁘지 않다. 우리 몸은 지구 위를 어슬렁거리기 시작하면서부터 이런 상태에 대비되어 있다. 약한 케토시스 상태에 있는 것은 사실 건강에 이롭다. 아침에 눈을 뜰 때 우리는 약한 케토시스 상태에 있다. 간이 체지방을 동원해서 연료로 쓰고 있기 때문이다. 심장과 뇌 모두 혈당보다 케톤을 사용할 때 작동 효율이 무려 25퍼센트까지 좋아진다. 케톤을 연료로 사용하면 건강한 정상 뇌세포는 아주 잘 산다. 하지만 어떤 뇌종양 세포는 포도당만을 연료로 사용한다. 공격적인 뇌종양 중 하나인 교모세포종glioblastoma의 표준 치료법은 수술, 방사선 치료, 화학요법이다. 하지만 솔직히 말해서 이런 접근 방식을 통해 얻는 결과는 꽤 암울한 편이다. 예전에는 피츠버그대학교 의과대학에 있었고 현재는 필라델피아 아동병원Children's Hospital of Philadelphia의 병원장을 맡고 있는 줄리오 주콜리Giulio Zuccoli 박사는 교모세포종 세포가 케톤이 아니라 포도당만 사용할 수 있다는 점을 이용해서, 기존의 치료법에 케토제닉 식단을 병행하면 교모세포종 치료에 효과적일지도 모른다고 추측했다.[5] 그리고 실제로 그는 케토제닉 식단을 이용해 교모세포종 환자를 치료해서 인상적인 결과를 얻은 케이스 보고서를 발표했다. 케토제닉 식단이 암 환자의 수명을 연장할 수 있다면, 건강한 사람에게는 어떤 효과가 있을까?

순수한 케토제닉 식단은 칼로리의 80~90퍼센트를 지방에서 얻고, 나머지는 탄수화물과 단백질에서 얻는 식단이다. 이것은 분명 극단적인 식단이지만 뇌를 위해서는 케톤이 훨씬 효과적인 연료임을 다시 한 번 명심하자. 1921년에 메이오 클리닉의 러셀 와일더Russell Wilder가 케토제닉 식단을 개발했을 당시에는 기본적으로 완전히 지방만 섭취할 것을 제안했다. 1950년대에는 콤에서

beta-HBA의 전구체로 작용하고 코코넛오일을 통해 섭취할 수 있는 MCT에 대해 알게 됐다.

MCT 오일을 섭취하면 실제로 인지 기능이 개선되고, 사실상 지력이 향상된다는 것이 입증됐다. 2016년에 발표된 일본의 한 연구에서는 이런 결론을 내리고 있다. "MCT 오일을 첨가한 케토제닉 식사는 치매가 없는 노인의 작업기억working memory, 시각주의력visual attention, 과제전환능력task switching에 긍정적인 영향을 미치는 것으로 보인다."[6] 연구자들은 beta-HBA 혈중 수치 증가와 MCT가 풍부한 케토제닉 식사를 하는 사람들이 경험하는 기능 개선 사이에 직접적인 상관관계를 보고했다. 근래에는 케토제닉 식단이 인기를 끌게 됐고, 연구 분야에서도 훨씬 인기가 많아졌다. 과학자들은 케토제닉 식단이 전체적인 뇌 기능뿐만 아니라 루게릭병, 파킨슨병, 심지어 1형 당뇨병 같은 난치병 치료에 어떻게 도움이 될 수 있는지 열심히 들여다보고 있다.

키스 루냔Keith Runyan 박사는 케토제닉 식단으로 두 유형의 당뇨병을 모두 정복하는 법에 관한 책을 두 권 썼다. 1형 당뇨병이 있는 루냔 박사는 자신의 병에 대해 오랫동안 유지되어온 접근 방식에 의문을 제기했다. 그는 거의 30년에 걸쳐 응급의학, 내과, 신장학, 비만의학 분야에서 임상을 해왔다. 1998년에 1형 당뇨병으로 진단받은 그는 그 후로 14년 동안 전통적인 치료법을 통해 당화혈색소 수치를 권장 범위인 6.5~7퍼센트로 유지했다. 하지만 그는 불쾌하고 민망한 저혈당증을 자주 경험하는 것에 불안해졌다. 저혈당이 찾아오면 몸이 사시나무 떨듯이 떨리고, 착란 증세와 함께 식은땀이 흐르고, 짜증에 휩싸였다. 2007년에 철인 3종 경기에 참가하기 위해 정기적인 훈련을 시작하고, 저혈당증을 방지하기 위해 스포츠겔sports gel을 섭취하면서 혈당 관리가 악화됐다. 그는 철인 3종 경기 참가를 고민하면서 당뇨병을 조절할 더 나은 방법을 찾기 시작했다. 2012년에 그는 케토제닉 식단을 시도했고, 그 결과 혈당 관리가 개선되었을 뿐만 아니라 저혈당증과 증상도 감소했다. 그는 2012년에 철인 3종 경기를 완주했는데 저혈당증도 경험하지 않았고, 케토제닉 식단으로 지방 적응을 한 덕에 중간에 당분이나 음식으로 당을 보충할 필요도 없었다. 그는 이제 당뇨병의 관리에 케토제닉 식단을 이용할 것을 적극적으로 권장하고 있다. (내 웹사이트 'DrPerlmutter.com'이나 유튜브 채널에서 그와 진행한 인터뷰를 볼 수 있다.)

특히나 2형 당뇨병의 치료에서 케토제닉 식사가 막강한 효과를 발휘한다는 사실이 세라 홀버그 박사의 2018년 논문에 잘 강조되어 있다(홀버그 박사는 3장에서 만나보았다. 그녀는 인디애나 대학교에서 의학적 체중감량 프로그램을 운영 중이다).[7] 홀버그 박사와 동료들은 349명의 2형 당뇨병 환자 집단을 대상으로 연구를 진행했다. 그중 일부는 1년에 걸쳐 담당 의사의 지도 아래 표준의 치료를 받았고, 나머지 사람들은 케토제닉 식단을 진행했다. 이들은 매일 30그램의 탄수화물로 시작해서 케토시스 상태를 유지하기 위해 탄수화물의 양을 조정해나갔다. 이 연구에서 독특했던 점은 케토제닉 식단을 진행한 실험 집단은 헬스 코치 및 의사와 긴밀하게 접촉하며 혈당과 당화혈색소 수치를 자주 측정하고, 케토시스를 잘 유지하고 있는지 확인하기 위해 혈중 케톤 수치도 측정했다는 점이다. 거기에 더해서 체중과 약물 복용도 기록했다.

이 연구의 결과는 놀라웠다. 1년 후에 케토제닉 식단을 진행한 환자들은 체중을 12퍼센트 감량했고 당화혈색소 수치가 7.6에서 6.3으로 내려갔다. 믿기 어려운 일이지만 인슐린 처방을 받으며 생활했던 환자들 중 94퍼센트가 인슐린 치료를 줄이거나 완전히 끊을 수 있었다. 그리고 흔히 사용되는 경구 투여 당뇨병 치료제인 설포닐유레아sulfonylurea를 복용하고 있던 환자들 모두 그 약을 끊을 수 있었다. 케토제닉 식단을 진행하지 않은 환자들은 당화혈색소, 체중, 당뇨병 치료제 복용에 아무런 변화가 없었다. 케토제닉 식단을 진행한 집단의 사람들이 지속적으로 헬스 코치와 의사의 감독을 받았고, 이것 역시 극적인 개선에 기여했을 수 있다는 점을 다시 한 번 강조해야겠다. 이 연구는 이런 조건에서 진행하는 케토제닉 식단이 지금까지 입증된 2형 당뇨병 치료법 중 가장 효과적인 치료에 해당한다는 것을 보여주었다. 나는 이 기념비적인 연구가 <당뇨병 치료Diabetes Therapy>에 발표되고 2주 후에 홀버그 박사와 인터뷰할 기회가 있었다. (인터뷰는 내 웹사이트 'DrPerlmutter.com'이나 유튜브 채널에서 볼 수 있다. 그녀의 2015년 TED 강의 '2형 당뇨병 뒤집기는 지침의 무시에서 시작한다Reversing Type 2 Diabetes Starts with Ignoring the Guidelines'도 참고하기 바란다. 이 영상의 조회수는 990만 회가 넘는다)

케토제닉 식단에서 생산되는 케톤이 뇌에 큰 도움을 주는 메커니즘은 당뇨병 위험 감소 말고도 염증 감소, 더 효율적인 에너지 생산, 항산화제 생산 증가 등이 있다. 더군다나 케톤은 세포 신호분자로 작용해서 세포의 생존능력을 높이는 특정 유전 경로를 켬으로써 BDNF를 증가시킨다. 바꿔 말하면, 케토시스 상태로 들어가면 유전자 발현이 바뀌어 혈당 조절, 뇌의 에너지 가용성 강화, 인슐린 수치 균형 조절, 세포자멸사 감소 등에 도움이 된다는 말이다. 케토제닉 식단의 이점에 대해 다룬 2012년의 한 논문에서는 이 식단이 시르투인 유전자의 활성을 높인다는 것을 보여주었다. 이것은 동물의 수명 연장과 관련된 유전자 경로다.[8]

10장에서 설명하는 식단 지침은 몸이 어쩔 수 없이 지방을 태워야 하는 수준까지 탄수화물 섭취를 현저히 줄이면서, 한편으로는 beta-HBA의 생산을 증가시키기 위해 식이지방을 늘리고 영양분을 추가하는 케토제닉 식단의 주요 원리를 준수한다. 처음 4주 동안에는 순탄수화물net carbobydrate 섭취량을 하루에 20~25그램으로 제한하고, 그 후에는 30그램으로 늘릴 수 있다. 순탄수화물이란, 탄수화물 총 무게에서 식이섬유의 무게를 뺀 것이다. 식이섬유는 혈당에 유의미한 부정적인 영향을 전혀 미치지 않기 때문이다(그 음식에 당알코올sugar alcohol이 들어가지 않았다는 전제 하에). 당신이 달성할 수 있는 케토시스의 정도는 케톤 측정기ketone meter로 쉽게 측정할 수 있다. 예전에는 소변에 들어 있는 케톤을 감지하는 케톤 검사지ketone test strip, Ketostix를 권장했는데, 이 검사법은 혈중케톤 측정기를 사용하는 것만큼 정확하지가 못하다. 혈중케톤 측정기는 간단한 손가락 피검사finger prick로도 포도당과 케톤의 양을 측정할 수 있다. 온라인으로 구입 가능한 이 장치는 보통 beta-HBA를 측정하며, 케토시스를 손쉽게 모니터링할 수 있다. 약한 케토시스를 유지하고 싶으면 beta-HBA 수치가 0.5~4mmol/L 범위에 있으면 된다. 이것은 당신의 몸이 케톤을 효과적으로 에너지로 사용하고 있다는 의미다.

내 지침을 따르면, 프로그램을 일주일 정도 진행한 후에는 약간 케토시스에 진입할 것으로 기대할 수 있다. 그럼 검사를 통해 이 효과를 확인하고 싶어질 것이다. 더 높은 수준의 케토시스에서도 몸이 좋아지는 것을 느끼는 사람이 많지만, 일부는 첫 주 정도에 일시적으로 몸이 아픈 듯한 불편감을 느낄 수 있다. (이것을 '키토플루keto flu'라고도 한다.) 이것은 몸이 잘못되는 것이 아니라, 몸이 케토시스로 진입해서 포도당을 태우던 상태에서 지방을 태우는 상태로 전환되면서 생기는 자연스러운 반응이다. 약한 케토시스를 유지하는 방식으로 음식을 먹는 데 일단 익숙해지고 나면 매일, 매주 검사해볼 필요가 없을 것이다. 4주 지침 동안은 항상 약한 케토시스 상태를 유지할 것을 권하지만, 1년 365일 항상 약한 케토시스 상태를 유지해야 하는 것은 아니다. 1개월에 한두 번은 이틀 정도 몸에 좋은 순탄수화물을 더 많이 먹어서 현명한 방식으로 케토시스를 깰 것을 조언한다. 탄수화물 섭취를 늘려서 케토시스에서 빠져나오기에는 주말이 적당할 것이다. 그리고 나서 월요일 아침부터는 다시 지방을 태우는 모드로 되돌아온다.

뇌에 활력을 불어넣는 보충제

오늘날 의료계의 현실에서 고통스러운 점은 내과에 너원해서도 뇌 질환 방지에 관한 유용한 조언을 들을 기회가 별로 없다는 것이다. 요즘에는 병원에서 의사의 얼굴을 보는 시간이 15분을 넘기기 힘들다. 그리고 그 의사가 정신기능의 보존에 관한 최신의 지식을 모두 섭렵하고 있는지도 알 수 없다. 더 심란한 부분은 수십 년 전에 수련을 받은 오늘날의 의사들 중에는 영양, 그리고 영양이 건강에 미치는 영향에 대해 확실하게 알지 못하는 사람이 많다는 점이다. 내가 몸담고 있는 의료계 사람들의 얼굴에 먹칠을 하고 싶어서 하는 말이 아니다. 그저 경제 문제에서 비롯된 진실을 지적하고 있을 뿐이다. 부디 다음 세대의 의사들은 치료 쪽으로 지나치게 치우쳐 있는 추를 예방 쪽으로 움직여 균형을 맞출 준비가 되어 있기를 바라는 마음이다. 이런 문제로 나는 보충제에 대한 권장사항을 제시하게 됐다. (이 각각의 보충제를 매일 언제 복용해야 하는지에 관한 정보와 정확한 복용량은 376~377쪽을 참조하라.)

1 DHA

앞에서도 언급했듯이 DHA는 보충제 세계의 스타다. DHA는 뇌의 오메가-3 지방 중 90퍼센트 이상을 차지하는 오메가-3 지방산이다. 뉴런의 형질막plasma membrane(진핵세포에서 세포의 안팎을 구분해주는 막-옮긴이) 무게 중 50퍼센트는 DHA로 이루어져 있다. 그리고 DHA는 심장조직에서도 핵심 성분이다. DHA만 가지고도 챕터 하나를 쓸 수도 있겠지만 여기서는 그 정도로 자세히 다루지는 않고, DHA가 뇌 보호에 중요한 성분 중 하나로 밝혀졌다는 정도로만 짚고 넘어가자.

> 나는 강연을 할 때 의사들에게 자연에서 가장 풍부한 DHA 공급원이 무엇이라 생각하느냐고 자주 물어본다. 그럼 대구 간유, 연어기름, 정어리기름 등 온갖 답변이 튀어나온다. 어떤 사람은 아마씨유나 아보카도유로 추측하기도 하는데 이런 음식에는 DHA가 충분히 들어 있지 않다. 자연에서 가장 풍부한 DHA 공급원은 사람의 모유다. 아동의 신경 건강과 장기적인 수행능력에서 모유수유의 중요성이 지속적으로 강조되는 이유도 이것으로 설명할 수 있다.

요즘에는 고품질의 DHA 보충제가 풍부하게 나와 있고, DHA 성분이 강화된 식품도 500가지 이상 나와 있다. 어유에서 나온 DHA를 구입하든, 해조류에서 추출한 DHA를 구입하든 상관없다. 효능과 뇌 건강에 미치는 영향으로 따지면 DHA는 형제 격인 EPA보다 뛰어나지만, EPA와 함께 결합해서 나오는 DHA 제품을 사도 문제될 것은 없다.

2 MCT 혹은 코코넛오일

앞에서 얘기했듯이 코코넛오일은 훌륭한 MCT 공급원이다. 그리고 MCT는 쉽게 소화되어 몸에 좋은 HDL 콜레스테롤 수치를 높일 수 있는 훌륭한 형태의 포화지방산이다. 코코넛오일은 그 속에 함유된 MCT 덕분에 뇌의 슈퍼 연료가 되어준다. 여기에 덧붙여 염증을 감소시키는 보너스 혜택도 있다. 과학 문헌을 보면 MCT는 기억력과 인지 기능을 향상시킬 뿐 아니라 신경퇴행성 질환의 예방과 치료를 돕는 효과가 있다. 미국 심장협회에서는 2017년에 발표한 대통령 자문보고서Presidential Advisory에서 코코넛오일을 건강에 해로운 포화지방으로 분류했지만 이 점을 분명하게 밝히고 싶다. 미국 심장협회는 과학을 오해했을 뿐 아니라, 대두콩기름 같은 다불포화 기름의 이점을 극찬할 때 미국 심장협회가 리버티 링크 대두콩Liberty Link soybean의 생산자인 바이엘 크롭 사이언스Bayer Crop Science로부터 자금 지원을 받는다는 사실을 밝히지도 않았다. 미국 심장협회의 사설 기사에 대한 멋진 답변을 보고 싶은 사람은 게리 타우브스가 'CardioBrief.org'에 올린 신랄한 비평 게시물을 참고하기 바란다.[9]

나는 코코넛오일에서 추출한 MCT 오일을 하루에 1큰술씩 섭취할 것을 권장한다. 순수한 코코넛오일이 더 좋다는 사람은 2큰술로 섭취량을 늘리면 된다. 그리고 코코넛오일로 요리를 할 수도 있고, 커피나 차에 MCT 오일이나 코코넛오일을 첨가할 수도 있다. 코코넛오일은 열에 안정적이기 때문에 고온의 조리에도 사용 가능하다. 예를 들어, 달걀을 요리하거나 생선을 강불로 볶을 때는 엑스트라 버진 올리브유 대신 코코넛오일을 사용하면 좋다.

③ 강황

생강과의 한 종인 강황curcuma longa은 현재 뜨거운 과학 연구

대상으로, 강황의 유효 성분인 쿠르쿠민이 항염증 작용과 항산화 작용을 보여 이에 초점을 맞춘 연구가 많다. 카레가루가 노란색을 띠는 것은 바로 강황 성분 때문인데, 앞에서도 언급했듯이 이 성분은 중국과 인도에서 수천 년 동안 다양한 질병의 자연 치료제로 사용되어왔다. <미국 역학 저널>의 한 보고서에서 연구자들은 노년층 동양인에서 카레 섭취량과 인지 기능의 상관관계를 조사해보았다.[10] 그 결과, '가끔' 그리고 '자주 혹은 대단히 자주' 카레를 먹는 사람은 '절대 혹은 거의' 먹지 않는 사람보다 인지 기능 측정을 위해 설계된 특정 검사에서 훨씬 좋은 점수를 받았다.

쿠르쿠민의 비밀 무기 중 하나는 다양한 항산화제를 생산하는 유전자를 활성화하는 능력이다. 이것은 소중한 미토콘드리아를 보호하는 역할을 한다. 쿠르쿠민은 또한 포도당 대사도 개선해준다. 이 모든 속성들은 뇌 질환의 위험을 줄이는 데 도움을 준다. 집에서 카레를 아주 많이 해 먹는 경우가 아니면 아마도 당신은 정기적으로 식단을 통해 강황 성분을 많이 섭취하고 있지는 못할 것이다. 그래서 보충제를 통해 섭취하기를 권장한다.

4 프로바이오틱스

불과 지난 몇 년 동안에 아주 놀라운 연구들이 새롭게 발표되었다. 이 연구들은 내장 속 세균을 뒷받침하는 생균인 프로바이오틱스가 풍부한 음식을 먹으면 뇌의 행동에 영향을 미치고, 스트레스, 불안, 우울증을 완화하는 데 도움이 된다는 사실을 밝혀냈다.[11] 당신의 장속에 살면서 소화를 돕는 이 '좋은 세균'은 프로바이오틱스를 이용해 영양을 공급하고 강화할 수 있다. 이 세균들은 뇌 건강과 신경의 기능에 필수적인 세로토닌, 도파민, 신경성장인자 같은 신경화학물질을 생산, 흡수, 운반하는 역할을 한다. (이런 생물학에 대해 자세히 알고 싶은 사람은 나의 전작 《장내세균 혁명》을 참고하기 바란다.)

어떻게 이런 일이 가능한지 이해하기 위해 미생물총-소화관-뇌의 소통에 관한 과학을 짧게 살펴보자.[12] 소화관이 '두 번째 뇌'라는 말은 과장이 아니다.[13] 이것은 현재 활발하게 연구가 진행되고 있는 영역이고, 최근에 나온 수많은 연구는 뇌와 소화계 사이에 긴밀한 소통을 위한 고속도로가 존재한다는 사실을 입증해 보였다. 이 양방향 연결을 통해 뇌는 소화관에서 일어나고 있는 일에 대한 정보를 수신하고, 중추신경계는 최적의 기능을 발휘하는 데 필요한 정보를 다시 소화관으로 보낸다.

위아래로 오가는 이 모든 소통 덕분에 우리는 섭식 행위와 소화를 통제할 수 있고, 심지어 밤에 편안하게 잠을 잘 수도 있다. 또한 소화관은 포만감, 배고픔, 심지어 장내 염증으로 인한 통증까지 다양한 느낌을 뇌로 중계하는 호르몬 신호도 보낸다. 장은 억제되지 않는 셀리악병, 과민대장증후군, 크론병 등 소화관에 영향을 미치는 질병에서 우리가 느끼는 몸 상태, 수면의 질, 활력의 수준, 경험하는 통증의 강도, 심지어 생각하는 방식에 이르기까지 건강과 안녕에 큰 영향을 미칠 수 있다. 현재 연구자들은 장내세균 중 일부 균주가 비만, 염증성 소화관장애, 기능성 소화관장애, 만성통증, 자폐증, 우울증에서 어떤 역할을 하는지 조사하고 있다. 그리고

이런 세균이 우리의 감정에 어떤 역할을 하는지도 조사 중이다.[14]

    이 시스템은 대단히 정교하고 영향력이 크기 때문에 건강에 대한 인식에 있어서 소화관의 건강이 상상했던 것보다 훨씬 큰 역할을 하고 있을지 모른다. 소화관에서 처리되어 뇌로 올라가는 정보는 우리가 건강에 대해 어떻게 느끼는지와 관련이 깊다. 만약 소화관에서 가장 중요한 협력자인 건강한 장내세균을 섭취하는 것만으로도 이 시스템을 지원해줄 수 있다면 그것을 마다할 이유가 무엇인가? 현재는 요구르트나 일부 음료수 등 프로바이오틱스 성분을 강화한 다양한 식품이 나오고 있지만 이런 제품은 대부분 설탕이 너무 많이 들어 있다. 이상적으로는 프로바이오틱스를 케피르kefir(양젖을 발효한 음료-옮긴이), 발효식품, 배양조미료, 생요구르트 등 프로바이오틱스가 풍부한 천연 식품을 통해 섭취하거나, 혹은 젖산균lactobacillus acidophilus과 비피도박테리움 락티스bifidobacterium lactis를 비롯한 다양한 균주(적어도 10종)를 제공하고 캡슐당 활성 세균의 수가 적어도 300억 마리가 넘는 비유전자변형nonGMO 보충제를 통해 섭취하는 것이 좋다. 지금까지 보고된 과학을 바탕으로 내가 제품을 고를 때 눈여겨보라고 추천하는 보물 같은 균종은 다음과 같다.

- 락토바실루스 플란타룸 lactobacillus plantarum
- 락토바실루스 아시도필루스 lactobacillus acidophilus
- 락토바실루스 브레비스 lactobacillus brevis
- 비피도박테리움 락티스

체중 감량을 원하는 사람은 다음 균종도 눈여겨볼 것을 권한다.

- 락토바실루스 가세리 lactobacillus gasseri
- 락토바실루스 람노서스 lactobacillus rhamnosus

우울증을 비롯해서 감정 문제가 있는 사람은 다음의 균종을 눈여겨보자.

- 락토바실루스 헬베티커스 lactobacillus helveticus
- 비피도박테리움 롱굼 bifidobacterium longum

(이번에도 최고의 프로바이오틱스 제품을 선택하는 데 도움이 될 마이크로바이옴과 프로바이오틱스 관련 과학은 《장내세균 혁명》을 참고하라. 프리바이오틱스 prebiotics 를 고려하는 사람도 있을 것이다. 프리바이오틱스는 장내세균이 성장과 활동의 연료로 사용하는 성분이다. 이것은 민들레잎, 마늘, 돼지감자 등의 음식을 통해 쉽게 섭취할 수 있다. 프리바이오틱스가 프로바이오틱스 보충제에 결합한 형태로 나오기도 한다.)

5️⃣ **통커피열매 농축물** whole coffee fruit concentrate

내 보충제 요법에 추가된 것 중 가장 흥미진진한 성분이다. 커피를 만드는 커피콩에 대해서는 익히 알고 있을 것이다. 커피콩은 사실 열매가 아니라 커피나무에 열리는 체리 크기의 통통한 붉은 열매 속에 들어 있는 씨앗이다. 특별한 과정을 통해 커피콩만이 아니라 커피열매까지 통째로 보충제로 만들면 뇌에 좋은 항산화 성분이 풍부한 발전소를 얻을 수 있다. 뇌세포를 보호해주는 것으로 알려진 프로사이아니딘procyanidin이란 화학물질이 들어 있는 이 추출물은 5장에서 소개했던 BDNF의 혈중 수치를 높여주는 폴리페놀polyphenol도 독특한 구성으로 함유하고 있다. BDNF가 얼마나 중요한지는 아무리 강조해도 부족하다. BDNF는 뇌의 건강과 손상에 대한 저항력을 유지할 뿐 아니라 새로운 뇌세포의 성장을 촉진하고 뇌세포들 사이의 연결도 늘려준다.

BDNF의 수치와 알츠하이머병 발병 위험의 상관관계는 연구를 통해 거듭 입증된 바 있다. 내가 5장에서 언급했던 2014년의 중요한 연구를 떠올려보자. <미국 의학협회지>에 발표된 이 연구에서 보스턴대학교의 연구자들은 2,100명 이상의 노인을 10년 동안 추적했고, 그중 140명이 치매에 걸렸다.[15] 혈중 BDNF 농도가 높았던 사람들은 낮았던 사람들에 비해 치매 발생 위험이 절반 이하였다. 혈중 BDNF 수치 저하는 알츠하이머병 환자뿐만 아니라 비만과 우울증이 있는 사람에게서도 보고된다.

통커피열매 농축물을 1회만 복용해도 복용 후 1시간 동안 BDNF의 혈중 수치가 2배로 높아진다. 카페인을 과다 섭취하게 되지 않을까 걱정할 필요는 없다. 이 농축물의 카페인 함량은 아주 낮다. 이름이 주는 느낌과 달리 이것은 커피 농축액과 비슷한 것이 아니다.

6 **알파리포산** alpha-lipoic acid

　　이 지방산은 체내 모든 세포 속에 들어 있으며, 몸의 정상적 기능에 사용할 에너지를 만드는 데 필요하다. 이 성분은 혈액뇌관문을 통과하며 뇌 속에서 물이 많은 조직과 지방이 많은 조직 모두에 강력한 항산화 성분으로 작용한다. 현재 과학자들은 뇌졸중, 그리고 치매 등 자유기 손상과 관련 있는 다른 뇌 질환의 잠재적 치료법으로 이 성분을 연구하고 있다.[16] 몸에서 이 지방산을 적절한 양으로 생산해서 공급할 수 있지만 현대의 생활습관과 부적절한 식생활 때문에 보충이 필요하다.

7 **비타민 B-복합체**

　　앞에서 간략하게 언급했듯이 호모시스테인 수치가 높아지면 치매의 위험이 커지지만, 비타민 B, 특히 비타민 B_6, 엽산, 비타민 B_{12}로 수치를 낮출 수 있다. (여담으로 한마디 보태면, 우울증을 앓는 사람이 비타민 B_{12} 수치가 대단히 낮은 경우, 보충제만으로 우울증이 완화되었다는 사례 보고가 많이 나오고 있다.) 많은 약물이 비타민 B를 억제해서 호모시스테인의 수치를 높일 수 있다(웹사이트 'DrPerlmutter.com'에서 'Resource' 항목에 나와 있는 목록 참고). 그래서 나는 비타민 B-복합체의 복용을 권한다. 특히 호모시스테인 수치가 높은 쪽(혈중 농도 $10\mu mol/L$ 이상)에 속한다면 더더욱 권장한다.

8 비타민 D

비타민 D를 '비타민'이라고 부르는 것은 잘못된 명칭이다. 사실 이것은 지용성 스테로이드 호르몬이기 때문이다. 대부분의 사람은 비타민 D라고 하면 뼈의 건강과 칼슘 농도만 떠올리며, 그 때문에 비타민 D를 강화한 식품과 음료수도 나왔지만 비타민 D는 몸, 특히 뇌에 훨씬 큰 영향을 미치고 있다. 중추신경계 전체에 비타민 D 수용체가 퍼져 있다는 것은 잘 알려져 있다. 그리고 비타민 D가 신경전달물질의 생산과 신경 성장 자극에 관여하는 뇌와 뇌척수액 속 효소의 조절을 돕는다는 것도 알려져 있다. 동물 실험과 실험실 연구 모두 비타민 D가 자유기의 해로운 영향으로부터 뉴런을 보호하고 염증을 줄인다는 것을 말해주고 있다. 비타민 D는 또한 마이크로바이옴과도 관련이 있다. 2010년에는 장내세균이 우리의 비타민 D 수용체와 상호작용한다는 것을 알아냈다. 장내세균은 이 수용체를 조절해서 활성을 높이거나 낮춘다.[17] 몇 가지 핵심적인 발견 내용을 더 알아보자.[18]

- 보고에 따르면 비타민 D 수치가 높은 사람은 인지 기능 저하 위험이 25퍼센트 감소한다고 한다. (한 연구에서는 비타민 D가 심각하게 결핍된 사람이 6년의 추적 기간 동안 인지 기능 저하가 진행될 확률이 60퍼센트 높게 나왔다.)[19]
- 2014년 <신경학>에 발표된 한 논문에서는 치매가 없는 노인 1,658명을 대상으로 연구했다. 5년 반 후에 확인한 결과, 비타민 D 수치가 제일 낮았던 사람들은 알츠하이머병의 위험

이 2배 이상 높았다.[20] 연구를 시작할 때 의학적으로 결핍이 있었던 사람들도 비타민 D 수치가 충분했던 사람에 비해 위험이 53퍼센트 정도 높았다. 연구자들은 이렇게 결론 내렸다. "우리의 연구는 비타민 D 결핍이 모든 원인의 치매와 알츠하이머병 위험의 현저한 증가와 연관되어 있음을 확인해주었다."

- 또 다른 연구에서는 1998~2006년 사이에 성인 858명의 정신 상태를 평가해보았다. 그 결과, 심각한 비타민 D 결핍이 있는 사람에게서는 정신기능에 현저한 저하가 확인되었다.[21]
- 많은 연구에서 비타민 D 수치 저하를 파킨슨병 발병 위험, 다발경화증 환자의 재발과 연관 짓고 있다. 2017년에 <신경학>에 실린 한 사설은 비타민 D 수치 저하와 다발경화증 위험을 연관 짓는 잘 설계된 대규모 연구들을 고찰했다. 그 사설에서 2명의 캐나다 의사는 이렇게 말했다. "비타민 D 보충제는 아주 단순한 치료법이지만 다발경화증 사례의 일부만 예방해준다고 해도 비용 대비 효율이 대단히 높은 치료법이다. 이런 전략을 사용해서 해를 입을 가능성은 낮다. 하루 복용량 4,000IU까지는 산모에게도 안전하고, 이 용량이면 대부분의 경우 충분한 비타민 D 수치에 도달할 수 있으므로 청소년 말기에서 성인기까지 두루 사용이 가능하다. 비타민 D 보충제는 다른 이점도 제공한다. 유아기에 비타민 D를 보충해주면 만 7~9세 여아에서 골량 bone mass 이 더 높아지는 것으로 나온다. 이제 다발경화증 예방을 위해 적극적인 접

근이 필요한 때다. 적어도 흡연자, 비만자, 그리고 다발경화증의 가족력이 있는 사람 등 다발경화증의 위험이 높은 사람들이라도 그 대상으로 삼아야 할 것이다."[22]

- 의학 문헌을 보면 오래전부터 낮은 비타민 D 수치는 우울증, 심지어 만성피로에도 기여한다는 것이 밝혀져 있었다.[23] 부신 adrenal gland이 기분, 스트레스 관리, 활력에서 역할을 담당하는 주요 뇌 호르몬인 도파민, 에피네프린, 노르에피네프린 생산에 필요한 효소의 조절을 도울 수 있으려면 적절한 양의 비타민 D가 필요하다. 경증에서 중증의 우울증이 있는 사람들이 보충제만으로도 증상의 호전과 개선을 경험하는 것으로 알려져 있다.

불충분한 비타민 D 수치를 바로잡는 데는 몇 달간의 보충제 복용이 필요할 수 있지만 그렇게 하면 뼈 건강에서 뇌 건강에 이르기까지 몸 전체의 화학이 현저하게 개선된다. 심지어 인슐린 민감성도 개선된다. 내 식생활 지침은 냉수성 어류와 버섯 등 자연에서 발견되는 훌륭한 천연의 비타민 D 공급원도 제공해줄 것이다.

약에 관한 주의사항

현재 처방을 받아 복용 중인 약이 있다면 보충제 프로그램을 시작하기 전에 의사와 상담을 해보아야 한다. 하지만 나는 처방 없이 판매되기도 하는 인기 약물들이 당신, 그리고 뇌 건강에 해롭게 작용할 수도 있다는 점을 지적하고 싶다. 새로운 과학을 통해 가장 해로운 약으로 밝혀진 약 중에 역류성 식도염에 사용하는 위산분비 억제제proton pump inhibitor, PPI 계열의 약물이 있다. 모두 이런 광고를 본 적이 있을 것이다. 한 남자가 소시지 샌드위치를 먹으려는데 소시지가 등을 돌려버린다. 이 장면은 남자가 소시지를 먹으면 '소화불량'이 생길 거라는 암시를 하고 있다. 소화불량이 대체 무슨 의미인지는 모르겠지만 말이다. 남자는 바로 제산제로 손을 뻗는다. 그럼 그 남자는 이제 먹고 싶은 것은 아무것이나 덕을 수 있고, 마치 더 살기 좋은 세상이 맞이한 것 같다.

1,500만 명으로 추산되는 미국인이 위-식도 역류질환 때문에 위산분비 억제제를 사용하고 있다. 이 약은 정상적인 소화에 필요한 물질인 위산의 생산을 차단한다. 이것은 사람을 영양 및 비타민의 결핍이나 치명적일 수도 있는 감염에 취약한 상태로 만들 뿐 아니라, 심장질환과 만성신부전의 위험도 높인다. 그리고 몸에 이로운 장내세균도 손상시킨다. 연구자들이 매일 두 번 위산분비 억제제를 복용하는 사람의 대변 표본에 들어 있는 미생물의 다양성을 조사해보았더니 불과 치료 일주일 만에 극적인 변화가 나타났다. 이 약은 장내세균총을 극적으로 바꾸어놓음으로써 온전했던 소화계를 사실상 망쳐놓을 수 있다. 더군다나 근래의 연구에서 문제가 될 수 있는 부분이 많이 드러남에 따라 미국 의학협회에서는 2016년에 자체 학술지에 과감한 문장을 집어넣게 됐다. "위산분비 억제제를 피하면 치매의 진행을 예방할 수 있을지도

모른다. 이런 발견은 1차 데이터에 관한 근래의 약물역학적 분석이 뒷받침하고 있고, 위산분비 억제제의 사용이 생쥐의 뇌에서 베타아밀로이드 수치를 증가시키는 것으로 나타난 생쥐 모형과도 일맥상통한다."[24] 건강한 뇌 기능을 보존하고 싶은 사람이라면 이 믿기 어려운 이야기에 귀를 기울여야 할 것이다.

내가 사람들에게 주의해서 복용하라고 경고하는 다른 약으로는 아세트아미노펜(타이레놀), 비스테로이드성 소염제(이부프로펜, 나프록센 등), 항생제 등이 있다. 그 이유는 다음과 같다.

1 아세트아미노펜

아세트아미노펜이 인지 실수의 위험을 높여 뇌 기능에 문제를 일으킨다는 것이 새로운 연구를 통해 밝혀지고 있다. 2015년에 나온 오하이오주립대학교 연구에서는 아세트아미노펜이 긍정적인 감정과 부정적인 감정을 모두 무디게 한다는 것이 밝혀졌다.[25] 아세트아미노펜을 복용한 참가자들은 기분 좋은 사진과 기분 나쁜 사진을 보았을 때 위약을 복용한 참가자에 비해 느끼는 감정이 약해졌다. 아세트아미노펜은 또한 체내에서 중요한 항산화제 중 하나인 글루타티온을 고갈시키는 것으로 알려졌다. 글루타티온은 산화 손상과 몸, 특히 뇌의 염증을 조절하는 데 도움을 준다. 2014년에 나온 연구에서 UCLA와 애리조나대학교 등의 연구자들과 공동 연구를 진행한 덴마크의 과학자들은 임신 기간 동안 아세트아미노펜을 복용한 여성의 아이는 만 7세가 되었을 때 ADHD로 약을 복용하는 경우가 더 많다는 것을 발견했다.[26]

② 비스테로이드성 소염제

이 계열의 약물은 체내 프로스타글랜딘prostaglandin의 양을 감소시켜 효과를 나타낸다. 프로스타글랜딘은 세포에서 생산하는 화학물질 계열로 몇 가지 중요한 기능을 수행한다. 프로스타글랜딘은 치유에 반드시 필요한 일종의 단기 염증을 촉진하고, 혈소판의 혈액 응고기능을 지원하고, 위벽을 위산의 해로운 영향으로부터 보호해준다. 후자의 두 기능 때문에 프로스타글랜딘이 자기 할 일을 하지 못하게 막는 비스테로이드성 소염제는 위장관의 내벽에 뜻하지 않은 결과를 만들어낼 수 있다. 비스테로이드성 소염제의 가장 중요한 부작용은 위출혈, 위궤양, 위통이다.[27] 연구에 따르면 이 약은 소장에 해를 입히고, 소화관 내벽에 문제를 일으켜 염증이 생길 수 있는 무대를 마련한다.[28] 애초에 비스테로이드성 소염제가 염증 치료에 쓰이는 약인데 참으로 역설적이다.

③ 항생제

항생제는 세균을 죽일 때 좋은 것과 나쁜 것을 가리지 않는다. 세균에서 비롯된 심각한 감염을 치료하기 위해 항생제가 반드시 필요할 때도 있지만 항생제가 남용되거나 잘못 사용되는 경우가 너무 많다. 항생제는 몸의 미생물 생태계만 바꿔놓는 것이 아니다. 장내세균을 바꾸어놓는 방식 때문에 인슐린 민감성, 포도당 내성 glucose tolerance, 지방 축적에서 불리한 변화를 끌어내기도 한다. 항생제는 우리의 생리학도 건드려 우리가 탄수화물을 대사하는 방식과, 간이 지방과 스테로이드를 대사하는 방식을 바꾸어놓기도 한다.

약을 사용해야 할 적시 적소가 있음은 분명하다. 하지만 우리는 너무 빨리 약으로 손을 뻗고, 의사의 상담 없이 자기 멋대로 처방하고, 약물에 너무 의존하는 세상에 살고 있다. 나는 언젠가 약물의 사용은 최소화하고 몸의 선천적인 치유 능력을 극대화할 수 있는 날이 오기를 꿈꾼다. 약을 복용하고 있는 사람이라면 자신의 담당 의사와 상의해서 질병을 치료하고 관리할 대안을 찾아볼 것을 권하고 싶다. 나는 당신이 이 책의 프로그램을 따르면 약물치료를 이어가야 하는 경우든 아니든, 증상 완화를 경험하게 되리라 믿는다.

8장

유전의학
: 더 나은 뇌를 만드는 유전자 운동

> 늙은 정신은 늙은 말과 비슷하다. 일할 수 있는 상태를 유지하려면 반드시 운동을 해야 한다.
> _ 존 애덤스 John Adams(1735~1826)

깜짝 퀴즈를 하나 내겠다. 다음 중 당신을 더 똑똑하게 만들고 뇌 질환에 잘 걸리지 않게 하는 것은 무엇일까? Ⓐ 복잡한 퀴즈 풀기. Ⓑ 산책하기.

Ⓐ를 선택했다고 해서 질책할 생각은 없지만 우선 최대한 빨리 산책을 먼저 다녀오라고 권하고 싶다. 그러고 나서 자리에 앉아 퀴즈를 풀 것을 권한다. 사실 정답은 Ⓑ다. 몸을 움직이는 단순한 행위가 그 어떤 수수께끼 풀이나 수학 방정식, 탐정소설, 심지어는 사유하는 것보다도 뇌에 좋다. 운동처럼 뇌의 건강과 기능에 긍정적이고 막강한 영향을 미치는 것은 없다. 수십 년 전의 연구들

이나, 요즘 나오는 연구들이나, 앞으로 나올 연구들이나 한결같이 이런 반박할 수 없는 결론을 내렸고, 또 내리게 될 것이다. '운동은 뇌의 기능을 향상시킨다!' 심지어 운동은 손상된 뇌세포를 위한 '구급상자' 역할도 한다.

운동은 몸, 특히 뇌 건강에 이로운 효과를 보인다. 운동은 후성유전학의 세계에서 강력한 주자다. 간단히 말해, 당신이 운동을 하면 말 그대로 당신의 유전자도 운동을 하게 된다. 유산소 운동은 수명과 연관된 유전자의 스위치를 켤 뿐만 아니라 뇌의 성장 호르몬인 BDNF를 암호화하는 유전자도 겨냥하게 된다. 운동을 많이 할수록 BDNF는 많아지고 염증은 줄어든다는 의미다. 유산소 운동은 노년층에서 기억력 저하를 역전시키고 기억중추에서 새로운 뇌세포의 성장을 늘리는 것으로 밝혀졌다.

내가 초판에서 이야기한 보고서의 후속 연구들과 지난 1~2년 동안 새롭게 나온 연구를 보면, 정기적으로 운동하는 사람은(일주일 동안 거의 매일 45~60분 정도 중간 강도의 운동) 대부분 앉아서 생활하는 사람보다 인지 수행능력과 정신적 처리 속도 측면에서 훨씬 뛰어난 성적을 보인다는 것이 거듭해서 밝혀졌다. 여가의 신체활동, 그리고 생각하는 속도, 정보 처리 속도, 기억력 등 인지 기능의 저하 위험 사이에는 반비례 관계가 성립한다.[1] 그리고 인지 상태와 상관없이 몸을 더 많이 움직이는 사람은 나이가 들어도 위축이 별로 생기지 않기 때문에 더 큰 뇌를 사용할 수 있다. UCLA의 주도하에 여러 기관에서 협동으로 진행한 연구 중에 기억에 담아둘 만한 훌륭한 내용이 있다. "노년층이 급속히 증가하고 있는 가운데 인지 기능의 유지를 위한 예방적 조치를 이해하는 것이 어느 때보다 중요해지고 있다. 이런 연구들은 운동의 유형이나 지속 시간과 상관없이 그저 칼로리를 소비하는 것만으로도 신경 퇴행을 완화할 수 있고, 더 나아가 인지 기능에 핵심적인 뇌 구조물인 회백질의 부피를 증가시킬 수 있음을 보여주고 있다."[2]

운동이 뇌에 좋다는 것을 안 지는 오래됐지만 육체적 건강과 정신적 건강의 특별한 관계를 질적으로, 양적으로 파악할 수 있게 된 것은 지난 10~15년 사이의 일이었다.[3] 여기에는 신경과학자, 생리학자, 생명공학자, 심리학자, 인류학자, 다양한 의학 분야의 의사 등 서로 다른 진영의 수많은 연구자의 집단적 노력이 있었다. 그리고 개별 뉴런을 비롯해서 뇌를 구성하는 물질 자체의 내부 작동 방식을 분석하고 이해하는 데는 여러 가지 첨단 기술의 발달도 필요했다. 이제 우리는 그 전과는 완전히 다른 방식으로 뇌를 촬영하고 관찰할 수 있다. 가장 최근의 발견들은 운동과 뇌 건강의 관계가 단순한 관계가 아님을 부정할 수 없을 정도로 분명하게 보여주었다. <뉴욕타임스>의 과학저술가 그레천 레이놀즈Gretchen Reynolds의 말을 빌리면, "이것은 단순한 관계가 아닙니다. 최신 과학에 따르면 운동은 물리적 위축에 저항하고 인지적 유연성이 강화된 뇌를 구축하는 것으로 보입니다"[4] 이는 우리가 당장 뇌 건강을 위해 활용할 수 있는 도구 중 신체활동만큼 훌륭한 것은 없다는 의미일 수 있다. 다음의 두 그래프를 보자. 한쪽은 운동 수준을 바탕으로 알츠하이머병 발병 위험의 비율 차이를 보

운동 수준과 비교한 알츠하이머병 발병 위험

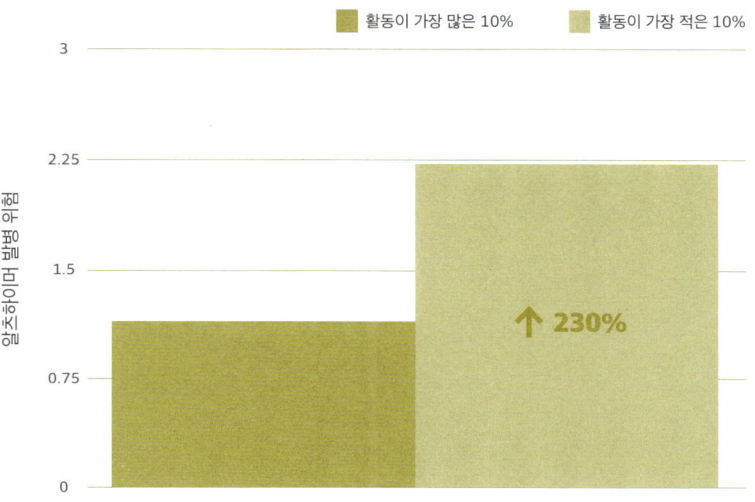

운동 강도와 비교한 알츠하이머병 발병 위험

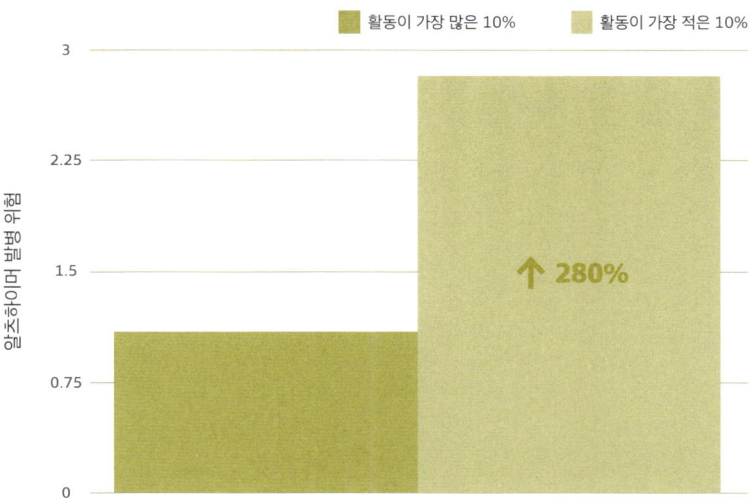

여주는 그래프이고, 또 하나는 운동 강도에 따른 차이를 보여주는 그래프다. 나는 이 그래프가 많은 것을 말해준다고 생각한다.[5]

2018년 초에 미국 신경학회에서는 경도인지장애 환자를 치료할 때 최선의 선택이 무엇인지 말해주는 신경과 전문의용 임상지침을 발표했다. 다시 환기하자면, 경도인지장애는 환자가 자신의 뇌 기능과 관련해서 어느 정도의 문제가 있음을 인지할 뿐만 아니라, 의사도 그런 결함을 감지할 수 있는 상황에 해당한다. 경도인지장애 진단의 중요성은 아무리 강조해도 지나치지 않다. 본격적인 알츠하이머병 발병이 기다리고 있다는 전형적인 징조이기 때문이다. 이런 환자의 알츠하이머병 발생 위험을 줄이려면 어떻게 대처해야 하는지를 두고 신경과 전문의들 사이에서 오랫동안 논란이 있었다. 물론 이런 상황에 도움이 될 약물을 찾아내려는 노력이 당연히 있었다. 관련 권고사항을 작성하는 과제를 맡은 미국 신경학회의 분과위원회는, 경도인지장애에서 본격적인 알츠하이머병으로 진행되는 위험을 낮추는 데 도움이 될 만한 약품을 8가지나 검토해보았다. 그리고 그중에 어떤 식으로든 효과가 있다고 입증된 약이 단 하나도 없다는 판단을 내렸다.

여기서 알아야 할 핵심 내용은 따로 있다. 이 분과위원회에서는 인지 기능 저하와 알츠하이머병 발병의 위험을 줄일 방법으로 운동의 효과를 검토할 기회가 있었다. 그리고 그 결과는 놀라웠다. 이들은 사실상 운동이야말로 경도인지장애로 진단받은 환자들에게 의사가 내릴 수 있고, 또 내려야 할, 하나밖에 없는 우의미한 권고사항이라고 판단했다. 동료 심사가 이루어지는 제일 존경

받는 신경학 학술지에서 약이 아니라 운동을 옹호한다는 게 상상이 가는가? 그렇다. 세상이 변하고 있다. 더 나은 세상으로 말이다!

운동은 보통 2가지 방식으로 뇌와 몸에 이롭게 작용한다. 직접적으로는 인슐린 저항성과 염증을 줄이는 반면, 성장 인자의 분비를 자극한다. 이 성장 인자들, 그중에서도 BDNF는 뉴런의 건강, 뇌 속 신생 혈관의 성장, 그리고 새로운 뉴런의 풍부한 생성과 생존에 영향을 미친다. 간접적으로는 스트레스와 불안을 줄이고 수면의 질과 기분을 개선함으로써 뇌에 활력을 불어넣는다. 운동이 뇌의 기능 저하와 치매 위험을 막는 해독제가 될 수 있다니 정말 놀라운 일이다. 가히 마법이라 할 수 있겠다.

운동의 마법

꽤 근래까지만 해도 인간은 언제나 왕성하게 신체활동을 하던 존재였다. 하지만 현대 기술 덕분에 이제 우리는 주로 앉아서 생활하는 특권을 누릴 수 있게 됐다. 요즘에는 필요한 것이 있으면 거의 모두 앉은 자리에 구할 수 있다. 하지만 육체적 관점에서 보면 우리 유전자는 먹을 것을 구하기 위해 끝없는 육체적 도전과 맞서면서 수백만 년에 걸쳐 진화해왔다. 유전자는 우리가 당연히 자주 몸을 움직일 거라 예상한다. 사실 유전자가 생명을 유지하기 위해서는 정기적인 유산소 운동이 필요하다. 하지만 안타깝게도 요즘에는 이를 제대로 지키는 사람이 너무 드물다. 그래서 그 대가로 우리는 만성질환과 높은 사망률에 시달리게 됐다.

운동이 우리를 더 똑똑하게 만들 수 있다는 생각은 생의학 연구실의 연구자들뿐만 아니라 장구한 세월에 걸친 인류의 진화를 설명할 단서를 찾는 인류학자들에게도 흥미를 불러일으켰다. 2004년에 <네이처>에서는 하버드대학교의 진화생물학자 대니얼 E. 리버먼Daniel E. Lieberman과 유타대학교의 데니스 M. 브램블Dennis M. Bramble이 쓴 논문을 실었다. 두 사람은 우리가 이렇게 오랫동안 살아남을 수 있었던 것은 운동 기량 덕분이었다고 주장한다.[6] 우리 혈거인 선조들은 다른 포식자들을 앞질러 가 소중한 사냥감들을 사냥함으로써 생존이 가능했고 짝짓기에 필요한 먹을거리와 에너지를 생산할 수 있었다. 그리고 지구력이 뛰어난 이 태초의 운동선수들은 자신의 유전자를 후손에게 전달해주었다. 이것은 정말 아름다운 가설이다. 우리는 자식을 낳을 정도로 오래 살아남을 수 있도록 운동선수로 설계됐다. 자연선택이 작용해서 초기 인류를 대단히 날렵한 존재로 진화시켰다는 의미다. 그래서 인류는 다리가 더 길어지고, 발가락이 뭉툭해지고, 넷이 아닌 두 다리로 서고, 걷는 동안에 균형을 잡을 수 있도록 정교한 속귀inner ear가 발달했다.

오랫동안 과학은 다른 동물에 비해 우리 뇌가 이렇게 불균형하게 커진 이유를 설명하지 못했다. 과거의 진화과학자들은 우리의 포식 행동과 사회적 상호작용의 필요성 때문에 커진 것이라고 말했다. 양쪽 모두 복잡한 사고 패턴이 필요하기 때문이다(먹잇감을 사냥하고 타인과의 인관관계에 참여하기 위해). 하지만 이제 과학은 여기에 또 다른 요소를 덧붙일 수 있게 됐다. 신체활동이다. 최신의 연구에 따르면 우리가 이런 엄청난 뇌를 갖게 된 이유는 생각해야 할 필요성, 그리고 거기에 덧붙여 달려야 할 필요성 때문이었다.

이런 결론을 도출하기 위해 인류학자들은 뇌의 크기, 그리고 기니피그와 생쥐에서 늑대와 양에 이르기까지 여러 동물의 지구력 사이에 존재하는 패턴을 조사해보았다.[7] 그 결과, 타고난 지구력이 가장 뛰어난 종이 몸 대비 뇌의 상대적 부피도 가장 컸다. 연구자들은 이 실험을 한 단계 더 발전시켜 의도적으로 생쥐와 쥐를 마라톤 선수로 품종 개량해보았다. 이들은 쳇바퀴를 제일 많이 도는 개체들끼리 상호교배해서 달리기를 잘하는 실험 동물 혈통을 만들어냈다. 그러자 진실이 드러나기 시작했다. 이렇게 새로 품종 개량되어 나온 동물에게서 조직의 성장과 건강을 촉진하는 BDNF와 다른 물질의 수치가 증가하기 시작한 것이다. BDNF는 뇌 성장을 촉진하는 것으로도 알려져 있다. 이런 이유 때문에 신체활동이 우리가 똑똑하고 두뇌 회전이 빠른 존재로 진화하는 데 도움이 되었을지 모른다고 생각하게 됐다. 애리조나대학교의 인류학자이자 사람의 뇌 진화를 연구하는 선도적 과학자인 데이비드 A. 라이클렌David A. Raichlen은 <뉴욕타임스>에서 이 개념을 멋지게 요약했다. 그리고 그 내용을 그레첸 레이놀즈가 다음과 같이 정리했다.

더 활동적이고 운동을 잘하는 개체가 살아남았고, 실험용 생쥐와 마찬가지로 이들도 BDNF 수치 증가를 비롯해서 지구력을 증진시키는 생리학적 특성들을 후대에 물려주었다. 결국 이 초기 운동선수들은 몸속

을 흐르는 BDNF가 충분해졌고, 그중 일부가 근육에서 뇌로 이동해 뇌 조직의 성장을 자극했다.[8]

생각하고, 추론하고, 계획하는 능력이 강화되면서 초기 인류는 사냥하고 먹잇감을 죽이는 법 등 생존에 필요한 기술을 연마할 수 있었다. 이들은 선순환을 통해 이득을 보았다. 몸을 움직이니까 더 똑똑해지고, 똑똑해지니까 더 많이, 더 효과적으로 움직일 수 있었던 것이다. 그리고 시간이 지나면서 인류는 복잡한 생각을 하고, 수학, 현미경, 컴퓨터 같은 것들을 발명할 수 있게 됐다.

여기서 내릴 수 있는 결론은, 신체활동이 오늘날 우리가 사용하는 것과 같은 뇌를 발달시키는 데 도움이 되었다면 그런 뇌를 유지하는 데도 역시 운동이 필요하리라는 것이다. 더 똑똑하고, 빠른 종으로 진화하기 위해서도 그렇다.

영리하고 빨라지기

운동이 뇌의 건강에 이롭게 작용하는 원리는 그저 운동을 하면 뇌로 유입되는 혈류가 증가해서 세포의 성장과 유지에 필요한 영양분이 풍부하게 공급된다는 설명만으로는 부족하다. 물론 뇌로 들어가는 혈류가 많아지는 것은 좋은 일이다. 하지만 이것은 옛날식 설명이다. 마법처럼 뇌의 기능을 보호하고 보존하는 운동의 효과를 최신 과학으로 설명하는 것을 보면 정말 놀랍다. 이것은 결국 5가지 이점으로 귀결된다. 즉 염증 조절, 인슐린 감수성 증가,

혈당 조절 개선에 미치는 영향, 기억중추의 크기 확장 그리고 앞에서 이야기했던 BDNF 수치 증가다.

가장 매력적인 과학 연구 중 일부가 지난 10년 동안에 진행됐다.[9] 2011년에 일리노이대학교의 베크만 첨단과학기술 연구소 Beckman Institute for Advanced Science and Technology에 있는 저스틴 S. 로즈 Justin S. Rhodes 박사의 연구진은 서로 다른 4가지 생활환경에 배정한 4개의 생쥐 집단을 이용해서 새로운 사실들을 발견했다.[10] 한 집단은 생쥐 친화적인 풍요로운 식사(견과, 과일, 치즈, 향이 첨가된 물 등)와 거울, 공, 터널 등 탐험할 수 있는 재미있는 장난감이 가득한 호화로운 환경에서 살았다. 두 번째 생쥐 집단은 그와 똑같은 식사와 장난감에 접근할 수 있었고 생활공간에 쳇바퀴도 포함되어 있었다. 세 번째 집단의 우리는 싸구려 모델과 비슷했다. 특별한 것이 들어 있지 않았고 표준의 사료가 제공됐다. 네 번째 생쥐 집단은 호화로운 시설이나 먹이에 접근할 수 없는 점은 세 번째 집단과 비슷했지만 쳇바퀴가 설치되어 있었다.

실험을 시작하면서 실험 참가 생쥐들은 일련의 인지 능력 검사를 받았고, 연구자들이 뇌의 구조 변화를 추적할 수 있는 물질을 주사했다. 그 후로 몇 달 동안 생쥐들을 각각의 생활공간에서 하고 싶은 것을 마음대로 하며 살게 내버려두었고, 그 후에 이들의 인지 기능을 다시 검사하고, 뇌조직을 조사해보았다.

다른 변수보다 확연히 눈에 들어오는 한 가지 변수는 쳇바퀴 존재 여부였다. 환경 속에 갖고 놀 장난감이 있는지 여부는 중요하지 않았다. 뇌도 더 건강하고 인지 능력 검사에서도 더 좋은 점수를 받은 생쥐는 운동을 한 생쥐였다. 달리기를 하지 않은 생쥐는 다른 면에서는 자극이 풍부한 환경이 갖추어져 있다 해도 인지 능력의 개선이 보이지 않았다. 연구자들은 복잡한 사고와 문제 해결능력의 고취를 암시하는 인지 능력 향상이 있는지 살펴보았는데, 이런 향상에 중요하게 기여한 것은 운동밖에 없는 것으로 나타났다.

유산소 운동 집단과 스트레칭 집단의 1년 동안의 해마 크기 변화

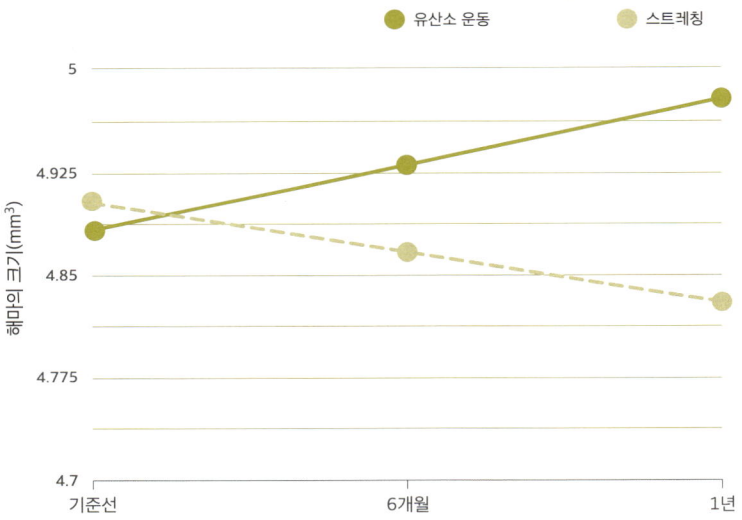

우리는 운동이 새로운 뇌세포의 생성을 촉진한다는 것을 알고 있다. 과학자들은 몇 주 동안 달리기를 시킨 쥐와 움직이지 않고 생활한 쥐를 비교해서 이런 효과를 실제로 측정해보았다. 그 결과, 달리기를 한 쥐는 움직이지 않았던 쥐에 비해 해마에 새로운 뉴런이 2배나 많았다. 다른 연구에서는 어떤 유형의 운동이 가장

효과적인지 살펴보았다. 2011년에 120명의 노인 남녀를 두 집단으로 나누는 실험이 진행됐다. 한 집단은 산책 프로그램을 실시했고, 다른 집단은 스트레칭 프로그램을 진행했다. 그 결과, 산책 집단이 스트레칭 집단보다 좋은 결과가 나왔다.[11] 산책 집단은 1년 후에 해마가 더 커져 있었고 혈중 BDNF 수치도 더 높았다. 반면 스트레칭 집단은 정상적인 위축 과정이 진행되어 뇌의 부피가 줄어들었고, 인지 능력 검사에서도 산책 집단만큼의 성적이 나오지 않았다. 왼쪽 그래프를 한번 살펴보자.

새로운 신경망 키우기

운동은 뇌에서 새로운 뉴런의 성장을 유도한다는 것이 입증되었지만 진짜 기적은 따로 있다. 운동이 뇌에서 새로운 신경망의 구축도 돕는다는 사실이 밝혀진 것이다. 뇌세포를 탄생시키는 것과 그 세포들을 조화롭게 기능하는 신경망으로 조직하는 것은 별개의 문제다. 그저 새로운 뇌세포가 만들어진다고 해서 더 똑똑해지는 것은 아니다. 그 세포들을 기존의 신경망과 서로 연결할 수 있어야 한다. 그렇지 않으면 이 뇌세포들은 할 일 없이 어슬렁거리다 결국은 죽게 된다. 뇌세포들을 연결하는 한 가지 방법은 무언가 새로운 것을 학습하는 것이다. 2007년의 연구를 보면, 생쥐가 수중 미로를 통과하는 법을 배우면 새로 태어난 뉴런들이 기존의 뇌 신경망으로 성공적으로 통합되었다.[12] 이것은 신체능력보다는 인지 능력이 더 필요한 과제다. 연구자들은 또한 신생 뇌세포들이 할 수 있는 일이 제한되어 있다는 것도 알아냈다. 예를 들면, 이 뇌세포들은 미로를 헤쳐 나가는 것 말고 다른 인지 과제를 수행하는 데는 도움을 주지 못했다. 신생 뇌세포가 과제 수행에 도움이 되려면 생쥐가 신체활동을 해야 했다. 그럼 신생 뇌세포들이 활발해지고 인지적으로 유연해졌다.

여기에 운동이 주는 이로움의 비밀이 숨어 있다. 운동은 뉴런을 영리하게 만들어 다중의 과제를 수행할 수 있게 한다. 운동이 분자 수준에서 어떻게 정신적 개조를 용이하게 하는지는 알지 못하지만, BDNF가 세포와 축삭돌기axon를 강화하고 뉴런들 사이의 연결을 확고히 하고 신경발생을 촉발하는 등의 작용에서 한 축을 맡고 있다는 것은 알고 있다. 신경발생은 새로운 것을 학습하는 뇌의 능력을 끌어올리고, 이것이 다시 새로 생긴 뇌세포들을 강화하여 신경망을 더욱 굳건히 한다. BDNF 수치가 높아지면 식욕도 줄어든다는 것을 기억하자. 따라서 식탐 때문에 어려움이 있는 사람들에게는 운동을 해야 할 이유가 하나 더 늘어난다.

BDNF와 운동의 관계에 대한 이해를 바탕으로 연구자들은 뇌 장애나 뇌 질환의 위험이 있거나, 이미 앓고 있는 사람들에서 신체 운동의 효과를 조사하고 있다. <미국 의학협회지>에 근래에 실린 한 보고서에서, 당시는 웨스턴오스트레일리아대학교에 있었고 현재는 멜버른대학교에 있는 니콜라 라우텐슐라거Nicola Lautenschlager 교수는 24주 동안 정기적으로 운동에 참여한 노인들이 기억력, 언어능력, 주의력 그리고 다른 중요한 인지 기능에서 대조군에 비해 수행능력이 1,800퍼센트 향상되는 것을 발견했다.[13] 운동

실험군은 일주일에 142분 혹은 하루에 20분 정도를 신체활동에 사용했다. 연구자들은 이런 향상이 혈류 개선, 새로운 혈관의 성장, 새로운 뇌세포의 성장 그리고 뇌 가소성의 향상 덕분이라고 생각했다.

비슷한 연구에서 하버드대학교의 연구자들은 노년층 여성에게서 운동과 인지 기능 사이에 강한 상관관계를 발견하고 다음과 같이 결론 내렸다.

> 노년층 여성을 대상으로 진행된 이 대규모 전향적 연구에서 장기간 높은 수준으로 이루어진 규칙적인 신체활동은 인지 기능 상승과 인지 기능 저하 감소와 강한 상관관계가 있었다. 구체적으로 들어가면, 왕성한 신체활동의 영향으로 보이는 인지적 이득은 3년 정도 젊어진 것과 유사한 효과가 있었고, 인지기능장애의 위험이 20퍼센트 낮아졌다.[14]

몸이 신체활동을 하면 여러 가지 효과가 합쳐진다. 운동은 강력한 항염증 인자다. 신체활동은 앞에서 설명했던 Nrf2 경로를 활성화해서 염증을 억제하는 유전자의 스위치를 켠다. 그리고 이것은 실험실 검사로 측정도 가능하다. 과학자들은 실험실 검사에서 흔히 사용되는 염증 표지인 C 반응 단백질이 운동 루틴을 따르는 사람들 사이에서는 낮게 나온다는 것을 여러 번 보고한 바 있다. 운동은 인슐린 민감성도 개선해준다. 운동은 혈당의 균형 관리에 도움을 주고 단백질의 당화 과정을 줄여준다. 이러한 사실은 운동이 당화혈색소에 미치는 영향에 관한 연구로부터 알게 됐다. 한 주목할 만한 연구에서 연구자들은 30명의 참가자에게는 생활습관을 바꾸지 말라고 하고, 다른 35명에게는 일주일에 3일씩 운동 프로그램을 시행하라고 했다.[15] 대조군은 어떤 형태의 운동에도 참여하지 않았다. 그 결과, 16주 후에 운동 집단에서는 당화혈색소가 0.73 감소했지만, 비운동 집단에서는 0.28 증가했다. 맥락에 따라 이 수치를 해석해보자면, 만약 당신의 당화혈색소가 6.0이었다면 운동으로 0.73 감소한 것은 당화혈색소가 12퍼센트 줄어든 것에 해당하는데, 이것은 당뇨병 치료제를 복용한 것에 버금가는 효과다.

큰 노력 없이도 효과를 볼 수 있다

좋다. 그럼 운동이 몸과 뇌에 좋게 작용하는 것은 알겠다. 하지만 운동을 얼마나 많이, 얼마나 철저히 해야 할까? 집안일이나 정원 가꾸기, 쓰레기 버리러 나가기 같은 일상적인 활동도 운동으로 칠 수 있을까?

여기에 답하기 위해 러시대학교의 '기억력과 노화 프로젝트 Memory and Aging Project'에서 나온 연구를 살펴보자. 이 연구는 333쪽에 나왔던 그래프를 만든 그 연구다. 아론 S. 부크먼 Aron S. Buchman 박사는 매일 하는 운동이 알츠하이머병 발병 위험에 미치는 영향을 조사한 후에 주로 앉아서 활동하는 사람과 요리, 설거지, 카드놀이, 휠체어 밀기, 청소 등의 단순한 행동을 비롯해 다양한 활동을 하는 사람 사이에서 극적인 차이를 발견했다. 그는 액티그래프 Acti-Graph라는 장치를 이용해서 사람들의 활동 수준을 추적했다. 이것은 손목에 착용해서 운동의 양을 감지하는 장치다. 참가자들은 치매가 없는 사람들이었고 평균 나이는 82세였다. 3년 반 정도의 추적 기간 동안 원래의 716명 참가자 중에 71명은 본격적인 알츠하이머병이 생겼다.[16]

연구결과는 일상의 운동 수준이 제일 낮은 10퍼센트의 사람은 제일 높은 10퍼센트에 비해 알츠하이머병 발병 위험이 230퍼센트 증가하는 것으로 나왔다. 운동의 강도라는 측면에서 데이터를 평가해보면 더 흥미진진한 결과가 나왔다. 부크먼 박사와 동료들이 운동 강도가 제일 낮은 10퍼센트의 사람을 제일 높은 10퍼센트와 비교해보았더니 운동을 제일 하지 않는 사람에서는 알츠하이머병 발병 위험이 거의 3배로 높게 나왔다. 결론에서 부크먼 박사는 꼭 정식적인 운동이 아니어도 비용도 안 들고, 쉽게 접근 가능하고, 부작용도 없는 신체활동의 막강한 힘을 과소평가해서는 안 된다고 주장했다. 간단한 생활 속 활동도 나이에 상관없이 뇌를 보호해줄 수 있다. 진이 빠질 정도로 격렬한 운동이 아니더라도 어떤 활동이든 뇌에 이로운 영향을 줄 수 있다고 자신 있게 말할 수 있는 증거가 축적되어 있다.

에베레스트산을 정복하겠다고 목표를 높게 잡을 필요가 없다. 그리고 지구력을 시험하는 경기에 참가하기 위해 훈련을 할 필요도 없다. 하지만 심장이 두근거릴 정도의 규칙적인 운동은 반드시 해야 한다. 1년 동안 근력 운동만 한 노인들이 인지 기능에서 혜택을 보았다는 연구도 소수 나와 있기는 하지만, 현재까지 대부분의 연구 그리고 모든 동물 실험은 달리기나 수영, 자전거, 하이킹,

신속 보행 등의 유산소 운동을 일주일에 적어도 다섯 번, 한 번에 적어도 20분 이상 참여하는 형태로 진행되었다.

대부분의 사람이 운동을 최우선으로 하지 않는 것을 알지만, 이미 정기적으로 운동을 하지 않은 사람이라면 부디 내가 이 장에서 제시한 증거들이 동기를 부여해주었으면 한다. 내 프로그램을 진행하는 동안 일주일은 인생의 이 중요한 영역에 초점을 맞춰서 진행해보고, 현재 규칙적인 운동을 하지 않는 사람이라면 한번 시작해보자. 만약 이미 진행하고 있는 사람이라면 그 일주일은 운동의 지속 시간과 강도를 높여보거나, 새로운 운동을 시도해보자.

9장

뇌에게 꿀잠을
: 호르몬 왕국을 통치하는 렙틴

내일을 시작하기 전에 오늘 하루를 잘 마무리하고, 오늘과 내일 사이에는
잠이라는 견고한 벽을 세워라.
_ 랠프 월도 에머슨 Ralph Waldo Emerson(1803~1882)

    만 48세의 증권중개인 사무엘은 어느 11월 말에 나를 찾아와 자신의 건강을 최적의 상태로 만들어달라고 부탁했다. 이렇게 종합적으로 두루뭉술한 요청을 하는 사람이 그가 처음은 아니었기에 나는 그가 원하는 것이 무엇인지 알았다. 그는 내가 자기가 처한 불행의 본질을 규명해서 한 번도 경험해보지 못한 건강과 활력을 가져다주기를 바랐다. 어느 의사라도 감당하기 힘든 벅찬 주문이었지만, 나는 부어오른 그의 얼굴을 보며 문제가 무엇인지 그 자리에서 바로 짐작할 수 있었다. 나는 그의 병력과 주소 chief complaint(환자가 의사에게 호소하는 주된 증상-옮긴이)부터 들어보았다. 그는

갑상샘 저하의 병력이 있어서 약을 복용 중이었다. 그는 꽤 스트레스가 많은 삶을 살고 있지만 자신의 전체적인 건강은 좋다고 평가했다. 과거의 병력으로만 보면 크게 문제될 것이 없어 보였지만, 흥미롭게도 그의 아들이 유아기에 고형식에 민감했었는데 글루텐 민감성으로 진단을 받았다고 했다. 우리는 그의 갑상샘 문제에 대해 더 이야기해보았는데, 알고 보니 그에게는 하시모토병이라는 자가면역질환이 있었다. 하시모토병은 면역계가 비정상적으로 활성화되어 갑상샘을 공격하는 바람에 생기는 병이다.

당시 임상에서 하던 대로 나는 글루텐 민감성 검사를 주문했고, 거기서 흥미로운 결과가 나왔다. 그가 실제로 글루텐에 대단히 민감했던 것이다. 검사한 24가지 항체 중 한 가지만 정상 범위에 해당했다. 그는 글루텐프리 식단이 절실하게 필요한 상태였다.

식단의 변화에 대한 그의 반응은 꽤나 놀라웠다. 솔직히 말하면, 그의 아들의 경험과 정상을 훨씬 벗어나 있는 그의 검사 결과를 놓고 보면 어느 정도 예측 가능한 부분이기는 했다. 글루텐프리 식단을 시작하고 4개월 후에 그로부터 편지를 한 통 받고 입가에 미소가 번졌다. 그는 자신의 삶이 얼마나 망가져 있었는지에 대해 솔직히 이야기했다. 그가 나를 보러 왔을 무렵에 자신의 건강이 좋다고 한 말은 거짓이었다. 건강과는 거리가 먼 상태였다. 그의 글이다.

글루텐 민감성으로 진단을 받기 전에는 제 건강이 끝없는 나락으로 추락하고 있었습니다. (…) 40대 초반이었고, 매일 출근해서 일도 하고 있었지만 정말 무기력한 상태에서 어떻게든 하루하루를 버티며 살고 있었죠. (…) 저는 감정의 기복도 심해지고 있었고, 아주 사소한 일에도 곧잘 짜증을 부리곤 했었습니다. (…) 부정적인 생각을 떨칠 수가 없어서 우울증이 찾아왔습니다. 저는 제가 분명 죽어가고 있는 것이라고 확신했어요. (…) 지금은 완전히 새로운 사람이 되었습니다. 저는 다시 느긋한 사람이 됐습니다. 하루를 열심히 살 수 있는 활력도 넘칩니다. 밤에 잠도 규칙적으로 자고 있고 관절통도 사라졌습니다. 머리도 맑아졌고 일을 하다가 산만해지는 일도 없습니다. 가장 좋았던 부분은 허리에 자리 잡고 떠날 생각을 하지 않던 뱃살이 2주 만에 눈 녹듯 사라진 것입니다. 제 삶을 되돌려주셔서 정말 감사합니다.

내가 처음 사무엘을 검사했을 때 그는 수면 문제에 대해서는 언급하지 않았지만 나는 그가 잠이 편하지 않다는 것을 직감으로 알 수 있었다. 그는 피곤해 보였고, 장기적인 수면 박탈에서 나타나는 온갖 징후를 보이고 있었다. 내 환자들 중에는 수면 부족이 아예 일상이 되어버려서 잠을 잘 잔다는 것이 무엇인지 잊고 살다가 치료를 받고서야 자기가 제대로 못 자고 살았음을 깨닫는 경우가 많다. 사무엘은 잠을 잘 자는 것이 글루텐프리 식단을 하면서 부수적으로 얻은 보너스에 불과하다고 생각했을지도 모르겠다. 하지만 그 이상이었다. 사무엘이 매일 밤잠을 잘 자기 시작하면서부터 그는 호르몬적으로, 감정적으로, 육체적으로, 심지어 영적으로 자신의 몸을 깊숙한 곳에서부터 새로 짜기 시작했다. 글루텐 문제나 갑상샘 문제는 차치하더라도 나는 그가 편안하고 규칙적인 잠을 잘 수 있게 된 것이 몸의 컨디션을 되돌려 그가 원했던 최적의 건강을 회복하는 데 큰 역할을 했다고 확신한다.

대부분의 사람이 잠의 가치를 과소평가하고 있지만 우리의 삶에서 잠은 건강에 필수적이면서도 완전히 무료인 몇 안 되는 자산 중 하나다. 뒤에서 살펴보겠지만 잠은 뇌의 부식을 예방하는 근본적인 도구이기도 하다.

수면의 과학

지난 15년 동안 수면과학은 언론의 집중적인 조명을 받았다. 그럴 만하다. 현재 우리는 과학적 관점에서 잠의 가치를 그 어느 때보다도 깊이 이해하고 있다. 실험실 연구와 임상 연구 모두 우리 몸의 모든 기관이 수면의 양과 질에 영향을 받는다는 것을 보여주고 있다. 특히나 뇌가 그렇다.[1] 수면은 다양한 효과가 입증됐다. 얼마나 많이 먹을지, 대사 속도는 얼마나 빠를지, 뚱뚱할지 날씬할지, 감염과 싸워 이길 수 있을지, 얼마나 창의적이고 통찰력이 넘칠지, 스트레스에 얼마나 잘 대응할지, 정보를 얼마나 빨리 처리하고 새로운 것을 학습할 수 있을지, 기억을 얼마나 잘 적용하고 정리할 수 있을지 등등에 영향을 미친다.[2] 대다수의 사람에게 적절한 수면이란 적어도 7시간을 꽉 채워서 자는 것을 의미한다. 적절한 수면은 유전자에도 영향을 미친다. 2013년 초에 영국의 과학자들은 일주일의 수면 박탈이 711개 유전자의 기능에 변화를 가져왔음을 알아냈다. 그중에는 스트레스, 염증, 면역, 대사와 관련된 유전자도 있었다.³ 몸의 이 중요한 기능에 부정적으로 영향을 미치는 것이라면 뇌에도 영향을 미친다. 이런 유전자들이 있어야 손상된 조직을 대체하거나 수리하는 데 필요한 단백질을 지속적으로 공급할 수 있는데, 일주일 정도 잠을 제대로 못 잔다고 유전자들이 작동을 멈춘다면, 그 사실만으로도 수면의 힘을 알 수 있다. 유전자 수준에서는 수면 부족의 부작용을 알아차리지 못할 수도 있지만 착란, 기억상실, 브레인포그, 면역력 저하, 비만, 심혈관질환, 당뇨병, 우울증 등 만성적 수면 박탈의 다른 신호들은 분명 경험할 수 있다. 이런 증상들은 뇌와 독특하게 얽혀 있다.

몸에 필요한 만큼 충분히 자지 못하는 사람이 많다는 것은 다들 잘 알고 있지만, 현재는 잠을 너무 많이 자는 것도 인지 기능 저하 초기의 잠재적 표지로 여겨지고 있다. 2017년에 <신경학>에서는 하룻밤에 자는 시간이 9시간 이상이면 10년 안에 임상적 치매로 진행될 위험이 높아질 수 있다고 보고했다.⁴ 놀라운 이야기지만, 더 놀라운 이야기는 따로 있다. 동일한 연구에서 뇌의 부피를 측정해보았더니 잠을 오래 자는 사람은 부피가 더 작았다. 따라서 과하지도 부족하지도 않게 수면의 혜택을 볼 수 있는 최적의 시간이 분명 존재할 것이다. 그리고 대부분의 경우는 7~9시간 정도가 해당한다. 하지만 그 정도도 자지 못하는 사람이 태반이다.

미국인의 10퍼센트 정도가 만성불면증을 앓고 있으며, 무려 25퍼센트가 적어도 가끔씩은 잠을 충분히 자지 못할 때가 있다고 보고하고 있다.⁵ 그리고 현재 수면 전문가들은 충분한 수면의 양이라는 문제를 넘어, 뇌를 회복시키는 능력이라는 측면에서 수면의 질에 초점을 맞추고 있다. 달게 6시간을 자는 게 나을까, 뒤척이며 8시간을 자는 게 나을까? 그 대답을 구하기가 어렵지 않을 거라 생각할지도 모르겠다. 잠은 세상 모든 사람이 하는 일이니 잠에 관해서라면 이제 알 만한 것은 다 알고 있을 거라고 말이다. 하지만 과학은 여전히 수면의 미스터리를 밝히기 위해 노력 중이고, 잠이 남성과 여성에게 어떻게 다른 영향을 미치는지도 알아내려 하고 있다.[6] 수면 박탈의 결과는 양쪽 성 모두 동일하게 과식하는 성향으로 나타나지만, 배고픔을 촉발하는 요인은 같지 않다. 남성의 경우 수면 부족이 혈중 그렐린ghrelin 수치 증가로 나타난다. 그렐린은 식욕을 자극하는 호르몬이다. 반면, 여성은 그렐린 수치가 수면 부족에 영향을 받지 않는다. 하지만 식욕 억제 호르몬인 GLP-1 수치가 영향을 받는다. 물론 이런 미묘한 차이가 별로 중요해 보이지 않을 수 있다. 어느 쪽이든 전체적인 결과는 과식으로 나타나니까 말이다. 하지만 이것은 수면에 반응하는 인체의 생화학에 대해 우리가 얼마나 아는 것이 없는지 잘 보여준다.

우리가 잠에 대해 한 가지 확실히 아는 것이 있다면, 나이가 들수록 잠을 잘 자기가 힘들어진다는 것이다. 이유는 다양하지만, 그중 상당수는 건강한 수면에 흠집을 내는 질병에서 비롯된다. 노인 중 무려 40퍼센트가 수면무호흡sleep apnea이나 불면증 같은 만성적 문제 때문에 잠을 편히 못 잔다. 지금은 수면 방해와 인지 기능 저하 사이에 상관관계가 있다는 증거도 나와 있다. 크리스틴 야페Kristine Yaffe는 캘리포니아대학교 샌프란시스코 캠퍼스의 정신과 의사로, 인지기능장애와 치매에 걸릴 위험이 높은 사람들을 연구한다. 기억장애 클리닉을 운영하는 그녀는 환자들이 호소하는 증상에서 공통점을 발견했다. 잠에 들기가 어렵고, 잠에 들어도 중간에 깬다는 것이다. 이들은 낮에도 계속 피곤하다 보니 낮잠을 자야 한다고 말한다. 야페가 일련의 연구를 통해 1,300명이 넘는 만 75세 이상의 성인들을 5년 넘게 분석해보았더니 수면무호흡 등 수면 방해 요소가 있는 사람들은 나중에 치매에 걸릴 위험이 2배 이상이었다. 자연적인 하루주기리듬circadian rhythm이 깨지거나 밤새 자주 깨는 사람도 위험이 높아졌다.[7] 새로운 연구도 수면과 다양한 건강 문제 발생 위험의 상관관계를 보여주는 기존의 연구를 뒷받침하고 있다. 심지어 이 연구는 장내 마이크로바이옴 역시 수면 습관뿐 아니라 하루주기리듬의 건강 여부와 관계가 있음을 보여준다.[8]

하루주기리듬은 우리 건강에서 핵심적인 역할을 한다. 생후 6주 정도면 우리 모두는 밤과 낮의 주기에 맞춰 일어나는 이런 반복적 활동 패턴을 확립하고, 이 패턴이 평생 이어진다. 해가 뜨고 지는 것처럼 이 리듬도 대략 24시간을 주기로 돌아간다. 우리에게는 태양의 24시간 주기에 맞춰 움직이는 주기가 많다. 수면 주기가 그렇고, 호르몬의 오르내림, 체온의 요동, 우리의 건강과 행복에 영향을 미치는 특정 분자의 성쇠 같은 생물학적 박동 패턴들도 그렇다. 우리의 리듬이 태양의 24시간 주기와 맞아떨어지지 않으면 우리는 몸이 안 좋거나 피곤한 느낌을 받게 된다. 우리가 새로운 시간대로 넘어가서 거기에 신속하게 몸을 적응해야 할 때도 이런 일이 일어난다.

대부분의 사람은 몸의 내재적 리듬 중 많은 부분이 수면습관에 바탕을 두고 있고 뇌에 의해 조절된다는 사실을 잘 모르고 있다. 호르몬 분비 패턴이 하루주기리듬과 묶여 있는 점을 생각하면, 우리 몸의 자연적인 낮밤의 주기가 우리의 모든 측면을 지휘한다고 할 수 있다. 좋은 사례가 바로 체온이다. 체내 호르몬이 춤을 추면 그 결과로 낮에는 체온이 올라간다. 그리고 오후에는 살짝 내려갔다가(오후에 나른해지는 이유), 저녁에 정점을 찍은 후에 밤 동안에는 낮아지기 시작한다. 이른 아침에는 체온이 바닥을 찍으면서 또 다른 패턴이 정점을 찍기 시작한다. 코티솔 수치가 아침에 최고조에 이르렀다가 그 후로 낮을 지나면서 낮아지기 때문이다. 업무 때문에 수면 패턴이 불규칙하기로 악명이 높은 교대근무자들은 그 때문에 잠재적으로 심각한 여러 질병에 노출되어 있다. 영어에서 야간 교대 근무를 괜히 묘지 근무graveyard shift라고 부르는 것이 아니다.

그러다 다음번에 이상하게 피곤하고, 감정의 기복이 심해지고, 목이 마르고, 배고프고, 생각이 느려지고, 자꾸 깜박하고, 심지어 자꾸 가시 돋친 듯 예민하고 공격적으로 변한다 싶으면 최근의 수면습관이 어땠는지 들여다보는 것도 좋은 방법이 될 것이다. 호르몬을 조절하기 위해서는 규칙적인 패턴을 따라 잠을 잘 자고 깨어야 한다는 정도로 말해두겠다. 호르몬에 대해서는 책을 한 권 써도 모자랄 테지만 논의를 진행하기 위해, 특히 수면과 뇌 건강의 관계에 대해 논의하기 위해 우리 몸에서 가장 저평가되어 있는 숨은 영웅 같은 호르몬에 초점을 맞춰보려 한다. 바로 렙틴이다. 렙틴은 사실상 몸의 염증 반응을 조정하고, 탄수화물에 대한 갈망 여부를 결정하는 데도 일조하기 때문에 이 중요한 호르몬을 빼고는 뇌 건강에 대해 이야기할 수 없다. 그리고 렙틴은 수면에 강력하게 영향을 받는다. 이 호르몬을 확실하게 통제할 수만 있다면 뇌와 몸에 이로운 방향으로 자신의 호르몬 왕국을 통치할 수 있다.

잠은 잘 잤어요?

수면의 질이 떨어져 있는데 그 사실조차 인식하지 못하는 경우가 있다. 자기가 정말 잠을 잘 자고, 매일 아침 알람이 없어도 개운한 기분으로 잠에서 깨는 경우가 아니라면 수면다원기록polysomnogram 검사를 받아볼 것을 권한다. 이것은 아플 것이 전혀 없는 검사로, 그냥 하룻밤이나 이틀 밤 정도 수면검사실에서 보내면 된다. 그럼 당신이 자는 동안 수면 전문가가 다양한 생물학적 기능을 기록해서 당신에게 수면무호흡이나 하지불안 증후군restless legs syndrome 같은 장애가 있는지 판단해줄 것이다.

렙틴의 권력

1994년의 일이다. 이 발견은 의료계를 놀라게 했고, 인체와 복잡한 호르몬계뿐만 아니라 수면이 호르몬의 왕국을 통치하는 데 얼마나 소중한 존재인지에 대해서도 완전히 새롭게 바라보게 만들었다. 우리가 모든 호르몬과 그 기능을 찾아냈다고 생각한 그

순간, 기존에는 존재하는지도 몰랐던 새로운 호르몬을 발견한 것이다.[9] 이 호르몬의 이름은 렙틴이다. 그리고 이 호르몬은 그냥 평범한 호르몬이 아니다. 인슐린처럼 렙틴도 궁극적으로 다른 모든 호르몬에 영향을 미치고, 뇌 속 시상하부hypothalamus의 사실상 모든 기능을 통제하는 중요 호르몬이다. 시상하부는 당신 내면의 공룡이 살고 있는 곳이다. 인간보다 먼저 나타난 이 고대의 구조물은 머리 중앙에 자리 잡고 있으며 몸의 리드미컬한 활동, 그리고 배고픔에서 섹스에 이르기까지 다양한 생리적 기능을 담당한다. 하지만 어쩌면 이 호르몬을 이토록 뒤늦게 발견하게 된 이유는 전혀 예상하지 못했던 장소에 들어 있었기 때문일지도 모르겠다. 바로 지방세포다.

예전에는 지방세포를 그저 만일의 경우를 대비해서 남은 칼로리를 모아놓은 보관소에 불과하다고 생각했었다. 하지만 지금은 지방조직이 다른 중요 기관만큼 활발하게 생리학적 과정에 참여한다는 것을 알고 있다. 이것은 렙틴 같은 상주 호르몬 덕분이다. 렙틴은 우리가 뱃살이 늘어지고 뇌가 작아질지 여부를 통제한다. 우선 한 가지 명심하고 넘어가자. 다른 대부분의 호르몬처럼 렙틴의 기능도 대단히 복잡하다. 사실 호르몬계 전체가 극도로 정교하고 복잡하게 얽혀 있다. 호르몬 간의 상호작용이 무수히 많이 일어나기 때문에 그런 작용을 일일이 다 설명하는 것은 이 책의 범위를 넘어선다. 여기서는 최대한 단순화해서 뇌에 이롭게 호르몬을 통제하는 데 필요한 내용만을 다루겠다.

가장 기본적인 수준에서 보면 렙틴은 원시적인 생존 도구라고 할 수 있다. 이 호르몬은 굶주림에 대한 우리의 대사적, 호르몬적, 행동적 반응의 조화와 독특하게 얽혀 있다. 그리고 그만큼 우리의 감정과 행동에 막강한 영향을 미친다. 렙틴은 일종의 문지기로, 일단 이 호르몬을 이해하고 나면 나머지 호르몬계를 조절하는 법도 알 수 있고, 그 과정에서 상상도 못 했던 방식으로 건강을 관리할 수 있게 될 것이다.

렙틴은 지방세포에서 발견되지만 그것이 나쁜 호르몬이라는 뜻은 아니다. 양이 과도해지면 실제로 문제를 일으킬 수 있고, 특히 퇴행성 질환과 수명 단축 등을 일으킬 수도 있다. 하지만 건강한 수준의 렙틴은 오히려 반대로 노화와 관련된 대부분의 질병을 예방하고 수명을 연장해준다. 이 중요한 호르몬에 대한 감수성을 키울 수 있다면 그만큼 더 건강해질 수 있다. 여기서 말하는 '감수성'이란 우리 몸에 있는 이 호르몬의 수용체가 렙틴을 인식하고 이것을 이용해서 다양한 활동을 수행할 수 있는 능력을 말한다. 저명한 영양치료사인 노라 T. 게드가우다스 Nora T. Gedgaudas는 자신의 책 《원시적인 몸, 원시적인 마음 Primal Body, Primal Mind》에서 렙틴을 간단명료하게 정의하고 있다.[10]

렙틴은 본질적으로 포유류의 대사를 통제한다. 대부분의 사람은 그것이 갑상샘이 하는 일이라 생각하지만 사실 렙틴이 갑상샘을 통제하고, 이 갑상샘이 대사의 속도를 조절한다. 렙틴은 모든 에너지 저장소를 감독한다. 렙틴은 우리를 배고프게 만들지 말지, 지방을 더 많이 저장할지 아니면 태울지 결정한다. 렙틴은 염증 반응을 조정하고, 심지어 신경계에서 교감신경계를 각성시킬지, 부교감신경계를 각성시킬지도 통제할 수 있다. 부신이나 성호르몬을 비롯해서 당신의 호르몬계에서 어느 부분이든지 엉망이 되었을 경우, 렙틴 수치를 통제하지 않고는 문제를 해결할 가망이 전혀 없다고 봐야 한다.

게드가우다스는 렙틴의 등장을 '동네에 새로 얼굴을 내민 신참이 알고 보니 그 지역 전체를 운영하고 있는 두목인 경우'라 부른다. 나도 전적으로 동감한다. 다음에 당신이 밥을 먹다가 배가 불러 포크나 수저를 내려놓게 된다면 렙틴에게 감사하자. 배가 부르면 지방세포는 렙틴을 분비해서 뇌에게 이제 그만 먹으라고 말한다. 식욕 브레이크인 셈이다. 렙틴 수치가 낮은 사람이 과식을 하기 쉬운 이유도 이것으로 설명할 수 있다. 지금은 아주 중요한 연구로 자리 잡게 된 2004년의 한 연구는 렙틴 수치가 20퍼센트 떨어진 사람은 배고픔과 식욕이 24퍼센트 증가해서 칼로리 밀도가 높은 고탄수화물 식품을 갈망하게 되는 것을 보여주었다. 특히 달달한 음식, 짭짤한 간식, 녹말 성분이 많은 음식에 손이 간다.[11] 그런데 렙틴은 왜 떨어졌을까? 수면 부족 때문이다.[12] 우리는 수면 연구만으로도 호르몬에 대해 많은 것을 알게 됐다. 그리고 이것이 다시금 호르몬 조절에서 수면이 얼마나 중요한 것인지 알려주었다.

렙틴과 인슐린은 서로 반대로 작용하는 경향이 있지만 공통점이 많다. 양쪽 모두 염증 촉진 분자다. 렙틴은 몸의 염증 과정에서 큰 역할을 담당하는 것과 동시에 염증성 사이토카인이기도 하다. 렙틴은 몸 곳곳의 지방조직에서 다른 염증성 분자의 생산을 조절한다. 과체중이나 비만인 사람이 뇌 질환, 정신 건강 문제, 신경퇴행성 질환의 위험이 현저히 높은 문제를 비롯해서 염증 문제에 취약한 이유도 이것으로 설명할 수 있다. 렙틴과 인슐린 모두 몸의 명령체계에서 높은 자리를 차지하고 있기 때문에 불균형해지면, 두 호르몬이 직접 통제하는 시스템을 넘어 사실상 모든 체내 시스템이 나락으로 떨어지게 된다. 더구나 렙틴과 인슐린 모두 공통적으로 탄수화물이 가장 부정적인 영향을 미친다. 정제되고 가공된 탄수화물일수록 렙틴과 인슐린의 수치가 건강한 범위를 벗어나게 된다.

앞에서 지속적인 탄수화물 남용으로 인슐린 펌프와 혈당 조절이 영향을 받으면 결국 인슐린 저항성이 생긴다는 것을 설명했다. 렙틴의 경우도 똑같은 일이 일어난다. 렙틴 수치를 급증시키는 물질이 지속적으로 과도하게 들어와 거기에 몸이 압도되면 렙틴 수용체가 더 이상 렙틴이 전하는 메시지에 귀를 기울이지 않게 된다. 수용체들이 귀를 닫고 결국 렙틴 저항성이 생긴다. 간단히 말하자면, 렙틴이 통제를 포기해버리는 바람에 몸이 질병과 추가적인 기능장애에 취약해진다는 소리다. 그러면 렙틴의 수치가 더 올라가지만 제대로 작동하지는 않는다. 이제 배가 불렀으니 그만 먹으라는 신호를 뇌에 전달하지 못하는 것이다. 이렇게 식욕을 통제할 수 없게 되면 체중이 불고 비만이 될 위험이 훨씬 커진다. 그리고 이것이 뇌 장애 위험을 높인다. 연구에 따르면, 식단에 탄수화물이 지나치게 많다는 것을 보여주는 지표인 중성지방 수치 증가도 렙틴 저항성을 야기할 수 있다고 한다.[13]

세상의 어떤 약물이나 보충제도 단독으로 렙틴 수치의 균형을 맞출 수는 없다. 하지만 더 나은 식생활과 더 나은 수면이라면 그럴 수 있다.

내가 렙틴 저항성?

이것은 우리 모두가 스스로에게 던져야 할 질문이다. 안타깝게도 미국에는 렙틴 저항성 클럽의 진성 회원 자격을 갖춘 사람이 수백만 명이나 된다. 고탄수화물을 먹고 잠을 제대로 자지 못하는 사람이라면 사실상 렙틴 저항성이 있다고 봐야 한다. 렙틴에 대해 포괄적으로 살펴보고 있는 론 로즈데일Ron Rosedale과 캐럴 콜먼Carol Colman의 책 《로즈데일 다이어트The Rosedale Diet》에서 저자들은 렙틴 저항성의 조짐들을 나열하고 있는데, 그중 상당수는 인슐린 저항성에서도 흔히 나타나는 것들이다.[14]

- 과체중이다.
- 아무리 운동해도 체형을 바꿀 수 없다.
- 살을 뺄 수 없거나 체중이 느는 것을 막을 수 없다.
- 먹으면 기분이 좋아지는 맛있는 음식을 계속 갈망한다.
- 식사 후에 피곤한 느낌이 든다.
- 항상 불안과 스트레스를 느낀다.
- 항상 혹은 한밤중 엉뚱한 시간에 배고픔을 느낀다.
- 식사 후에 간식을 따로 먹는 경향이 있다.
- 공복 중성지방 수치가 높다(100mg/dL 이상. 특히 콜레스테

롤 수치와 같거나 그 값을 넘어설 때).
- 골다공증이 있다.
- 잠에 들고, 잠을 유지하는 데 어려움이 있다.
- 고혈압이 있다.
- 걸핏하면 단 음식이나 카페인 같은 흥분제를 갈망한다.
- 뱃살이 두둑하다.

자신이 렙틴 저항성이 있다고 할 만해도 겁먹을 것 없다. 10장에서 소개하는 프로그램을 따르면 정상 궤도로 돌아올 수 있을 것이다.

동전의 양면: 그렐린

앞으로 나가기 전에 짚고 넘어가야 할 식욕 관련 호르몬이 하나 더 있다. 그렐린이다. 렙틴이 양이라면 그렐린은 음이다. 그렐린은 배가 비었을 때 위에서 분비된다. 위가 뇌에게 뭘 좀 먹어야 한다는 메시지를 보내는 것이다. 당신도 예상하겠지만 렙틴과 그렐린이 함께 추는 탱고가 망가지면 식탐, 포만감, 부엌의 유혹을 견디는 능력, 허리 살에 전쟁이 일어난다. 수면 연구를 보면, 잠자는 시간이 부족한 남성의 경우에는 그 반응으로 그렐린 수치가 급증했다. 이것은 더 큰 식탐을 촉발하고, 고탄수화물, 저영양 식품에 대한 갈망을 만들어냈다. 이런 식품은 일단 섭취하고 나면 쉽게 지방으로 저장되는 것들이다. 식욕 호르몬이 제대로 행동하지 않으면 뇌와 위 사이의 연락이 사실상 끊기게 된다. 그럼 이것이 당신을 속여 실제로는 배가 고프지 않을 때도 배고프다는 생각이 들게 하고, 식탐을 자극해서 지방 축적의 악순환을 고착화할 식품들을 갈망하게 만든다. 이 악순환이 혈당 균형, 염증 경로, 뇌 장애와 뇌 질환의 위험 등에 영향을 미치는 더 큰 악순환을 불러온다. 간단히 말하면, 배고픔과 식욕을 통제할 수 없다면 혈액화학 검사 소견, 대사, 허리둘레의 관리나 뇌의 장애와 질병 발생 등의 문제를 운에 맡길 수밖에 없다는 것이다.

캘리포니아대학교 버클리 캠퍼스의 신경과학 겸 심리학 교수이자 《우리는 왜 잠을 자야 할까 Why We Sleep》의 저자 매슈 워커 Matthew Walker는 예전에는 잠이 식생활 및 운동에 이어 건강을 지탱하는 세 번째 기둥이라고 말했다. 하지만 잠이 뇌와 신경계에 미치는 영향을 연구한 이후로 이제 그는 우리가 뇌와 몸을 리셋하고 건강수명을 늘리기 위해 할 수 있는 가장 효과적인 수단은 바로 잠이라고 가르치고 있다.[15] 2015년에 미국 국립수면재단 National Sleep Foundation에서는 일군의 전문가와 함께 새로운 수면 권장사항을 발표했다.[16] 예를 들어, '아기의 경우 성인보다 더 많은 잠이 필요하다.' 하지만 이런 권장사항은 대부분 우리의 역사적인 수면 시간을 평균해서 얻은 값이다. 개인적으로 당신이나 내가 얼마나 많은 잠을 자야 하는지 정확하게 말해줄 수 있는 연구는 아주 드물다. 그 수치는 사람마다 달라지기 마련이다. 나는 매일 밤 편하게 잠을 자지 못하는 사람은 누구에게나 과거에 내가 그랬던 것처럼 수면검사를 권한다. 355쪽의 팁에서도 지적하고 있다시피 나는 전체적으로 잠을 잘 자고 있는지 알기 위해서라도 수면검사를 권한다. 수면이 어느 단계에서 불안정해지는지 알지 못할 수도 있기 때문이다.

프로그램 3주 차에서는 뇌의 운명과 관련이 깊은 호르몬을 통제하기 위해 질 좋은 수면에 초점을 맞추어 진행할 것이다. 수면제에 의존할 필요가 없어질 것이다. 뇌를 위한 최고의 수면은 원래 자연스럽게 찾아오는 것이기 때문이다.

# 3

Grain

Brain

그레인 브레인과 작별하기

축하한다. 당신은 이제 임상에서 활동하는 대부분의 의사보다 효율적인 뇌를 만드는 습관에 대해 더 많이 알게 되었다. 지금까지 책을 읽고도 생활습관을 바꾸지 않은 사람이라면 지금이 기회다. 3부에서는 4주 프로그램을 진행한다. 프로그램은 탄수화물에 의존하던 당신의 식단을 바꾸고 당신의 몸을 건강 상태로 되돌려놓을 것이다. 당신은 몸에 활력이 넘치고 정신이 맑아지는 것을 느낄 수 있을 것이다. 그리고 혈액검사를 받으면 의사에게 혈당, 염증 표지, 콜레스테롤 수치까지도 정말 잘 조절하고 있다는 말을 듣게 될 것이다. 이것은 우리 모두가 꿈꿔온 건강으로, 우리가 생각했던 것보다 훨씬 가까운 곳에 있다.

작은 것이라 해도 기존의 생활습관을 바꾸는 일은 처음에는 버거울 수 있다. 어떻게 해야 몸에 밴 습관을 바꿀 수 있는지 궁금할 것이다. 굶주림과 궁핍을 느낄까? 새로운 생활습관을 평생 유지하는 게 가능할까? 나에게 주어진 시간과 의지로 실현할 수 있을까? 몸에 밸 때까지 철저히 따를 수 있을까?

　　　이 프로그램이 바로 그 해답이다. 단순하고 직관적인 전략이며, 당신의 개인적 취향과 선택을 존중하는 융통성과 적절한 균형을 갖추고 있다. 이 4주 프로그램을 마치고 나면 여생 동안 건강을 유지하는 데 필요한 지식과 동기가 생길 것이다. 프로그램을 철저하게 따를수록 결과도 더 빨리 얻을 수 있다. 눈에 보이는 신체적 변화를 넘어 다른 많은 결과도 함께 이루어진다는 사실을 명심하자. 가장 먼저 최적의 뇌 건강(그리고 날씬한 허리)이 떠오르겠지만 보상은 거기서 끝나지 않는다. 삶의 모든 부분에서 변화를 보게 될 것이다. 자신감이 붙고, 자존감도 커질 것이다. 더 젊어진 느낌과, 당신의 삶과 미래를 스스로 통제하는 느낌을 받게 될 것이다. 스트레스가 많은 시기도 수월하게 헤쳐 나가고, 다른 사람들과 활발하게 교류하고 싶은 동기가 생기고, 가정과 직장에서 더 큰 성취감을 느낄 것이다. 한마디로 더 행복하고 생산적인 사람이 될 수 있다. 당신이 여기서 얻은 성공은 더 많은 성공을 불러올 것이다. 노력의 결과로 당신의 삶이 더욱 풍요롭고, 충만하고, 활기 넘치게 되면 예전의 낡은 습관으로 다시 돌아가고 싶지 않을 것이다. 당신은 할 수 있다. 당신 자신과 사랑하는 사람을 위해서 반드시 해내야 한다. 그리고 이에 따른 보상은 막대하다(이를 따르지 않았을 때 맞이할 재앙의 대가 역시 크다).

그레인 브레인 이야기

제가 기억하는 한, 저는 항상 체성분 조성과 싸우면서 살아왔습니다. 젊은 시절 대부분을 과체중 및 우울증과 싸우면서 보냈죠. 2005년에 저는 미국 해병대에 입대해서 그 후로 4년의 세월 대부분을 바다에서 보냈습니다. 복무 기간 동안에는 살이 빠졌지만 매일 느끼는 우울증과 불안은 절대 사라지지 않더군요. 제대한 후에는 집으로 돌아와 풀타임으로 대학을 다니기 시작했습니다. 생활습관, 먹는 음식, 스트레스 수준 등 모든 것이 바뀌었죠. 그리고 시간이 지나면서 당연히 체중이 원래대로 돌아오기 시작했습니다. 온갖 운동을 하면서 체육관에서 살다시피 했지만 아무 소용이 없었습니다. 체중 감량도 문제였지만 무엇보다 우울증을 해소할 방법이 필요했죠. 이 우울증은 오랫동안 저를 뒤덮고 있는 장막과도 같았죠. 우울증이 학업에도 영향을 미쳐 학습이 어려웠습니다. 그리고 다른 사람들과의 인간관계도 문제가 많았죠. 무언가 변화가 필요하다는 것을 알았기에 2011년에는 컴퓨터과학 전공을 버리고 생물학을 부전공으로 해서 건강관리학을 배우기 시작했습니다.

2012년에는 개인 트레이너로 일을 시작했고, 2014년에는 인기 있는 체육관에서 일하기 시작했어요. 그곳에서는 건강에 대해 배울 기회가 훨씬 더 많았죠. 하지만 아무리 많은 정보를 얻고, 아무리 철저히 영양 관리를 해도 우울증 관리 면에서는 바로 이거다, 싶은 게 없었어요. 내 자신이 이런 문제를 갖고 있는데 어떻게 다른 사람에게 영양 관리에 대해 조언을 할 수 있겠나 싶더군요.

그해에 제가 만나본 의사 한 분이 자기가 외상성 뇌손상에서 회복하는 데 도움을 주었다며 책을 소개해주었습니다. 나에게도 도움이 될 거라고 하더군요. 저는 그 책을 사서 읽은 후에 건강 관리 전문가로서 깨달음을 얻었습니다. 탄수화물이 정말 신경을 손상시키고 있을지도 모른다는 생각이 들더군요.

지금은 그 점에 대해 아무런 의문도 남지 않았습니다. 《그레인 브레인》에서 말하는 영양 지침을 따른 후로 저는 체중도 쉽게 관리할 수 있게 됐고, 우울증도 완전히 사라졌습니다. 이제는 속이 더부룩할 일도 없고, 삶의 질이 엄청나게 좋아졌어요.

저는 이 권장사항을 다른 고객들에게도 소개했고, 그 고객들도 신체적, 감정적, 심리적으로 훌륭한 결과를 얻었습니다. _ 조지프 M.

10장

새로운 삶의 방식

: 4주 프로그램

> 나는 집에서는 뒷이야기를 알고 있는 음식들을 내온다.
> _ 마이클 폴란 Michael Pollan

지금부터가 실천력을 제대로 발휘해야 할 부분이다. 그토록 좋아하는 탄수화물을 포기해야 한다고 생각하면 벌써부터 머리가 핑 도는 사람도 있을 것이다. 어떤 사람에게는 빵, 파스타, 페이스트리 그리고 대부분의 디저트를 포기하는 것이 정말 힘든 일이라는 것을 잘 안다. 변화는 어려운 법이다. 그리고 오랫동안 이어온 습관을 바꾸기는 더 힘들다. 이런 말을 하면 그 자리에서 바로 이런 질문을 듣는다. "그럼 대체 뭘 먹으라는 거예요?" 어떤 사람은 설탕과 밀을 끊었을 때 찾아올 금단증상과 탄수화물에 대한 식탐을 걱정한다. 이 사람들은 그 엄청난 식탐을 자기가 도저히 뿌리치지 못할 거라고 예상한다. 그리고 180도 바뀐 식생활에 몸이 어떤 반응을 보일지 겁부터 먹으며 자기 사전에는 '의지력'이라는 단어가 없는데 과연 이것이 실현 가능한 일일까 의문을 품는다. 장담하건대, 모두 가능한 일이다. 일단 뛰어든 다음에 그 효과를 경험해보아야 한다. 며칠 혹은 2주 정도만 지나면 생각이 더 맑아지고, 잠도 더 잘 자고, 활력도 개선되는 것을 느낄 것이다. 두통도 줄어들고, 크게 애쓰지 않아도 스트레스를 다스릴 수 있고, 더 행복한 기분이 들 것이다. ADHD, 불안장애, 우울증처럼 만성적인 신경질환과 함께 살아온 사람도 증상이 가라앉거나 아예 사라지는 것을 경험할 것이다. 시간이 지나면서 체중도 감량되고 혈액검사에서도 여러 다양한 수치가 크게 개선되는 것을 보게 될 것이다. 그리고 자신의 뇌를 들여다볼 수만 있다면 뇌가 최고의 수준으로 열심히 기능하고 있는 모습을 보게 될 것이다.

이 새로운 프로그램을 시작하는 것에 대해 의사와 상의해보는 것은 아주 좋은 생각이다. 특히 당뇨병 같은 건강상의 문제를 갖고 있는 경우라면 더욱 그렇다. 389~390쪽에 나오는 하루 단식을 실천해볼 생각이면 이것이 특히나 중요하다. 이제 앞으로 1개월 동안 당신은 4가지 중요한 목표를 달성하게 된다.

- 연료를 탄수화물에 의존하던 것에서 벗어나고, 뇌에 활력을 주는 보충제를 일상 식단에 추가한다.
- 현재 규칙적으로 운동을 하고 있지 않다면 일정에 운동 프로그램을 포함시킨다.

- 일주일 내내 휴식이 되는 편안한 잠을 잘 수 있도록 노력한다.
- 새로운 리듬을 확립하고 평생 건강한 습관을 유지한다.

프로그램은 4주 코스로 나누어져 있고 주마다 구체적인 목표 중 하나에 초점을 맞추어 진행된다. 첫 주 프로그램을 시작하기 직전에 병원을 찾아가 검사를 하고, 그 결과를 기준선으로 잡자. 그리고 이 첫 주 기간을 이용해서 부엌을 정리하고, 보충제 복용을 시작하고, 탄수화물을 끊기 시작하자. 그리고 하루 단식으로 프로그램을 시작하는 것도 고려해보자.

- **1주 음식에 집중하기:** 이 책에서 제시하는 식생활 계획을 시작하고, 권장 식생활을 실천에 옮긴다.
- **2주 운동에 집중하기:** 규칙적인 운동 프로그램을 시작할 수 있게 북돋고, 하루를 지내는 동안 몸을 더 많이 움직일 수 있는 아이디어를 제공한다.
- **3주 수면에 집중하기:** 수면습관으로 관심을 돌려서, 주말을 포함해서 매일 밤 최고의 수면을 달성하게 도와줄 몇 가지 간단한 팁을 따른다.
- **4주 종합하기:** 4주 프로그램의 모든 요소를 종합해서 당신이 이 새로운 행동들을 전략적으로 생활화할 수 있도록 돕는다. 성공하지 못할 거라 지레 겁먹고 포기하지 말자. 이 프로그램을 쉽게 따를 수 있도록 최대한 실용적으로 설계했다.

1주 차를 시작하기 전 준비

① **기준선 결정하기**

식생활 프로그램을 시작하기에 앞서 가능하다면 다음의 검사들을 받아보자. 필요한 경우를 위해 건강 목표치도 함께 포함해 놓았다. 아래 소개한 것처럼 가치가 크다고 생각하지 않는 일부 검사는 빼버렸다. 글루텐 민감성 검사는 받을 필요 없다. 당신의 몸이 이 성분을 거부한다고 아예 가정하고 식단에서 빼자. 비타민 D 검사는 선택적이다. 때로는 이 검사 결과가 생각만큼 정확하지 않다. (예를 들어, 캐나다의 경우 비타민 D를 측정하는 단위가 다르다.) 그냥 자신의 비타민 D 수치를 끌어올릴 수 있다고 가정하고 시작하는 것이 좋겠다. 그리고 앞에서도 얘기했듯이, 내가 제시하는 보충제 복용 지침을 따른다면 뇌에 중요한 이 호르몬을 과용할 걱정은 하지 않아도 된다.

검사	이상적인 수치
공복혈당	<95mg/dL
공복인슐린	<8μIU/mL(이상적으로는 <3μIU/mL)
당화혈색소	4.8~5.4%
호모시스테인	<8μmol/L
C 반응 단백질	0.00~3.0mg/L
비타민 D(선택적)	80ng/mL

4주 프로그램을 마치고 나면 이 검사들을 다시 해본다. 검사치에서 극적인 개선이 일어나려면 몇 달이 걸릴 수 있음을 알아두자. 특히 당화혈색소가 그렇다. 이 수치는 보통 3~4개월 간격으로만 측정할 수 있다. 하지만 첫날부터 이 프로그램을 따른다면 1개월 안으로 혈당 수치와 인슐린 수치에 긍정적인 변화를 볼 수 있다. 이것이 이 방식을 이어가야겠다는 동기를 부여해줄 것이다.

호모시스테인은 아미노산과 비슷한 화학물질로 현재는 뇌에 꽤 독성이 강한 성분으로 여겨지고 있다. 앞에서 보았듯이 호모시스테인 수치는 8μmol/L 이하로 유지하는 것이 좋다. 비타민 B-복합체 보충제 복용을 프로그램에 추가하는 것을 잊지 말자. 주의할 점이 있다. 일부 사람은 비타민 B를 복용함에도 호모시스테인 수치가 높을 수 있다. 나처럼 MTHFR이라는 유전자의 결함이 있을지 모르니 23앤드미23andMe 처럼 개인 유전체를 검사해주는 회사 통해 유전자 검사를 해볼 것을 권한다. 만약 그런 경우라면 의료종사자의 도움을 받아 특별한 영양 보충제로 호모시스테인 수치를 성공적으로 낮출 수 있다.

체내 염증 표지인 C 반응 단백질의 이상적인 수치는 1.0mg/L 미만이다. C 반응 단백질 수치가 개선되려면 몇 개월이 걸릴 수도 있지만 프로그램을 1개월만 진행해도 긍정적인 변화가 나타날 수 있다.

② **보충제 시작하기**

이제 평생 매일 보충제를 복용하는 것부터 시작한다. 376~

377쪽에 하루 권장 복용량과 함께 나열되어 있는 보충제들은 모두 약국이나 건강식품점에서 구할 수 있는 것들이다. 온라인으로도 구입할 수 있다. 'DrPerlmutter.com'에 가면 내가 선호하는 브랜드의 목록을 찾아볼 수 있다. 프로바이오틱스는 식사 직전 공복 상태에서 섭취해야 하지만, 다른 보충제들은 식전, 식후 상관없이 복용할 수 있다. 잊지 않도록 매일 같은 시간에 보충제를 복용하는 것이 좋다. 많은 사람이 아침에 집을 나서기 전에 먹는 것을 원칙으로 삼고 있다. 내가 제안하는 보충제 중 딱 하나, 강황은 하루에 두 번 복용해야 한다. 아침에 1회분을 복용하고, 저녁에 다시 1회분을 복용하자. 각각의 보충제에 대해 더 자세한 내용은 다시 7장을 참조하라.

개인적인 건강 문제로 복용량에 대해 궁금한 점이 있다면 의사에게 문의해서 적절히 조정하면 된다. 여기 나열한 복용량은 일반적으로 성인과 아동 모두에게 이상적인 양이지만 아동의 체중을 바탕으로 구체적인 권장 복용량을 알고 싶다면 담당 소아과 의사에게 물어보자. 예를 들어, 내 클리닉에서는 생후 18개월까지의 아동은 DHA 100밀리그램을 처방하고, 그 후로는 200밀리그램을 처방한다. 하지만 ADHD가 있는 아동에게는 보통 하루 400밀리그램 정도로 더 많이 처방한다.

- **알파리포산**: 하루에 300~500밀리그램 복용한다.
- **비타민 B-복합체**: 필수 수용성 비타민 B와 비타민 C를 모두 함유하고 있는 천연 식품 비타민 B-복합체를 찾아보자. 이 필수비타민에 해당하는 것으로는 티아민thiamine(비타민 B_1),

리보플라빈riboflavin(비타민 B2), 나이아신niacin(비타민 B3), 판토텐산pantothenic acid(비타민 B5), 피리독신pyridoxine(비타민 B6), 비오틴biotin, 엽산 그리고 매일 비타민 B12의 형태로 된 비타민 B12가 있다. 포장의 지시사항에 맞추어 복용하면 된다(보통 하루에 캡슐 1~2개). 호모시스테인은 몸에서 만들어지는 아미노산으로, 과도해지면 기분장애, 정신적 수행능력 저하, 알츠하이머병 등의 위험이 높아질 수 있으며, 비타민 B는 높아진 호모시스테인 수치로부터 당신을 보호해주는 최고의 성분임을 기억하자.

- **DHA**: 하루 1,000밀리그램 복용한다(EPA와 결합한 형태의 DHA를 구입해도 상관없다. 어유 보충제를 택하거나 해조류에서 추출한 DHA 제품을 선택하자).
- **MCT 오일**: 하루에 1큰술을 직접 혹은 커피나 차에 첨가해 복용한다. 또는 하루에 코코넛오일 2큰술을 직접 혹은 커피나 차에 첨가해 복용한다.
- **강황**: 하루에 500밀리그램 두 번 복용한다.
- **비타민 D3**: 매일 5,000IU 복용한다(자신의 비타민 D 수치를 따로 검사하지는 않지만, 여기서도 마찬가지로 의사에게 자신의 수치를 검사받아 그에 맞게 조정하면 이상적인 복용량을 찾아갈 수 있다).
- **프로바이오틱스**: 다중 균주 캡슐 1캡슐을 식사하기 최소 30분 전에 매일 복용한다. 젖산균과 비피더스균이 조합되어 있는 제품을 고른다(구체적인 종은 319~320쪽을 참조하라).

③ 부엌 치우기

새로운 식생활을 시작하기 전에 부엌에 어떤 식품이 남아 있는지 확인해서 이제 더는 먹지 않을 음식들은 치우는 것이 좋다. 다음의 식품들을 없애는 것부터 시작하자.

- 글루텐이 들어간 모든 음식(전체 목록은 122~123쪽 참조). 여기에 해당하는 것으로는 통곡물이나 통밀의 형태를 비롯한 모든 빵, 국수, 파스타, 페이스트리, 제과류, 크래커, 시리얼 등이다. 맥주나 와인쿨러 등 글루텐이 들어 있는 알코올성 음료를 치우는 것도 잊지 말자(글루텐프리 주류로는 럼주, 테킬라, 와인 등이 있다. 증류 후에 글루텐을 첨가한 경우가 아니면 모든 증류주는 기본적으로 글루텐프리에 해당한다. 하지만 경우에 따라서는 생산 과정에서 시리얼 곡물이 사용되는 경우도 있으니 성분을 확인하거나 해당 업체에 직접 확인해보자).
- 모든 형태의 가공 탄수화물, 설탕, 녹말. 감자칩, 크래커, 쿠키, 페이스트리, 머핀, 피자 도우, 케이크, 도넛, 달달한 간식, 사탕, 에너지바, 아이스크림/얼린 요구르트/셔벗, 잼/젤리/설탕절임, 케첩, 가공 치즈 스프레드, 주스, 말린 열매, 스포츠음료, 탄산음료, 튀김, 꿀, 아가베, 설탕(백설탕, 흑설탕), 옥수수시럽, 단풍시럽.
- 모든 인공감미료와 인공감미료로 만든 제품. '천연 제품'이라고 시중에 파는 설탕 대용물도 모두 치워야 한다. 여기에 해당하는 제품들은 다음과 같다. 아세설팜칼륨(Sunett, Sweet

One), 아스파르탐(NutraSweet, Equal), 사카린(Sweet'N Low, Sweet Twin, Sugar Twin), 수크랄로스(Splenda), 네오탐(Newtame). 일반 설탕이나 인공 설탕의 건강 대체 상품으로 홍보되고 있는 당알코올에도 주의하기 바란다. 여기에 해당하는 성분으로는 소비톨sorbitol, 마니톨mannitol, 자일리톨xylitol, 말티톨maltitol, 에리스리톨erythritol, 아이소말트isomalt 등이 있다. 이런 성분이 마이크로바이옴에 어떤 영향을 미치는지 아직 모르기 때문에 뇌에 미치는 영향도 아직 알 수 없다.

- '무지방' 혹은 '저지방'으로 표시된 포장 식품(물, 겨자, 발사믹 식초처럼 원래부터 무지방이나 저지방이어서 규칙에서 어긋나지 않는 경우는 예외).

- 마가린, 식물 쇼트닝, 브랜드 식용유(콩기름, 옥수수유, 면실유, 카놀라유, 땅콩기름, 홍화유, 포도씨유, 해바라기유, 쌀겨기름, 밀 배아유 등). 이런 제품은 유기농이라도 피해야 한다. 사람들은 식물성 기름이라고 하면 채소에서 추출한 기름인 줄 잘못 알고 있는 경우가 많다. 그렇지 않다. 이 용어는 식품제조업체에서 동물의 지방과 이 지방을 구분하기 위해 사용했던 과거의 유물로, 오해를 불러일으키는 잘못된 용어다. 이 기름들은 보통 옥수수, 씨앗 혹은 콩 등의 곡물에서 뽑아낸다. 그리고 고도로 정제되고 화학적으로 변형되어 있다. 오늘날 대다수의 미국인은 이런 기름에서 지방 성분을 얻는다. 이런 기름은 항염증 작용이 있는 오메가-3 지방이 아니라 염증을 촉발하는 오메가-6 지방이 많이 들어 있

다. 이런 기름을 섭취하지 말자.
- 발효하지 않은 콩(두부나 두유 등)과 콩으로 만든 가공식품(성분 목록에서 '분리대두단백 soy protein isolate'이라는 표시를 찾아보자. 콩치즈, 콩버거, 콩핫도그, 콩너겟, 콩아이스크림, 콩요구르트 등을 피하자). 일부 천연발효 간장은 원래 글루텐프리지만, 많은 상업 브랜드에서 글루텐을 첨가해놓았으니 주의해야 한다. 요리에 간장을 사용해야 하는 경우에는 100퍼센트 대두로 만들고 밀은 들어가지 않은 타마리 간장을 사용하자.
- 탄수화물이 많은 채소와 땅 밑에서 자라는 채소들. 비트, 옥수수, 완두콩, 감자, 고구마, 참마 등.

'글루텐프리'라고 표시해서 팔고 있는 식품을 주의하자. 이런 식품 중에는 애초에 글루텐이 함유되어 있지 않아 괜찮은 것도 있지만, 가공 과정에서 글루텐을 옥수수녹말, 옥수수가루, 쌀녹말, 감자녹말, 파티오카녹말 등으로 대체해서 그렇게 표시한 것이 많다. 이런 성분들도 모두 마찬가지로 몸에 해로워서 혈당을 엄청나게 올려놓는다. 그리고 소량의 글루텐이 남아 있을 수도 있다. 현재 '글루텐프리'라는 용어에는 아무런 법적 의미가 담겨 있지 않다. FDA에서 정의를 제안한 상태이기는 하지만 아직 확정되지 않았다. 글루텐프리 소스, 육즙소스, 옥수수가루 제품(타코, 토르티야, 시리얼, 콘칩 등) 등은 각별히 조심하자.

④ **다시 채워 넣기**

다음의 식품들은 자유롭게 섭취할 수 있다. (자연 식품을 선택할 때는 가능하면 해당 지역에서 나온 유기농, 비유전자변형 제품을 택하자. 갓 얼린 제품도 문제없다.)

- **건강에 좋은 지방**: 엑스트라 버진 올리브유, 참기름, 코코넛 오일이나 MCT 오일, 아보카도유, 목초사육 소에서 나온 텔로tallow(소에서 채취한 지방-옮긴이)와 방목사육 젖소에서 나온 버터, 아몬드밀크, 아보카도, 코코넛, 올리브, 견과류와 견과류 버터, 치즈(블루치즈는 예외), 씨앗(아마씨, 해바라기씨, 호박씨, 참깨, 치아시드).
- **허브, 양념, 조미료**: 성분 표기만 잘 확인하면 마음껏 섭취해도 좋다. 케첩 및 처트니와는 작별을 고해야겠지만 겨자, 서양고추냉이horseradish, 타프나드tapenade, 살사 등은 글루텐, 밀, 콩, 설탕이 들어 있지 않으면 마음껏 즐겨도 좋다. 허브와 양념에 관해서는 사실상 제한이 없다. 다만 포장 제품은 주의해야 한다. 밀과 콩을 가공하는 공장에서 만들어졌을 수 있기 때문이다. 프로바이오틱스가 풍부하게 들어 있는 발효 양념(젖당발효 마요네즈, 겨자, 서양고추냉이, 핫소스, 렐리시, 살사 등)도 잊지 말자.
- **저당분 열매**: 아보카도, 피망, 오이, 토마토, 주키니, 호박, 애호박, 가지, 레몬, 라임.
- **단백질**: 달걀, 자연산 생선(연어, 은대구, 만새기, 그루퍼, 청

어, 송어, 정어리), 조개류 및 갑각류(새우, 게, 랍스터, 홍합, 조개, 굴 등), 목초사육 육류 및 가금류 및 돼지고기(소고기, 양고기, 간, 들소, 닭, 칠면조, 오리, 타조 등), 야생 사냥감.
- **채소**: 잎채소와 상추, 콜라드, 시금치, 브로콜리, 케일, 근대, 양배추, 양파, 버섯, 콜리플라워, 방울다다기양배추, 사우어크라우트(독일식 김치), 아티초크, 알팔파 새싹, 껍질콩, 셀러리, 청경채, 무, 물냉이, 순무, 아스파라거스, 마늘, 리크, 회향, 샬롯, 스캘리언, 생강, 히카마, 물밤water chestnut.

다음의 식품들은 적당히 먹으면 괜찮다. (여기서 '적당히'의 의미는 이 성분을 하루에 한 번, 이상적으로는 일주일에 두 번 정도만 소량으로 먹는 것을 의미한다.)

- 당근과 파스닙.
- 코티지 치즈, 요구르트, 케피르. 요리용이나 토핑용으로 조금씩만 사용한다.
- 젖소 우유와 크림. 요리용으로, 혹은 커피나 차에 넣어 먹는다.
- 콩과식물(콩, 렌틸콩, 완두콩). 예외로 병아리콩과 후무스hummus(병아리콩을 으깨 만든 이집트 대중음식-옮긴이)는 먹어도 좋다. 하지만 첨가물과 비유기농 성분이 잔뜩 들어 있는 상품화된 후무스는 조심해야 한다. 전통적인 후무스는 병아리콩, 타히니, 올리브유, 레몬주스, 마늘, 소금, 후추만 들어간다.

- **비글루텐 곡물**: 아마란스, 메밀, 쌀(현미, 백미, 야생쌀), 기장, 수수, 테프. (귀리는 원래 글루텐이 들어 있지 않지만 밀을 다루는 제분소에서 함께 가공되기 때문에 글루텐으로 오염되는 경우가 많으니 주의한다. 글루텐프리를 보장하는 것이 아닌 한 피하자.) 비글루텐 곡물이 사람이 먹을 수 있도록 가공되는 과정에서(통귀리를 제분하고 쌀을 포장하는 과정에서) 물리적 구조가 바뀌어 염증 반응의 위험을 높인다. 이런 이유로, 이런 식품의 섭취에는 제한을 둔다.
- **퀴노아**: 이것은 곡물이 아니고 씨앗이지만 순탄수화물 함량이 높다.
- **감미료**: 천연 스테비아와 다크초콜릿(카카오 함량 최소 70퍼센트).
- **통과일**: 산딸기류 열매berry가 제일 좋다. 살구, 망고, 멜론, 파파야, 자두, 파인애플같이 달콤한 과일은 각별히 조심한다.
- **와인**: 원하면 하루에 1잔 정도 마시자. 레드와인 쪽이 낫다.

5 유전자변형 식품에 대한 주의사항

이 책의 초판이 출간된 이후로 유전자변형 유기체genetically modified organism를 의미하는 'GMO'가 유행하면서 식료품에 비유전자변형 식품을 의미하는 'nonGMO' 표기도 함께 유행했다. 초판에서는 이런 용어를 한 번도 언급한 적이 없다. 당시만 해도 이런 용어가 전체 식품 산업과 음료 산업에서 주류를 차지하지 않았기 때문이다. 하지만 많은 것이 변했다. 현재 GMO가 건강과 환경에 미치는 영향에 대한 연구가 진행 중이다. GMO는 세균, 바이러스, 식물, 동물을 비롯한 다른 생명체에서 추출한 DNA를 가지고 유전자 조작이 이루어진 식물이나 동물을 말한다. 그 결과로 탄생하는 유전자 조합은 자연이나 전통적인 이종 교배 방식으로는 생길 수 없는 조합이다. GMO는 흔히 작물을 파괴할 수 있는 곤충이나 바이러스에 저항력을 갖게 하기 위해, 혹은 바람직한 성질을 가진 작물을 재배하기 위해 만들어진다. 1990년대 하와이의 파파야 농장에서 윤문병 ringspot 바이러스가 창궐해 작물 수확이 거의 절반 정도로 줄어든 일이 있었다. 이를 계기로 1998년에 과학자들은 파파야의 유전자를 변형해 윤문병 바이러스에 저항성이 있는 무지개파파야 rainbow papaya를 개발했다. 이제 하와이에서 재배하는 파파야의 77퍼센트가 GMO다.

옥수수와 대두콩은 미국에서 제일 많이 생산되는 유전자변형 농산물이고, 일반적인 가공식품 중 무려 80퍼센트가 GMO 성분이 들어 있는 것으로 추정되고 있다. 전 세계적으로 호주, 일본, 그리고 유럽연합의 모든 국가를 비롯해 60개 이상의 나라에서 GMO의 생산과 판매가 현저히 제한되거나 전면 금지되어 있다. 하지만 여기 미국 정부는 GMO를 승인하고 있다. 문제가 있다. GMO가 안전하다고 입증하는 연구들 중 상당수가 GMO를 생산해서 이윤을 남기는 바로 그 기업들에 의해 수행된 것들이다. GMO가 본질적으로 모두 나쁘지는 않다는 말은 맞지만, GMO를 생산하고 재배하는 데 이루어지는 관행이 환경과 건강에 지대한 영향을 미칠지도 모르는데 그중에 우리가 아직 이해 못 하고 있는 부분이 많다.

GMO 속의 변형 유전자가 사람의 건강에 미치는 영향에 대한 우려와 더불어, GMO의 문제 있고 논란 많은 측면 중 하나는 GMO 식품 재배 과정에서 이루어지는 현재의 농업 관행과 관련이 있다. 이제 농부들은 밭에서 손이나 기계로 잡초를 솎아내지 않는다. 작물에 글리포세이트glyphosate(흔히 사용되는 제초제인 라운드업의 유효 성분)라는 제초제를 뿌린다. 그리고 농부들은 수확량을 올리기 위해 수확 직전에 이 화학 성분을 훨씬 더 많이 사용한다. 이 성분이 마르면서 새로 기를 작물을 위해 토양을 길들여주기 때문이다. 작물을 이 제초제로부터 보호하기 위해 씨앗을 유전자 조작해서 제초제의 효과에 내성을 갖게 만든다. 농업계에서는 이런 씨앗을 '라운드업 레디Roundup ready' 씨앗이라고 부른다. 라운드업 레디 GMO 씨앗을 사용하면서 농부들은 이 제초제를 막대한 양으로 사용할 수 있게 됐다. 이것은 곧 GMO 식품이 필연적으로 글리포세이트에 오염될 수밖에 없다는 의미다. 글리포세이트는 사람의 건강을 망치는 21세기판 담배라고 할 수 있다. 둘도 없는 독성 물질로 장에서 뇌까지 골고루 영향을 미치기 때문이다. 이 화학 성분에 대해 내가 우려하는 바를 목록으로 정리해보았다. (더 많은 정보는 《장내세균 혁명》과 'DrPerlmutter.com'의 'Focus Areas' 메뉴의 'GMO' 편을 참고하라. '임파워링 뉴롤로지스트'에 올려놓은 스테퍼니 세네프 박사와의 인터뷰도 있다.)[1]

- 강력한 항생제로 작용해서 장속에 들어 있는 이로운 세균들을 몰살시키기 때문에 마이크로바이옴의 건강한 균형을 깨

뜨린다. 이것이 다시 장 투과성을 높여 염증을 증가시킬 수 있다.
- 에스트로겐 같은 호르몬을 흉내 내서 호르몬에 민감한 암 hormone-sensitive cancer의 형성을 자극한다.
- 사람의 생리학에서 중요한 역할을 하는 비타민 D의 기능을 방해한다.
- 철분, 코발트, 몰리브데넘 molybdenum, 구리 같은 핵심 성분을 고갈시킨다.
- 독소 해독능력에 문제를 일으킨다.
- 단백질과 신경전달물질 생산에 중요한 아미노산인 트립토판과 타이로신의 합성을 방해한다.

글리포세이트의 남용이 장 건강과 마이크로바이옴에 영향을 미쳐 비만의 유행에 한몫을 했음이 머지않아 밝혀진다고 해도 나는 조금도 놀라지 않을 것 같다. 글리포세이트와 접촉했던 식품을 피하는 것이 얼마나 중요한지는 아무리 강조해도 부족하지 않다. 글리포세이트는 전혀 생각지 못한 곳에서 발견될 수 있다. 예를 들어, 2015년에는 글리포세이트가 페디아슈어 엔테랄 PediaSure Enteral에서 검출됐다. 이것은 미국에서 영양이 부족한 아동을 중환자실에서 치료할 때 널리 쓰이는 유동식이다. 글리포세이트는 와인 산업에서도 사용되고, 위생 용품에서도 발견된 적이 있다. 면 산업에 사용되기 때문이다. 스테퍼니 세네프 박사는 근래 들어 이 화학물질이 사람의 건강에 미치는 영향을 연구하는 데 집중하고 있다.

내가 온라인 브이로그 인터뷰를 했을 때 그녀는 글리포세이트의 주요 문제점을 이렇게 요약했다. "이제 수확 직전에 밀에 글리포세이트를 살포하는 것이 일상이 되었고, 밀에 들어 있는 글리포세이트는 단백질 소화를 저해하고 장내세균에 손상을 입힙니다. 그리고 이렇게 소화되지 못한 단백질은 장벽에 구멍을 뚫어 염증성 자가면역질환을 일으킵니다."

나는 이 해로운 화학물질의 사용을 통제할 더 엄격한 규제가 만들어지기를 바라고 있다. 2017년에 캘리포니아에서는 캘리포니아 법령 65 Prop 65를 통해 글리포세이트가 잠재적 발암물질이라는 새로운 경고 라벨을 추가했다. 이것은 미국 의학협회에서 1993~1996년 사이에 처음 평가했던 집단과 2014~2016년 사이에 평가한 집단 사이에 글리포세이트 수치가 놀랄 정도로 증가했음을 보여주는 데이터를 발표한 것과 같은 해의 일이었다. 연구자들은 사람들의 소변 속 글리포세이트 수치가 약 20년 사이에 500퍼센트나 증가했음을 밝혀냈다! 가능한 한 비유전자변형 제품을 선택해야 하는 이유다. 밀은 GMO 농산물이 아님에도 거의 항상 글리포세이트가 살포되고 있다.

⑥ 달걀을 위한 변명

달걀을 좀 변호하고 넘어가야겠다. 달걀은 우리 시대에 엉뚱하게 비난을 받고 있는 식품 중 하나이기 때문이다. 먼저, 중요한 문제인데도 사람들이 좀처럼 기억하지 못하는 2가지 사실에 대해 이야기해보자. ① 과학은 동물성 식이지방(즉, 포화지방) 및 식이 콜레스테롤과 혈청 콜레스테롤 수치 및 관상동맥질환 위험의 상관관계를 밝히는 데 거듭 실패했다. 우리가 먹는 콜레스테롤이 직접 혈중 콜레스테롤로 전환된다는 믿음은 명백한 오류다. 그리고 ② 연구자들이 혈청 콜레스테롤 수치를 달걀 섭취량과 비교해 보았더니 달걀을 거의 혹은 전혀 섭취하지 않는 사람의 콜레스테롤 수치가 달걀을 양껏 먹는 사람의 수치와 사실상 동일하다는 것이 거듭 입증됐다. 일반적인 상식과 반대로 식이 콜레스테롤은 사실 몸의 콜레스테롤 생산을 감소시키며, 콜레스테롤 검사에서 측정되는 혈중 콜레스테롤의 80퍼센트 이상이 간에서 만들어진다는 사실을 기억하자.

영국의 연구자들이 영국 영양재단British Nutrition Foundation의 소식지에 기고한 설득력 있는 말을 인용해보자. "달걀이 혈중 콜레스테롤에 나쁘고, 따라서 심장에도 좋지 않다는 오해가 널리 퍼져 있고, 일부 의료종사자가 환자에게 주는 의학적 조언에도 계속 영향을 미치고 있다. 콜레스테롤이 풍부한 식품이 혈중 콜레스테롤에 미치는 영향이 미미하고 임상적으로 중요하지 않다는 강력한 증거가 나와 있음에도 불구하고 이 미신은 좀처럼 사라질 줄 모른다."[2] 1970년대 미국에서 주로 퍼져나온, 달걀 섭취 제한에 관한 잘못되었지만 강력한 메시지가 안타깝게도 너무 오랜 세월 동안 우리 주변을 떠돌고 있다. 수십 편의 연구에서 달걀의 가치를 확인해주었다. 달걀은 세상에서 가장 완벽한 식품이라고 해도 과언이 아니다. 노른자가 가장 영양이 많은 부분이다.[3] 2013년의 한 연구에서 코네티컷대학교의 연구자들은 저탄수화물 식생활을 하고 매일 달걀을 먹는 사람들의 인슐린 감수성과 다른 심혈관질환위험 변수들이 개선되는 것을 입증해 보였다.[4] 2016년에 <미국 임상영양학회지>에 발표된 연구도 1천 명이 넘는 핀란드인을 추적해보았는데 비슷한 연구결과가 나왔다.[5]

달걀은 건강에 좋은 콜레스테롤에 더해서 생존에 필요한 모든 필수아미노산, 비타민, 미네랄이 들어 있고, 거기에 덧붙여 눈을 보호해주는 항산화 성분도 들어 있다. 더군다나 콜린choline도 풍부하게 들어 있다. 콜린은 임신뿐만 아니라 건강한 뇌 기능을 보조하는 데 특히나 중요하다. 나는 노른자를 빼고 흰자로 만든 오믈렛이 메뉴에 올라와 있으면 조금 짜증이 난다. 달걀 먹기 운동을 주장하는 사람들이 좀 더 목소리를 높여주었으면 좋겠다!

이 식단에서 내가 달걀을 아주 많이 권장하는 것을 확인할 수 있을 것이다. 제발 달걀을 무서워하지 말자. 달걀은 하루를 시작하는 최고의 출발점이 되어줄 수 있고, 혈당 조절도 돕는다. 달걀로 만들 수 있는 요리도 정말 많다. 스크램블을 만들든, 프라이나 수란을 만들든, 삶든, 달걀은 정말 다재다능한 식재료다. 일요일 밤에 달걀 한 판만 삶아두면 가족이 일주일 내내 아침식사 겸 간식으로 맛있게 즐길 수 있다.

7 선택적 단식

이상적으로는 하루를 꼬박 단식한 후에 1주 차 프로그램을 시작하는 것이 좋다. 단식은 이 프로그램의 토대를 마련하는 방법으로, 지방을 태우고 몸과 뇌의 건강에 정말 좋은 생화학물질을 생산하는 방향으로 몸을 더 신속하게 변화시킨다. 일요일에 단식을 하고(마지막 식사는 토요일 저녁식사) 월요일 아침에 식단 프로그램을 시작해도 좋고, 아니면 금요일 저녁식사를 마지막으로 하고 일요일 아침부터 프로그램을 시작해도 좋겠다.

단식의 규칙은 간단하다. 24시간 동안 음식은 일절 먹지 않고 물을 많이 마시는 것이다. 카페인도 피해야 한다. 복용 중인 약이 있다면 반드시 계속 복용해야 한다(당뇨병약을 먹고 있다면 담당 의사와 먼저 상의해보아야 한다). 단식을 할 생각을 하니 너무 끔찍하다면, 부엌에서 음식을 준비할 때 젖떼기를 하듯 며칠에 걸쳐 탄수화물을 끊어나가자. 몸이 탄수화물에 심하게 중독되어 있을수록 탄수화물 끊기도 더 힘들 것이다. 나는 환자들에게 글루텐을 끊는 문제에 있어서는 단칼에 잘라내는 방법을 권하고 있다. 따라서 적어도 글루텐만큼은 모든 공급원을 한 번에 끊어버리고 다른 탄수화물은 단계적으로 줄여나가는 식으로 접근하자. 몸이 탄수화물에 의존하지 않는 사람들은 단식을 더 오래 이어갈 수 있어서 며칠씩 하는 경우도 있다. 이런 식단이 완전히 몸에 익은 후에 더 많은 혜택을 누리기 위해 단식을 하고 싶어질 경우는 72시간 단식을 시도해볼 수 있다(이런 상황에서 고려해보아야 할 의학적 문제가 있다면 의사에게 미리 상담해보아야 한다). 나는 사람들에게 1년에 적어도 네 번 정도 단식할 것을 권한다. 계절이 변할 때마다 단식을 하는 것은 훌륭한 방법이다(예를 들면 3월, 6월, 9월, 12월의 마지막 주).

그레인 브레인 챌린지

앞에서 설명했듯이 몸은 약한 케토시스 상태에서 깨어난다. 아침식사를 거르면 점심식사를 하기 전까지 이 단계를 몇 시간 더 연장할 수 있다. 일주일에 한두 번 정도는 아침식사 거르기를 시도해보자. 그럼 변화를 가속하는 데 도움이 된다. 케토제닉 식단에 대한 더 많은 자료는 내 웹사이트 'DrPerlmutter.com'을 확인해보기 바란다. 케토시스 유지를 도와줄 풍부한 정보를 만날 수 있다. 기억하자. 4주 프로그램 기간 내내 약한 케토시스 상태를 유지하는 것을 목표로 해야 한다. 그 후에는 한 달에 한두 번 정도 짧은 시간 동안 사이클을 드나들 수 있다. 케토시스 상태를 깨려면 간단하게 토요일과 일요일 등 이틀에 걸쳐 연속으로 탄수화물 섭취를 늘리면 된다. 건강에 좋은 탄수화물의 섭취를 늘리자. 달콤한 가공식품이 아니라 통과일이나 쌀을 선택해야 한다!

1주: 음식에 집중하기

부엌을 정리했으니 이제 이 새로운 지침에 따라 식사를 준비하는 데 익숙해질 시간이다. 다음 장에는 1주 차를 위한 일일 식단 계획이 나와 있다. 이것은 남은 3주의 식사 계획을 세우는 데 본보기가 되어줄 것이다. 다른 다이어트 프로그램과 달리 이 프로그램은 섭취 칼로리를 계산하라거나, 지방 섭취를 제한하라거나, 식사량을 간간이 따질 것을 요구하지 않는다. 그렇게 일일이 따지지 않더라도 지나치게 과도한 양과 정상적인 양의 차이는 당연히 구분할 수 있으리라고 믿는다. 그리고 당신이 섭취하는 포화지방과 불포화지방이 얼마나 되는지 신경 쓸 것도 요구하지 않는다.

　　이런 유형의 다이어트에서 좋은 점은 식욕을 스스로 조절하기가 대단히 용이하다는 것이다. 그래서 과식을 하지 않게 되고, 다음에 배가 고파질 때까지 몇 시간 동안 포만감을 즐길 수 있다. 몸이 탄수화물에 주로 의존할 때는 포도당과 인슐린의 롤러코스터에 휘둘리게 된다. 그래서 혈당이 급격히 낮아지면서 배고픔을 격하게 느끼게 되고, 포만감도 오래가지 못한다. 하지만 저탄수화물, 고지방 식단을 먹으면 그와 정반대 효과가 나타난다. 먹을 것에 대한 갈망이 사라지고 탄수화물 기반 식단에서 자주 일어나는 늦은 오후의 정신능력 저하도 예방할 수 있다. 이런 식단을 실천하면 따로 신경 쓰지 않아도 자동적으로 칼로리 섭취가 조절되고, 더 많은 지방을 태우게 되고, 끝없는 식탐도 끝장낼 수 있고(즉, 많은 사람들이 혈당의 혼돈에서 벗어나기 위해 무의식적으로 매일 섭취하고 있는 여분의 500칼로리를 줄일 수 있다), 정신적 수행능력도 별 노력 없이 끌어올릴 수 있다. 하루 종일 시달리던 변덕스러운 기분과 안개 낀 듯 흐려진 정신, 무기력, 피로감과도 안녕을 고하자. 그리고 완전히 새로워진 자신을 만나보자.

　　4주 프로그램 기간과 그 이후 기간 사이의 딱 한 가지 차이점은 프로그램 기간 동안에는 탄수화물 섭취량을 최소로 유지한다는 점이다. 4주 동안은 순탄수화물 섭취량을 하루 20~25그램 정도로 낮춰야 한다(393~394쪽 팁 참조). 그 후로는 순탄수화물 섭취량을 하루 30그램 정도로 늘릴 수 있다. 첫 4주 후에는 식단에 탄수화물을 더 추가할 수 있다고 해서 파스타나 빵을 다시 먹어도 된다는 얘기는 아니다. 통과일, 비글루텐 곡물, 콩 등 '그리 나쁘지 않은moderate 탄수화물' 범주에 나열된 항목을 조금 더 먹을 수 있다는 의미다. 탄수화물을 얼마나 섭취하는지 어떻게 알 수 있을까? 내 웹사이트 'DrPerlmutter.com'에 나오는 식품표를 이용하자. 여기에는 음식별로 1인분당 탄수화물 그램 수가 나와 있다. 이 책에 나온 메뉴 구성 아이디어와 요리법을 따른다면 저탄수화물 식사가 어떤 것을 말하는지 곧 감이 올 것이다.

식이섬유 섭취는 어떻게 해야 할까? 식이섬유가 풍부한 밀 식품과 빵을 모두 줄이면 중요한 식이섬유 섭취량이 줄어들까 봐 걱정하는 사람이 많다. 잘못된 생각이다. 밀 탄수화물을 견과와 채소에서 나오는 탄수화물로 대체하면 오히려 식이섬유 섭취가 증가한다(그리고 순탄수화물 섭취량은 줄어든다). 게다가 기존에는 결핍되어 있었을 공산이 큰 필수비타민과 영양분도 충분히 섭취하게 될 것이다.

> 저탄수화물 식생활을 권장하는 것이 주류로 자리 잡은 요즘, 영양 표시를 할 때 특정 음식의 총 탄수화물 함량만이 아니라 '순탄수화물'의 양도 함께 표기해서 더 많은 정보를 전달하는 경우가 생겨나고 있다. 사실 음식의 유형에 따라서 이 두 수치에 큰 차이가 존재할 수 있다. 그래서 이 중요한 차이점에 대해 다시 환기하고 넘어가려 한다.

순탄수화물은 음식 1인분에 들어 있는 총 탄수화물 무게에서 식이섬유 무게를 뺀 값을 말하는 용어다. 알다시피 식이섬유는 일종의 탄수화물이지만, 혈당이나 인슐린 반응에 영향을 미치는 탄수화물이 아니다. 따라서 방정식에서 식이섬유를 뺐을 때 남은 탄수화물인 순탄수화물에 초점을 맞추자는 생각은 대단히 합리적이다. 혈당, 그리고 따라서 인슐린 반응에 강력한 영향을 미치는 것은 여기서 남는 탄수화물이기 때문이다.

사례를 하나 살펴보자. 미니 당근 1/2컵에는 대략 6그램 정도의 총 탄수화물이 들어 있다. 하지만 당근 전체에는 꽤 많은 양의 식이섬유가 들어 있다. 이 경우는 2~3그램 정도 된다. 따라서 순탄수화물은 3~4그램 정도가 된다. 이것을 과일주스에도 적용해보자. 1컵의 일반적인 오렌지주스에는 25.8그램의 총 탄수화물이 들어 있지만 식이섬유는 0.5그램에 불과하다. 따라서 총 탄수화물이 25.3그램 정도다. 이것은 혈당과 인슐린 반응에 큰 영향을 미칠 수 있다.

이것을 거꾸로 생각해보면, 총 탄수화물과 순탄수화물의 차이가 크다는 것은 식이섬유 함량이 풍부하다는 것을 말해주는 좋은 지표라고 할 수 있다. 이 차이가 클수록 몸과 뇌에 좋은 음식이 되는 것이다.

프로그램을 진행하는 동안 음식 일기를 쓰는 것도 도움이 된다. 마음에 들었던 요리법이나 여전히 문제를 일으키고 있다고 생각되는 음식(예를 들면, 참깨를 먹을 때마다 복통이나 두통 같은 증상을 경험한다는 등)을 공책에 기록한다. 이 식단에 포함된 음식에 민감한 사람들도 있다. 예를 들어, 글루텐 민감성이 있는 사람 중 50퍼센트 정도는 유제품에도 민감하다. 놀랍게도 커피가 글루텐과 교차 반응-cross reaction (면역 반응에서 항체가 원래의 항원 대신 그와 유사한 다른 항원과도 반응하는 것-옮긴이)하는 경향이 있다는 사실이 밝혀지고 있다. 만약 이 식단을 시작한 후에도 몸 어디선가 여전히 문제가 느껴지면 어레이 4 array 4라는 검사를 받아볼 것을 권한다. 이 검사를 하면 글루텐과 교차 반응하는 식품을 정확히 알아내는 데 도움이 된다(구체적인 내용은 내 웹사이트를 참고하라). 이 검사는 다음의 성분에 대한 반응을 확인해준다.

아마란스	쌀
메밀	참깨
초코릿	수수
커피	콩(대두)
유제품	스펠트밀
달걀	타피오카
대마	테프
기장	유장
귀리	효모
퀴노아	

프로그램을 시작하고 첫 3주 동안은 식생활 규칙을 준수하는 데 초점을 맞출 수 있도록 외식은 피하는 것이 좋다. 이렇게 하면 당신이 어쩔 수 없이 외식을 해야 하는 경우에 어떤 음식을 주문하는 것이 좋을지(409~410쪽 참조) 판단할 준비가 될 것이다. 이 첫 3주 기간을 거치면 식탐도 사라지기 때문에 탄수화물이 잔뜩 들어 있는 메뉴판을 볼 때도 유혹이 훨씬 덜할 것이다.

1주 차 동안에는 새로운 식습관에 충분히 적응하는 데 초점을 맞춘다. 나의 일주일 식사 계획 사례 등 내가 제시한 요리법을 활용할 수도 있고, 지침만 정확히 따른다면 직접 이것저것 시도해볼 수도 있다. 식사의 유형(아침식사, 점심식사, 저녁식사, 샐러드)에 따라 분류한 아이디어를 보기 쉽게 목록으로 정리해놓았으니 거기서 골라도 좋다. 각각의 식사에는 건강에 좋은 지방과 단백질 공급원이 포함되어 있어야 한다. 비트, 완두콩, 옥수수, 감자, 고구마, 당근, 파스닙 같은 것을 예외로 하면 채소는 얼마든지 양껏 먹어도 좋다. 1주 차 계획을 철저히 따르고 나면 그 후로는 식단을 짜기가 아주 쉬워질 것이다.

2주: 운동에 집중하기

유산소 운동을 하고 있지 않았다면 하루에 최소 20분 정도의 유산소 운동을 목표로 하자. 2주 차는 휴식기를 기준으로 심박동을 적어도 50퍼센트 이상 올려주는 운동을 일상의 습관으로 만드는 데 집중한다. 평생 이어갈 새로운 습관을 만드는 중임을 기억해야 한다. 시작하자마자 지쳐버려서는 곤란하다. 그렇다고 편한 운동만 고집하며 몸에 활력을 불어넣고 뇌의 수명을 연장해줄 육체적 도전을 멀리해서도 안 된다.

운동의 혜택을 제대로 보려면 하루에 한 번은 땀이 흠뻑 날 정도로 폐와 심장에게 힘든 일을 시키는 것을 목표로 삼아야 한다. 운동은 심혈관계의 건강이나 체중을 관리하는 데도 도움이 되지만, 정기적으로 운동하거나, 스포츠 시합에 참여하거나, 일주일에 몇 번씩 산책만 해도 뇌의 위축을 막을 수 있다는 점을 기억하자. 운동은 뇌 질환의 주요 위험 요소인 비만이나 당뇨병의 발병 가능성도 최소로 줄여준다.

만약 주로 앉아서 하는 생활을 해왔다면 간단하게 하루 20분 산책으로 시작해서 생활하는 데 불편하지 않은 수준에서 시간을 늘려나가자. 속도를 올리거나 언덕을 오르는 등 운동의 강도도 높일 수 있다. 아니면 양손에 덤벨 같은 것을 들고 산책하면서 이두박근 운동도 함께 할 수 있다.

이미 운동을 하고 있는 사람이라면 하루에 최소 30분, 일주일 최소 5일로 운동을 늘릴 수 있는지 확인해보자. 아니면 단체 운동 수업에 참여하거나 창고에서 먼지가 쌓여가고 있는 자전거를 꺼내거나 해서 기존과 다른 운동을 시도해볼 수도 있다. 요즘에는 체육관이 아니어도 운동할 기회는 어디에나 널려 있기 때문에 운동을 못 할 핑계를 대기가 힘들다. 심지어 편안하게 집에서 영상을 틀어놓고 운동을 할 수도 있다. 어떤 운동을 하든 상관없다. 그냥 한 가지 정해서 열심히만 하면 된다!

이상적으로는 유산소 운동, 근력 운동, 스트레칭을 모두 포괄하는 운동 프로그램이 좋다. 하지만 운동을 처음 시작하는 경우라면 유산소 운동에서 시작해서, 다음에는 근력 운동을 추가하고, 나중에는 스트레칭까지 포함시키자. 근력 운동은 전통적인 헬스기구나 덤벨 같은 프리 웨이트를 이용할 수도 있고, 요가나 필라테스처럼 자신의 체중을 이용해서 근력을 강화하는 효과에 초점을 맞춘 운동에 참여할 수도 있다. 이런 운동은 스트레칭도 많이 포함되지만, 유연성을 유지하기 위해 반드시 정식 수업을 들어야 하는 것은 아니다. 텔레비전 앞에서도 혼자서 여러 가지 스트레칭 운동을 할 수 있다.

일단 정기적인 운동에 습관을 들이면 서로 다른 유형의 운동으로 계획을 꾸릴 수 있다. 월요일, 수요일, 금요일은 1시간 실내 사이클 수업을 듣고, 화요일, 목요일은 요가 수업을 듣고, 토요일에는 친구들과 함께 하이킹을 가거나 수영장에서 수영을 하고, 일요일에는 쉬는 식이다. 달력을 꺼내서 운동 계획을 세울 것을 권한다.

시간을 내서 운동하기가 정말 어려운 날에는 짬을 내어 몸을 움직일 방법을 찾아보자. 10분씩 세 번 하는 운동과 한 번에 30분 하는 운동의 효과가 비슷하다는 결과는 많은 연구가 입증하고 있다. 따라서 도저히 운동할 시간을 따로 낼 수 없는 날에는 틈틈이 나눠서 운동하면 된다. 운동을 다른 활동과 결합해서 할 수 있는 방법도 생각해보자. 낮에 동료와 산책하면서 회의를 하거나, 밤에 텔레비전을 보면서 스트레칭을 함께 하는 것도 방법이다. 가능하면 의자에 앉아 있는 시간을 제한하자. 전화 통화를 할 때도 헤드

셋이나 무선 이어폰을 사용해 천천히 걸으며 통화하고, 엘리베이터보다 계단을 이용하고, 주차는 건물에서 조금 떨어진 곳에 하자. 하루에 몸을 움직이는 시간이 길어질수록 뇌의 건강도 좋아진다.

내 웹사이트 'DrPerlmutter.com'에 소개된 자료들도 잊지 말고 활용하자. 운동법 동영상을 비롯해서 유용한 정보들을 많이 담아두었다. 특히 'Focus Areas' 메뉴를 확인해보자.

3주: 수면에 집중하기

새로운 식습관과 운동습관을 계속 이어가면서 3주 차에는 수면에 초점을 맞춘다. 이제 2주에 걸쳐 프로그램을 진행해왔으니 수면의 질도 분명 좋아졌을 것이다. 하룻밤에 자는 시간이 6시간 미만이면 최소 7시간으로 늘리는 것에서 시작해보자. 몸에서 오르락내리락하는 호르몬 수치를 정상적이고 건강한 수준으로 유지하고 싶다면 7시간 수면은 최소 요구량이다.

휴식이 되는 질 좋은 수면을 극대화하는 데 활용할 수 있는 팁을 소개한다.

1 규칙적인 수면습관을 유지하자

수면의학 전문가들은 이것을 '수면위생 sleep hygiene'이라 즐겨 부른다. 수면위생이란 매일 밤 원기를 북돋우는 잠을 잘 수 있게 해주는 방법을 말한다. 1년 365일, 일주일 7일 내내 대략 동일한 시간에 잠에 들고, 잠에서 깨자. 수면 루틴을 일정하게 유지해야 한다. 여기에는 독서, 따듯한 물 목욕, 허브차 등 몸에게 이제 긴장을 풀고 잘 시간이 되었다는 신호를 보내는 모든 활동이 함께 포함된다. 아이를 재울 때는 이런 것을 시키면서 정작 자신은 잊을 때가 많다. 이런 활동은 잠을 잘 준비가 되었다는 느낌이 들게 하는 데 놀랄 정도로 도움이 된다.

② 수면을 방해하는 성분을 확인하고 관리하자

처방약에서 카페인, 알코올, 니코틴에 이르기까지 온갖 것이 수면을 방해할 수 있다. 카페인과 니코틴은 모두 흥분제에 해당한다. 아직도 담배를 피우고 있다면 금연 계획을 세워보자. 흡연만으로도 의학과 관련된 모든 문제의 위험이 높아지기 때문이다. 카페인의 경우 적어도 오후 2시 이후로는 피하는 게 좋다. 이렇게 하면 몸에서 카페인을 처리할 시간이 있어서 수면에 영향을 미치지 않는다. 하지만 어떤 사람은 카페인에 대단히 예민하기 때문에 이 시간을 정오로 앞당기거나 카페인이 덜 들어간 음료로 교체해야 할 수도 있다. 의사나 약사에게 당신이 매일 복용하는 약물이 수면에 미치는 영향을 확인해보자. 처방전 없이 구입할 수 있는 약 중에도 수면을 방해하는 성분이 들어 있는 것이 많다는 점을 기억하자. 예를 들어, 사람들이 즐겨 찾는 두통약에는 카페인이 들어 있을 수 있다. 알코올은 섭취하면 바로 진정 효과를 나타내지만 몸에서 그 성분을 처리하는 동안에는 수면을 방해할 수 있다. 알코올 분해에 사용되는 효소 중 하나가 자극 효과를 갖고 있기 때문이다. 그리고 알코올은 아드레날린을 분비하게 만들고, 수면 개시에 중요한 뇌의 화학 성분인 세로토닌의 생산을 방해한다.

③ 저녁식사 시간을 잘 잡자

배가 부를 대로 부른 상태나 쫄쫄 굶은 상태에서 잠자리에 들고 싶은 사람은 없을 것이다. 적당한 시간을 찾아보자. 저녁식사 시간과 잠자리에 드는 시간 사이가 3시간 정도면 될 것이다. 그리고 음식에 들어간 재료 중에 소화가 잘 안 되는 것이 있는지도 확인해보자. 이 부분은 개인마다 경험하는 것이 제각각이라 각자의 판단이 필요하다.

④ 불규칙하게 먹지 말자

규칙적인 일정에 따라 식사하자. 이렇게 하면 식욕 호르몬을 억제할 수 있다. 식사 시간을 너무 미루면 호르몬이 제대로 분비되지 않아 신경계를 자극하게 되고, 이것이 이후 수면에 영향을 미칠 수 있다.

⑤ 잠자리 간식을 시도해보자

야간 저혈당증nocturnal hypoglycemia이 불면증을 일으킬 수 있다. 혈당 수치가 너무 떨어지면 뇌를 자극해서 뭘 좀 먹으라고 전달하는 호르몬이 분비될 수 있다. 이렇게 한밤중에 배가 고파 깨는 것을 피하려면 잠자리 간식을 시도해볼 수 있다. 트립토판이라는 아미노산 성분이 풍부한 음식을 찾아보자. 이 성분은 잠을 촉진하는 천연 성분이다. 트립토판이 풍부한 음식으로는 칠면조, 코티지 치즈, 닭고기, 달걀, 견과류(특히 아몬드) 등이 있다. 하지만 양을 주의해야 한다. 견과류 한 줌 정도면 완벽하다. 잠자리에 들기 직전에 달걀이 3개 들어간 오믈렛과 칠면조 고기를 먹어치우는 것은 곤란하다.

6 가면을 쓴 흥분제를 조심하자

커피를 정기적으로 마시면 정신이 말똥말똥해진다는 것은 이미 알고 있겠지만 요즘에는 카페인 성분이 첨가된 음식이 어디에나 널려 있다. 내 식생활 지침을 따른다면 이런 음식을 만날 일은 없을 것이다. 그리고 음식에 들어 있는 식용 색소, 향료, 정제 탄수화물 등의 일부 성분은 흥분제로 작용할 수 있으니 이런 것도 피하자.

7 환경을 조성하자

침실에 눈과 귀를 자극하는 전자기기를 두는 것이 좋은 생각이 아니라는 것은 모두 알고 있다. 하지만 사람들은 여전히 이 가장 기본적인 규칙을 지키지 않는다. 침실은 지나치게 밝은 조명이나 어수선한 잡동사니는 물론이고 텔레비전, 컴퓨터, 전화기 등 잠을 깨우는 하드웨어로부터도 자유로운, 조용하고 평화로운 안식처로 만들어야 한다. 비용을 들여서 침구류를 좋은 것으로 사용하고 조명도 어둡게 유지한다. 수면에 좋은 분위기를 조성해보자. (섹스도 잠이 잘 오게 할 수 있으니 그런 분위기를 조성하는 것도 나쁘지 않겠지만, 그건 다른 이야기다.)

8 수면제 사용은 신중해야 한다

수면제를 가끔 사용한다고 해서 사람이 죽는 건 아니다. 하지만 만성적인 사용은 문제가 될 수 있다. 우리의 목표는 외부의 추가 도움 없이도 일상적으로 건강한 수면을 누리는 것이다. 귀마개나 안대 같은 수면 보조도구를 말하는 것은 아니다. 이런 것은 사용해도 무방하다. 처방받아서, 혹은 처방 없이 구입할 수 있는 수면제를 말하는 것이다. 다이펜하이드라민diphenhydramine과 독시라민doxylamine같이 진정 효과가 있는 항히스타민제를 포함하는 'p.m.' 제제 약물이 그 예다. 이런 약들은 중독성이 없다고 주장하지만 심리적 의존성을 일으킬 수 있다. 자연적인 방법으로 수면을 조절하는 것이 낫다. 자신이 잠을 잘 잔다고 생각해도 수면검사를 한번 고려해보자.

욕실 용품과 미용 제품에 관한 주의사항

3주 차 동안에는 수면에 집중하는 것과 더불어 욕실 제품도 정비해야 한다. 글루텐은 수많은 상품에 들어가 있기 때문에 이런 제품을 몸에서 가장 큰 기관인 피부에 사용하면 의도치 않게 체내로 유입될 수 있다. 따라서 샴푸, 컨디셔너, 헤어 제품 등 당신이 주기적으로 사용하는 욕실 용품과 미용 제품에도 관심을 기울여야 한다. 글루텐프리 제품을 판매하는 브랜드를 찾아보거나 제품 라벨을 살펴보자. 글루텐이 들어 있는지 여부를 확인할 수 없거나 의심스러운 점이 있으면 제조사나 회사에 연락을 해서 알아보자.

4주: 종합하기

지금쯤이면 당신은 이 새로운 생활습관이 몸에 익고 3주 전보다 훨씬 나아진 기분을 느낄 것이다. 그레인 브레인 음식과 건강에 더 좋은 음식의 차이가 어떤지 체감하고 있지 않을까 싶다. 이제 수면의 질도 좋아졌고, 규칙적인 운동습관도 자리 잡았다. 그럼 이제 무엇을 해야 할까?

모든 부분이 완전히 본궤도에 오르지 못했다고 해서 당황할 필요는 없다. 대부분의 사람은 살면서 추가적으로 신경을 써야 할 약점을 적어도 하나쯤은 갖고 있기 마련이다. 어쩌면 당신은 지금 다른 것은 잘 되는데 매일 밤 10시에 잠자리에 드는 것을 어려워할 수도 있고, 일주일 내내 운동할 시간을 내기가 힘들 수도 있고, 회사 휴게실에 갈 때마다 자신을 유혹하는 정크 푸드를 외면하는 것이 고역일 수도 있다. 4주 차는 새로운 일상에서 리듬을 찾는 데 집중해보자. 이 지침을 따르기가 힘든 영역이 어디인지 찾아서 어떻게 그 문제를 바로잡을지 알아보자. 도움이 될 몇 가지 팁을 소개한다.

1 한 주의 계획을 미리 세우자

주말에 몇 분 정도 시간을 내서 다가올 일주일을 계획하고 해야 할 일과 약속 등을 미리 생각해두면 도움이 된다. 일정이 빡빡해서 운동할 시간을 따로 내기 어려운 날이 언제일지 예측하고 그 일정 안에서 틈틈이 시간을 낼 수 있을지 확인해보자. 매일 밤 수면 구간을 설정해놓고 똑같은 취침 시간을 유지하자. 이것은 거의 종교처럼 지켜야 한다. 일주일 동안 먹을 식사를 대략적으로 정해놓자. 특히 점심식사와 저녁식사에 신경 쓴다. 아침식사는 대부분 정해진 대로 먹게 되지만 직장에서 오전 시간 막바지에 점심을 무얼 먹을지 결정하거나, 배가 고픈 상태에서 집에 들어와 허겁지겁 저녁을 먹을 때는 계획이 흐트러지기 쉽다. 늦게 퇴근해서 집에 돌아와 요리할 힘이 없을 날이 언제인지 생각해두어야 한다. 만일의 경우들을 대비해서 계획을 세워놓자. (다음 장에서는 집 밖에서 식사를 해야 하는 경우와 제대로 된 식사를 할 때까지 배를 달래줄 간식거리가 필요한 경우에 도움이 될 만한 아이디어를 풍부하게 소개하겠다.)

2 장보기 목록을 준비하자

매일 장을 보든, 일주일에 한 번 장을 보든 장보기 목록이 손에 들려 있어야 한다. 이렇게 하면 더욱 효율적으로 구매하고 충동구매도 피할 수 있다. 또한 장을 볼 때 이것저것 고르는 시간을 절약할 수 있다. 식품을 고를 때는 천연에 가장 가까운 음식들이 진열되어 있는 구역을 고수하고, 가공식품과 포장 식품들이 즐비한 코너들은 피하자. 그리고 배고플 때 장보는 일은 삼가자. 그럴 때는 달달하고 짭짤한, 몸에 해로운 식품에 손이 가기 마련이다. 신선 식품들은 냉동 보관하지 않는 한 3~5일을 넘기지 못한다는 점을 기억하자. 식구가 많고 냉동실에 육류, 가금류, 얼린 채소를 대량으로 보관할 만한 여유 공간이 있다면 한 달에 한 번 정도 대용량 판매점을 이용하는 것도 좋은 생각이다.

③ '타협 불가' 항목을 몇 개 만들자

목요일 오후에 옆 동네 농산물 직판장에 꼭 가봐야겠다는 마음을 먹었으면 달력에 적어놓고 타협 불가 항목으로 못 박아놓자. 그리고 동네에 개업한 요가 학원에 꼭 가보고 싶은 마음이 있다면 시간을 확보해서 반드시 실천에 옮기자. 타협 불가 목표를 설정해두면, 게을러지거나 바빠서 미루고 싶을 때 마음을 다지는 데 도움이 된다. 이것은 자신의 약점을 보완하는 훌륭한 방법이기도 하다. 일주일 계획을 세울 때는 우선순위를 분명히 정해서 철저하게 지키자!

④ 기술을 활용하자

삶의 편리를 위해 매일 기술을 이용하고 있는 마당에 목표 달성에 도움이 될 수 있는 인터넷 자료나 최첨단 앱이 있다면 마다할 이유가 없다. 예를 들어, 자기위치추적 앱 시장은 지난 몇 년 동안 폭발적으로 성장했다. 그리고 하루에 몇 걸음을 걸었는지, 밤에 잠은 얼마나 잘 잤는지, 심지어 얼마나 빨리 식사를 했는지 추적해주는 앱도 있다. 이런 앱은 스마트폰에서 작동하기도 하지만, 어떤 경우는 하루 중 몸의 움직임을 추적하는 가속도계처럼 실제 장비가 필요한 경우도 있다. 물론 모두에게 이런 장비가 필요한 것은 아니지만, 어쩌면 건강한 생활 방식을 유지하는 데 도움을 줄 궁극의 프로그램을 찾아낼 수 있을지도 모른다. 'DrPerlmutter.com'을 방문하면 아이디어를 얻을 수 있을 것이다. 내 웹사이트에는 흔히 즐기는 식품의 성분에 관한 정보, 자신의 습관을 추적하도록 상기시

켜주는 건강 관련 서비스 링크 등 이 책에 담긴 정보를 극대화하는 앱의 목록이 실려 있다. 예를 들어, 구글 캘린더는 종합적인 자기 관리 앱으로 사용할 수 있다. 효과가 있겠다 싶으면 사용해보자.

5 유연하되 일관성을 유지하자

잠시 프로그램을 지키지 못하는 경우가 생기더라도 너무 자책하지는 말자. 우리는 결국 인간이다. 일진이 안 좋은 날이면 운동을 빼먹고 친구와 함께 술잔을 기울이며 아무 음식이나 마구 먹게 되는 경우도 생길 수 있다. 그리고 휴일에 어느 정도 궤도에서 벗어나는 경우가 생기는 것을 완벽하게 막을 수는 없다. 마음을 다잡고 다시 본궤도로 돌아올 수만 있다면 괜찮다. 다만 작은 탈선이 영원한 궤도 이탈로 이어지게 해서는 안 된다. 그렇게 하려면 일상의 패턴에서 일관성을 찾아야 한다. 일관성은 경직성과 다르다. 자신이 너무 극단적으로 하고 있다거나, 하기도 싫은 일을 억지로 밀어붙이고 있다는 느낌을 주지 않으면서 먹고 운동할 수 있게 하는 것이 일관성이다. 자신만의 일관성을 찾아내는 것이 성공의 열쇠가 되어줄 것이다. 자기에게 제일 효과가 있는 것이 무엇이고 효과가 없는 것은 무엇인지 찾아내야 한다. 그럼 일반적인 지침을 바탕으로 자신의 삶에 맞추어 이 프로그램을 수정해서 일관성 있게 유지할 수 있다.

6 동기 부여 요인을 찾자

때로는 동기 부여 요인이 있으면 도움이 된다. 동기 부여 요인은 동네 10킬로미터를 달려보고 싶은 바람이 될 수도 있고, 성년이 된 자녀와 함께 킬리만자로산 하이킹을 계획하는 것이 될 수도 있다. 건강에 집중하기로 마음먹는 사람들은 '더 활기차게 살고 싶어', '더 오래 살고 싶어', '살을 빼고 싶어', '우리 엄마처럼 죽고 싶지는 않아' 등등 그 구체적인 이유를 갖고 있을 때가 많다. 항상 큰 그림을 머릿속에 그려놓자. 그럼 건강한 생활습관을 유지하는 데 도움이 될 뿐 아니라 가끔 게을러져도 다시 본궤도로 복귀할 수 있게 해준다. 완벽보다는 점진적인 발전이 더 나을 때도 있다.

일상의 계획은 사람마다 제각각이겠지만 그 안에 패턴은 존재해야 한다. 아래는 하루 일과 계획의 예시다.

오전 6:30	기상 및 산책
오전 7:00	아침식사
오전 10:00	간식
오후 12:30	점심식사
오후 1:00	20분 산책
오후 4:00	간식
오후 5:45	체육관 운동
오후 7:00	저녁식사
오후 7:30	산책
오후 10:30	취침

외식

4주 차 말에는 어디서나 식사가 가능해지는 것을 목표로 삼자. 많은 사람이 일주일에 몇 번 정도는 외식을 하게 된다. 특히 직장에서 그렇다. 우리가 먹을 모든 식사와 간식을 일일이 다 계획해서 준비하기는 사실상 불가능하기 때문에 다른 메뉴를 탐색해봐야 한다. 단골 식당에서 이 지침을 따르는 메뉴를 주문할 수 있는지 확인해보자. 그것이 너무 어렵다면 다른 식당을 찾아가 당신의 요구에 따라 식사를 제공할 수 있는지 알아보자. 자신이 선택한 메뉴에 대해 잘 알고 있기만 하면 자기에게 맞는 메뉴를 찾기가 그리 어렵지만은 않다. 구운 생선에 삶은 채소류라면 비교적 안전한 선택이 될 수 있다. (감자, 튀김, 빵 등은 메뉴에서 빼고 곁들임 샐러드는 올리브유와 식초로 드레싱 해달라고 부탁하자). 여러 가지 성분으로 정성 들여 준비한 음식은 경계해야 한다. 의심스러우면 어떤 내용물이 들어갔는지 물어보자.

일반적으로 외식은 최대한 줄이는 것을 원칙으로 한다. 나쁜 성분들을 모두 제거하기는 사실상 불가능하기 때문이다. 대부분 자신이 직접 준비한 음식을 먹을 수 있게 노력하자. 주유소에 들렀다가 배가 고파져 편의점 음식에 유혹을 느낄 수도 있으니 간식을 준비해서 갖고 다니자. 다음 장에는 다양한 간식이 소개되어 있는데, 그중에는 잘 상하지 않아서 갖고 다닐 수 있는 것이 많다. 일단 이런 식습관이 익숙해지고 나면 예전에 요리하던 방식으로 되돌아가서 그것을 이 지침에 맞게 바꿀 수 있는지 확인해보자. 부엌에서 약간의 실험만 해보면 글루텐과 염증 촉발 성분으로 가득

했던 옛날 요리를 여전히 맛있으면서도 뇌에 친화적인 요리로 바꿀 수 있는 것을 보고 놀라게 될 것이다. 평소 사용하던 밀가루나 밀 대신 코코넛분말이나 간 아몬드, 아마씨 같은 견과류를 시도해보자. 설탕을 대신해서는 약간의 스테비아나 통과일로 단맛을 낼 방법을 찾아보자. 그리고 가공된 식물성 기름으로 요리하기보다는 옛날 식으로 만든 버터와 엑스트라 버진 올리브유를 고수하자.

유혹에 직면했을 때는(직장 휴게실에 놓인 도넛 박스나 친구 생일 파티에 등장한 케이크 등) 당장은 입이 즐거워도 나중에는 대가를 치르게 된다는 사실을 다시금 떠올려보자. 그래도 도저히 거부할 수 없다면 그 결과를 받아들일 각오를 해야 한다. 하지만 내 짧은 소견으로는 그레인 브레인에서 자유로운 삶의 방식이야말로 가장 만족스러운 삶의 방식이라고 감히 말하고 싶다. 그런 삶을 즐기자!

균형 찾기

인생의 많은 것이 그렇듯이 새로운 습관을 들이는 일은 일종의 균형을 찾아가는 일이다. 식습관과 운동습관을 고치고, 음식을 구입, 요리, 주문하는 방식을 바꾼 이후라고 해도 예전 습관이 불쑥 튀어나오는 순간이 여전히 생길 것이다. 나는 당신이 바삭한 피자나 김이 모락모락 올라오는 뜨거운 팬케이크를 평생 두 번 다시 입에 대는 일이 없기를 바라지는 않는다. 하지만 이제 당신도 몸이 진정으로 필요로 하는 것이 무엇인지 알게 됐으니 그 브분에 신경을 쓰면서 이 새로운 감각을 바탕으로 하루하루 살아가기를 바란다.

많은 사람이 유명한 80:20 다이어트를 시도하고 있다. 80퍼센트는 몸에 좋은 것을 먹고, 나머지 20퍼센트는 먹고 싶은 것을 먹는 다이어트다. 하지만 어떤 사람은 이와 반대로 살고 있다! 가끔씩만 흥청망청 먹던 것이 아예 일상의 습관으로 바뀌기는 너무 쉽다. 건강을 챙기지 않을 변명거리는 항상 존재한다는 것을 기억해야 한다. 꼭 참석해야 할 파티도 있고, 결혼식도 있다. 처리해야 할 업무가 있으니 그걸 하다 보면 스트레스는 커진다. 좋은 음식을 먹고, 운동하고, 숙면할 수 있는 정신적 에너지와 시간은 부족해지기 마련이다. 그런 게 인생이다. 그래서 어느 정도의 타협을 받아들이는 것은 괜찮다. 90:10 원칙을 지킬 수 있는지 확인해보자. 90퍼센트는 이 지침을 따라서 먹고 나머지 10퍼센트는 자유롭게 먹는 것이다. 살다 보면 필연적으로 그래야 할 때가 찾아오니까 말이다. 그러다가 궤도에서 너무 벗어났다 싶을 때마다 새로 시동을 건다. 하루 단식을 한 후에 다시 똑같이 4주 동안 하루에 탄수화물 섭취량을 20~25그램으로 제한하는 프로그램을 진행하면 이런 재시동이 가능하다. 이 지침은 당신과 당신의 뇌를 이상적인 상태로 안내하는 건강의 생명줄이 될 수 있다.

인생은 끝없는 선택의 연속이다. 이리로 갈까, 저리로 갈까? 지금 할까, 나중에 할까? 빨간색 스웨터를 입을까, 초록색 스웨터를 입을까? 샌드위치를 먹을까, 샐러드를 먹을까? 이 책이 존재하는 이유는 당신이 충만한 삶을 살아갈 수 있도록 더 나은 선택을 내리는 법을 배울 수 있게 돕는 것이다. 부디 내가 여기서 제시한 아이디어들이 당신의 삶에서 작은 변화라도 시작할 수 있는 계기가 되었기를 바란다. 나는 매일 임상에서 건강과 총명한 정신이 사람들에게 얼마나 큰 가치를 안겨주는지 목격한다. 나는 갑작스럽게 얻은 병이나 만성질환이 어떤 짓을 하는지도 목격한다. 그 사람이 얼마나 큰 업적을 이루었고, 얼마나 많은 사랑을 받고 있는지는 따지지 않는다. 건강을 인생에서 가장 중요한 것으로 여기지 않는 사람이 많지만 건강이 없으면 다른 것은 아무 소용이 없다. 하지만 건강만 하다면 무엇이든 가능해진다.

11장

건강한 뇌를 위한 식습관
: 식단과 레시피

여기서 소개하는 여러 가지 식단과 레시피을 보면 당신이 선택할 수 있는 폭이 아주 넓다는 걸 알 수 있다. 채소, 생선, 육류, 가금류, 견과류, 달걀, 샐러드 등 풍부한 식재료를 만나게 될 것이다. 여기서 소개하는 식단을 바탕으로 당신이 더 간단한 식단을 짜도 된다(예를 들면 생선이나 육류를 채소와 함께 먹거나, 점심이나 저녁 때는 초록색 잎채소 샐러드를 먹고 아침에는 삶은 달걀에 견과류를 먹는 식이다). 다양한 후식(디저트)도 만나게 될 것이다(그렇다. 후식을 먹어도 된다!). 다양한 샐러드 드레싱과 소스도 접하게 될 것이다.

나는 당신에게 '어떻게 먹을 것인가(즉, 얼마나 먹을 것인가)'가 아닌, '무엇을 먹을 것인가'를 알려주고자 한다. 여기서 소개하는 식단과 레시피를 따르기만 하면 지방, 탄수화물, 단백질 섭취량은 저절로 조절된다. 과식도 하지 않고 배고픔도 느끼지 않으면서 몸과 뇌에 아주 넉넉한 영양을 공급할 수 있다.

> 내 웹사이트 'DrPerlmutter.com'에서 그레인 브레인 지침에 적합한 식품 브랜드를 볼 수 있다. 식단에서 글루텐, 밀 그리고 대부분의 당분을 빼도 먹을 수 있는 식품이 아주 많다는 사실에 놀랄 것이다. 그리고 배고픔의 정도, 식탐, 한 끼 식사량, 칼로리 섭취량을 수월하게 조절할 수 있다는 사실에 또 한 번 놀랄 것이다. 당신의 미각도 새로운 맛을 경험하고 다시 태어난 듯 기뻐할 것이다.

지난 10년 동안 구입할 수 있는 식품이 굉장히 다양해졌다. 도시에 사는 사람이라면 이제는 유기농 식품만 가득 채워진 식료품 가게를 찾아가든, 지역 농산물 직판장을 찾아가든 수 킬로미터 이내에서 모든 식재료를 구입할 수 있다. 자주 가는 식료품 가게 주인이나 직원과 친해지자. 그러면 갓 들어온 신선한 재료가 무엇인지, 어디에서 온 재료인지 알 수 있을 것이다. 되도록 제철 재료를 선택하고, 전에는 먹어본 적 없는 새로운 재료를 사자. 10년 전만 해도 미국에서 들소bison 고기나 은대구를 구입하기 어려웠지만 요즘에는 맛있고 이국적인 육류, 해산물을 쉽게 살 수 있다. 가능하면 유기농 식품을 선택하자. 유기농인지 잘 모를 때는 식료품 가게 주인이나 직원에게 물어보자.

1 무엇을 마실까

정수된 물이 가장 좋다. 매일 체중 1킬로그램당 30그램의 물을 마시자. 체중이 80킬로그램이라면 하루에 2.4킬로그램, 컵으로 10잔 정도의 물을 마시면 된다. 차나 커피를 마실 수도 있지만 (커피에 별다른 문제가 없다는 가정하에), 늦은 시각에 카페인 섭취는 주의해야 한다. 그리고 카페인이 들어간 음료를 마실 때마다 물을 340~450그램 더 마셔야 한다. 나는 콤부차kombucha를 강력하게 추천한다. 콤부차는 발효한 홍차나 녹차의 일종으로 천연 프로바이오틱스가 함유되어 있다. 거품을 내서 차게 마실 때가 많으며 수세기 동안 기력을 보충하기 위해 마셔왔다. 장내세균 건강과 체중 감량에 도움이 될 수 있다.

저녁식사에는 와인 1잔을 곁들여도 좋다. 이왕이면 레드와인이 좋다. 적당한 술이 건강에 좋다는 이야기 또는 나쁘다는 이야기가 뒤섞여 혼란을 유발하면서 술에 대한 질문을 많이 받는다. 2017년에 한 연구결과에서는 적당한 양이라도 알코올이 해마를 위축시켜 뇌 건강에 좋지 않다고 했다.[1] 다른 한 연구에서는 적거나 적당한 양의 알코올 섭취는 알츠하이머병의 발병 위험을 낮추는 반면, 많은 양의 알코올 섭취는 발병 위험을 높인다고 했다. 지금까지의 연구를 종합해보면, 알코올을 아예 섭취하지 않은 경우와 많이 섭취한 경우 알츠하이머병 발병 위험이 더 높은 것으로 보인다. 따라서 그 사이 발병 위험을 낮추는 적절한 균형점이 있으며, 그 균형점에서 알코올을 섭취한다면 레스베라트롤resveratrol과 폴리페놀 등 뇌에 친화적인 성분이 들어 있는 레드와인을 선택하는 게 가장 좋다는 것이 나의 의견이다. 여성은 하루 1잔, 남성은 하루 2잔을 권한다.

2 커피에 관한 특별 주의사항

커피 섭취에 주의하라는 경고에 속지 말자! 하루 3~5잔 정도의 커피를 섭취했을 때 얻는 이익이 그에 따르는 위험보다 훨씬 크다. 커피의 효과는 치매 발생 위험을 무려 65퍼센트나 낮추는데, 거기서 끝이 아니다. 2017년 <내과학연보Annals of Internal Medicine>에 유럽 10개국에서 50만 명이 넘는 사람을 대상으로 진행한 대규모 종단 연구결과가 발표되었다. 연구 기간 동안 커피를 제일 많이 마신 사람이 어떤 원인이든 사망 위험이 가장 낮았다. 사망 위험이 남성은 12퍼센트, 여성은 7퍼센트 감소했다.[2] 그리고 "커피를 많이 섭취하면 사망 위험, 특히 소화기질환과 순환기질환으로 인한 사망 위험이 낮아졌다." 연구결과에서 중요한 부분은 여성의 커피 섭취량 증가가 C 반응 단백질뿐만 아니라 당화혈색소 수치 저하와도 연관되어 있다는 점이다. 좋은 소식은 더 있다. 카페인 때문에 커피를 좋아하지 않는다면 디카페인 커피를 마셔도 마찬가지로 좋다는 것이다. 커피의 폴리페놀 성분처럼 뇌와 돈의 건강에 좋은 성분 중 상당수는 카페인 자체에 들어 있지 않다. 커피는 강력한 항산화 성분이자 BDNF 자극제다. 그리고 뇌가 사랑하는 케톤 생산의 스위치를 켜는 데 관여한다. 그러니 커피를 마음껏 즐기자!

③ 과일

과일은 통째로 먹고, 처음 4주 동안 프로그램을 실천할 때는 간식이나 후식으로만 먹자. 신선한 무가당 크림이나 코코넛밀크, 약간의 스테비아, 무가당 코코아가루와 섞은 크림과 함께 먹자.

④ 올리브유의 법칙

올리브유(유기농 엑스트라 버진 올리브유)는 마음껏 써도 된다. 올리브유는 식단에 좋은 지방을 추가함으로써 뇌졸중, 치매, 당뇨병의 위험을 줄일 수 있는 가장 손쉬운 방법이다. 음식을 조리할 때 많은 경우 올리브유 대신 코코넛오일을 사용할 수 있다는 것도 알아두자. 생선과 채소를 프라이팬에 튀길 때는 올리브유보다는 코코넛오일을 쓰자. 아침식사로 스크램블드에그를 만들 때도 마찬가지다. 이렇게 하면 보충제 설명에서 권장하는 하루 코코넛오일 섭취량을 채울 수 있다.

⑤ 바쁠 때

시간을 내서 요리할 수 없을 때는 도시락을 준비하자. 구운 닭고기, 데친 연어, 구운 소고기 등을 미리 요리해서 냉장고에 준비해두면 도움이 된다. 도시락에 잎채소 샐러드와 자른 생채소를 담고, 먹기 전에 단백질 재료와 드레싱을 추가한다. 식료품 가게에서 판매하는 포장 식품을 이용할 때는 성분 표기를 확인하고 먹자.

남은 음식도 잊지 말자. 이 장에 소개하는 요리 중 상당수는 주말에 만들어두었다가 주중에 바쁠 때 여러 번 꺼내 먹을 수 있는 것들이다. 밀폐용기에 넣어 보관해두었다가 그대로 먹거나 전자레인지에 데워서 먹자.

나는 여행할 때는 항상 아보카도와 연어 통조림을 갖고 다닌다. 통조림 음식은 잘 신경 써서 구입하기만 하면 휴대가 간편한 훌륭한 영양 공급원이다. 예를 들어, 토마토 통조림은 신선한 토마토의 훌륭한 대안이 될 수 있다. 다만 나트륨이나 설탕 같은 추가 성분만 신경 쓰자. 생선 통조림을 선택할 때는 적정 어획량을 지킨 제품을 고르자. 그리고 수은 성분이 많은 생선은 피하자. 몬터레이만 수족관 해산물 감시 프로그램 사이트를 컴퓨터에 북마크해두면 도움이 될 것이다(montereybayaquarium.org/cr/seafoodwatch.aspx). 이 웹사이트는 당신이 먹는 생선의 원산지, 오염이나 독성 때문에 피해야 할 생선 종류에 관한 최신 정보를 제공한다.

6 간식으로 무얼 먹을까

내가 제안하는 식단은 혈당 조절도 잘 되고 포만감도 커서 배고픔 때문에 먹을 것을 찾을 일은 많지 않다. 그러나 식단을 지키면서 원할 때는 언제든 간식을 먹어도 된다. 여기 몇 가지 간식을 소개한다.

- 생견과류(땅콩은 제외. 땅콩은 콩과식물로 견과류가 아니다) 한 줌 또는 견과류와 올리브가 섞인 것
- 다크초콜릿(카카오 함량 70퍼센트 이상) 몇 조각
- 잘게 썬 생채소(피망, 브로콜리, 오이, 껍질콩, 무)를 후무스, 과카몰리, 고트 치즈goat cheese, 타프나드, 견과류 버터, 발효 조미료 등에 찍은 것
- 치즈와 밀이 없는 저탄수화물 크래커
- 구워서 식힌 칠면조 또는 닭고기 슬라이스를 겨자소스나 아보카도 마요네즈에 찍은 것
- 올리브유, 소금, 후추를 뿌린 아보카도 반 개
- 완숙 달걀 2개
- 카프레제 샐러드(토마토 슬라이스 위에 신선한 슬라이스 모차렐라 치즈를 얹고 올리브유, 바질, 소금, 후추를 뿌린 것)
- 레몬과 딜dill(허브의 일종)을 곁들이고 껍데기를 벗겨 식힌 새우
- 당분이 적은 통과일(자몽, 오렌지, 사과, 베리, 멜론, 무화과, 앵두, 포도, 키위, 자두, 복숭아, 천도복숭아 등) 한 조각이나 1인분
- 훈제 연어(양식산이 아닌 자연산) 혹은 리코타 치즈를 곁들인 록스lox(연어 절임의 일종-옮긴이)
- 목초사육한 소고기 육포, 칠면조 육포, 연어 육포

일주일 식단 예시

그레인 브레인 일주일 식단 예시를 소개한다. 레시피가 있는 음식은 굵은 글씨로 강조했다. 초판의 레시피에 새로운 레시피를 추가했으며, 레시피는 426쪽부터 나온다.

주의사항: 음식을 튀길 때는 버터, 유기농 엑스트라 버진 올리브유, 코코넛오일을 사용할 수 있다. 가공 기름은 피하고, 쿠킹 스프레이 cooking spray도 유기농 올리브유로 만든 것이 아니면 피한다. 표기한 인원수보다 더 많은 사람이 먹을 양을 만들 때는 그에 따라 재료 양을 늘리면 된다. 시간이 오래 걸리는 요리는 미리 계획을 세워서 만들거나 시간이 적게 걸리는 요리로 대체하자. 내 웹사이트에 가면 더 많은 레시피를 만날 수 있다. 'Eat' 메뉴 하단의 'Brain Maker'에서 소개하는 음식들에는 프로바이오틱스와 프리바이오틱스가 풍부하다. 이런 음식들을 식단에 포함하면 마이크로바이옴에 영양을 공급할 수 있다. 가지막으로 일주일에 이틀은 아침식사를 거르자. 그러면 밤 사이에 일어난 케토시스를 더 강화할 수 있다. 여기 소개하는 식단 예시는 이틀 단식을 기준으로 한다.

월요일
- **아침**: 스크램블드에그 2개, 체다치즈 30g, 강불에서 재빨리 볶은 채소 무제한(양파, 버섯, 시금치, 브로콜리 등)
- **점심**: **아보카도 치킨 샐러드를 채운 토마토**(456쪽)
- **저녁**: 버터와 마늘에 볶은 잎채소와 채소를 곁들인 목초사육

　　　　채끝살 스테이크 또는 구운 유기농 치킨이나
　　　　자연산 생선 90g
- **후식:** 무가당 크림을 뿌린 베리 1/2컵

화요일

- **아침:** 단식 또는 올리브유를 뿌린 아보카도 반 개와
　　　　호두가루, 신선한 블루베리를 얹은 요구르트 1컵
- **점심:** 새우가 들어간 그리스 빌리지 샐러드(457쪽)
- **저녁:** 양피지로 싼 연어와 채소(450쪽)
- **후식:** 초콜릿 트러플 2개(476쪽)

수요일

- **아침:** 2분 전자레인지 프리타타(427쪽)
- **점심:** 치킨 파히타 샐러드(460쪽)
- **저녁:** 샤르도네 구운 생선(439쪽)과 야생쌀밥(와일드라이스로
　　　　지은 밥) 1/2컵, 찐 채소 무제한
- **후식:** 슬라이스해 스테비아와 계피를 뿌린 사과 1개

목요일

- **아침:** 록스나 훈제 연어 슬라이스 3~4장과 고트 치즈 30g,
　　　　크런치 시리얼(433쪽) 1인분
- **점심:** 병아리콩 카레 샐러드(461쪽)
- **저녁:** 가지빵 버거(435쪽), 버터와 마늘에 볶은 잎채소와 채소

- **후식:** 다크초콜릿 2~3조각

금요일

- **아침:** 단식 또는 코코넛오일 오믈렛(428쪽)
- **점심:** 아보카도 슬로를 곁들인 생선 타코(434쪽)
- **저녁:** 그리스식 레몬 양고기(451쪽), 껍질콩과 브로콜리 무제한
- **후식:** 초콜릿 코코넛 무스(477쪽)

토요일

- **아침:** 그래놀라 크런치를 곁들인 구운 자몽(431쪽)
- **점심:** 무지개 후무스 쌈(436쪽)
- **저녁:** 방울다다기양배추를 곁들인 아카우시와규 안심(443쪽)
- **후식:** 다크초콜릿 3조각을 녹여서 얹은 통딸기 3/4컵

일요일

- **아침:** 크림 달걀을 올린 아스파라거스(430쪽)
- **점심:** 훈제 연어가 들어간 가디스 가스파초(455쪽)
- **저녁:** 그릴에 구워 토마토, 아루굴라, 페코리노 치즈를 곁들인 정어리(444쪽)
- **후식:** 아몬드 버터 1큰술에 찍어 먹는 다크초콜릿 2조각

레시피

　　그레인 브레인 식단을 지키기는 생각보다 쉽다. 이 새로운 식습관은 탄수화물, 특히 밀과 당분의 섭취를 크게 제한하지만 요리 재료나 음식이 부족할 일은 전혀 없다. 당신이 좋아하는 음식을 식단에 맞춰 바꾸려면 약간의 창의력이 필요하지만, 일단 대체 음식을 만드는 데 익숙해지고 나면 다른 요리에도 똑같이 적용할 수 있다. 레시피들을 훑어보면 다른 요리에 어떻게 적용할지 감이 생기고, 그레인 브레인 레시피에 충분히 적응할 수 있을 것이다.

　　대부분의 사람이 바쁜 일과로 요리할 시간이 없다는 사실을 잘 알고 있다. 그래서 상대적으로 준비하기 쉽고, 풍미와 영양이 가득한 간단한 요리를 골랐다. 프로그램 1주 차에는 무엇을 먹을지 고민할 필요 없게 420~422쪽 식단을 따르기를 권한다. 마음에 드는 레시피를 선택해서 당신만의 식단을 짜도 괜찮다. 여기에서 사용하는 재료들은 대부분 손쉽게 구할 수 있는 것들이다. 가급적 목초사육, 유기농, 자연산 식품을 선택하자. 올리브유나 코코넛 오일을 고를 때는 엑스트라 버진을 선택하자. 레시피에 나열된 재료들은 모두 글루텐프리로 쉽게 구할 수 있는 것들이지만, 식료품 가게에서 고를 때는 항상 성분 표기를 확인해야 한다. 가공한 식품을 구입하는 경우에는 더더욱. 제품에 어떤 성분을 넣을지 당신이 결정할 수는 없지만, 당신 식탁에 무엇을 올릴지는 당신이 결정할 수 있다.

아침 ①

그뤼에르 치즈와 고트 치즈 프리타타

    달걀은 아주 다양하게 활용할 수 있는 식재료다. 그 자체로 한 끼 식사가 될 수도 있고, 다른 음식에 곁들여 먹을 수도 있다. 가능하면 방목사육 유기농 달걀을 구입한다. 프리타타는 쉽고 빠르게 만들 수 있고, 여러 사람과 먹을 때 만들기 좋다. 사용하는 치즈, 잎채소, 채소의 종류를 바꾸면 다양한 프리타타를 만들 수 있다. 여기서는 내가 좋아하는 방식을 소개한다.

> **재료(4인분)** 엑스트라 버진 올리브유 1큰술, 중간 크기 양파 1개 잘게 썰기, 소금 ½작은술, 후추 ½작은술, 시금치 450g 썰기, 물 1큰술, 달걀 9개 곱게 풀기, 고트 치즈 85g 으깨기, 그뤼에르 치즈 ¼컵 갈기

- 오븐을 섭씨 200도로 예열한다.
- 오븐용 프라이팬에 올리브유를 두르고 중불로 가열한다. 뜨거워지면 양파, 소금, 후추를 넣는다. 양파가 투명해질 때까지 가끔씩 저으면서 3~4분 정도 익힌다. 시금치와 물을 추가로 넣고 시금치가 숨이 죽을 때까지 1~2분 정도 끓인다. 이어서 달걀물을 붓고 고트 치즈, 그뤼에르 치즈를 위에 뿌린다. 프라이팬 가장자리의 달걀물이 익을 때까지 1~2분 정도 익힌다. 프라이팬을 오븐에 넣고 10~20분 정도 굽는다.
- 오븐에서 꺼내 먹기 좋은 크기로 자른다.

아침 ②

2분 전자레인지 프리타타

아침에 시간이 없을 때 쉽고 빠르게 만들어 먹을 수 있는 프리타타를 소개한다. 채소는 집에 있는 재료 아무거나 넣어도 상관없다.

> **재료(1인분)** 달걀 2개, 깍둑 썬 주황색 또는 빨간색 피망 2큰술, 깍둑 썬 버섯 2큰술, 으깬 고트 치즈 2큰술, 말린 오레가노 ½작은술, 소금과 후추 입맛에 따라 필요한 만큼

- 전자레인지용 그릇(프리타타가 익으면서 부풀어 오르므로 최소 2컵 분량의 크기)에 달걀을 깨서 넣고, 나머지 재료를 넣어 젓는다. 전자레인지를 강으로 설정하고 1분 30초 정도 돌린다. 30초 정도 전자레인지 속에 그대로 두었다가 꺼낸다.
- 그릇째로 바로 먹는다.

코코넛오일 오믈렛

오믈렛은 우리 집에서 즐겨 만들어 먹는 요리다. 다양한 채소로 응용해보아도 좋다. 어떤 날은 코코넛오일로, 또 어떤 날은 올리브유로 오믈렛을 만들어보자.

> **재료(1인분)** 달걀 2개, 양파 1개 잘게 썰기, 잘 익은 토마토 1개 잘게 썰기, 소금 ½작은술, 후추 ½작은술, 코코넛오일 1큰술, 아보카도 ¼개 슬라이스하기, 살사소스 2큰술

- 그릇에 달걀을 깨서 넣고 양파, 토마토, 소금, 후추를 넣어 젓는다. 작은 냄비에 코코넛오일을 두르고 중강불로 가열한다. 코코넛오일이 뜨거워지면 달걀 혼합물을 넣고 달걀이 굳기 시작할 때까지 2분 정도 익힌다. 주걱으로 오믈렛을 뒤집고 달걀이 흐물거리지 않을 때까지 1분 정도 더 익힌다. 오믈렛을 절반으로 접고, 살짝 갈색을 띨 때까지 익힌다. 접시에 옮겨 담고 아보카도 슬라이스와 살사소스를 얹어 뜨거울 때 먹는다.

아침 ④

우에보스 란체로스

멕시코 전통 요리인 우에보스 란체로스를 변형해서 달걀을 토르티야 위에 올리는 대신 잎채소를 깔고 그 위에 올렸다.

> **재료(2인분)** 무염버터 또는 엑스트라 버진 올리브유 1큰술, 달걀 4개, 잘게 찢은 꽃상추 4컵, 체다치즈가루 60g, 살사소스 ¼컵, 신선한 고수 이파리 2큰술, 소금과 후추 입맛에 따라 필요한 만큼

- 큰 냄비를 중강불에 올리고 버터를 넣어 녹이거나 올리브유를 두른다. 뜨거워지면 냄비에 달걀을 깨서 넣고 노른자를 흐물흐물하게 두려면 3~4분 정도, 더 단단하게 만들려면 조금 더 익힌다. 꽃상추를 접시 2개에 나눠 담고, 각각의 접시에 달걀을 2개씩 올린다. 그 위에 치즈가루, 살사소스, 고수를 얹고 소금과 후추로 간한다. 뜨거운 상태에서 먹는다.

아침 ⑤

크림 달걀을 올린 아스파라거스

달걀 요리에 영양효모 nutritional yeast를 첨가하면 크림 같은 풍부한 맛을 만들어낼 수 있다. 영양효모는 비활성화된 효모로 완전한 단백질 complete protein이고 견과류와 치즈 같은 풍미가 있다. 보통 플레이크 형태나 노란색 가루 형태로 판매한다.

> **재료(1인분)** 아스파라거스 6줄기 거친 끝부분 다듬기, 코코넛밀크(캔) ¼컵, 으깬 아보카도 1큰술, 영양효모 1과 ½작은술, 소금 약간, 완숙 달걀 2개 썰기

- 물 2큰술을 담은 얕은 접시에 아스파라거스를 올리고 전자레인지에서 찌거나, 찜기에 넣어 4~5분 정도 찐다. 찐 아스파라거스를 접시에 옮긴다. 작은 냄비에 코코넛밀크, 아보카도, 영양효모, 소금을 넣어 섞는다. 재료가 골고루 익고 크림처럼 걸쭉해지기 시작할 때까지 5분 정도 중강불에 가열한다.
- 불을 끄고 썰어놓은 삶은 달걀을 넣어 젓는다. 크림 달걀을 떠서 아스파라거스 위에 올리고 바로 먹는다.

그래놀라 크런치를 곁들인 구운 자몽

아침식사로 무언가 달콤하고 맛있는 것을 먹으면 디저트를 먹는 기분이 들 것이다. 과일과 견과류로 만드는 이 요리는 만들기도 쉽고 영양이 가득 들어 있어 밝은 아침에 기분 좋은 활력을 불어넣어 줄 것이다.

> **재료(1인분)** 계피 간 것 1/8작은술, 무염 견과류 또는 기호에 맞는 씨앗류 1큰술, 헴프 하트(껍질을 벗긴 대마씨) 1큰술, 아몬드 버터(설탕 무첨가) 1큰술, 자몽 1/2개

- 오븐을 섭씨 190도로 예열한다. 테두리가 있는 작고 납작한 팬 안쪽으로 알루미늄 포일을 깐다. 자몽은 과육이 느슨해지도록 칼집을 내고 팬 위에 올린다. 자몽 위에 계피를 뿌리고 잠시 둔다.
- 작은 그릇에 견과류나 씨앗류, 헴프 하트, 아몬드 버터를 넣고 매끄러워질 때까지 저은 다음 자몽 위에 펴 바른다.
- 자몽이 황금빛 갈색이 될 때까지 오븐에서 8~10분 정도 구운 다음 접시에 담아 낸다.

귀리(오트)가 들어가지 않은 오트밀

이 요리법은 로렌 코데인Loren Cordain과 넬 스티븐슨Nell Stephenson의 책 《구석기 다이어트 요리책The Paleo Diet Cookbook》의 내용을 조금 변형한 것이다. 풍부한 맛의 걸쭉하고 따뜻한 아침식사를 좋아한다면 전통적인 오트밀 대신 이것을 시도해보자.

> **재료(2인분)** 무염 생호두 ¼컵, 무염 생아몬드 ¼컵, 아마씨 간 것 2큰술, 올스파이스 간 것 1작은술, 달걀 3개, 무가당 아몬드밀크 ¼컵(필요하면 더 추가), 바나나 ½개, 아몬드 버터(설탕 무첨가) 1큰술, 호박씨 2작은술(선택), 신선한 산딸기류 1줌(선택)

- 푸드 프로세서에 호두, 아몬드, 아마씨, 올스파이스를 넣고 거친 알갱이가 될 정도로 간다.
- 그릇에 달걀과 아몬드밀크를 넣고 커스터드처럼 걸쭉해질 때까지 젓는다. 다른 그릇에 바나나와 아몬드 버터를 넣고 으깨 바나나 버터를 만든다. 바나나 버터를 커스터드에 넣고 잘 섞는다. 갈아 둔 견과 혼합물을 넣고 젓는다.
- 작은 냄비에 옮겨 담고 계속 저어가며 원하는 묽기가 될 때까지 약불에 가열한다. 기호에 맞게 호박씨와 산딸기류를 뿌리고 아몬드밀크를 더 추가한다. 따뜻할 때 먹는다.

크런치 시리얼

그레인 브레인 지침에 맞는 시리얼을 찾고 있는가? 이 메뉴를 시도해보자. 호두를 좋아하지 않는 사람은 기호에 맞는 생견과류로 대체하면 된다.

> **재료(1인분)** 으깬 무염 생호두 ¼컵, 코코넛 플레이크 ¼컵, 신선한 산딸기류 1줌, 전유(whole milk) 또는 아몬드밀크 ⅔컵

- 그릇에 재료를 모두 넣고 섞어 맛있게 먹는다.

점심·저녁 ①

아보카도 슬로를 곁들인 생선 타코

이 생선 타코는 신선하고, 맛있고, 간단하고, 깔끔하다. 타코에 전통적인 토르티야를 사용하는 대신 로메인 상추 잎을 이용해서 생선과 슬로 slaw를 싼다.

> **재료(1인분)** 뼈를 발라낸 단단한 흰살생선(넙치나 대구 등) 1토막, 라임 1개 4등분하기, 커민 간 것 ½작은술, 소금과 후추 입맛에 따라 필요한 만큼, 채 썬 양배추 1컵, 채 썬 당근 2큰술, 아보카도 ¼개, 살사소스 1큰술, 로메인 상추 잎 3장

- 오븐을 섭씨 190도로 예열한다. 테두리가 있는 작고 납작한 팬 안쪽으로 알루미늄 포일을 깐다. 포일을 깐 팬에 생선을 올린다. 라임 조각 2개를 짜서 뿌리고 커민, 소금, 후추를 뿌린다. 완전히 익을 때까지 10~12분 정도 익힌다.
- 생선이 구워지는 동안 슬로를 준비한다. 그릇에 양배추, 당근을 넣고, 아보카도를 넣고 으깬다. 살사소스를 넣고 섞은 다음 소금과 후추로 간한다. 로메인 상추 잎에 슬로를 골고루 나누어 담는다.
- 생선이 다 익으면 먹기 좋은 크기로 잘라서 슬로 위에 나누어 올린다. 생선 위에 나머지 라임 조각 2개를 짜서 뿌리고 싸서 바로 먹는다.

가지빵 버거

한입 물면 육즙이 배어나는 버거를 좋아하지 않는 사람도 있을까? 이 요리법에서는 버거에 사용하는 햄버거빵 대신 슬라이스한 가지를 사용한다. 커다란 포토벨로 버섯의 머리를 구워서 햄버거빵 대신 사용하는 방법도 있다.

> **재료(1인분)** 1.5cm 두께로 슬라이스한 가지 2장(버거 패티와 비슷한 크기와 모양), 엑스트라 버진 올리브유 2작은술, 목초사육 소고기를 갈아 만든 패티 1개(120g), 곁들임 상추 및 토마토 슬라이스 및 겨자소스 및 피클 등(선택)

- 가지 슬라이스 양쪽 면에 올리브유를 바른다. 큰 냄비를 중불에 올려서 가열한다. 그다음 가지 슬라이스를 올리고 한 면당 4분씩 익힌다. 가지를 접시에 옮겨 담아둔다.
- 같은 냄비에 버거 패티를 올리고 한 면당 4분씩 완전히 익을 때까지 중불에 익힌다.
- 가지 슬라이스 위에 버거 패티를 올리고 상추, 토마토 슬라이스, 겨자소스, 피클을 원하는 만큼 얹은 뒤 나머지 가지 슬라이스로 덮어 바로 먹는다.

무지개 후무스 쌈

재료를 미리 썰어두면 이 요리는 아주 신속하게 만들 수 있다. 가벼운 점심이나 간식으로도 좋고, 저녁 파티를 열 때는 전채 요리로 낼 수도 있다. 후무스를(472쪽) 아예 처음부터 만들 것이 아니면 당분이 첨가되지 않은 유기농 후무스를 구입하도록 하자.

> **재료(1~2인분)** 깍둑 썬 빨간색, 노란색, 주황색 피망 ¼컵, 잘게 썬 색이 짙은 잎채소(케일, 아루굴라, 시금치) ¼컵, 잘게 썬 물밤 ¼컵, 잘게 썬 신선한 쪽파 1과 ½작은술, 신선한 레몬주스 1과 ½작은술, 엑스트라 버진 올리브유 1과 ½작은술, 소금과 후추 입맛에 따라 필요한 만큼, 후무스 ¼컵, 로메인 상추 잎 2장

- 작은 그릇에 피망, 잎채소, 물밤, 쪽파, 레몬주스, 올리브유, 소금, 후추를 넣고 섞는다. 로메인 상추 잎에 후무스를 골고루 나누어 올리고 중앙을 따라 펴 바른다. 섞은 채소를 올리고 쌈을 싸서 바로 먹는다.

레몬 치킨

샐러드와 찐 채소를 곁들여서 저녁식사로 먹을 수 있는 손쉬운 닭고기 요리법을 소개한다. 남은 것은 싸두었다가 다음 날 점심에 먹을 수도 있다.

> **재료(6인분)** 뼈와 껍질을 발라낸 닭가슴살 6덩어리, 잘게 썬 신선한 로즈메리 잎 1큰술, 마늘 2쪽 잘게 다지기, 샬롯 1개 잘게 다지기, 레몬 1개 껍질 갈고 즙 내기, 엑스트라 버진 올리브유 ½컵

- 얕은 베이킹 접시에 닭가슴살을 한 층으로 깐다. 그릇에 로즈메리, 마늘, 샬롯, 레몬 껍질, 레몬즙을 넣고 섞는다. 여기에 올리브유를 넣고 천천히 섞어 양념장을 완성한다. 양념장을 닭가슴살 위에 붓고 접시 뚜껑을 닫은 다음 최소 2시간 혹은 하룻밤 동안 냉장고에 재운다.
- 오븐을 섭씨 180도로 예열한다. 닭가슴살에서 양념장을 걷어내고 로스팅 팬에 옮겨 담는다. 완전히 익을 때까지 25분 동안 굽는다. 바로 먹는다.

겨자 비네그레트 드레싱을 곁들인 치킨

시간이 없을 때 구운 닭고기만 있으면 이 요리를 몇 분 만에 준비할 수 있다. 드레싱은 2배 분량으로 만들어두면 일주일 동안 샐러드에 사용할 수 있다.

> **재료(4인분)** 샐러드용 잎채소(어린 잎채소 모둠, 어린 시금치 등) 3봉지(1봉지 120g), 유기농 구운 닭 1마리
> 겨자 비네드레트 드레싱 — 엑스트라 버진 올리브유 ¼컵, 드라이한 맛의 화이트와인 2큰술, 레드와인 식초 1큰술, 통겨자 1큰술, 디종 겨자 1작은술, 소금과 후추 입맛에 따라 필요한 만큼

- 각각의 접시에 샐러드용 잎채소를 나누어 담는다. 구운 닭을 잘라서 잎채소 사이에 나누어 담는다.
- 그릇에 비네그레트 드레싱 재료를 모두 넣고 섞는다. 드레싱을 닭고기와 잎채소 위에 뿌려서 낸다.

샤르도네 구운 생선

좋아하는 생선을 구워서 풍미 가득한 소스를 부어 먹는 것처럼 간단한 요리도 없다. 이 소스는 원래 연어와 함께 먹는 것을 염두에 두고 준비한 것이지만 어떤 생선과도 잘 어울린다. 하지만 가장 신선한 자연산 생선을 구하도록 하자. 이 생선 요리는 마늘 드레싱과 함께 먹는 껍질콩(467쪽)과도 잘 어울린다.

> **재료(4인분)** 무염 버터 ½컵(8큰술), 샤르도네 와인 또는 드라이한 맛의 화이트와인 1컵, 디종 겨자 2~3큰술, 물기를 빼서 헹군 케이퍼(케이퍼 꽃봉오리를 식초에 절인 것-옮긴이) 3큰술, 레몬 1개 즙 내기, 잘게 썬 신선한 딜 2작은술, 뼈는 발라내고 껍질은 붙어 있는 연어 4토막(1토막 120g)

- 오븐을 섭씨 220도로 예열한다.
- 냄비를 중불에 올리고 버터를 넣어 천천히 녹인 다음 샤르도네 와인, 겨자, 케이퍼, 레몬즙을 넣고 젓는다. 알코올이 증발할 때까지 5분 정도 가열한 다음 딜을 넣고 불에서 내린다.
- 구이팬에 연어를 껍질이 아래로 가도록 올린다. 생선 위에 소스를 붓고 생선살이 잘 부서질 정도가 되도록 오븐에서 20분 정도 굽는다. 바로 먹는다.

발사믹 식초를 바른 스테이크

스테이크는 요리 시간이 길지 않아 준비하기 번거롭지 않은 메뉴다. 좋은 목초사육 고기와 맛있는 마리네이드만 있으면 된다. 기호에 맞는 채소를 곁들여 접시 위에 잎채소를 깔고 그 위에 스테이크를 낸다.

> **재료(2인분)** 발사믹 식초 3큰술, 엑스트라 버진 올리브유 2큰술, 소금 ½작은술, 후추 ½작은술, 스테이크용 고기 2.5cm 2장, 샐러드용 잎채소 240g

- 밀봉이 가능한 비닐봉지에 식초, 올리브유, 소금, 후추를 넣고 섞어 양념장을 만든 뒤 스테이크를 넣는다. 비닐봉지를 밀봉하고 양념장이 스테이크에 잘 묻도록 주물러준다. 상온에서 30분 동안 재운다.
- 그릴을 뜨겁게 달구고 쇠살대에 기름을 바른다. 스테이크를 면마다 1분씩 혹은 기호에 맞게 굽는다. 이때, 고기에 양념장을 발라가며 굽는다. 스테이크를 기름 두른 냄비에 넣고 강불에서 면마다 30초씩(완전히 익히고 싶다면 더 길게) 구워도 된다. 불에서 내려 5분 정도 식힌다.
- 각각의 접시에 잎채소를 나누어 담고, 그 위에 스테이크를 올려서 낸다.

즙 많은 갈비

여기 나오는 요리법은 와인메이커 셰프 스티브 클리프턴Steve Clifton의 요리법을 변형한 것이다. 스티브는 자신이 캘리포니아 포도밭에서 만든 팔미나 이탈리아 와인과 함께 먹을 요리 만들기를 좋아한다. 나는 이 요리에 콜리플라워 쿠스쿠스(467쪽)를 곁들여 먹는 것을 좋아한다.

> **재료(6인분)** 아몬드가루 1컵, 소금 1작은술, 후추 1작은술, 소갈비 900g, 엑스트라 버진 올리브유 6큰술, 중간 크기 양파 4개 굵게 썰기, 마늘 3쪽 다지기, 당근 3개 껍질 벗겨서 굵게 썰기, 셀러리 줄기 6개 굵게 썰기, 토마토 페이스트 3큰술, 이탈리아 레드와인 1병(750ml), 네이블 오렌지 1개 껍질 갈고 즙 내기, 신선한 백리향 잎 ¼컵, 굵게 썬 신선한 이탈리안 파슬리 잎 ½컵

- 큰 그릇에 아몬드가루를 넣고 소금과 후추로 간한 다음 갈비를 넣고 고루 묻힌다.
- 냄비나 더치오븐에 올리브유를 두르고 중강불로 가열한다. 갈비를 넣고 노릇노릇한 갈색이 될 때까지 모든 면을 골고루 익힌 다음 접시에 담는다. 냄비에 양파와 마늘을 넣고 투명해질 때까지 5분 정도 볶는다. 여기에 당근과 셀러리를 넣고 살짝 부드러워질 때까지 5분 정도 익힌다.
- 익힌 갈비를 다시 냄비에 넣고 토마토 페이스트를 넣고 저어서 갈비에 골고루 묻힌다. 여기에 와인, 오렌지 껍질, 오렌지즙을 넣는다. 뚜껑을 덮고 한소끔 끓인 뒤 2시간 반 정도 뭉근히 끓인다. 백리향 잎을 넣고 이번엔 뚜껑을 연 상태에서 다시 30분 더 뭉근히 끓인다. 파슬리 잎을 뿌리고 뜨거운 상태에서 먹는다.

적양파, 파슬리, 적후추를 곁들인 아히 참치 카르파초

지금부터 소개하는 7가지 레시피는 내가 자주 찾는 식당 중 하나인 플로리다 네이플스의 시솔트 레스토랑(seasaltnaples.com)에서 일하는 내 요리사 친구 파브리치오 아이엘리 Fabrizio Aielli가 개발한 것이다. 파브리치오가 인심 후하게도 자신의 요리법 몇 가지를 공유해주었다. 저녁식사 초대 손님에게 좋은 인상을 남기고 싶을 때 이 요리들을 시도해보면 좋을 것이다.

> **재료(6인분)** 6mm 두께로 포를 뜬 아히 참치 스테이크 680g, 적양파 ½개 슬라이스하기, 신선한 이탈리안 파슬리 1다발 줄기 제거하고 잎 썰기, 적후춧가루 1큰술, 엑스트라 버진 올리브유 ¼컵, 소금 입맛에 따라 필요한 만큼, 레몬 3개 반으로 자르기

- 각각의 접시에 참치 슬라이스를 3~5장 정도씩 올린다. 그 위에 적양파, 파슬리, 적후춧가루, 올리브유를 나누어 올리고 소금을 뿌려 마무리한다. 접시 옆에 레몬을 반쪽씩 올려 음식을 낸다.

방울다다기양배추를 곁들인 아카우시와규 안심

이 메뉴는 육류 애호가들의 입을 즐겁게 하는 요리다. 아카우시와규 소고기는 건강에 좋은 지방이 풍부하고 군침이 돌게 하는 맛으로 유명하다. 이 소고기를 찾기 어려우면 마블링이 풍부한 소고기 안심을 찾으면 된다.

> **재료(6인분)** 물 6컵, 엑스트라 버진 올리브유 6큰술, 소금과 후추 입맛에 따라 필요한 만큼, 방울다다기양배추 900g 다듬기, 닭고기육수 1컵, 아카우시와규 안심 6덩어리(1덩어리 170g), 마늘 1쪽 다지기, 신선한 로즈메리 가지 2개에서 딴 잎 썰기

- 큰 냄비에 물, 올리브유 2큰술, 소금 2작은술을 넣고 섞은 다음 중강불에서 끓인다. 여기에 방울다다기양배추를 넣고 부드러워질 때까지 9분 정도 끓인다. 방울다다기양배추가 손으로 잡을 수 있을 정도로 식으면 물기를 빼고 반으로 자른다.
- 평평하고 넓은 냄비에 올리브유 2큰술을 두르고 강불로 가열한다. 방울다다기양배추를 넣고 소금과 후추로 간한 다음 살짝 노릇해질 정도로 익힌다. 여기에 닭고기육수를 붓고 육수가 졸아들 때까지 익힌 다음 불에서 내린다.
- 안심을 소금과 후추로 간한다. 다른 넓은 냄비에 나머지 올리브유 2큰술을 두르고 중강불로 가열한다. 간한 안심을 넣고 한 면이 갈색이 될 때까지 2분 정도 굽는다. 안심을 뒤집고 마늘과 로즈메리를 넣는다. 중불로 낮추고 안심을 뒤집어가면서 스테이크 두께에 따라 기호에 맞게 3~6분 정도 굽는다.
- 각각의 접시에 안심을 한 덩어리씩 담는다. 접시 한쪽에 방울다다기양배추를 담고 고기를 익힌 냄비에서 나온 육즙을 그 위에 함께 낸다.

그릴에 구워 토마토, 아루굴라, 페코리노 치즈를 곁들인 정어리

정어리는 단백질, 오메가-3 지방산, 비타민 B12 그리고 다른 영양분들을 섭취할 수 있는 환상적인 식재료다. 이 작고 기름진 바닷고기를 캔에서 바로 꺼내 먹는 사람도 있지만 여기서는 신선한 정어리를 풍미를 더해서 쉽고 신속하게 요리해 먹을 수 있는 방법을 소개한다.

> **재료(6인분)** 지중해 정어리 18마리 깨끗이 씻기, 엑스트라 버진 올리브유 3큰술, 소금과 후추 입맛에 따라 필요한 만큼, 어린 아루굴라 6다발, 잘 익은 에어룸 토마토(heirloom tomato) 4개 썰기, 레몬 3개 즙 내기, 신선한 이탈리안 파슬리 1다발 줄기 제거하고 잎 썰기, 페코리노 치즈 140g 얇게 저미기

- 그릴을 중강불로 가열하고(그릴에 온도계가 있으면 섭씨 175도로 맞춘다) 쇠살대에 기름을 바른다.
- 정어리에 올리브유 1작은술을 바르고 소금과 후추로 간한다. 한 면당 4분씩 그릴에 굽는다(또는 프라이팬에 중강불로 구워도 된다).
- 큰 그릇에 아루굴라, 토마토, 나머지 올리브유, 레몬즙, 소금, 후추를 넣고 섞는다. 각각의 접시에 나누어 담고 그 위에 정어리, 파슬리, 페코리노 치즈를 올려 바로 낸다.

셀러리, 검은색 올리브, 오이, 아보카도, 노란색 방울토마토를 곁들인 적도미

시장에 신선한 적도미가 들어오면 몇 마리 사다가 이 요리를 시도해 보자. 만드는 데 20분도 걸리지 않는다.

> **재료(6인분)** 엑스트라 버진 올리브유 2큰술, 뼈는 발라내고 껍질은 붙어 있는 적도미 6토막(1토막 120g), 소금과 후추 입맛에 따라 필요한 만큼, 셀러리 줄기 2개 썰기, 씨를 뺀 검은색 올리브 1컵, 오이 1개 썰기, 아보카도 2개 씨 빼고 껍질 벗겨 썰기, 노란색 방울토마토 470g 반으로 썰기, 레드와인 식초 1큰술, 레몬 2개 즙 내기

- 넓고 평평한 냄비에 올리브유 1큰술을 두르고 중강불로 가열한다. 적도미를 소금과 후추로 간하고 한 면당 6분씩 굽는다.
- 큰 그릇에 셀러리, 올리브, 오이, 아보카도, 방울토마토, 레드와인 식초, 레몬즙, 나머지 올리브유 1큰술을 넣고 섞어 샐러드를 만든다. 각각의 접시에 샐러드를 나누어 담고 그 위에 구운 적도미를 껍질이 위로 오도록 올린다. 바로 먹는다.

사프란에 재운 닭가슴살을 곁들인 주키니 요구르트 가스파초

사프란은 크로커스의 꽃에서 나온 향신료인데, 적은 양으로도 아주 풍미 가득하고 맛 좋은 요리를 만들 수 있다. 이 요리법은 사프란만 쓰지 않고 주키니와 고수도 사용해서 완전히 새로운 수준의 요리를 만들어낸다.

> **재료(6인분)** 드라이한 맛의 화이트와인 1컵, 레몬 2개 즙 내기, 사프란 약간, 뼈와 껍질을 발라낸 닭가슴살 3덩어리, 주키니 6개 굵게 썰기, 채소육수 1리터, 엑스트라 버진 올리브유 ½컵, 라임 1개 즙 내기, 줄기 포함해서 잘게 썬 신선한 고수 2큰술, 소금과 후추 입맛에 따라 필요한 만큼, 오이 1개 잘게 썰기, 비데일리아 양파 ½개 잘게 썰기, 에어룸 토마토 1개 잘게 썰기, 유지방 플레인 그릭요거트 6작은술

- 큰 그릇에 와인, 레몬즙 1개분, 사프란을 넣고 섞는다. 여기에 닭가슴살을 넣고 뚜껑을 덮어 하룻밤 동안 냉장고에 재운다.
- 그릴을 중강불로 가열하고(그릴에 온도계가 있다면 섭씨 180도로 맞춘다) 쇠살대에 기름을 바른다.
- 재운 닭가슴살을 올리고 고루 익을 때까지 면마다 6분씩 굽는다. 또는 같은 시간 동안 오븐에서 굽는다. 구운 닭가슴살을 6mm 두께로 자른다. 접시에 담아 뚜껑을 덮고 냉장고에 넣어 식힌다.
- 믹서에 주키니, 채소육수, 올리브유, 나머지 레몬즙, 라임즙, 고수 1큰술을 넣고 걸쭉하고 부드러워질 때까지 갈아 수프를 만든다. 소금과 후추로 간한다. 큰 그릇에 수프를 부어서 오이, 양파, 토마토를 넣고 저은 다음 뚜껑을 덮고 1~2시간 식힌다. 각각의 그릇에 수프를 1인분씩 나누어 담고 요거트를 1작은술씩 뿌린다. 닭가슴살을 접시에 나누어 담고 소금과 후추로 간한 다음 나머지 고수를 고명으로 올린다.

액상 미네스트로네

이 미네스트로네(이탈리아의 채소 수프-옮긴이)는 파스타와 콩을 빼고 채소를 더 넣어서 맛을 낸다.

> **재료(4~6인분)** 엑스트라 버진 올리브유 3큰술, 셀러리 줄기 3개 썰기, 양파 1개 썰기, 잘게 썬 브로콜리 2컵, 잘게 썬 콜리플라워 2컵, 잘게 썬 아스파라거스 1컵, 말린 백리향 1작은술, 셀러리 뿌리 450g 껍질 벗겨 1.5cm 크기로 깍둑썰기, 줄기 제거하고 잘게 썬 케일 잎 3컵, 줄기 제거하고 잘게 썬 근대 잎 3컵, 월계수 잎 2장, 말린 세이지 ½작은술, 소금 1과 ½작은술, 후추 ¼작은술, 닭고기육수 2리터, 줄기 제거하고 잘게 썬 시금치 잎 5컵, 유지방 플레인 그릭요거트 6큰술

- 큰 육수냄비에 올리브유를 두르고 중강불로 가열한다. 여기에 셀러리, 양파, 브로콜리, 콜리플라워, 아스파라거스, 백리향을 넣는다. 양파가 투명해질 때까지 5분 정도 서서히 익힌다. 셀러리 뿌리, 케일 잎, 근대 잎, 월계수 잎, 세이지, 소금, 후추를 넣고 4분 동안 익힌다. 닭고기육수를 붓고 수프를 한소끔 끓인다. 중불로 낮춘다. 채소가 부드러워질 때까지 25~30분 정도 약하게 끓인 다음 10분 정도 그대로 둔다. 시금치를 넣고 저으며 수프에서 월계수 잎을 찾아서 꺼낸다.
- 수프를 믹서에 붓고 부드러워질 때까지 간 다음 중불에서 살짝 데운다. 그릇에 수프를 담고 그릭요거트 소량을 고명으로 올려 낸다.

토마토와 적양배추 수프

이 신선하고 간단한 수프는 한겨울이든, 한여름이든 대부분의 집에 구비되어 있는 재료를 이용해서 만들 수 있다. 이 수프는 곁들임 샐러드를 대신해서 어떤 주요리와도 잘 어울린다.

> **재료(6인분)** 엑스트라 버진 올리브유 ½컵, 비데일리아 양파 1개 썰기, 셀러리 줄기 2개 썰기, 다진 마늘 2큰술, 으깬 산 마르자노 토마토 2캔(1캔 800g), 적양배추 1개 속 파내고 썰기, 바질 잎 10장, 닭고기육수 1.5리터, 채소육수 1.5리터, 소금과 후추 입맛에 따라 필요한 만큼

- 큰 냄비에 올리브유 절반을 두르고 중강불로 가열한다. 양파, 셀러리, 마늘을 넣고 양파가 투명해질 때까지 5분 정도 서서히 익힌다. 토마토, 적양배추, 바질 잎, 닭고기육수, 채소육수를 넣고 끓인다. 중불로 낮추고 25~30분 정도 익힌다. 나머지 올리브유를 넣고 소금과 후추로 간한 다음 10분 정도 그대로 둔다.
- 믹서에 수프를 붓고 간 다음 중불에서 다시 데워서 먹는다.

버섯이 들어간 연어 요리

신선한 생선을 프라이팬에 구워서 버섯, 허브, 양념 그리고 올리브유와 참기름을 추가하는 것만큼 쉬운 요리도 없다. 이 요리는 몇 분이면 간단하게 완성된다. 제철 채소 구이(465쪽)를 곁들여 먹자.

> **재료(4인분)** 엑스트라 버진 올리브유 4큰술, 마늘 3쪽 다지기, 샬롯 3개 얇게 슬라이스하기, 말린 생강 또는 다진 신선한 생강 1작은술, 뼈와 껍질을 발라낸 연어 4토막(1토막 120g), 참기름 1큰술, 슬라이스한 양송이버섯 또는 크레미니버섯 2컵, 잘게 썬 신선한 고수 잎 ½컵

- 넓은 팬에 올리브유 2큰술을 두르고 중불로 가열한다. 마늘, 샬롯, 생강을 넣고 지글거릴 때까지 1분 정도 익힌다. 이어서 연어를 넣고 한 면당 3분씩 골고루 익힌다. 익힌 연어는 잠시 접시에 담아둔다.
- 키친타월로 팬을 꼼꼼하게 닦고 나머지 올리브유 2큰술과 참기름을 두르고 중불로 가열한다. 버섯을 넣고 계속 저어가며 3분 정도 익힌다. 연어 위에 버섯을 올리고 고수를 고명으로 얹는다. 바로 먹는다.

점심·저녁 ⑰

양피지로 싼 연어와 채소

이 요리는 우리 집에서 빠지지 않는 메뉴다. 양피지로 함께 싼 신선한 연어와 다양한 채소들만큼 깔끔하고 영양 많은 것은 없다. 기호에 맞는 다른 채소를 넣거나 피망, 브로콜리, 콜리플라워 같은 재료를 추가해 보아도 좋을 것이다.

> **재료(1인분)** 연어 1토막(120g), 얇게 슬라이스한 양송이버섯 또는 크레미니 버섯 ¼컵, 슬라이스한 주키니 ½컵, 깍둑 썬 토마토 ¼컵, 신선한 백리향 가지 1~2개, 소금과 후추 입맛에 따라 필요한 만큼, 신선한 레몬즙 1작은술, 엑스트라 버진 올리브유 1작은술

- 오븐을 섭씨 200도로 예열한다. 테두리가 있는 납작한 팬에 큰 양피지를 1장 깐다.
- 양피지 위에 연어를 껍질이 아래로 가게 올린다. 그 위에 버섯, 주키니, 토마토, 백리향을 올리고 소금과 후추로 간한 뒤 레몬즙과 올리브유를 뿌린다.
- 연어와 채소를 양피지로 단단히 싸고 양피지의 가장자리를 정리해서 봉한다. 양피지 쌈이 든 팬을 오븐 속에 넣고 20분 동안 굽는다. 오븐에서 꺼내 5분 정도 그대로 둔다. 양피지 쌈을 접시에 담아 양피지를 벗기고 먹는다.

그리스식 레몬 양고기

목초사육 양갈비를 파는 것이 보이면 얼른 장바구니에 담자. 준비와 요리에 시간이 별로 들지 않는 아주 맛있는 주요리를 만들 수 있다. 레시피대로 좋은 양념장만 있으면 된다. 완성된 요리를 찐 채소, 콜리플라워 쿠스쿠스(467쪽)와 함께 내자.

> **재료(4인분)** 엑스트라 버진 올리브유 2큰술, 레몬 1과 ½개(1개는 쐐기 모양으로 자르고 나머지는 즙 내기), 마늘 2쪽 다지기, 신선한 백리향 가지에서 딴 잎 2장, 말린 오레가노 1작은술, 소금과 후추 입맛에 따라 필요한 만큼, 양 갈빗대 12개

- 그릇에 올리브유, 레몬즙, 마늘, 백리향, 오레가노, 소금, 후추를 넣고 섞어 양념장을 만든다. 여기에 양갈비를 넣고 양념장을 고루 묻힌다. 그릴에서 면마다 1~2분씩 익힌다. 또는 섭씨 200도 오븐에서 10분 정도 또는 기호에 맞게 익힌다.
- 양갈비를 쐐기 모양으로 자른 레몬과 함께 접시에 담는다. 먹기 전 양갈비 위에 레몬을 짜서 즙을 뿌린다.

플랫로스트 치킨

나는 냉동실에 작은 닭을 통으로 얼려두었다가 친구를 저녁식사에 초대했을 때나, 저녁식사를 다음 날 점심에도 먹을 수 있게 넉넉하게 준비하고 싶을 때 꺼내서 이 요리를 한다. 얼린 닭을 사용할 때는 밤사이에 냉장실에 넣어 해동한다. 샐러드와 제철 채소 구이(465쪽)를 함께 낸다.

재료(6인분) 유기농 닭 1마리(1.4~1.8kg), 엑스트라 버진 올리브유 4큰술, 소금과 후추 입맛에 따라 필요한 만큼, 레몬 1개 슬라이스하기, 껍질 벗긴 마늘 5쪽, 신선한 백리향, 타라곤 또는 오레가노 가지 7개

- 오븐을 섭씨 200도로 예열한다.
- 가위나 칼로 닭 등뼈 양쪽을 따라 자른다. 닭을 벌리고 가슴뼈를 세게 눌러서 납작하게 만든다. 큰 구이팬 위에 껍질이 위로 오도록 닭을 올린다. 올리브유 2큰술을 바르고 소금과 후추로 간한다.
- 그릇에 나머지 올리브유 2큰술과 레몬 슬라이스, 마늘, 허브 가지를 넣고 섞은 뒤 닭 위에 펴서 올린다. 닭이 골고루 익을 때까지 45~55분 정도 굽는다. 5분 정도 그대로 두었다가 잘라서 그릇에 담아 낸다.

딜과 레몬이 들어간 생선

약간의 딜, 레몬, 디종 겨자가 있으면, 신선한 생선이면 어떤 것이든 최고의 풍미를 끌어낼 수 있다. 그리고 흰살생선이면 무엇이든 이 요리법을 적용할 수 있다. 콜리플라워 쿠스쿠스(467쪽), 시금치와 마늘 볶음(468쪽)과 함께 내자.

> **재료(4인분)** 신선한 딜 또는 이탈리안 파슬리 가지 1개에서 딴 잎 썰기, 디종 겨자 2큰술, 레몬 1개 즙 내기, 엑스트라 버진 올리브유 2큰술, 소금과 후추 입맛에 따라 필요한 만큼, 뼈는 발라내고 껍질은 붙어 있는 흰살생선(넙치나 은대구) 4토막(1토막 120g)

- 오븐을 섭씨 200도로 가열한다.
- 푸드 프로세서에 딜, 겨자, 레몬즙, 올리브유, 소금, 후추를 넣고 부드러워질 때까지 갈아서 소스를 만든다.
- 얕은 구이용 접시에 생선을 껍질이 아래로 가게 올리고 소스를 바른다. 골고루 익을 때까지 15분 정도 익힌다.
- 참고: 요리 시간을 줄이고 싶다면 소스를 만들지 말고 딜 스프레드(473쪽)나 페코리노 페스토(474쪽)를 바르자.

캐슈 크림이 들어간 브로콜리 수프

점심식사나 저녁식사에서 주요리와 함께할 따듯한 수프가 필요하다면 여기 미리 만들어서 냉장고에 저장해두었다가 필요할 때 데워 먹을 수 있는 요리가 있다. 오후에 바빠져서 저녁식사가 늦어질 것 같은 날에 배고프지 않게 버티게 해줄 간식으로도 안성맞춤이다.

재료(4~6인분) 무염 생캐슈너트 ¾컵, 물 ¾컵, 소금과 후추 입맛에 따라 필요한 만큼, 엑스트라 버진 올리브유 3큰술, 양파 큰 것 1개 썰기, 샬롯 3개 썰기, 마늘 1쪽 썰기, 닭고기육수 1리터, 브로콜리 꽃 부분 썬 것 6컵, 신선한 백리향 잎 4작은술, 코코넛밀크(캔) 1컵, 고명용 호박씨 1줌(선택)

- 믹서에 캐슈너트, 물, 약간의 소금을 넣고 걸쭉하게 갈아 크림을 만든다.
- 큰 육수용 냄비에 올리브유를 두르고 중강불로 가열한다. 양파, 샬롯, 마늘을 넣고 양파가 투명해질 때까지 4분 정도 익힌다. 여기에 닭고기육수와 브로콜리를 넣고 소금과 후추로 간한다. 한소끔 끓인 다음 불을 낮추고 브로콜리가 부드러워질 때까지 10분 정도 뭉근하게 끓여 수프를 만든다.
- 수프를 믹서에 붓고 백리향을 넣은 다음 걸쭉하게 간다. 냄비에 다시 수프를 옮겨 담고 코코넛밀크를 부어가며 젓는다. 중불에서 천천히 데운다. 수프 위에 캐슈 크림을 살짝 올리고, 기호에 맞게 호박씨를 뿌려 먹는다.

훈제 연어가 들어간 가디스 가스파초

가스파초(토마토, 후추, 오이 등으로 만들어 차게 먹는 스페인 수프-옮긴이) 같은 수프를 훈제 연어와 함께 먹을 생각은 한 번도 못 해봤을 것이다. 혀의 미각을 살려줄 이 맛있는 요리는 훈제 연어를 식사로 즐길 수 있는 또 하나의 멋진 방법이다. 특별한 저녁 파티에서 첫 번째 코스 요리로 내려면 양만 2~3배로 늘리면 된다.

> **재료(1인분)** 껍질 벗겨 썬 오이 1과 ½컵, 고명용 슬라이스한 오이 1장, 아보카도 ¼개, 물 또는 코코넛밀크 캔 1~2큰술, 잘게 썬 신선한 민트 잎 1작은술, 고명용 민트 가지 1개, 핫소스 약간(선택), 마늘가루 조금, 소금과 후추 입맛에 따라 필요한 만큼, 썬 훈제 야생연어 90g

- 믹서에 썬 오이, 아보카도, 물 1큰술, 민트 잎, 마늘가루, 소금, 후추, 핫소스(사용하는 경우)를 넣고 걸쭉해질 때까지 갈아 수프를 만든다. 원하는 점성이 나오지 않는다면 물 1큰술을 추가해도 괜찮다.
- 그릇에 수프를 담고 연어를 올린다. 슬라이스한 오이와 민트 가지를 고명으로 얹고 바로 먹는다. 또는 음식을 내기 전에 수프를 차게 먹을 수도 있다. 그런 경우라면 음식을 낼 때 연어, 오이, 민트 고명을 올린다.
- 참고: 물 대신 코코넛밀크를 넣으면 수프가 더욱 크림 같아진다.

샐러드 ①

아보카도 치킨 샐러드를 채운 토마토

이것저것 섞어서 샐러드를 만드는 것은 맛있고 영양 많은 식사를 준비하는 손쉬운 방법 중 하나다. 이런 샐러드는 단독으로 한 끼 식사가 될 수도 있고, 다른 음식에 곁들여 먹을 수도 있다. 나도 거의 매일 먹는다. 이 요리법에 들어가는 닭고기처럼 따로 익힐 필요가 있는 재료는 미리 만들어서 냉장고에 보관해두면 좋다. 그렇게 해서 재료들을 모두 섞어주기만 하면 짜잔! 요리가 바로 완성된다. 여러 사람이 먹을 때나 다음 날 먹을 여분을 만들어두고 싶을 때는 양을 2~3배 늘리면 된다.

> **재료(1인분)** 뼈와 껍질을 발라내고 잘게 썬 닭가슴살 120g, 아보카도 ¼개 으깨기, 아보카도 마요네즈(무가당) 1큰술, 신선한 라임주스 1작은술, 마늘가루 ⅛작은술, 소금과 후추 입맛에 따라 필요한 만큼, 중간 크기 토마토 1개 속 파내기

- 작은 그릇에 닭가슴살, 아보카도, 아보타도 마요네즈, 라임주스, 마늘가루, 소금, 후추를 넣고 섞는다. 이 치킨 샐러드를 속을 파낸 토마토에 채워 넣는다. 접시에 담아 나이프, 포크와 함께 낸다.

새우가 들어간 그리스 빌리지 샐러드

그리스에서 영감을 받아 만든 이 요리는 새우가 주인공이지만 새우를 좋아하지 않는 사람은 닭고기, 스테이크, 생선으로 대체해도 된다. 이 샐러드는 온갖 종류의 채소들을 넣어 응용하기 좋은 메뉴다. 실험을 두려워하지 말자.

> **재료(1인분)** 엑스트라 버진 올리브유 3작은술, 껍데기 벗겨 내장 뺀 새우 90~120g, 깍둑 썬 오이 1컵, 작은 토마토 1개 깍둑 썰기, 깍둑 썬 노란색 피망 ½컵, 말린 오레가노 ½작은술, 말린 딜 ½작은술, 소금과 후추 입맛에 따라 필요한 만큼, 로메인 상추 잎 2장

- 냄비에 올리브유 1작은술을 두르고 중강불로 가열한다. 새우를 넣고 분홍빛을 띨 때까지 한 면당 2분씩 익힌다.
- 새우를 샐러드 그릇에 옮겨 담고 로메인 상추를 제외한 채소, 나머지 올리브유 2작은술, 소금과 후추를 한데 넣고 뒤적여가며 섞는다. 새우 샐러드를 로메인 상추 잎 위에 올려서 낸다.

샐러드 ③

발사믹 비네그레트 드레싱과 먹는
허브 가든 샐러드

  이 샐러드는 내 식단에서 빠지지 않는 음식이 됐다. 주요리의 곁들임 요리로도 좋고, 닭고기, 생선, 스테이크 슬라이스같이 좋아하는 단백질 재료를 추가하면 그 자체로 점심과 저녁식사에서 훌륭한 주요리 역할도 할 수 있다. 여기 나온 비네그레트 드레싱 요리법은 1컵을 기준으로 하지만 나는 일주일 내내 이 샐러드를 먹기 때문에 양을 2배로 만들어서 샐러드 재료만 섞으면 먹을 수 있게 해둔다.

> **재료(6인분)**
> 샐러드 — 새싹채소 모둠 4컵, 신선한 이탈리안 파슬리 잎 1컵, 잘게 썬 신선한 골파 ½컵, 신선한 허브 잎 모둠(고수, 타라곤, 세이지, 민트 등) ½컵, 잘게 다진 생호두 ½컵
> 발사믹 비네그레트 드레싱 — 발사믹 식초 ¼컵, 레몬 1개 즙 내기, 마늘 2~3쪽 다지기, 샬롯 ½개 갈기, 디종 겨자 1큰술, 신선한 로즈메리 잎 또는 말려서 으깬 로즈메리 1큰술, 소금 1작은술, 후추 1작은술, 엑스트라 버진 올리브유 ½컵

- 그릇에 샐러드 재료들을 넣고 섞는다.
- 다른 그릇에 올리브유를 제외한 드레싱 재료를 넣고 섞은 다음 유화되는 동안 올리브유를 천천히 떨어뜨려 발사믹 비네그레트 드레싱을 만든다. 드레싱 절반을 샐러드에 부어 섞는다. 남은 드레싱은 밀폐용기에 담아 1주일까지 냉장 보관할 수 있다.

샐러드 ④

니수아 샐러드

이 요리법은 프랑스 니스의 전통적인 니수아 샐러드를 바탕으로 만들었지만 감자가 빠져 있고, 익힌 생선은 어떤 것이라도 사용할 수 있다. 재료를 준비하는 데 약간의 시간이 들지만 일단 준비를 모두 마치고 나면 샐러드를 만드는 것은 쉽고 금방이다.

재료(4인분)
샐러드 — 손질한 껍질콩 ¾컵, 아루굴라 또는 잎채소 모둠 3컵, 단단하고 잘 익은 토마토 4개 깍둑 썰기, 초록색 피망 1개 씨 제거하고 썰기, 작은 오이 1개 껍질 벗겨서 깍둑 썰기, 스캘리언 3개 얇게 슬라이스하기, 완숙 달걀 3개 슬라이스하기, 한입 크기로 썬 익힌 생선(만새기, 연어, 은대구 등) 170g, 물기 뺀 멸치 12토막, 검은색 올리브 또는 칼라마타 올리브 ½컵, 신선한 바질 잎 10장 썰기
비네그레트 드레싱 — 엑스트라 버진 올리브유 2큰술, 레드와인 식초 2작은술, 디종 겨자 1작은술, 소금과 후추 입맛에 따라 필요한 만큼

- 작은 냄비에 소금물을 붓고 중강불로 한소끔 끓인다. 껍질콩을 넣고 부드러워질 때까지 4분 정도 데친 다음 물기를 뺀다. 샐러드 그릇에 껍질콩을 담고 나머지 샐러드 재료를 넣는다.
- 그릇에 드레싱 재료를 모두 넣고 섞은 다음 샐러드에 부어 고루 섞어 먹는다.

치킨 파히타 샐러드

나는 멕시코식 샐러드를 좋아한다. 고춧가루와 커민가루가 들어가면 어떤 요리든 빛이 난다. 이 요리는 신속하게 만들 수 있다.

> **재료(1인분)** 뼈와 껍질을 발라낸 닭가슴살 1덩어리(120g), 엑스트라 버진 올리브유 2작은술, 커민가루 ½작은술, 고춧가루 ¼작은술, 소금과 후추 입맛에 따라 필요한 만큼, 슬라이스한 빨간색 또는 노란색 피망 ¼컵, 색이 짙은 잎채소 찢은 것 2컵, 작은 토마토 1개 8등분하기, 살사소스 1큰술, 곁들임 라임(쐐기 모양으로 자른 것)

- 작은 프라이팬을 중강불로 가열한다. 닭가슴살에 올리브유, 커민가루, 고춧가루, 소금과 후추를 바른 다음 프라이팬에서 넣고 면마다 4~5분 정도씩 익힌다. 피망을 넣고, 닭가슴살이 골고루 익고 피망이 부드러워질 때까지 5분 정도 익힌다.
- 닭가슴살이 익는 동안 음식을 담을 접시에 잎채소를 깔고 그 위에 토마토를 올린다. 닭가슴살이 다 익으면 길게 자른 뒤 피망과 함께 그릇에 담는다. 그 위에 살사소스를 뿌리고, 즙을 짜서 뿌릴 라임을 담는다.

샐러드 ⑥

병아리콩 카레 샐러드

카레로 요리하는 이 샐러드는 단독으로 먹을 수도 있고, 곁들임 음식으로도 좋다. 카레가루에는 강황이 들어 있다. 강황은 진정 뇌를 위한 음식으로, 요리에 수백 년 동안 사용되어왔고 현재는 뇌의 자기회복능력을 북돋우는 것으로 밝혀졌다. 강황을 일상의 음식에 어떻게 들여와야 할지 모르는 사람이 많다. 여기 강황을 이용해서 몇 분 만에 준비할 수 있는 요리를 소개한다.

> **재료(1인분)** 채 썬 케일 1과 ½컵, 엑스트라 버진 올리브유 1작은술, 깍둑 썬 양파 1큰술, 채 썬 당근 1큰술, 깍둑 썬 초록색 피망 1큰술, 카레가루 ½작은술, 저염 병아리콩(통조림) ½컵 헹궈서 물기 빼기, 코코넛밀크(캔) 1큰술

- 케일을 샐러드 그릇에 담는다.
- 작은 소스팬에 올리브유를 두르고 중강불로 가열한다. 양파, 당근, 피망을 넣고 부드러워질 때까지 5분 정도 볶는다. 카레가루를 넣고 1분 정도 저어가며 익힌다. 병아리콩과 코코넛밀크를 넣고 골고루 익을 때까지 젓는다. 병아리콩 카레를 떠서 케일 위에 부어 먹는다.

샐러드 ⑦

구운 호두 오일 샐러드

어떤 샐러드든 이 드레싱만 사용하면 호두의 그윽한 향취를 전해주는 샐러드로 바꿀 수 있다. 이 요리법에서는 고트 치즈를 사용하고 있지만 으깬 페타치즈나 얇게 저민 파르메산 치즈 등 다른 종류의 치즈를 사용해도 무방하다.

재료(2인분)
샐러드 — 샐러드용 잎채소(어린 잎채소 모듬, 어린 시금치 등) 2봉지(1봉지 120g), 으깬 고트 치즈 ¼컵, 다진 구운 무염 호두 ½컵, 말린 블루베리와 크랜베리 3큰술
드레싱 — 호두기름 2큰술, 발사믹 식초 또는 레드와인 식초 1큰술, 통겨자 ½작은술, 소금과 후추 입맛에 따라 필요한 만큼

- 샐러드용 잎채소를 샐러드 그릇에 담고 고트 치즈, 호두, 말린 베리를 위에 얹는다. 그릇에 드레싱 재료를 모두 넣고 골고루 섞는다. 샐러드 위에 드레싱을 뿌리고 고루 섞어 먹는다.

파르미지아노 레지아노 치즈를 곁들인
레몬 아루굴라

이 샐러드는 재료가 별로 들어가지 않지만 후추 맛이 나는 아루굴라와 톡 쏘는 맛의 치즈, 풍부한 맛의 올리브유 덕분에 강한 풍미를 자랑한다. 나는 이탈리아식 요리를 먹을 때 이 샐러드를 곁들인다.

> **재료(2인분)** 어린 아루굴라 4컵, 무염 생해바라기씨 ⅓컵, 파르미지아노 레지아노 치즈 8~10장 얇게 저미기, 레몬 1개 즙 내기, 엑스트라 버진 올리브유 6큰술, 소금과 후추 입맛에 따라 필요한 만큼

- 샐러드 그릇에 아루굴라, 해바라기씨, 치즈, 레몬즙을 넣는다. 올리브유를 뿌리고 섞은 뒤 소금과 후추로 간한 다음 먹는다.

샐러드 ⑨

페타치즈, 구운 피망, 검은색 올리브, 아티초크, 버터밀크 드레싱을 이용한 케일 샐러드

내가 점심식사를 하러 시솔트 레스토랑에 갈 때마다 거의 항상 이 샐러드를 주문하는 것을 그곳 사람들도 잘 안다. 이 샐러드는 어떤 주요리와도 아주 훌륭하게 어울린다.

> **재료(6인분)** 케일 2다발 줄기 제거하고 잎 크게 찢기, 으깬 페타치즈 300g, 구운 빨간색 피망 3개 슬라이스하기, 씨를 빼고 반으로 자른 검은색 올리브 1컵, 절인 어린 아티초크 12개 반으로 자르기, 버터밀크 1컵, 엑스트라 버진 올리브유 ½컵, 레드와인 식초 1큰술, 소금과 후추 입맛에 따라 필요한 만큼

- 샐러드 그릇에 케일, 페타치즈, 피망, 올리브, 아티초크를 넣고 섞는다. 그릇에 버터밀크, 올리브유, 레드와인 식초를 넣고 섞어 드레싱을 만든다. 샐러드 위에 드레싱을 붓고 소금과 후추로 간한 다음 먹는다.

곁들임 요리 ①

제철 채소 구이

이 요리는 연중 언제 먹어도 좋다. 그냥 그 계절에 나온 채소를 사용하고, 제일 신선한 허브와 함께 최고의 올리브유를 사용하는 것을 잊지 말자. 요리가 막 끝났을 때 숙성된 발사믹 식초를 한 방울 떨어뜨려주면 풍미를 더할 수 있다.

> **재료(4~6인분)** 제철 채소 900g(아스파라거스, 방울다다기양배추, 피망, 주키니, 가지, 양파 등), 엑스트라 버진 올리브유 ⅓컵, 소금과 후추 입맛에 따라 필요한 만큼, 잘게 다진 신선한 허브 잎(로즈메리, 오레가노, 이탈리안 파슬리, 백리향 등) ⅓컵(선택), 숙성된 발사믹 식초(선택)

- 오븐을 섭씨 220도로 예열한다. 구이팬 위에 알루미늄 포일을 깐다.
- 부피가 큰 채소는 작게 자른 다음 구이팬 위에 고르게 펼친다. 채소 위에 올리브유를 떨어뜨린 다음 손으로 문질러서 바른다. 소금과 후추로 간하고 허브 잎을 올린다. 채소가 골고루 익어 군데군데 갈색으로 변하면 10분마다 뒤집어가며 35~40분 정도 굽는다. 기호에 따라 음식을 내기 직전에 발사믹 식초를 살짝 뿌린다.

곁들임 요리 ②

마늘 드레싱과 함께 먹는 껍질콩

갈릭과 허브 드레싱이면 거의 모든 잎채소를 먹을 수 있다.

> **재료(4~6인분)** 소금과 후추 입맛에 따라 필요한 만큼, 손질한 껍질콩 900g, 엑스트라 버진 올리브유 2큰술, 신선한 레몬주스 1큰술, 디종 겨자 1작은술, 마늘 2쪽 다지기, 레몬 껍질 ½작은술, 잘게 썬 무염 생아몬드 ½컵, 신선한 백리향 잎 1큰술

- 큰 냄비에 소금물을 붓고 중강불로 한소끔 끓인다. 껍질콩을 넣고 바삭해질 때까지 4분 정도 데친 다음 물기를 뺀다.
- 큰 그릇에 올리브유, 레몬주스, 겨자, 마늘, 레몬 껍질, 소금, 후추를 넣고 섞은 뒤 껍질콩, 아몬드, 백리향을 넣고 버무려서 먹는다.

곁들임 요리 ③

콜리플라워 쿠스쿠스

으깬 감자, 쌀, 전통적인 쿠스쿠스같이 녹말 성분이 많은 채소를 대체할 맛있는 요리다. 콜리플라워로 만든 이 간단한 요리를 시도해보기 바란다.

> **재료(2인분)** 심 제거한 콜리플라워 꽃 부분 1개, 엑스트라 버진 올리브유 2큰술, 마늘 2쪽 다지기, 구운 잣 ¼컵, 신선한 이탈리안 파슬리 잎 ½컵

- 푸드 프로세서에 콜리플라워를 넣고 꽃 부분들이 작은 알갱이처럼 보일 때까지 간다. 또는 구멍이 큰 강판에 꽃 부분은 모두 갈고 속심만 남을 때까지 콜리플라워 머리를 통째로 갈아도 된다.
- 넓고 큰 냄비에 올리브유를 두르고 중불로 가열한다. 콜리플라워, 마늘, 잣, 파슬리를 넣고 계속 저어가며 콜리플라워가 갈색으로 변하기 시작할 때까지 5분 정도 볶은 뒤 바로 먹는다.
- 참고: 풍미를 더하고 싶으면 콜리플라워가 익는 동안 썰어놓은 올리브나 갈아놓은 파르메산 치즈가루 ¼컵을 추가한다.

시금치와 마늘 볶음

잎채소는 어떤 것이든 마늘과 올리브유로 볶으면 대부분 맛있다. 여기서는 시금치를 사용하고 있지만 다른 잎채소로 자유롭게 실험해보는 것도 좋다.

> **재료(2인분)** 엑스트라 버진 올리브유 ¼컵, 어린 시금치 2봉지(1봉지 120g), 마늘 6쪽 아주 얇게 저미기, 레몬 1개, 고춧가루 플레이크 1~2작은술, 소금과 후추 입맛에 따라 필요한 만큼

- 볶음용 큰 냄비에 올리브유를 두르고 거의 연기가 날 정도로 강불로 가열한다. 시금치를 넣고 계속 저어가며 1~2분 정도 익힌다. 시금치가 살짝 숨이 죽으면 마늘을 넣고 빠른 속도로 저어가며 1분 정도 더 익힌 다음 불에서 내린다.
- 시금치 위에 레몬을 즙 짜서 뿌리고 고춧가루 플레이크를 올린다. 소금과 후추로 간한 다음 잘 섞어서 먹는다.

과카몰리

그레인 브레인의 지침을 따르면서 여러 가지 버전의 과카몰리소스를 찾을 수 있으니 다양하게 실험해보기 바란다. 이 요리법은 'FoodNetwork.com'에 나온 알톤 브라운Alton Brown의 요리법을 변형한 것이다. 나는 향신료를 이용해서 풍미를 추가하는 그의 요리법을 좋아한다. 이 소스를 피망, 셀러리, 무 등을 찍어 먹을 때 사용하거나, 효과가 있겠다 싶은 요리에서 맛을 내는 데 소량 사용할 수 있다.

> **재료(4인분)** 잘 익은 아보카도 2개 껍질 벗기고 씨 파내기, 라임 1개 즙 내기, 소금 1작은술, 갈아놓은 커민가루 ¼작은술, 카옌 고추 ¼컵, 깍둑 썬 적양파 작은 것 ½개, 마늘 1쪽 다지기, 할라페뇨 고추 ½개 씨 빼서 갈기, 중간 크기 잘 익은 토마토 2개 깍둑 썰기, 다진 신선한 고수 잎 1큰술

- 큰 그릇에 아보카도 과육과 라임즙을 넣고 으깬다. 소금, 커민가루, 카옌 고추, 적양파, 마늘, 할라페뇨 고추, 토마토, 고수를 넣고 부드럽게 섞어 바로 먹는다. 밀폐용기에 담으면 2일까지 냉장 보관할 수 있다.

아보카도 타히니

여기 과카몰리와 후무스의 중간쯤 되는 소스를 소개한다. 생채소나 닭고기 요리를 찍어 먹어도 좋다.

> **재료(1과 ½컵)** 엑스트라 버진 올리브유 1큰술, 아루굴라 1봉지(110g), 잘 익은 아보카도 1개 껍질 벗기고 씨 파내기, 타히니 소스 ⅓컵, 물 ¼컵, 레몬 1개 즙 내기, 커민가루 ½작은술, 신선한 이탈리안 파슬리 또는 다진 고수 잎 2큰술

- 넓고 큰 냄비에 올리브유를 두르고 중강불로 가열한다. 아루굴라를 넣고 숨이 죽을 때까지 익힌다.
- 푸드 프로세서에 아루굴라를 옮겨 담고 나머지 재료들을 넣은 뒤 부드럽게 간다. 필요하면 물을 더 추가해서 중간 정도의 점성이 되게 한다. 바로 먹어도 좋고, 밀폐용기에 담으면 2일까지 냉장 보관할 수 있다.

캐슈 크림

캐슈너트는 맛이 풍성하고 뇌 건강에 좋은 지방도 풍부하다. 이 소스는 생채소를 찍어 먹는 용도로도 좋고 여러 수프나 닭고기 요리의 고명으로도 훌륭하다.

> **재료(1컵)** 무염 생캐슈너트 ½컵, 물 1컵, 신선한 레몬즙 ¼컵, 미소 된장 2작은술, 육두구가루 ¼작은술, 소금 입맛에 따라 필요한 만큼

- 믹서에 캐슈너트, 물 ½컵, 레몬즙, 미소, 육두구가루를 넣고 부드러워질 때까지 간다. 믹서를 돌리면서 생크림 같은 점성이 될 때까지 나머지 물 ½컵을 천천히 추가한다. 묽은 소스를 좋아하는 사람은 물을 더 추가해도 된다. 소금으로 간한 다음 바로 먹는다. 밀폐용기에 담으면 4일까지 냉장 보관할 수 있다.

소스 ④

후무스

후무스는 아주 다재다능한 소스라서 다양한 방식으로 활용할 수 있다. 간식으로 채소를 찍어 먹어도 아주 맛있고, 육류 요리에 깊은 맛을 더할 때도 사용할 수 있다.

> **재료(4인분)** 저염 병아리콩 1캔(450g), 신선한 레몬즙 ¼컵, 엑스트라 버진 올리브유 2큰술과 약간, 타히니 1과 ½큰술, 껍질 벗긴 마늘 2쪽, 소금 ½작은술, 다진 신선한 이탈리안 파슬리 ½컵

- 병아리콩의 물기를 빼되 캔에 들어 있는 국물 중 ¼컵은 따로 보관해둔다.
- 푸드 프로세서에 병아리콩과 국물, 레몬즙, 올리브유 2큰술, 타히니, 마늘, 소금을 넣고 재료가 부드러워질 때까지 저속에서 3분 정도 돌린다. 후무스를 떠서 접시에 담고 그 위에 올리브유를 약간 뿌린다. 파슬리를 고명으로 얹어 바로 먹는다. 밀폐용기에 담으면 4일까지 냉장 보관할 수 있다.

소스 ⑤

딜 스프레드

생선을 어떻게 요리할지 아이디어가 떠오르지 않으면 신선한 생선을 구워서 이 소스를 발라 먹어보자.

> **재료(½컵)** 신선한 딜 잎 1과 ½컵(약 3다발), 신선한 이탈리안 파슬리 잎 ½컵(약 1다발), 껍질 벗긴 마늘 2쪽, 엑스트라 버진 올리브유 3큰술, 디종 겨자 2큰술, 신선한 레몬즙 1큰술, 소금과 후추 입맛에 따라 필요한 만큼

- 푸드 프로세서나 믹서에 모든 재료를 넣고 곱게 간 다음 그릇에 담아 바로 먹는다. 밀폐용기에 담으면 1주일까지 냉장 보관할 수 있다.

소스 ⑥

페코리노 페스토

프라이팬에 굽거나 석쇠에 구운 생선과 함께 먹으면 맛있는 스프레드 소스를 소개한다.

> **재료(½컵)** 무염 생아몬드, 호두 또는 잣 ⅓컵, 껍질 벗긴 마늘 2쪽, 신선한 바질 잎 2컵, 페코리노 치즈가루 ⅓컵, 소금과 후추 입맛에 따라 필요한 만큼, 엑스트라 버진 올리브유 ⅓컵

- 푸드 프로세서에 견과류, 마늘, 바질 잎, 치즈가루, 소금, 후추를 넣고 올리브유를 천천히 부어가며 간다. 페스토는 맛이 풍부하고 크림처럼 펴 바르기 좋아야 한다. 바로 먹어도 좋고, 밀폐용기에 담으면 1주일까지 냉장 보관할 수 있다.

소스 ⑦

소프리토

소프리토는 라틴 요리에서 즐겨 사용하는, 양념이 된 토마토 기반 소스다. 이 소스는 놀라울 정도로 활용도가 높아서 닭구이, 스튜, 스크램블드에그, 구운 생선에도 사용할 수 있다.

> **재료(3과 ½컵)** 엑스트라 버진 올리브유 2큰술, 중간 크기 양파 1개 잘게 썰기, 초록색 피망 1개 씨앗 제거하고 잘게 썰기, 마늘 2쪽 다지기, 으깬 토마토 1캔(800g), 신선한 고수 1다발 잎 잘게 썰기, 파프리카 1작은술, 소금과 후추 입맛에 따라 필요한 만큼

- 큰 냄비에 올리브유를 두르고 중불로 가열한다. 양파를 넣고 투명해질 때까지 5분 정도 볶는다. 피망을 넣고 계속 저어가며 5분 정도 익힌다. 마늘을 넣고 1분 더 볶는다. 토마토, 고수, 파프리카를 넣고 젓는다. 10~15분 정도 더 익힌 다음 소금과 후추로 간하고 바로 먹는다. 밀폐용기에 담으면 1주일까지 냉장 보관할 수 있다.

초콜릿 트러플

다음 저녁 파티에 낼 만한 환상적인 디저트를 소개한다. 초콜릿의 품질은 높을수록 좋다. 기분에 따라 서로 다른 향료로 실험해보자.

> **재료(30~40개)** 작은 조각으로 다진 다크초콜릿(카카오 함량 최소 70%) 230g, 헤비크림 ½컵, 아몬드, 오렌지, 바닐라 또는 헤이즐넛 추출물 1작은술, 겉에 묻히는 용도로 사용할 무가당 코코아가루 또는 견과류 가루

- 작은 내열성 그릇에 초콜릿을 담는다.
- 작은 프라이팬에 헤비크림을 넣고 중불에서 끓인다. 기호에 맞는 향료를 넣고 저은 다음 내열성 그릇에 들어 있는 초콜릿 위에 붓는다. 몇 분 정도 그대로 두었다가 부드러워질 때까지 젓는다. 식힌 다음 뚜껑을 닫고 냉장실에 2시간 동안 넣어둔다.
- 테두리가 있는 작고 납작한 팬에 양피지를 깐다. 티스푼으로 식힌 초콜릿을 2~3cm 크기로 떠서 양쪽 손바닥 사이에 넣고 재빨리 굴린다. 둥글린 트러플을 양피지를 깐 팬 위에 올리고 뚜껑을 씌워 하룻밤 냉장고에 넣어둔다.
- 트러플을 코코아가루나 견과류 가루 위에 굴린다. 밀폐용기에 담으면 1주일까지 냉장 보관할 수 있다.

초콜릿 코코넛 무스

신속하게 만들어 먹을 디저트를 찾고 있는가? 냉장고에 코코넛밀크가 1캔 들어 있다면 불량식품 같은 간식이 당긴다 싶을 때 간단히 만들어 먹을 수 있는 디저트가 있다.

> **재료(2인분)** 전지 코코넛밀크 1캔(400g), 무가당 코코아가루 3큰술, 스테비아 1~2작은술, 고명용 채 썬 무가당 코코넛과 아몬드 버터 또는 계피가루(선택)

- 따지 않은 코코넛밀크 캔을 몇 시간 또는 밤새 냉장고에 넣어 차갑게 만든다. 캔을 따서 응고된 코코넛 크림을 떠 믹싱볼에 담는다(나머지 코코넛밀크는 스무디나 수프용으로 사용한다). 크림을 부드러워질 때까지 거품기로 격렬하게 젓거나 믹서로 돌린다. 크림이 액체처럼 변해서는 안 된다. 코코아가루와 스테비아를 넣고 무스가 복슬복슬해 보일 때까지 계속 휘젓는다. 채 썬 코코넛이나 약간의 아몬드 버터를 고명으로 얹거나 계피가루를 뿌려서 먹는다.

에필로그

우리는 최면에
빠져 있다

18세기에 비엔나에서 연구하던 독일 의사가 소위 동물 자기animal magnetism(최면술을 시행할 때 시술자에서 피술자에게로 흐른다고 생각했던 가상의 액체 또는 힘-옮긴이)에 대한 관심을 좇아 클리닉을 개설했다. 이 의사는 동물 자기를 최면을 통한 치료 시스템으로 발전시켰다. 이 치료법은 그의 이름인 프리드리히 안톤 메스머Friedrich Anton Mesmer를 따라 메스머리즘mesmerism, 즉 최면술이라 부르게 됐다. 메스머 박사는 자력magnetism을 이용해서 신경계의 문제를 고칠 수 있다고 주장했다. 메스머는 '미묘한 액체'의 적절한 균형이 몸의 건강을 유지해준다고 했다. 이 미묘한 액체는 열,

빛, 중력을 만들어내는 것과 같은 종류의 액체로 우주 곳곳에 떠다니는 것이었다. 메스머 박사는 몸의 자극 magnetic pole 에 초점을 맞춤으로써 동물 자기를 만들어냈다. 그는 몸의 자극이 이 액체를 지휘하는 데 도움을 준다고 생각했다. 그의 이론에 따르면, 이 자극이 작동하기 좋게 적절히 배열되어 있어야만 액체가 올바르고, 부드럽고, 조화로운 흐름을 유지할 수 있었다. 만약 이 액체의 균형이 깨지면 그 사람은 신경에 문제가 생길 수 있고, 그 자극을 다시 적절히 배열하여 액체의 균형을 잡기 위해서는 최면술이 필요했다.

메스머 박사가 대중의 관심과 함께 악명을 얻기까지는 그리 오랜 시간이 걸리지 않았다. 그는 큰 관심을 불러일으켰고, 배운 사람이든 못 배운 사람이든 수많은 사람이 호기심을 느꼈다. 의료계와 과학계는 메스머를 두려워했다. 정부는 비밀스럽게 움직이는 그의 추종 집단이 정부를 전복하려 들지 않을까 걱정했다. 결국 그는 1777년에 비엔나에서 추방당했고, 파리로 가서 처음부터 다시 자리를 잡기 시작했다.

1780년대 즈음 그는 새로운 제자들이 늘어나 그들과 함께 파리에 치료실을 차렸다. 이 신봉자들은 사람의 자극을 찾아 액체를 조절한다고 주장하며 사람들을 최면술로 매혹했다. 미친 과학자가 악마를 쫓아낸다면서 허공에서 팔을 휘두르며 에너지를 모아 신경질환이 생긴 불행한 이들에게 그 에너지를 주입하고 있는 장면이 머리에 떠오른다. 그의 인기는 일종의 미스터리이자 유행으로 자리 잡았다. 메스머 박사와 그의 제자들에게 치료받는 것이 한 번쯤 해보아야 할 유행이 되었다. 이들은 메스머 튜브, 메스머리즘 처리가 된 물병, 미묘한 액체를 담고 있는 강철막대기 등 아주 정교한 장치를 이용했다. 이런 메스머리즘 치료는 사람이 없는 외딴 지역에서 행해졌기 때문에 미스터리와 악명을 동시에 얻게 됐다.

메스머 박사는 파리에서도 그리 오래 머물지 못했다. 수사가 시작됐다. 앙투안 로랑 라부아지에Antoine Laurent Lavoisier와 벤저민 프랭클린Benjamin Franklin이 속한 왕립정부위원회에서 독자적으로 운영되고 있던 그의 치료법에 대해 조사했다. 1785년에 메스머는 파리를 떠나 런던으로, 다시 오스트리아로, 그리고 다시 이탈리아, 스위스, 그리고 결국에는 자신의 조국 독일로 갔고, 독일에서는 자신이 태어난 고향 근처의 마을로 돌아가 1815년에 사망했다. 그는 어디로 가든 자신이 개발한 치료로 전 세계의 칭송을 받아 마땅하다고 믿었고, 그런 칭송을 끌어내려 노력했다.

현재는 메스머가 사실은 심신증psychosomatic illness을 치료하고 있었던 것이라고 일반적으로 받아들여지고 있다. 그리고 보면 그는 잘 속는 일반 대중을 현혹해 엄청난 이윤을 챙겼다. 지금 와서 그의 이론과 치료법이 터무니없어 보이지만 사실 오늘날에도 메스머의 이야기와 비슷한 이야기들이 많다. 사람들이 시장에서 교묘하게 광고되고 있는 제품, 시술, 건강 관련 주장에 포로로 사로잡히는 모습을 상상하는 것이 그리 터무니없는 이야기는 아니다. 우리는 매일 건강과 관련된 신제품 출시 소식을 듣고, 좋은 것이든 나쁜 것이든 건강에 관련된 온갖 메시지로 융단 폭격을 받다시피한다. 그중에는 서로 반대되는 주장으로 사람들을 헷갈리게 만드는 것도 있다. 우리는 말 그대로 이런 메시지로 최면에 걸리고 있다. 심지어 배울 만큼 배웠고, 똑똑하고, 만사에 신중하고 회의적으로 접근하는 소비자들조차 이런 최면에 빠지고 만다. 사실과 허구를 구분하기가 어렵고 전문가들로부터 나온 정보라고 하면 그 정보가 건강에 유익한 것인지 해로운 것인지 판단하기 어렵다.

이 소위 전문가라는 사람들로부터 지난 한 세기 동안 조금씩 흘러나온 정보들을 생각해보면, 눈에 보이는 것이 전부가 아님을 쉽게 눈치챌 수 있다. 특정 사실, 주장, 의료 관행의 정당성을 따져보면 진실은 완전히 정반대인 경우를 흔히 목격한다. 피 빼기 요법 bloodletting은 19세기 말까지도 흔한 의료 관행이었다. 그리고 달걀은 사악한 식품이고 마가린은 마법 같은 식품이라고 생각한 적도 있었다. 하지만 이제는 달걀이 세상에서 영양 밀도가 높은 식품 중 하나이고 마가린은 몸에 해로운 트랜스지방이 많이 들어 있음을 알고 있다. 20세기 중반의 의사들은 담배 광고에 출연하기도 했고, 나중에는 아기에게 분유가 모유보다 훨씬 더 좋다고 말하기도 했다. 오늘날에는 생각하기도 힘든 부분이지만 얼마 전까지만 해도 우리는 식생활이 질병에 전혀 영향을 미치지 않는다고 생각했다. 지금은 그 반대란 것을 알고 있다.

나는 지금으로부터 50년 후의 세상을 생각할 때면 우리가 현재 받아들이고 있는 주장 중 어떤 것이 거짓으로 사회에서 퇴출되어 있을지 궁금해진다. 그리고 탄수화물, 지방, 콜레스테롤에 대한 사람들의 오해를 바로잡기 위한 나의 노력이 그때 가서 과연 얼마만큼 성과를 냈을지도 궁금해진다. 사실 오늘날 우리를 지배하고 있는 관점 뒤에는 막강한 힘이 자리 잡고 있다. 아무 슈퍼마켓이나 들어가보자. 이것저것 먹어야 할 이유를 수십 가지는 만나볼 수 있다. 이런 주장 중에는 거짓된 사실과 전제를 영속화하는 것들이 많다. 건강에 좋고, 통곡물이고, 저지방이고, 콜레스테롤프리라고 라벨이 붙어 있는 음식들이 특히 그렇다. 식품제조업체에서는 이런 식품이 인생에 활력을 불어넣는 장수 식품이라고 광고하는 데서 그치지 않고, 무슨 근거로 말하는 것인지 암, 심장질환, 당뇨병, 비만의 위험도 낮춰준다고 주장한다.

우리는 의학에서 아주 흥미진진한 시대를 살고 있다. 우리는 불과 몇십 년 전까지만 해도 사람의 수명을 단축시켰던 많은 질병을 진단, 치료, 완치할 수 있게 도와줄 첨단 기술을 마침내 확보했다. 하지만 우리는 또한 감염성 질환으로 죽는 사람보다 만성질병으로 사망하는 사람이 더 많아진 시대를 살고 있기도 하다. 미국의 보건의료체계를 뜯어고쳐야 한다는 것은 이제 상식으로 자리 잡았다. 지난 10년 동안 이 문제를 해결하려고 수많은 시도가 있었지만 보건의료체계 자체가 생명 유지 장치의 힘을 빌려 간신히 살아 있는 상태다. 의료비가 턱없이 많이 들어가고, 다른 국가에 비해 훨씬 많은 돈을 의료에 쏟아붓고 있는데 그 규모가 국내총생산의 20퍼센트를 차지할 정도다. 평균적인 가정의 의료보험료가 급속히 상승해서 일부 가족은 1년에 2만 달러(환율 1,100원 기준 2,200만 원)가 넘게 들어간다. 미국은 현재 보건의료비 지출에서는 전 세계 1위를 달리고 있지만, WHO의 최근 추산에 따르면 전체적인 보건의료체계 수행성과 면에서는 37위[1], 30개 선진국 중에서 기대수명은 22위에 그친다. 2016년과 2017년에는 미국의 평균 기대수명이 20년 만에 처음으로 줄어들었다.[2] 약물 남용의 폭발적 증가도 일부 역할을 하고 있는 듯 보이지만 알츠하이머병의 발병률도 함께 올라갔다.

무엇이 우리의 보건의료체계와 미래 세대를 구원해줄까? 망가질 대로 망가진 보건의료체계가 스스로 고쳐지기를 기다릴 수는 없다. 그리고 그런 변화가 우리가 필요로 하는 만큼 빨리 일어나리라고 기대할 수도 없다. 약물에 의존해 우리의 건강과 생명을 유지할 수도 없다. 이 책에서 설명했듯이 많은 경우 약물은 우리가 가려고 하는 곳으로부터 오히려 더 멀어지게 만든다. 결국 개개인이 생활습관을 바꾸는 작은 변화부터 시작할 수밖에 없다. 이런 작은 변화들이 모여 현재 그리고 미래에서 커다란 변화로 자랄 것이다.

어떤 사람은 고동치는 심장이 생명의 핵심이라고 생각하지만 사실 그 핵심을 차지하고 있는 것은 뇌다. 뇌가 없으면 심장도 뛰지 않는다. 그리고 즐거움과 고통을 느끼고, 사랑하고, 배우고, 무언가 결정하고, 가치 있는 삶에 참여하는 등 모든 수준에서 우리가 세상을 경험할 수 있게 해주는 것은 뇌다!

우리는 뇌의 기능에 영향을 미치는 건강 문제와 직면하기 전에는 정신적 능력을 당연한 것으로 여기는 경향이 있다. 온전한 정신이 언제나 함께하리라 생각한다. 하지만 만약 그렇지 않다면 어떻게 할 것인가? 그리고 내가 설명한 방식으로 능동적으로 뇌를 가꾸고 돌보기만 해도 정신적 능력과 지력을 확실히 보존할 수 있다면 어떻게 할 것인가? 우리는 모두 언론의 자유를 누릴 권리, 사생활을 지킬 권리, 투표할 권리를 소중히 여긴다. 우리의 삶의 방식에서 근본적인 것이기 때문이다. 하지만 인지 기능 저하와 정신 질환으로부터 자유롭게 오래 살 권리는 어떨까? 우리는 지금 당장 이 권리를 주장할 수 있다. 부디 우리 모두 그러기를 바란다.

감사의 말

책을 써본 사람이라면 알겠지만 책 한 권이 나오려면 창의적이고, 똑똑하고, 지칠 줄 모르는 일군의 사람이 힘을 한데 모아야 한다. 그리고 이제 다 됐나 싶으면 그 순간 또 다른 똑똑한 일군의 사람이 무대에 등장해서 내가 놓친 것들을 점검하게 도와준다. 그런 과정을 거치고 나서야 여러분 같은 독자들이 책의 첫 페이지를 넘길 수 있게 된다.

할 수만 있다면 내 사고방식을 형성하는 데 기여하고, 내 삶과 직업생활을 뒷받침해준 사람들을 일일이 다 나열하고 싶지만, 그럼 그 분량을 책이 감당할 수 없을 테니 여기서는 짧게 소개하겠다. 나는 사람의 뇌와 인체의 미스터리를 이해하기 위해 연구했던 모든 과학자와 내 동료들에게 빚을 지고 있다. 그리고 매일 나에게 가르침을 주고 다른 곳에서는 찾을 수 없는 통찰을 안겨준 내 환자들에게도 영원히 감사한 마음이다. 이 책은 내 것이기도 하지만 여러분의 것이기도 하다.

내 친구이자 작가 대리인인 보니 솔로Bonnie Solow에게 감사드린다. 《그레인 브레인》 메시지의 중요성을 그녀가 알아차린 것이 그 뒤로 이어진 모든 일의 촉매 역할을 했다. 하지만 나는 이 프로젝트를 통해 우리가 우정을 나눌 수 있게 되었다는 것을 그 무엇보다도 고맙게 여긴다. 그녀의 우아한 리더십과 세세한 부분까지 신경 쓰는 꼼꼼함에 감사드린다. 그녀가 이 책이 대중에 닿을 수 있도록 만들기 위해 원래 해야 할 일보다 훨씬 더 많은 일을 했다는 것을 잘 알고 있다.

이 책을 위해 열심히 일해준 '리틀 브라운 스파크'의 지칠 줄 모르는 팀원들, 그리고 첫 미팅 이후로 우리를 따라와준 다른 사람들에게 감사드린다. 내 편집자 트레이시 비어르Tracy Behar에게 특별히 감사드린다. 그녀는 메시지를 명확하고, 간결하고, 실용적으로 편집하는 탁월한 능력을 지녔다. 그녀의 천재적인 편집 능력 덕분에 이 책이 훨씬 더 나은 책으로 탄생할 수 있었다. 그리고 머리사 비질란테Marisa Vigilante에게도 큰 소리로 감사의 말을 전하고 싶다. 그녀는 탁월한 편집 능력을 발휘해서 이 새로운 개정판을 감독해주었다. 그리고 마이클 피치Michael Pietsch, 레이건 아서Reagan Arthur, 이언 스트라우스Ian Straus, 제시카 천Jessica Chun, 율리아나 호바체브스키Juliana Horbachevsky, 크레이그 영Craig Young, 패멀라 브라운Pamela Brown, 사브리나 캘러핸Sabrina Callahan, 제인 야페 켐프Jayne Yaffe Kemp, 캐런 와이즈Karen Wise, 캐스린 블랫Kathryn Blatt, 팻 잘커브 러빈Pat Jalbert-Levine, 찰리 트란티노Charlee Trantino, 지로 로버Giraud Lorber, 스테이시 슈크Stacy Schuck에게도 감사의 마음을 전한다. 이렇게 헌신적이고 전문적인 사람들과 함께 작업하는 것은 큰 기쁨이었다.

'프로톤 엔터프라이즈'의 관리팀은 우리 프로젝트와 관련된 유동적인 부분을 관리하고 지휘하는 어려운 일을 믿기 어려울 정도로 잘 진행해주었다. 제임스 머피James Murphy, 샤론 그린Sharon Green, 루 코웰Lou Cowell, 블레이크 브라운Blake Brown에게도 감사의 말을 전한다.

내 웹사이트를 이 책의 활력 넘치는 동반자로 만들어준 기술팀 '디지털 네이티브'에도 감사드린다. 이 책의 요리법을 도와준 지지 스튜어트Gigi Stewart에게도 감사드린다. 그녀는 내가 제시한 규칙을 준수하면서 요리를 즐겁게 만들어주는 레시피로 이 책을 거들어주었다. 그리고 많은 시간을 들여 요리법 준비를 헌신적으로 도와준 내 아내 레이즈Leize에게 감사드린다. 내 삶을 그녀와 함께 하고 있음에 가늠할 수 없는 큰 감사의 마음을 느낀다.

마지막으로 내 아이 오스틴Austin과 리샤Reisha에게도 고마움을 전한다. 이 여정을 걷는 동안 이 아이들은 나에 대한 응원과 뒷받침을 한 번도 멈추지 않았다.

참고 문헌

프롤로그 곡물에 반기를 들다

1. David Perlmutter, "Why We Can and Must Focus on Preventing Alzheimer's," *The Daily Beast*, August 22, 2013, https://www.thedailybeast.com/why-we-can-and-must-focus-on preventing-alzheimers.

2. Alessio Fasano 외, "Effect of Gliadin on Permeability of Intestinal Biopsy Explants from Celiac Disease Patients and Patients with Non-Celiac Gluten Sensitivity," *Nutrients* 7, no. 3 (2015): 1565–76.

3. Maureen M. Leonard 외, "Celiac Disease and Nonceliac Gluten Sensitivity," *JAMA* 318, no. 7 (2017): 647–56.

4. Michal Schnaider-Beeri and Joshua Sonnen, "Brain BDNF Expression as a Biomarker for Cognitive Reserve Against Alzheimer's Disease Progression," *Neurology* 86, no. 8 (2016): 702–3.

5. Alzheimer's Association, "2017 Alzheimer's Disease Facts and Figures." *Alzheimer's & Dementia* 13 (2017): 325–73, https://www.alz.org/documents_custom/2017-facts- and figures.pdf.

6. Alzheimer's Disease International, https://www.alz.co.uk/.

7. Alzheimer's Disease International, "World Alzheimer Report 2015," https://www.alz.co.uk/research/WorldAlzheimerReport2015.pdf.

8. N. Scarmeas 외, "Physical Activity, Diet, and Risk of Alzheimer's Disease," *JAMA* 302, no. 6 (2009): 627–37.

9. Jonathan Graff-Radford, "Alzheimer's: Can a Mediterranean Diet Lower My Risk?" *The Mayo Clinic's FAQ,* February 2, 2018, https://www.mayoclinic.org/diseases-conditions/alzheimers-disease/expert-answers/alzheimers-

disease/faq-20058062.
10. Allison Aubrey, "The Average American Ate (Literally) a Ton This Year," *The Salt*(blog), NPR, December 31, 2011, https://www.npr.org/sections/thesalt/2011/12/31/144478009/the-average-american-ate-literally-a-ton-this-year.
11. Annie L. Culver 외, "Statin Use and Risk of Diabetes Mellitus in Postmenopausal Women in the Women's Health Initiative," *Archives of Internal Medicine* 172, no. 2 (2012): 144–52.
12. H. Cederberg 외, "Increased Risk of Diabetes with Statin Treatment Is Associated with Impaired Insulin Sensitivity and Insulin Secretion: A 6-Year Follow-Up Study of the METSIM Cohort," *Diabetologia* 58, no. 5 (2015): 1109–17.
13. Åsa Blomström 외, "Maternal Antibodies to Dietary Antigens and Risk for Nonaffective Psychosis in Offspring," *American Journal of Psychiatry* 169 (2012): 625–32.
14. Q. Hu 외, "Homocysteine and Alzheimers' Disease: Evidence for a Causal Link from Mendelian Randomization," Journal of Alzheimer's Disease 52, no. 2 (2016):747–56; L. Shen and H. F. Ji, "Associations Between Homocysteine, Folic Acid, Vitamin B_{12} and Alzheimer's Disease: Insights from Meta-Analyses," *Journal of Alzheimer's Disease* 46, no. 3 (2015): 777–90.
15. Fei Ma 외, "Plasma Homocysteine and Serum Folate and Vitamin B12 Levels in Mild Cognitive Impairment and Alzheimer's Disease: A Case-Control Study," *Nutrients* 9, no. 7 (2017): 725.

1부 통곡물의 진실
1장 뇌 질환의 시작: 당신이 염증에 대해 모르는 것

1. Eric Steen 외, "Impaired Insulin and Insulin-like Growth Factor Expression and Signaling Mechanisms in Alzheimer's Disease—Is This Type 3 Diabetes?" *Journal of Alzheimer's Disease* 7, no. 1 (2005): 63–80.
2. R. O. Roberts 외, "Relative Intake of Macronutrients Impacts Risk of Mild Cognitive Impairment or Dementia," *Journal of Alzheimer's Disease* 32,

no. 2 (2012):329–39; R. Kandimalla 외, "Is Alzheimer's Disease a Type 3 Diabetes? A Critical Appraisal," *Biochimica et Biophysica Acta* 1863, no. 5 (2017): 1078–89.

3. Mark Bittman, "Is Alzheimer's Type 3 Diabetes?" *Opinionator* (blog), *New York Times*, September 25, 2012, http://opinionator.blogs.nytimes.com/2012/09/25/bittman-is-alzheimers-type-3-diabetes/. Bittman's piece provides a great explanation of type 3 diabetes. A more recent article that also offers a layman's review of the studies is Olga Khazan, "The Startling Link Between Sugar and Alzheimer's," The Atlantic, January 26, 2018, https://www.theatlantic.com/health/archive/2018/01/the-startling-link-between-sugar-and-alzheimers/551528/.

4. American Diabetes Association, "Statistics About Diabetes," http://www.diabetes.org/diabetes-basics/statistics/. Updated March 22, 2018.

5. Centers for Disease Control and Prevention, National Center for Health Statistics,"Leading Causes of Death," https://www.cdc.gov/nchs/fastats/leading-causes-of-death.htm. Last modified March 17, 2017.

6. F. Zheng 외, "HbA1C, Diabetes and Cognitive Decline: The English Longitudinal Study of Ageing," *Diabetologia* 61, no. 4 (2018): 839–48.

7. Alzheimer's Association, "2018 Alzheimer's Association Facts and Figures," https://www.alz.org/facts/.

8. 위와 동일.

9. Centers for Disease Control and Prevention, National Center for Chronic Disease Prevention and Health Promotion, "National Diabetes Statistics Report 2017," https://www.cdc.gov/diabetes/pdfs/data/statistics/national-diabetes-statistics-report.pdf. 그리고 다음 참고. Andy Menke 외, "Prevalence of and Trends in Diabetes Among Adults in the United States, 1988–2012," JAMA 314, no. 10 (2015): 1021–29.

10. J. M. Silverman and J. Schmeidler, "Outcome Age-Based Prediction of Successful Cognitive Aging by Total Cholesterol," *Alzheimer's & Dementia* (published online March 1, 2018).

11. Framingham Heart Study, http://www.framinghamheartstudy.org.

12. Penelope K. Elias 외, "Serum Cholesterol and Cognitive Performance in the Framingham Heart Study," *Psychosomatic Medicine* 67, no. 1 (2005): 24–30.
13. Nicolas Cherbuin 외, "Higher Normal Fasting Plasma Glucose Is Associated with Hippocampal Atrophy: The PATH Study," *Neurology* 79, no. 10 (January/February 2012): 1019–26. doi: 10.1212/WNL.0b013e31826846de. 그리고 다음 참고. the follow-up study: Nicolas Cherbuin 외, "Higher Fasting Plasma Glucose Is Associated with Striatal and Hippocampal Shape Differences: The 2sweet Project," *BMJ Open Diabetes Research & Care* 4, no. 1 (2016): e000175.
14. American Academy of Neurology (AAN), "Even in Normal Range, High Blood Sugar Linked to Brain Shrinkage," *Science Daily*, September 4, 2012, http://www.sciencedaily.com/releases/2012/09/120904095856.htm.
15. Walter F. Stewart 외, "Risk of Alzheimer's Disease and Duration of NSAID Use," *Neurology* 48, no. 3 (March 1997): 626–32; Angelika D. Wahner 외, "Nonsteroidal Anti-inflammatory Drugs May Protect Against Parkinson's Disease," *Neurology* 69, no. 19 (November 6, 2007): 1836–42.
16. Jose Miguel Rubio-Perez 외, "A Review: Inflammatory Process in Alzheimer's Disease, Role of Cytokines," *Scientific World Journal* (April 1, 2012). doi: 10.1100/2012/756357.
17. K. A. Walker 외, "Midlife Systemic Inflammatory Markers Are Associated with Late-Life Brain Volume: The ARIC Study," *Neurology* 89, no. 22 (2017): 2262–70.
18. M. Berk 외, "So Depression Is an Inflammatory Disease, but Where Does the Inflammation Come From?" *BMC Medicine* 11 (2013): 200.
19. 윌리엄 데이비스, 《밀가루 똥배》, 인윤희 옮김(에코리브르, 2012).

2장 끈적한 단백질:
뱃살만 문제가 아니다! 뇌 염증에서 글루텐의 역할

1. Heather Wood, "Motor Neuron Disease: Can Gluten Sensitivity Mimic Amyotrophic Lateral Sclerosis?" *Nature Reviews Neurology* 11, no. 6

(2015): 308.
2. Statista, "Global Gluten-Free Food Market Size from 2013 to 2020 (in Million U.S. Dollars)," https://www.statista.com/statistics/248467/global-gluten-free-food-market-size/.
3. Katie Forster, "Gluten-Free Diet Can Do More Harm than Good for People without Coeliac Disease, Scientists Say," *The Independent*, May 2, 2017, https://www.independent.co.uk/news/health/gluten-free-diet-harmful-people-without-coeliac-disease-health-benefits-a7713711.html.
4. Catherine M. Bulka 외, "The Unintended Consequences of a Gluten-free Diet," *Epidemiology* 28, no. 3 (2017): e24–e25.
5. Benjamin Lebwohl 외, "Long Term Gluten Consumption in Adults without Celiac Disease and Risk of Coronary Heart Disease: Prospective Cohort Study," *BMJ* 357 (2017): j1892.
6. "Gluten-Free Diet May Increase Risk of Arsenic, Mercury Exposure," University of Illinois Press Release for UCI Today, February 13, 2017, https://today.uic.edu/gluten-free-diet-may-increase-risk-of-arsenic-mercury-exposure.
7. The Celiac Disease Foundation, "What Is Celiac Disease?," https://celiac.org/celiac-disease/understanding-celiac-disease-2/what-is-celiac-disease/.
8. Q. Mu 외, "Leaky Gut As a Danger Signal for Autoimmune Diseases," *Frontiers in Immunology* 8 (2017): 598.
9. David Perlmutter, "Gluten Sensitivity and the Impact on the Brain," http://www.huffingtonpost.com/dr-david-perlmutter-md/gluten-impacts-the-brain_b_785901.html, November 21, 2010. Updated May 25, 2011. 이 토론에 대한 자세한 내용은 웹사이트 'DrPerlmutter.com'를 참고하라.
10. David Perlmutter and Alberto Villoldo, *Power Up Your Brain: The Neuroscience of Enlightenment* (New York: Hay House, 2011).
11. Dr. Alessio Fasano of Boston's Center for Celiac Research and Treatments, which is part of Massachusetts General Hospital, has written extensively on gluten sensitivity and the many ways it can manifest in people — sometimes mimicking other disorders. You can visit his website and access his publications at http://www.celiaccenter.org/.

12. Marios Hadjivassiliou 외, "Does Cryptic Gluten Sensitivity Play a Part in Neurological Illness?" *Lancet* 347, no. 8998 (February 10, 1996): 369–71.
13. Marios Hadjivassiliou 외, "Gluten Sensitivity As a Neurological Illness, *Journal of Neurology, Neurosurgery, and Psychiatry* 72, no. 5 (May 2002): 560–63.
14. Justin Hollon 외, "Effect of Gliadin on Permeability of Intestinal Biopsy Explants from Celiac Disease Patients and Patients with Non-Celiac Gluten Sensitivity," *Nutrients* 7, no. 3 (2015): 1565–76.
15. The Celiac Disease Foundation, "Non-Celiac Wheat Sensitivity Is Official," Press Release, August 4, 2016; https://celiac.org/blog/2016/08/non-celiac-wheat-sensitivity-is-official/; M. Uhde 외, "Intestinal Cell Damage and Systemic Immune Activation in Individuals Reporting Sensitivity to Wheat in the Absence of Coeliac Disease," *Gut* 65, no. 12 (2016): 1930–37.
16. Beyond Celiac, http://www.beyondceliac.org.
17. Uhde 외, "Intestinal Cell Damage and Systemic Immune Activation in Individuals Reporting Sensitivity to Wheat in the Absence of Coeliac Disease"(참고 문헌 15번 참조).
18. Bernadette Kalman and Thomas H. Brannagan III, "Neurological Manifestations of Gluten Sensitivity," in *Neuroimmunology in Clinical Practice* (Wiley-Blackwell, 2007). 이 책은 셀리악병 역사에 관한 훌륭한 리뷰를 제공한다.
19. Henry W. Woltman and Frank J. Heck, "Funicular Degeneration of the Spinal Cord without Pernicious Anemianeurologic Aspects of Sprue, Nontropical Sprue and Idiopathic Steatorrhea," *Archives of Internal Medicine* (Chicago) 60, no. 2(1937): 272–300.
20. Marios Hadjivassiliou 외, "Gluten Sensitivity: From Gut to Brain," *Lancet Neurology* 9, no. 3 (March 2010): 318–30. 이 기사는 셀리악병의 또 다른 주요 내용을 제공한다.
21. T. William 외, "Cognitive Impairment and Celiac Disease," *Archives of Neurology* 63, no. 10 (October 2006): 1440–46; Mayo Clinic, "Mayo Clinic Discovers Potential Link Between Celiac Disease and Cognitive Decline," *Science Daily*, October 12, 2006, http://www.sciencedaily.com/

releases/2006/10/061010022602.htm.

22. Hadjivassiliou 외, "Gluten Sensitivity: From Gut to Brain" (참고 문헌 20번 참조).

23. The following website is a gateway to Dr. Aristo Vojdani's work and publications: http://www.yourmedicaldetective.com/public/148.cfm.

24. Rodney P. Ford, "The Gluten Syndrome: A Neurological Disease," *Medical Hypotheses* 73, no. 3 (September 2009): 438–40.

25. E. Lionetti 외, "Gluten Psychosis: Confirmation of a New Clinical Entity," *Nutrients* 8, no. 7 (2015): 5532–39.

26. Gianna Ferretti 외, "Celiac Disease, Inflammation and Oxidative Damage: A Nutrigenetic Approach," *Nutrients* 4, no. 4 (April 2012): 243–57.

27. 위와 동일.

28. 윌리엄 데이비스, 《밀가루 똥배》 (참고 문헌 1장 19번 참조).

29. Christine Zioudrou 외, "Opioid Peptides Derived from Food Proteins (the Exorphins)," *Journal of Biological Chemistry* 254, no. 7 (April 10, 1979): 2446–49.

30. 윌리엄 데이비스, 《밀가루 똥배》 (참고 문헌 1장 19번 참조).

31. Lucy Goodchild van Hilten, "How Digesting Bread and Pasta Could Be Affecting Our Brains," posted to Elsevier Connect on July 2, 2015, https://www.elsevier.com/connect/how-digesting-bread-and-pasta-could-be-affecting-our-brains.

32. Grażyna Czaja-Bulsa, "Non Coeliac Gluten Sensitivity: A New Disease with Gluten Intolerance," *Clinical Nutrition* 24, no. 2 (2015): 189–94.

3장 탄수화물 중독과 지방 혐오:
뇌의 진정한 동지와 적에 관한 놀라운 진실

1. Statista, "U.S. Population: Do You Eat Breakfast Cereals (Cold)?," https://www.statista.com/statistics/279999/us-households-consumption-of-breakfast-cereals-cold/.

2. Office of Disease Prevention and Health Promotion, "2015–2020 Dietary Guidelines for Americans," https://health.gov/dietaryguidelines/2015/.

3. R. F. Gottesman 외, "Midlife Hypertension and 20-Year Cognitive Change: The Atherosclerosis Risk in Communities Neurocognitive Study," *JAMA Neurology* 71, no. 10 (2014): 1218–27.

4. R. F. Gottesman 외, "Association Between Midlife Vascular Risk Factors and Estimated Brain Amyloid Deposition," *JAMA* 317, no. 14 (2017): 1443–50.

5. Roberts 외, "Relative Intake of Macronutrients Impacts Risk of Mild Cognitive Impairment or Dementia" (참고 문헌 1장 2번 참조).

6. M. Mulder 외, "Reduced Levels of Cholesterol, Phospholipids, and Fatty Acids in Cerebrospinal Fluid of Alzheimer Disease Patients Are Not Related to Apolipoprotein E4," *Alzheimer Disease and Associated Disorders* 12, no. 3 (September 1998): 198–203.

7. P. Barberger-Gateau 외, "Dietary Patterns and Risk of Dementia: The Three-City Cohort Study," *Neurology* 69, no. 20 (November 13, 2007): 1921–30.

8. Y. Zhang 외, "Intakes of Fish and Polyunsaturated Fatty Acids and Mild-to-Severe Cognitive Impairment Risks: A Dose-Response Meta-Analysis of 21 Cohort Studies," *American Journal of Clinical Nutrition* 103, no. 2 (2016): 330–40.

9. P. M. Kris-Etherton 외, "Polyunsaturated Fatty Acids in the Food Chain in the United States," *American Journal of Clinical Nutrition* 71, no. 1 (January 2000): S179–88.

10. Rebecca West 외, "Better Memory Functioning Associated with Higher Total and Low-Density Lipoprotein Cholesterol Levels in Very Elderly Subjects Without the Apolipoprotein e4 Allele," *American Journal of Geriatric Psychiatry* 16, no. 9 (September 2008): 781–85.

11. L. M. de Lau 외, "Serum Cholesterol Levels and the Risk of Parkinson's Disease," *American Journal of Epidemiology* 164, no. 10 (August 11, 2006): 998–1002.

12. X. Huang 외, "Low LDL Cholesterol and Increased Risk of Parkinson's Disease: Prospective Results from Honolulu-Asia Aging Study," *Movement Disorders* 23, no.7 (May 15, 2008): 1013–18.

13. H. M. Krumholz 외, "Lack of Association Between Cholesterol and Coronary

Heart Disease Mortality and Morbidity and All-Cause Mortality in Persons Older Than 70 Years," *JAMA* 272, no. 17 (November 2, 1994): 1335–40.

14. H. Petousis-Harris, "Saturated Fat Has Been Unfairly Demonised: Yes," *Primary Health Care* 3, no. 4 (December 1, 2011): 317–19.

15. George V. Mann, "Diet-Heart: End of An Era," *New England Journal of Medicine* (September 22, 1977): 644–50.

16. George V. Mann, *Coronary Heart Disease: The Dietary Sense and Nonsense* (Harry Ransom Humanities Research Center: Austin, 1993); 그리고 다음 참고. http://www.survivediabetes.com/lowfat.html.

17. A. W. Weverling-Rijnsburger 외, "Total Cholesterol and Risk of Mortality in the Oldest Old," *Lancet* 350, no. 9085 (October 18, 1997): 1119–23.

18. L. Dupuis 외, "Dyslipidemia Is a Protective Factor in Amyotrophic Lateral Sclerosis," *Neurology* 70, no. 13 (March 25, 2008): 1004–9.

19. P. W. Siri-Tarino 외, "Meta-Analysis of Prospective Cohort Studies Evaluating the Association of Saturated Fat with Cardiovascular Disease," *American Journal of Clinical Nutrition* 91, no. 3 (March 2010): 535–46.

20. Michael I. Gurr 외, *Lipid Biochemistry: An Introduction*, 5th ed. (New York: Wiley-Blackwell, 2010).

21. A. Astrup 외, "The Role of Reducing Intakes of Saturated Fat in the Prevention of Cardiovascular Disease: Where Does the Evidence Stand in 2010?" *American Journal of Clinical Nutrition* 93, no. 4 (April 2011): 684–88.

22. 지난 세기에 우리의 식습관을 흥미롭고 포괄적인 시각으로 보려면 다음 참고. Dr. Donald W. Miller Jr., "Health Benefits of a Low-Carbohydrate, High-Saturated-Fat Diet," https://www.lewrockwell.com/1970/01/donald-w-miller-jr-md/low-carbohydrate-high-saturated-fat/.

23. United States Department of Agriculture, "Choose My Plate," http://www.choosemyplate.gov/.

24. Miller, "Health Benefits of a Low-Carbohydrate, High-Saturated-Fat Diet" (참고문헌 22번 참조).

25. International Atherosclerosis Project, "General Findings of the International

Atherosclerosis Project," *Laboratory Investigation* 18, no. 5 (May 1968): 498–502.

26. Centers for Disease Control and Prevention, "Long-Term Trends in Diabetes," April 2017, https://www.cdc.gov/diabetes/statistics/slides/long_term_trends.pdf.

27. R. Stocker and J. F. Keaney Jr., "Role of Oxidative Modifications in Atherosclerosis," *Physiology Review* 84, no. 4 (October 2004): 1381–478.

28. Y. Kiyohara, "The Cohort Study of Dementia: The Hisayama Study," *Rinsho Shinkeigaku* 51, no. 11 (November 2011): 906–9. Note that the article is in Japanese. 그리고 다음 참고. Ann Harding's coverage of this study for CNN Health at http://www.cnn.com/2011/09/19/health/diabetes-doubles-alzheimers.

29. Melissa A. Schilling, "Unraveling Alzheimer's: Making Sense of the Relationship between Diabetes and Alzheimer's Disease," *Journal of Alzheimer's Disease* 51, no. 4 (2016): 961–77.

30. S. Yoon 외, "Brain Changes in Overweight/Obese and Normal-Weight Adults with Type 2 Diabetes Mellitus," *Diabetologia* 60, no. 7 (2017): 1207–17.

31. M. Dehghan 외, "Associations of Fats and Carbohydrate Intake with Cardiovascular Disease and Mortality in 18 Countries from Five Continents (PURE): A Prospective Cohort Stud," *Lancet* 390, no. 10107 (2017): 2050–62.

32. R. H. Swerdlow 외, "Feasibility and Efficacy Data from a Ketogenic Diet Intervention in Alzheimer's Disease," *Alzheimer's & Dementia: Translational Research & Clinical Interventions* 4 (2018): 28–36.

33. C. Valls-Pedret 외, "Mediterranean Diet and Age-Related Cognitive Decline: A Randomized Clinical Trial," *JAMA Internal Medicine* 175, no. 7 (2015): 1094–103.

34. Michele G. Sullivan, "Fueling the Alzheimer's Brain with Fat," Clinical Neurology News, August 23, 2017, https://www.mdedge.com/clinicalneurologynews/article/145220/alzheimers-cognition/fueling-alzheimers-brain-fat; Ling Wu 외, "Olive Component Oleuropein Promotes

β-cell Insulin Secretion and Protects β-cells from Amylin Amyloid Induced Cytotoxicity," *Biochemistry* 56, no. 38 (2017): 5035–39.

35. D. Jacobs 외, "Report of the Conference on Low Blood Cholesterol: Mortality Associations," *Circulation* 86, no. 3 (September 1992): 1046–60.
36. Duane Graveline, *Lipitor, Thief of Memory: Statin Drugs and the Misguided War on Cholesterol* (Duane Graveline, MD, 2006).
37. Culver 외, "Statin Use and Risk of Diabetes Mellitus in Postmenopausal Women in the Women's Health Initiative" (참고 문헌 프롤로그 11번 참조).
38. David Perlmutter, Beatrice Golomb, and Stephen Sinatra, "Appropriate Clinical Use of Statins: A Discussion of the Evidence, Scope, Benefits, and Risk," *Alternative Therapies, Heart Health* vol. 19, suppl. 1 (2013).
39. Stephanie Seneff, "APOE-4: The Clue to Why Low Fat Diet and Statins May Cause Alzheimer's," December 15, 2009, http://people.csail.mit.edu/seneff/alzheimers_statins.html.
40. Iowa State University, "Cholesterol-Reducing Drugs May Lessen Brain Function, Says Researcher," *Science Daily*, February 26, 2009, http://www.sciencedaily.com/releases/2009/02/090223221430.htm.
41. Center for Advancing Health, "Statins Do Not Help Prevent Alzheimer's Disease, Review Finds," Science Daily, April 16, 2009, http://www.sciencedaily.com/releases/2009/04/090415171324.htm. 그리고 다음 참고. B. McGuinness 외, "Statins for the Prevention of Dementia," *Cochrane Database of Systematic Reviews* 2 (2009).
42. 위와 동일.
43. Seneff, "APOE-4: The Clue to Why Low Fat Diet and Statins May Cause Alzheimer's" (참고 문헌 39번 참조).
44. 위와 동일.
45. 위와 동일.
46. K. Rizvi 외, "Do Lipid-Lowering Drugs Cause Erectile Dysfunction? A Systematic Review," *Journal of Family Practice* 19, no. 1 (February 2002): 95–98.
47. G. Corona 외, "The Effect of Statin Therapy on Testosterone Levels in Subjects

Consulting for Erectile Dysfunction: Part 1," *Journal of Sexual Medicine* 7, no. 4 (April 2010): 1547–56.
48. C. J. Malkin 외, "Low Serum Testosterone and Increased Mortality in Men with Coronary Heart Disease," *Heart* 96, no. 22 (November 2010): 1821–25.
49. 데이비드 펄머터, 《장내세균 혁명》, 이문영 옮김(지식너머, 2016).

4장 이롭지 않은 결합: 뇌와 당분이 만났을 때

1. R. H. Lustig 외, "Public Health: The Toxic Truth About Sugar," *Nature* 482, no. 7383 (February 1, 2012): 27–29.
2. Gary Taubes, *Good Calories, Bad Calories: Challenging the Conventional Wisdom on Diet, Weight Control, and Disease* (New York: Knopf, 2007); 게리 타우브스, 《왜 우리는 살찌는가》, 강병철 옮김(알마, 2020).
3. Gary Taubes, "Is Sugar Toxic?" *New York Times*, April 13, 2011, http://www.nytimes.com/2011/04/17/magazine/mag-17Sugar-t.html.
4. 게리 타우브스, 《설탕을 고발한다》, 강병철 옮김(알마, 2019).
5. Robert Lustig, *Fat Chance: Beating the Odds Against Sugar, Processed Food, Obesity, and Disease* (New York: Hudson Street Press, 2012).
6. U.S. Department of Agriculture Economic Research Service, "Food Availability and Consumption," https://www.ers.usda.gov/data-products/ag-and-food-statistics-charting-the-essentials/food-availability-and-consumption. Updated October 18, 2016.
7. E. E. Ventura, J. N. Davis, and M. I. Goran, "Sugar Content of Popular Sweetened Beverages Based on Objective Laboratory Analysis: Focus on Fructose Content," *Obesity* (Silver Spring) 19, no. 4 (2011): 868–74.
8. R. H. Lustig, "Sugar: The Bitter Truth," http://youtu.be/dBnniua6-oM (2009). This video gives a captivating overview of sugar metabolism.
9. 게리 타우브스, 《왜 우리는 살찌는가》 (참고 문헌 2번 참조).
10. 위와 동일.
11. National Institute of Diabetes and Digestive and Kidney Diseases, "Diabetes Statistics," September 2017, https://www.niddk.nih.gov/health-information/health-statistics/diabetes-statistics.

12. K. Yaffe 외, "Diabetes, Glucose Control, and 9-Year Cognitive Decline Among Older Adults Without Dementia," *Archives of Neurology* 69, no. 9 (September 2012): 1170–75.
13. R. O. Roberts 외, "Association of Duration and Severity of Diabetes Mellitus with Mild Cognitive Impairment," *Archives of Neurology* 65, no. 8 (August 2008): 1066–73.
14. Amy Dockser Marcus, "Mad-Cow Disease May Hold Clues to Other Neurological Disorders," Wall Street Journal, December 3, 2012, http://online.wsj.com/article/SB10001424127887324020804578151291509139144.html.
15. J. Stöhr 외, "Purified and Synthetic Alzheimer's Amyloid Beta (Aβ) Prions," *Proceedings of the National Academy of Sciences* 109, no. 27 (July 3, 2012): 11025–30.
16. L. C. Maillard, "Action of Amino Acids on Sugars: Formation of Melanoidins in a Methodical Way," *Comptes Rendus Chimie* 154 (1912): 66–68.
17. P. Gkogkolou and M. Böhm, "Advanced Glycation End Products: Key Players in Skin Aging?" *Dermato-Endocrinology* 4, no. 3 (July 1, 2012): 259–70.
18. Q. Zhang 외, "A Perspective on the Maillard Reaction and the Analysis of Protein Glycation by Mass Spectrometry: Probing the Pathogenesis of Chronic Disease," *Journal of Proteome Research* 8, no. 2 (February 2009): 754–69.
19. Sonia Gandhi and Audrey Abramov, "Mechanism of Oxidative Stress in Neurodegeneration," *Oxidative Medicine and Cellular Longevity* (2012).
20. Yoon 외, "Brain Changes in Overweight/Obese and Normal-Weight Adults with Type 2 Diabetes Mellitus" (참고 문헌 3장 30번 참조).
21. C. Enzinger 외, "Risk Factors for Progression of Brain Atrophy in Aging: Six-Year Follow-Up of Normal Subjects," *Neurology* 64, no. 10 (May 24, 2005): 1704–11.
22. M. Hamer 외, "Haemoglobin A1c, Fasting Glucose and Future Risk of Elevated Depressive Symptoms over 2 Years of Follow-Up in the English Longitudinal Study of Ageing," *Psychological Medicine* 41, no. 9

(September 2011): 1889–96.

23. C. Geroldi 외, "Insulin Resistance in Cognitive Impairment: The InCHIANTI Study," *Archives of Neurology* 62, no. 7 (2005): 1067–72.

24. E. I. Walsh 외, "Brain Atrophy in Ageing: Estimating Effects of Blood Glucose Levels vs. Other Type 2 Diabetes Effects," *Diabetes & Metabolism* 44, no. 1 (2018): 80–83.

25. H. Haimoto 외, "Effects of a Low-Carbohydrate Diet on Glycemic Control in Outpatients with Severe Type 2 Diabetes," *Nutrition & Metabolism* (London) 6 (2009): 6.

26. M. Adamczak and A. Wiecek, "The Adipose Tissue as an Endocrine Organ," *Seminars in Nephrology* 33, no. 1 (January 2013): 2–13.

27. E. L. de Hollander 외, "The Association Between Waist Circumference and Risk of Mortality Considering Body Mass Index in 65- to 74-Year-Olds: A Meta-Analysis of 29 Cohorts Involving More Than 58,000 Elderly Persons," *International Journal of Epidemiology* 41, no. 3 (June 2012): 805–17.

28. F. Item and D. Konrad, "Visceral Fat and Metabolic Inflammation: The Portal Theory Revisited," pt. 2, *Obesity Reviews* 13 (December 2012): S30–S39.

29. C. Geroldi 외, "Insulin Resistance in Cognitive Impairment" (참고 문헌 23번 참조).

30. C. A. Raji 외, "Brain Structure and Obesity," *Human Brain Mapping* 31, no. 3 (March 2010): 353–64.

31. R. A. Whitmer 외, "Central Obesity and Increased Risk of Dementia More Than Three Decades Later," *Neurology* 71, no. 14 (September 30, 2008): 1057–64.

32. A. Singh-Manoux 외, "Obesity Trajectories and Risk of Dementia: 28 Years of Follow-Up in the Whitehall II Study," *Alzheimer's & Dementia* 14, no. 2 (2018): 178–86.

33. C. Mason 외, "Dietary Weight Loss and Exercise Effects on Insulin Resistance in Postmenopausal Women," *American Journal of Preventive Medicine* 41, no. 4 (2011): 366–75.

34. C. B. Ebbeling 외, "Effects of Dietary Composition on Energy Expenditure During Weight-Loss Maintenance," *JAMA* 307, no. 24 (June 27, 2012): 2627–34.
35. R. Estruch 외, "Primary Prevention of Cardiovascular Disease with a Mediterranean Diet," *New England Journal of Medicine* (February 25, 2013), http://www.nejm.org/doi/full/10.1056/NEJMoa1200303#t=article.
36. R. Estruch 외, "Primary Prevention of Cardiovascular Disease with a Mediterranean Diet," *New England Journal of Medicine* (June 21, 2018), https://www.nejm.org/doi/10.1056/NEJMoa1800389.
37. Michelle Luciano 외, "Mediterranean-Type Diet and Brain Structural Change from 73 to 76 Years in a Scottish Cohort," *Neurology* 88, no. 5 (2017): 449–55.
38. Segal 외, "Artificial Sweeteners Induce Glucose Intolerance by Altering the Gut Microbiota," *Nature* 514, no. 7521 (2014): 181–86; Sofia Carlsson 외, "Sweetened Beverage Intake and Risk of Latent Autoimmune Diabetes in Adults (LADA) and Type 2 Diabetes," *European Journal of Endocrinology* 175 (2016): 605–14; G. Fagherazzi 외, "Consumption of Artificially and Sugar-Sweetened Beverages and Incident Type 2 Diabetes in the Etude Epidemiologique aupres des femmes de la Mutuelle Generale de l'Education Nationale-European Prospective Investigation into Cancer and Nutrition Cohort," *American Journal of Clinical Nutrition* 97, no. 3 (2013): 517–23.
39. Matthew P. Pase 외, "Sugar- and Artificially Sweetened Beverages and the Risks of Incident Stroke and Dementia," *Stroke* 48, no. 5 (2017): 1139–46.

5장 신경발생과 마스터 스위치 조절: 물려받은 운명을 바꾸는 법

1. Nicholas Wade, "Heart Muscle Renewed over Lifetime, Study Finds," *New York Times*, April 2, 2009, http://www.nytimes.com/2009/04/03/science/03heart.html.
2. Santiago Ramón y Cajal, *Cajal's Degeneration and Regeneration of the Nervous*

System(History of Neuroscience) (New York: Oxford University Press, 1991).

3. 포유류에서 신경 생성을 이해하게 된 방법은 다음 기사를 참고. Charles C. Gross, "Neurogenesis in the Adult Brain: Death of a Dogma," *Nature Reviews Neuroscience* 1, no. 1 (October 2000): 67–73.

4. P. S. Eriksson 외, "Neurogenesis in the Adult Human Hippocampus," *Nature Medicine* 4, no. 11 (November 1998): 1313–17.

5. Perlmutter and Villoldo, *Power Up Your Brain* (참고 문헌 2장 10번 참조).

6. 노먼 도이지, 《기적을 부르는 뇌》, 김미선 옮김(지호, 2008); Norman Doidge, *The Brain's Way of Healing: Remarkable Discoveries and Recoveries from the Frontiers of Neuroplasticity* (New York: Viking, 2015).

7. J. Lee 외, "Decreased Levels of BDNF Protein in Alzheimer Temporal Cortex Are Independent of BDNF Polymorphisms," *Experimental Neurology* 194, no. 1(July 2005): 91–96.

8. G. Weinstein 외, "Serum Brain-Derived Neurotrophic Factor and the Risk for Dementia: The Framingham Heart Study," *JAMA Neurology* 71, no. 1 (2014): 55–61.

9. Schnaider-Beeri and Sonnen, "Brain BDNF Expression as a Biomarker for Cognitive Reserve Against Alzheimer's Disease Progression" (참고 문헌 프롤로그 4번 참조).

10. A. Y. Kudinova 외, "Circulating Levels of Brain-Derived Neurotrophic Factor and History of Suicide Attempts in Women," *Suicide & Life-Threatening Behavior* (September 28, 2017).

11. A. E. Autry and L. M. Monteggia, "Brain-Derived Neurotrophic Factor and Neuropsychiatric Disorders," *Pharmacological Reviews* 64, no. 2 (2012): 238–58.

12. Weinstein 외, "Serum Brain-Derived Neurotrophic Factor and the Risk for Dementia" (참고 문헌 8번 참조).

13. Perlmutter and Villoldo, *Power Up Your Brain* (참고 문헌 2장 10번 참조); T. Kishi 외, "Calorie Restriction Improves Cognitive Decline via Up-Regulation of Brain-Derived Neurotrophic Factor: Tropomyosin-

Related Kinase B in Hippocampus of Obesity-Induced Hypertensive Rats," *International Heart Journal* 56, no. 1 (2015): 110–15.

14. A. V. Witte 외, "Caloric Restriction Improves Memory in Elderly Humans," *Proceedings of the National Academy of Sciences* 106, no. 4 (January 27, 2009): 1255–60.

15. M. P. Mattson 외, "Prophylactic Activation of Neuroprotective Stress Response Pathways by Dietary and Behavioral Manipulations," *NeuroRx* 1, no. 1 (January 2004): 111–16.

16. H. C. Hendrie 외, "Incidence of Dementia and Alzheimer Disease in 2 Communities: Yoruba Residing in Ibadan, Nigeria, and African Americans Residing in Indianapolis, Indiana," *JAMA* 285, no. 6 (February 14, 2001): 739–47.

17. Joe Sugarman, "Are There Any Proven Benefits to Fasting?" *Johns Hopkins Health Review* 3, no. 1 (Spring/Summer 2016), http://www.johnshopkinshealthreview.com/issues/spring-summer-2016/articles/are-there-any-proven-benefits-to-fasting.

18. Drew Desilver, "What's on Your Table? How America's Diet Has Changed Over Decades," Pew Research Center, December 13, 2016, http://www.pewresearch.org/fact-tank/2016/12/13/whats-on-your-table-how-americas-diet-has-changed-over-the-decades/. Data from the USDA's Food Availability (Per Capita) Data System.

19. Skye Gould, "6 Charts That Show How Much More Americans Eat Than They Used To," *Business Insider*, May 10, 2017, http://www.businessinsider.com/daily-calories-americans-eat-increase-2016-07.

20. US Department of Agriculture Economic Research Service, "Food Availability and Consumption," https://www.ers.usda.gov/data-products/ag-and-food-statistics-charting-the-essentials/food-availability-and-consumption/n. Updated September 14, 2017.

21. A. V. Araya 외, "Evaluation of the Effect of Caloric Restriction on Serum BDNF in Overweight and Obese Subjects: Preliminary Evidences," *Endocrine* 33, no. 3 (June 2008): 300–304.

22. R. Molteni 외, "A High-Fat, Refined Sugar Diet Reduces Hippocampal Brain-Derived Neurotrophic Factor, Neuronal Plasticity, and Learning," *Neuroscience* 112, no. 4 (2002): 803–14.

23. S. Srivastava and M. C. Haigis, "Role of Sirtuins and Calorie Restriction in Neuroprotection: Implications in Alzheimer's and Parkinson's Diseases," *Current Pharmaceutical Design* 17, no. 31 (2011): 3418–33.

24. Y. Nakajo 외, "Genetic Increase in Brain-Derived Neurotrophic Factor Levels Enhances Learning and Memory," *Brain Research* 1241 (November 19, 2008): 103–9.

25. C. E. Stafstrom and J. M. Rho, "The Ketogenic Diet As a Treatment Paradigm for Diverse Neurological Disorders," *Frontiers in Pharmacology* 3 (2012): 59; M. Gasior 외, "Neuroprotective and Disease-Modifying Effects of the Ketogenic Diet," *Behavioral Pharmacology* 17, nos. 5–6 (September 2006): 431–39; Z. Zhao 외, "A Ketogenic Diet As a Potential Novel Therapeutic Intervention in Amyotrophic Lateral Sclerosis," *BMC Neuroscience* 7 (April 3, 2006): 29. 케토제닉 식단의 역사는 다음 참고. http://www.news-medical.net/health/History-of-the-Ketogenic-Diet.aspx. 케토제닉 다이어트에 대한 자세한 내용과 연구에 대한 최신 정보는 다음 참고. http://www.DrPerlmutter.com/ketogenic-diet-benefits.

26. T. B. Vanitallie 외, "Treatment of Parkinson Disease with Diet-Induced Hyperketonemia: A Feasibility Study," *Neurology* 64, no. 4 (February 22, 2005): 728–30.

27. M. A. Reger 외, "Effects of Beta-Hydroxybutyrate on Cognition in Memory-Impaired Adults," *Neurobiology of Aging* 25, no. 3 (March 2004): 311–14.

28. Mary Newport, "What If There Was a Cure for Alzheimer's Disease and No One Knew?," July 22, 2008, http://www.coconutketones.com/whatifcure.pdf.

29. I. Van der Auwera 외, "A Ketogenic Diet Reduces Amyloid Beta 40 and 42 in a Mouse Model of Alzheimer's Disease," *Nutrition & Metabolism* 2 (October 17, 2005): 28.

30. D. R. Ziegler 외, "Ketogenic Diet Increases Glutathione Peroxidase Activity in

Rat Hippocampus," *Neurochemical Research* 28, no. 12 (December 2003): 1793–97.

31. K. W. Barañano and A. L. Hartman, "The Ketogenic Diet: Uses in Epilepsy and Other Neurologic Illnesses," *Current Treatment Options in Neurology* 10, no. 6 (November 2008): 410–19.

32. 게리 타우브스, 《왜 우리는 살찌는가》 (참고 문헌 4장 2번 참조).

33. R. Krikorian 외, "Dietary Ketosis Enhances Memory in Mild Cognitive Impairment," *Neurobiology of Aging* 33, no. 2 (2012): 425.

34. A. V. Witte 외, "Caloric Restriction Improves Memory in Elderly Humans," *Proceedings of the National Academy of Sciences of the United States of America* 106, no. 4 (2009): 1255–60.

35. Gary Small 외, "Memory and Brain Amyloid and Tau Effects of a Bioavailable Form of Curcumin in Non-Demented Adults: A Double-Blind, Placebo-Controlled 18-Month Trial," *American Journal of Geriatric Psychiatry* 26, no. 3 (2018): 266–77.

36. J. V. Pottala 외, "Higher RBC EPA + DHA Corresponds with Larger Total Brain and Hippocampal Volumes: WHIMS-MRI Study," *Neurology* 82, no. 5 (2014): 435–42.

37. Z. S. Tan 외, "Red Blood Cell ω-3 Fatty Acid Levels and Markers of Accelerated Brain Aging," *Neurology* 78, no. 9 (2012): 658–64.

38. K. Allaire 외, "Randomized, Crossover, Head-to-Head Comparison of EPA and DHA Supplementation to Reduce Inflammation Markers in Men and Women: The Comparing EPA to DHA Study," *American Journal of Clinical Nutrition* 104, no. 2 (2016): 280–87.

39. K. Yurko-Mauro 외, "Beneficial Effects of Docosahexaenoic Acid on Cognition in Age-Related Cognitive Decline," *Alzheimer's and Dementia* 6, no. 6 (November 2010): 456–64.

40. M. C. Morris 외, "Consumption of Fish and n-3 Fatty Acids and Risk of Incident Alzheimer Disease," *Archives of Neurology* 60, no. 7 (July 2003): 940–46.

41. E. J. Schaefer 외, "Plasma Phosphatidylcholine Docosahexaenoic Acid Content

and Risk of Dementia and Alzheimer Disease: The Framingham Heart Study," *Archives of Neurology* 63, no. 11 (November 2006): 1545–50.

42. Mattson 외, "Prophylactic Activation of Neuroprotective Stress Response Pathways by Dietary and Behavioral Manipulations" (참고 문헌 15번 참조). 그리고 다음 참고. M. P. Mattson 외, "Modification of Brain Aging and Neurodegenerative Disorders by Genes, Diet, and Behavior," *Physiological Reviews* 82, no. 3 (July 2002): 637–72.

43. G. L. Xiong and P. M. Doraiswamy, "Does Meditation Enhance Cognition and Brain Plasticity?" *Annals of the New York Academy of Sciences* 1172 (August 2009): 63–69. 그리고 다음 참고. E. Dakwar and F. R. Levin, "The Emerging Role of Meditation in Addressing Psychiatric Illness, with a Focus on Substance Use Disorders," *Harvard Review of Psychiatry* 17, no. 4 (2009): 254–67.

44. 재료 중 일부는 다음 자료에서 각색. Perlmutter and Villoldo, *Power Up Your Brain* (참고 문헌 2장 10번 참조). David Perlmutter, "Free Radicals: How They Speed the Aging Process," *Huffington Post*, January 25, 2011, http://www.huffingtonpost.com.

45. D. Harman, "Aging: A Theory Based on Free Radical and Radiation Chemistry," *Journal of Gerontology* 11, no. 3 (July 1956): 298–300.

46. D. Harman, "Free Radical Theory of Aging: Dietary Implications," *American Journal of Clinical Nutrition* 25, no. 8 (August 1972): 839–43.

47. W. R. Markesbery and M. A. Lovell, "Damage to Lipids, Proteins, DNA, and RNA in Mild Cognitive Impairment," *Archives of Neurology* 64, no. 7 (July 2007): 954–56.

48. L. Gao 외, "Novel n-3 Fatty Acid Oxidation Products Activate Nrf2 by Destabilizing the Association Between Keap1 and Cullin3," *Journal of Biological Chemistry* 282, no. 4 (January 26, 2007): 2529–37.

49. U. Boettler 외, "Coffee Constituents as Modulators of Nrf2 Nuclear Translocation and ARE (EpRE)-Dependent Gene Expression," *Journal of Nutritional Biochemistry* 22, no. 5 (May 2011): 426–40.

50. National Institute on Aging, http://www.nia.nih.gov.

6장 두뇌 유출: 마음의 평화를 훔치는 글루텐

1. Centers for Disease Control and Prevention, "Attention-Deficit/Hyperactivity Disorder (ADHD)," https://www.cdc.gov/ncbddd/adhd/data.html. Updated March 20, 2018.
2. 위와 동일.
3. Alan Schwarz and Sarah Cohen, "A.D.H.D. Seen in 11% of U.S. Children as Diagnoses Rise," *New York Times*, March 31, 2013, https://www.nytimes.com/2013/04/01/health/more-diagnoses-of-hyperactivity-causing-concern.html.
4. 위와 동일.
5. Sara G. Miller, "1 in 6 Americans Takes a Psychiatric Drug," *Scientific American* December 13, 2016, https://www.scientificamerican.com/article/1-in-6-americans-takes-a-psychiatric-drug/.
6. Thomas Insel, "Post by Former NIMH Director Thomas Insel: Are Children Overmedicated?" National Institutes of Mental Health, June 6, 2014, https://www.nimh.nih.gov/about/directors/thomas-insel/blog/2014/are-children-overmedicated.shtml.
7. N. Zelnik 외, "Range of Neurologic Disorders in Patients with Celiac Disease," *Pediatrics* 113, no. 6 (June 2004): 1672–76. 그리고 다음 참고. M. Percy and E. Propst, "Celiac Disease: Its Many Faces and Relevance to Developmental Disabilities," *Journal on Developmental Disabilities* 14, no. 2 (2008).
8. L. Corvaglia 외, "Depression in Adult Untreated Celiac Subjects: Diagnosis by the Pediatrician," *American Journal of Gastroenterology* 94, no. 3 (March 1999): 839–43; James M. Greenblatt, MD, "Is Gluten Making You Depressed? The Link between Celiac Disease and Depression," *The Breakthrough Depression Solution* (blog), *Psychology Today*, May 24, 2011, https://www.psychologytoday.com/us/blog/the-breakthrough-depression-solution/201105/is-gluten-making-you-depressed.
9. American Academy of Pediatrics, "Gastrointestinal Problems Common in Children with Autism," *Science Daily*, May 3, 2010, http://www.

sciencedaily.com/releases/2010/05/100502080234.htm. 그리고 다음 참고. L. W. Wang 외, "The Prevalence of Gastrointestinal Problems in Children Across the United States with Autism Spectrum Disorders from Families with Multiple Affected Members," *Journal of Developmental and Behavioral Pediatrics* 32, no. 5 (June 2011): 351–60.

10. T. L. Lowe 외, "Stimulant Medications Precipitate Tourette's Syndrome," *JAMA* 247, no. 12 (March 26, 1982): 1729–31.

11. M. A. Verkasalo 외, "Undiagnosed Silent Coeliac Disease: A Risk for Underachievement?" *Scandinavian Journal of Gastroenterology* 40, no. 12 (December 2005): 1407–12.

12. S. Amiri 외, "Pregnancy-Related Maternal Risk Factors of Attention-Deficit Hyperactivity Disorder: A Case-Control Study," *ISRN Pediatrics* (2012). doi: 10.5402/2012/458064.

13. A. K. Akobeng 외, "Effect of Breast Feeding on Risk of Coeliac Disease: A Systematic Review and Meta-Analysis of Observational Studies," *Archives of Disease in Childhood* 91, no. 1 (January 2006): 39–43. 이런 연구에 대한 최신 정보는 다음 참고. H. Szajewska 외, Systematic Review: Early Infant Feeding and the Prevention of Coeliac Disease," *Alimentary Pharmacology & Therapeutics* 36, no. 7 (2012): 607–18.

14. Centers for Disease Control and Prevention, National Center for Health Statistics, "National Health Interview Survey," https://www.cdc.gov/nchs/nhis/index.htm. Updated June 7, 2018.

15. Centers for Disease Control and Prevention, "Autism Spectrum Disorder," https://www.cdc.gov/ncbddd/autism/data.html. Updated April 26, 2018.

16. S. J. Genuis 외, "Celiac Disease Presenting as Autism," *Journal of Child Neurology* 25, no. 1 (January 2013): 114–19.

17. P. Whiteley 외, "A Gluten-Free Diet as an Intervention for Autism and Associated Spectrum Disorders: Preliminary Findings," *Autism* 3, no. 1 (March 1999): 45–65.

18. K. L. Reichelt and A. M. Knivsberg, "Can the Pathophysiology of Autism Be Explained by the Nature of the Discovered Urine Peptides?" *Nutritional*

Neuroscience 6, no. 1 (February 2003): 19–28. 그리고 다음 참고. A. E. Kalaydjian 외, "The Gluten Connection: The Association Between Schizophrenia and Celiac Disease," *Acta Psychiatrica Scandinavia* 113, no. 2 (February 2006): 82–90.

19. C. M. Pennesi and L. C. Klein, "Effectiveness of the Gluten-Free, Casein-Free Diet for Children Diagnosed with Autism Spectrum Disorder: Based on Parental Report," *Nutritional Neuroscience* 15, no. 2 (March 2012): 85–91. 그리고 다음 참고. Penn State, "Gluten-Free, Casein-Free Diet May Help Some Children with Autism, Research Suggests," *Science Daily*, February 29 2012, http://www.sciencedaily.com/releases/2012/02/120229105128.htm.

20. C. J. L. Murray and A. D. Lopez, "The Global Burden of Disease: A Comprehensive Assessment of Mortality and Disability from Diseases, Injuries and Risk Factors in 1990 and Projected to 2020," World Health Organization, Geneva, Switzerland (1996).

21. J. W. Smoller 외, "Antidepressant Use and Risk of Incident Cardiovascular Morbidity and Mortality Among Postmenopausal Women in the Women's Health Initiative Study," *Archives of Internal Medicine* 169, no. 22 (December 14, 2009): 2128–39.

22. J. C. Fournier 외, "Antidepressant Drug Effects and Depression Severity: A Patient-Level Meta-Analysis," *JAMA* 303, no. 1 (January 6, 2010): 47–53.

23. J. Y. Shin 외, "Are Cholesterol and Depression Inversely Related? A Meta-Analysis of the Association Between Two Cardiac Risk Factors," *Annals of Behavioral Medicine* 36, no. 1 (August 2008): 33–43.

24. S. Shrivastava 외, "Chronic Cholesterol Depletion Using Statin Impairs the Function and Dynamics of Human Serotonin1A Receptors," *Biochemistry* 49 (2010): 5426–5435.

25. James Greenblatt, "Low Cholesterol and Its Psychological Effects: Low Cholesterol Is Linked to Depression, Suicide, and Violence," *The Breakthrough Depression Solution* (blog), *Psychology Today*, June 10, 2011, http://www.psychologytoday.com/blog/the-breakthrough-depression-

solution/201106/low-cholesterol-and-its-psychological-effects.
26. R. E. Morgan 외, "Plasma Cholesterol and Depressive Symptoms in Older Men," *Lancet* 341, no. 8837 (January 9, 1993): 75–79.
27. M. Horsten 외, "Depressive Symptoms, Social Support, and Lipid Profile in Healthy Middle-aged Women," *Psychosomatic Medicine* 59, no. 5 (September–October 1997): 521–28.
28. P. H. Steegmans 외, "Higher Prevalence of Depressive Symptoms in Middle-Aged Men with Low Serum Cholesterol Levels," *Psychosomatic Medicine* 62, no. 2 (March–April 2000): 205–11.
29. M. M. Perez-Rodriguez 외, "Low Serum Cholesterol May Be Associated with Suicide Attempt History," *Journal of Clinical Psychiatry* 69, no. 12 (December 2008): 1920–27.
30. J. A. Boscarino 외, "Low Serum Cholesterol and External-Cause Mortality: Potential Implications for Research and Surveillance," *Journal of Psychiatric Research* 43, no. 9 (June 2009): 848–54.
31. Sarah T. Melton, "Are Cholesterol Levels Linked to Bipolar Disorder?" Medscape Today News, Ask the Pharmacists, May 16, 2011, https://www.medscape.com/viewarticle/741999.
32. C. Hallert and J. Aström, "Psychic Disturbances in Adult Coeliac Disease," *Scandinavian Journal of Gastroenterology* 17, no. 1 (January 1982): 21–24.
33. C. Ciacci 외, "Depressive Symptoms in Adult Coeliac Disease," *Scandinavian Journal of Gastroenterology* 33, no. 3 (March 1998): 247–50; James M. Greenblatt, "Is Gluten Making You Depressed?" (참고 문헌 8번 참조).
34. Fabiana Zingone 외, "Psychological Morbidity of Celiac Disease: A Review of the Literature," *United European Gastroenterology Journal* 3, no. 2 (2015): 136–45.
35. J. F. Ludvigsson 외, "Coeliac Disease and Risk of Mood Disorders: A General Population-Based Cohort Study," *Journal of Affective Disorders* 99, nos. 1–3 (April 2007): 117–26.
36. J. F. Ludvigsson 외, "Increased Suicide Risk in Coeliac Disease: A Swedish Nationwide Cohort Study," *Digest of Liver Disorders* 43, no. 8 (August

2011): 616–22.

37. M. G. Carta 외, "Recurrent Brief Depression in Celiac Disease," *Journal of Psychosomatic Research* 55, no. 6 (December 2003): 573–74.

38. R. Lasrado 외, "Lineage-Dependent Spatial and Functional Organization of the Mammalian Enteric Nervous System," *Science* 356, no. 6339 (2017): 722–26.

39. M. Siwek 외, "Zinc Supplementation Augments Efficacy of Imipramine in Treatment Resistant Patients: A Double Blind, Placebo-Controlled Study," *Journal of Affective Disorders* 118, nos. 1–3 (November 2009): 187–95.

40. Greenblatt, "Is Gluten Making You Depressed?" (참고 문헌 8번 참조).

41. M. S. Cepeda 외, "Depression Is Associated with High Levels of C-Reactive Protein and Low Levels of Fractional Exhaled Nitric Oxide: Results from the 2007–2012 National Health and Nutrition Examination Surveys," *Journal of Clinical Psychiatry* 77, no. 12 (2016): 1666–71; M. Berk 외, "So Depression Is an Inflammatory Disease, but Where Does the Inflammation Come From?" *BMC Medicine* 11 (2013): 200.

42. Jennifer C. Felger and Francis E. Lotrich, "Inflammatory Cytokines in Depression: Neurobiological Mechanisms and Therapeutic Implications," *Neuroscience* 246 (2013): 199–229.

43. B. Gohier 외, "Hepatitis C, Alpha Interferon, Anxiety and Depression Disorders: A Prospective Study of 71 Patients," *World Journal of Biological Psychiatry* 4, no. 3 (2003): 115–8.

44. H. Karlsson 외, "Maternal Antibodies to Dietary Antigens and Risk for Nonaffective Psychosis in Offspring," *American Journal of Psychiatry* 169, no. 6 (June 2012): 625–32.

45. Grace Rattue, "Schizophrenia Risk in Kids Associated with Mothers' Gluten Antibodies," *Medical News Today*, May 16, 2012, http://www.medicalnewstoday.com/articles/245484.php.

46. Deborah R. Kim, Tracy L. Bale, and C. Neill Epperson, "Prenatal Programming of Mental Illness: Current Understanding of Relationship and Mechanisms," *Current Psychiatry Reports* 17, no. 2 (2015): 5.

47. D. J. Barker, "The Fetal and Infant Origins of Adult Disease," *BMJ* 301, no. 6761 (1990): 1111.
48. B. D. Kraft and E. C. Westman, "Schizophrenia, Gluten, and Low-Carbohydrate, Ketogenic Diets: A Case Report and Review of the Literature," *Nutrition & Metabolism* (London) 6 (February 26, 2009): 10.
49. Migraine Research Foundation, http://migraineresearchfoundation.org/.
50. 위와 동일.
51. A. K. Dimitrova 외, "Prevalence of Migraine in Patients with Celiac Disease and Inflammatory Bowel Disease," *Headache* 53, no. 2 (February 2013): 344–55.
52. M. Hadjivassiliou and R. Grünewald, "The Neurology of Gluten Sensitivity: Science vs. Conviction," *Practical Neurology* 4 (2004): 124–26.
53. Center for Celiac Research and Treatment, http://www.celiaccenter.org/.
54. S. M. Wolf 외, "Pediatric Migraine Management," *Pain Medicine* News (September/October 2003): 1–6.
55. E. Lionetti 외, "Headache in Pediatric Patients with Celiac Disease and Its Prevalence as a Diagnostic Clue," *Journal of Pediatric Gastroenterology and Nutrition* 49, no. 2 (August 2009): 202–7; Benedetta Bellini 외, "Headache and Comorbidity in Children and Adolescents," *Journal of Headache & Pain* 14, no. 1 (2013): 79.
56. D. Ferraro and G. Di Trapani, "Topiramate in the Prevention of Pediatric Migraine: Literature Review," *Journal of Headache Pain* 9, no. 3 (June 2008): 147–50.
57. E. Bakola 외, "Anticonvulsant Drugs for Pediatric Migraine Prevention: An Evidence-Based Review," *European Journal of Pain* 13, no. 9 (October 2009): 893–901.
58. B. L. Peterlin 외, "Obesity and Migraine: The Effect of Age, Gender, and Adipose Tissue Distribution," *Headache* 50, no. 1 (January 2010): 52–62.
59. M. E. Bigal 외, "Obesity, Migraine, and Chronic Migraine: Possible Mechanisms of Interaction," *Neurology* 68, no. 27 (May 22, 2007): 1851–61.

60. M. E. Bigal and R. B. Lipton, "Obesity Is a Risk Factor for Transformed Migraine but Not Chronic Tension-Type Headache," *Neurology* 67, no. 2 (July 25, 2006): 252–57.

61. L. Robberstad 외, "An Unfavorable Lifestyle and Recurrent Headaches among Adolescents: The HUNT Study," *Neurology* 75, no. 8 (August 24, 2010): 712–17.

2부 그레인 브레인 치료하기
7장 최적의 뇌 기능을 위한 식습관: 단식, 지방, 필수 보충제

1. Perlmutter and Villoldo, *Power Up Your Brain* (참고 문헌 2장 10번 참조). 그리고 다음 참고. A. Villoldo, "Size Does Matter!," April 25, 2011, https://www.healyourlife.com/size-does-matter.

2. G. F. Cahill and R. L. Veech Jr., "Ketoacids? Good Medicine?" *Transactions of the American Clinical and Climatological Association* 114 (2003): 149–61.

3. M. P. Mattson and R. Wan, "Beneficial Effects of Intermittent Fasting and Caloric Restriction on the Cardiovascular and Cerebrovascular Systems," *Journal of Nutritional Biochemistry* 16, no. 3 (March 2005): 129–37.

4. Valter D. Longo and Mark P. Mattson, "Fasting: Molecular Mechanisms and Clinical Applications," *Cell Metabolism* 19, no. 2 (2014): 181–92.

5. G. Zuccoli 외, "Metabolic Management of Glioblastoma Multiforme Using Standard Therapy Together with a Restricted Ketogenic Diet: Case Report," *Nutrition & Metabolism* (London) 7 (April 22, 2010): 33.

6. M. Ota 외, "Effect of a Ketogenic Meal on Cognitive Function in Elderly Adults: Potential for Cognitive Enhancement," *Psychopharmacology* (Berlin) 233, nos. 21–22 (2016): 3797–802.

7. S. J. Hallberg 외, "Effectiveness and Safety of a Novel Care Model for the Management of Type 2 Diabetes at 1 Year: An Open-Label, Non-Randomized, Controlled Study," *Diabetes Therapy* 9, no. 2 (2018): 583–612.

8. T. Hallböök 외, "The Effects of the Ketogenic Diet on Behavior and Cognition," *Epilepsy Research* 100, no. 3 (2012): 304–9.

9. Gary Taubes, "Vegetable Oils, (Francis) Bacon, Bing Crosby, and the American

Heart Association," *Cardio Brief*, June 16, 2017, http://www.cardiobrief.org/2017/06/16/guest-post-vegetable-oils-francis-bacon-bing-crosby-and-the-american-heart-association/.

10. T. P. Ng 외, "Curry Consumption and Cognitive Function in the Elderly," *American Journal of Epidemiology* 164, no. 9 (November 1, 2006): 898–906.

11. K. Tillisch 외, "Consumption of Fermented Milk Product with Probiotic Modulates Brain Activity," *Gastroenterology* (March 1, 2013). doi: 10.1053/j.gastro.2013.02.043; J. A. Bravo 외, "Ingestion of Lactobacillus Strain Regulates Emotional Behavior and Central GABA Receptor Expression in a Mouse via the Vagus Nerve," *Proceedings of the National Academy of Sciences* 108, no. 138 (September 20, 2011): 16050–55; A. C. Bested 외, "Intestinal Microbiota, Probiotics and Mental Health: From Metchnikoff to Modern Advances: Part I — Autointoxication Revisited," *Gut Pathogens* 5, no. 1 (March 18, 2013): 5. 그리고 II와 III도 참고.

12. J. F. Cryan and S. M. O'Mahony, "The Microbiome-Gut-Brain Axis: From Bowel to Behavior," *Neurogastroenterology and Motility* 23, no. 3 (March 2011): 187–92.

13. 마이클 거숀, 《제2의 뇌》, 김홍표 옮김(지식을만드는지식, 2013).

14. 뇌와 장의 연결에 대한 자세한 내용은 UCLA 스트레스 신경생물학 센터 책임자 에머런 메이어 박사의 연구 참고. 특히 다음 참고. 에머런 메이어, 《더 커넥션》, 김보은 옮김(브레인월드, 2017).

15. Weinstein 외, "Serum Brain-Derived Neurotrophic Factor and the Risk for Dementia: The Framingham Heart Study" (참고 문헌 5장 8번 참조).

16. L. Packer 외, "Neuroprotection by the Metabolic Antioxidant Alpha-Lipoic Acid," *Free Radical Biology & Medicine* 22, nos. 1–2 (1997): 359–78.

17. Jun Sun, "Vitamin D and Mucosal Immune Function," *Current Opinion in Gastroenterology* 26, no. 6 (2010): 591–95.

18. 연구에 대한 심도 있는 토론을 포함하여 비타민 D에 대한 모든 내용은 다음 참고. 마이클 홀릭, 《건강 솔루션 비타민 D》, 비타민 D 정보센터 옮김(푸른솔, 2014).

19. D. J. Llewellyn 외, "Vitamin D and Risk of Cognitive Decline in Elderly Persons," *Archives of Internal Medicine* 170, no. 13 (July 12, 2012): 1135–41; Elżbieta Kuźma 외, "Vitamin D and Memory Decline: Two Population-based Prospective Studies," *Journal of Alzheimer's Disease* 50, no. 4 (2016): 1099–108.

20. Littlejohns, T. J. 외, "Vitamin D and the Risk of Dementia and Alzheimer Disease," *Neurology* 83, no. 10 (2014): 920–8.

21. C. Annweiler 외, "Higher Vitamin D Dietary Intake Is Associated with Lower Risk of Alzheimer's Disease: A 7-Year Follow-Up," *Journals of Gerontology Series A: Biological Sciences and Medical Sciences* 67, no. 11 (November 2012): 1205–11.

22. Ruth Ann Marrie and Christopher A. Beck, "Preventing Multiple Sclerosis: To Take Vitamin D or Not to Take Vitamin D," *Neurology* 89, no. 15 (2017).

23. R. E. Anglin 외, "Vitamin D Deficiency and Depression in Adults: Systematic Review and Meta-analysis," *British Journal of Psychiatry* 202 (February 2013): 100–107.

24. Willy Gomm 외, "Association of Proton Pump Inhibitors with Risk of Dementia: A Pharmacoepidemiological Claims Data Analysis," *JAMA Neurology* 73, no.4 (2016): 410–16.

25. G. R. Durso 외, "Over-the-Counter Relief from Pains and Pleasures Alike: Acetaminophen Blunts Evaluation Sensitivity to Both Negative and Positive Stimuli," *Psychological Science* 26, no. 6 (June 2015): 750–58.

26. Liew 외, "Acetaminophen Use During Pregnancy, Behavioral Problems, and Hyperkinetic Disorders," *JAMA Pediatrics* 168, no. 4 (April 2014): 313–20.

27. D. Y. Graham 외, "Visible Small-Intestinal Mucosal Injury in Chronic NSAID Users," *Clinical Gastroenterology & Hepatology* 3, no. 1 (January 2005): 55–59.

28. G. Sigthorsson 외, "Intestinal Permeability and Inflammation in Patients on NSAIDs," *Gut* 43, no. 4 (October 1998): 506–11.

8장 유전의학: 더 나은 뇌를 만드는 유전자 운동

1. J. Z. Willey 외, "Leisure-Time Physical Activity Associates with Cognitive Decline: The Northern Manhattan Study," *Neurology* 86, no. 20 (2016): 1897–903.
2. C. A. Raji 외, "Longitudinal Relationships between Caloric Expenditure and Gray Matter in the Cardiovascular Health Study," *Journal of Alzheimer's Disease* 52, no. 2 (2016): 719–29.
3. C. W. Cotman 외, "Exercise Builds Brain Health: Key Roles of Growth Factor Cascades and Inflammation," *Trends in Neuroscience* 30, no. 9 (September 2007): 464–72. 그리고 다음 참고. University of Edinburgh, "Exercise the Body to Keep the Brain Healthy, Study Suggests," *Science Daily*, October 22, 2012, http://www.sciencedaily.com/releases/2012/10/121022162647.htm; L. F. Defina 외, "The Association Between Midlife Cardiorespiratory Fitness Levels and Later-life Dementia: A Cohort Study," *Annals of Internal Medicine* 158, no. 3 (February 5, 2013): 162–68.
4. Gretchen Reynolds, "How Exercise Could Lead to a Better Brain," *New York Times Magazine*, April 18, 2012, http://www.nytimes.com/2012/04/22/magazine/how-exercise-could-lead-to-a-better-brain.html.
5. A. S. Buchman 외, "Total Daily Physical Activity and the Risk of AD and Cognitive Decline in Older Adults," *Neurology* 78, no. 17 (April 24, 2012): 1323–29.
6. D. M. Bramble and D. E. Lieberman, "Endurance Running and the Evolution of Homo," *Nature* 432, no. 7015 (November 18, 2004): 345–52.
7. D. A. Raichlen and A. D. Gordon, "Relationship between Exercise Capacity and Brain Size in Mammals," *PLOS One* 6, no. 6 (2011).
8. Gretchen Reynolds, "Exercise and the Ever-Smarter Human Brain," *New York Times*, December 26, 2012, https://well.blogs.nytimes.com/2012/12/26/exercise-and-the-ever-smarter-human-brain/; D. A. Raichlen and J. D. Polk, "Linking Brains and Brawn: Exercise and the Evolution of Human Neurobiology," *Proceedings of the Royal Society B: Biological Sciences* 280, no. 1750 (January 7, 2013): 2012–50.

9. Reynolds, "How Exercise Could Lead to a Better Brain" (참고 문헌 4번 참조).
10. P. J. Clark 외, "Genetic Influences on Exercise-Induced Adult Hippocampal Neurogenesis Across 12 Divergent Mouse Strains," *Genes, Brain and Behavior* 10, no. 3 (April 2011): 345–53. 그리고 다음 참고. R. A. Kohman 외, "Voluntary Wheel Running Reverses Age-Induced Changes in Hippocampal Gene Expression," *PLOS One* 6, no. 8 (2011): e22654.
11. K. I. Erickson 외, "Exercise Training Increases Size of Hippocampus and Improves Memory," *Proceedings of the National Academy of Sciences* 108, no. 7 (February 15, 2011): 3017–22.
12. N. Kee 외, "Preferential Incorporation of Adult-Generated Granule Cells into Spatial Memory Networks in the Dentate Gyrus," *Nature Neuroscience* 10, no. 3 (March 2007): 355–62. 그리고 다음 참고. C. W. Wu 외, "Treadmill Exercise Counteracts the Suppressive Effects of Peripheral Lipopolysaccharide on Hippocampal Neurogenesis and Learning and Memory," *Journal of Neurochemistry* 103, no. 6 (December 2007): 2471–81.
13. N. T. Lautenschlager 외, "Effect of Physical Activity on Cognitive Function in Older Adults at Risk for Alzheimer Disease: A Randomized Trial," *JAMA* 300, no.9 (September 3, 2008): 1027–37.
14. J. Weuve 외, "Physical Activity, Including Walking, and Cognitive Function in Older Women," *JAMA* 292, no. 12 (September 22, 2004): 1454–61.
15. A. Yavari 외, "The Effect of Aerobic Exercise on Glycosylated Hemoglobin Values in Type 2 Diabetes Patients," *Journal of Sports Medicine and Physical Fitness* 50, no. 4 (December 2010): 501–5.
16. Buchman 외, "Total Daily Physical Activity and the Risk of AD and Cognitive Decline in Older Adults" (참고 문헌 8장 5번 참조). 그리고 다음 참고. Rush University Medical Center, "Daily Physical Activity May Reduce Alzheimer's Disease Risk at Any Age," *Science Daily*, April 18, 2012, http://www.sciencedaily.com/releases/2012/04/120418203530.htm (2018년 4월 23일 조회).

9장 뇌에게 꿀잠을: 호르몬 왕국을 통치하는 렙틴

1. 수면과 건강의 관계에 대한 일반적인 주요 내용은 다음 참고. National Institute of Neurological Disorders and Stroke, "Brain Basics: Understanding Sleep," https://www.ninds.nih.gov/Disorders/Patient-Caregiver-Education/Understanding-Sleep. 그리고 다음 참고. Dr. Michael Breus, a noted authority on sleep medicine: http://www.thesleepdoctor.com/.

2. Benedict Carey, "Aging in Brain Found to Hurt Sleep Needed for Memory," *New York Times*, January 27, 2013, http://www.nytimes.com/2013/01/28/health/brain-aging-linked-to-sleep-related-memory-decline.html. 그리고 다음 참고. B. A. Mander 외, "Prefrontal Atrophy, Disrupted NREM Slow Waves and Impaired Hippocampaldependent Memory in Aging," *Nature Neuroscience* 16, no. 3 (March 2013): 357–64.

3. C. S. Möller-Levet 외, "Effects of Insufficient Sleep on Circadian Rhythmicity and Expression Amplitude of the Human Blood Transcriptome," *Proceedings of the National Academy of Sciences* 110, no. 12 (March 19, 2013): E1132–41.

4. Andrew J. Westwood 외, "Prolonged Sleep Duration as a Marker of Early Neurodegeneration Predicting Incident Dementia," *Neurology* 88, no. 12 (2107): 1172–79.

5. 수면에 관한 데이터 용량과 우리가 얻는 비용에 관한 통계는 다음 참고. National Sleep Foundation at https://sleepfoundation.org/.

6. Monica P. Mallampalli and Christine L. Carter, "Exploring Sex and Gender Differences in Sleep Health: A Society for Women's Health Research Report," *Journal of Women's Health* (Larchmont) 23, no. 7 (2014): 553–62.

7. T. Blackwell 외, "Associations Between Sleep Architecture and Sleep-Dis ordered Breathing and Cognition in Older Community-Dwelling Men: The Osteoporotic Fractures in Men Sleep Study," *Journal of the American Geriatric Society* 59, no. 12 (December 2011): 2217–25. 그리고 다음 참고. K. Yaffe 외, "Sleep-Disordered Breathing, Hypoxia, and Risk of Mild Cognitive Impairment and Dementia in Older Women," *JAMA* 306, no. 6 (August 10, 2011): 613–19; A. P. Spira 외, "Sleep-Disordered Breathing and

Cognition in Older Women," *Journal of the American Geriatric Society* 56, no. 1 (January 2008): 45–50.

8. Chunlong Mu, Yuxiang Yang, and Weiyun Zhu, "Gut Microbioa: The Brain Peacekeeper," Frontiers in Microbiology 7 (2016): 345; Leo Galland, "The Gut Microbiome and the Brain," *Journal of Medicinal Food* 17, no. 12 (2014): 1261–71.

9. Y. Zhang 외, "Positional Cloning of the Mouse Obese Gene and Its Human Homologue," Nature 372, no. 6505 (December 1, 1994): 425–32; E. D. Green 외, "The Human Obese (OB) Gene: RNA Expression Pattern and Mapping on the Physical, Cytogenetic, and Genetic Maps of Chromosome 7," *Genome Research* 5, no. 1 (August 1995): 5–12.

10. Nora T. Gedgaudas, *Primal Body, Primal Mind: Beyond the Paleo Diet for Total Health and a Longer Life* (Rochester, Vermont: Healing Arts Press, 2011).

11. K. Spiegel 외, "Brief Communication: Sleep Curtailment in Healthy Young Men Is Associated with Decreased Leptin Levels, Elevated Ghrelin Levels, and Increased Hunger and Appetite," *Annals of Internal Medicine* 141, no. 11 (December 7, 2004): 846–50.

12. S. Taheri 외, "Short Sleep Duration Is Associated with Reduced Leptin, Elevated Ghrelin, and Increased Body Mass Index," *PLOS Medicine* 1, no. 3 (December 2004): e62.

13. W. A. Banks 외, "Triglycerides Induce Leptin Resistance at the Blood-Brain Barrier," *Diabetes* 53, no. 5 (May 2004): 1253–60.

14. Ron Rosedale and Carol Colman, *The Rosedale Diet* (New York: William Morrow, 2004).

15. 매슈 워커, 《우리는 왜 잠을 자야 할까》, 이한음 옮김(열린책들, 2019).

16. National Sleep Foundation, https://sleepfoundation.org/.

3부 그레인 브레인과 작별하기
10장 새로운 삶의 방식: 4주 프로그램

1. 글리포세이트에 대한 연구와 글은 'DrPerlmutter.com'에서 '글리포세이트'를

검색하라.
2. J. Gray and B. Griffin, "Eggs and Dietary Cholesterol — Dispelling the Myth," *Nutrition Bulletin* 34, no. 1 (March 2009): 66–70.
3. 달걀에 대한 더 많은 정보와 연구는 다음 참고. http://www.incredibleegg.org. 그리고 다음 참고. Janet Raloff, "Reevaluating Eggs' Cholesterol Risks," *Science News*, May 2, 2006, http://www.sciencenews.org/view/generic/id/7301/description/Reevaluating_Eggs_Cholesterol_Risks.
4. C. N. Blesso 외, "Whole Egg Consumption Improves Lipoprotein Profiles and Insulin Sensitivity to a Greater Extent Than Yolk-free Egg Substitute in Individuals with Metabolic Syndrome," *Metabolism* 62, no. 3 (March 2013): 400–410.
5. J. K. Virtanen 외, "Associations of Egg and Cholesterol Intakes with Carotid Intima-media Thickness and Risk of Incident Coronary Artery Disease According to Apolipoprotein E Phenotype in Men: The Kuopio Ischaemic Heart Disease Risk Factor Study," *American Journal of Clinical Nutrition* 103, no. 3 (2016): 895–901.

11장 건강한 뇌를 위한 식습관: 식단과 레시피

1. Anya Topiwala 외, "Moderate Alcohol Consumption as Risk Factor for Adverse Brain Outcomes and Cognitive Decline: Longitudinal Cohort Study," *BMJ* 357 (2017).
2. M. J. Gunter 외, "Coffee Drinking and Mortality in 10 European Countries: A Multinational Cohort Study," *Annals of Internal Medicine* 167 no. 4 (2017): 236–47.

에필로그 우리는 최면에 빠져 있다

1. World Health Organization, "Measuring Overall Health System Performance for 191 Countries," http://www.who.int/healthinfo/paper30.pdf.
2. Aimee Cunningham, "U.S. Life Expectancy Drops for the Second Year in a Row," *Science News*, December 21, 2017; https://www.sciencenews.org/blog/science-ticker/us-life-expectancy-drops-second-year.

그레인 브레인

개정증보판 1쇄 발행일 2023년 1월 20일
개정증보판 2쇄 발행일 2023년 7월 10일

지은이 데이비드 펄머터
옮긴이 김성훈

발행인 윤호권
사업총괄 정유한

편집 강현호 **디자인** 박정원 **마케팅** 김솔희
발행처 ㈜시공사 **주소** 서울시 성동구 상원1길 22, 6-8층(우편번호 04779)
대표전화 02-3486-6877 **팩스**(주문) 02-585-1755
홈페이지 www.sigongsa.com / www.sigongjunior.com

글 ⓒ 데이비드 펄머터, 2023

이 책의 출판권은 ㈜시공사에 있습니다. 저작권법에 의해
한국 내에서 보호받는 저작물이므로 무단 전재와 무단 복제를 금합니다.

ISBN 979-11-6925-508-0(13510)

*시공사는 시공간을 넘는 무한한 콘텐츠 세상을 만듭니다.
*시공사는 더 나은 내일을 함께 만들 여러분의 소중한 의견을 기다립니다.
*잘못 만들어진 책은 구입하신 곳에서 바꾸어 드립니다.

WEPUB 원스톱 출판 투고 플랫폼 '위펍' _wepub.kr
위펍은 다양한 콘텐츠 발굴과 확장의 기회를 높여주는
시공사의 출판IP 투고·매칭 플랫폼입니다.